PUBLICATIONS DU PROGRÈS MÉDICAL

GUIDE MÉDICAL

A

L'EXPOSITION

Universelle Internationale de 1889

A PARIS

par

Marcel BAUDOUIN

Secrétaire de la Rédaction du Progrès Médical

AVEC LA COLLABORATION DE

MM. P. Achalme, G. Dupuis, P. Keraval, L. Lamotte, A. Ruault,
L. Regnier, A. Rousselet

Fascicul — INSTRUMENTS DE CHIRURGIE ET DE PRÉCISION

AVEC NOMBREUSES FIGURES DANS LE TEXTE

PARIS

PROGRÈS MÉDICAL

GUIDE MÉDICAL

A

L'EXPOSITION

Universelle Internationale de 1889

A PARIS

GUIDE MÉDICAL

A

L'EXPOSITION

Universelle Internationale de 1889

A PARIS

PAR

Marcel BAUDOUIN

Secrétaire de la Rédaction du *Progrès Médical*

AVEC LA COLLABORATION DE

MM. P. Achalme, G. Capus, P. Keraval, L. Lamotte, A. Raoult,
L. Regnier, A. Rousselet.

AVEC NOMBREUSES FIGURES DANS LE TEXTE

PARIS

<table>
<tr><td>AUX BUREAUX DU
PROGRÈS MÉDICAL
14, rue des Carmes, 14.</td><td>**E. LECROSNIER et BABÉ**
ÉDITEURS
Place de l'École-de-Médecine.</td></tr>
</table>

1889

PRÉFACE

Si au Champ-de-Mars, au Trocadéro et à l'Esplanade des Invalides, nous assistons à l'heure actuelle, au point de vue de l'*application de la Science* à *l'Industrie*, à l'un de nos plus beaux triomphes, à un succès du meilleur aloi, il faut avouer que les choses de *Science pure*, pour intéressantes qu'elles soient à l'*Exposition de 1889*, ne sont pas — toutes choses égales d'ailleurs — fort nombreuses. Peut-être en paraît-il ainsi parce qu'on ne les a pas groupées en un faisceau unique. Eparses çà et là dans les diverses sections, il faut les rechercher, pour les dépister, pour en faire apprécier l'importance, pour signaler chacune d'elles au visiteur non prévenu et perdu au milieu de l'immense étalage de toutes ces richesses.

Mais si nous nous bornons à envisager ce qui concerne la Médecine et les sciences qui s'y rattachent plus particulièrement, par bonheur il n'en est pas tout fait ainsi. La tâche qu'aujourd'hui nous avons cru pouvoir entreprendre, à savoir la publication d'un *Guide médical à l'Exposition de* 1889, sous forme de catalogue raisonné, sera donc assez facile à accomplir. Nous avons pourtant le regret de dire qu'elle l'aurait été bien davantage encore si l'Administration ne considérait point la presse médicale — sinon la presse scientifique en général — comme la plus infime, la plus insignifiante, la plus inutile, la *plus improductive* (à son point de vue), qu'on nous passe le mot, de toutes les presses spéciales. En effet, par suite de difficultés matérielles dont l'histoire n'intéresserait pas nos lecteurs et que l'Administration n'a pas cherché le moins du monde à nous aplanir, il ne nous a été possible de visiter avec profit l'Exposition Universelle que fort tardivement. C'est ce qui explique le retard apporté à la publication de ce *Guide*.

Cependant, nous sommes aujourd'hui en mesure de guider nos confrères dans cet immense hall où l'on a accumulé tant de nouveautés. Quelques mois de retard, ce n'est rien pour nous autres Français, qui avons la prétention d'avoir ainsi mieux ruminé nos articles. L'on nous pardonnera, si l'on veut bien tenir compte des conditions dans lesquelles nous nous sommes trouvé, grâce, nous le répétons, à la mauvaise volonté de l'Administration. Si les journaux anglais en parlaient déjà, de notre fameuse Exposition, *côté médical*, il y a plus d'un mois et demi, que nos lecteurs ne s'en étonnent pas ! On n'est jamais prophète en son pays....., surtout quand on s'occupe de Médecine !

Quoi qu'il en soit, nous avons conscience d'avoir mis tout en œuvre pour mener à bien cette entreprise. Au public qui nous lira de juger d'ailleurs si nous avons fait œuvre utile.

Nos lecteurs voudront bien nous pardonner les erreurs et les oublis involontaires qui forcément ont dû se glisser dans ce travail.

INTRODUCTION

Après avoir parcouru l'Exposition dans toute son étendue, admiré les merveilles de l'industrie moderne et du commerce, les dernières œuvres de la science et de l'art, le Médecin, désireux de s'instruire et d'utiliser son passage au milieu des richesses de cet immense Musée, devra s'attarder dans un certain nombre de classes qui intéressent plus particulièrement son art et sa profession. Ce sont celles-là que nous avons à lui signaler ; et, s'il veut nous suivre, il aura l'avantage de tout voir assez rapidement, sans perdre un temps plus précieux en des recherches inutiles.

Nous le conduirons d'abord dans l'enceinte du Champ-de-Mars, à la partie réservée aux Instruments de Chirurgie, c'est-à-dire à la Classe XIV qui comprend la *Médecine et la Chirurgie*, la *Médecine vétérinaire et comparée*. En chemin, nous devrons donc lui faire connaître la topographie de ce coin du Palais des Arts libéraux et lui décrire en quelques mots la distribution des vitrines qui, dans cette section spéciale, peuvent intéresser particulièrement les médecins. Après avoir fourni quelques renseignements sur les salles destinées aux Instruments de Chirurgie proprement dits et à celles des appareils de Prothèse divers et d'Anatomie normale et pathologique, etc., nous n'oublierons pas de le guider au milieu des *sections étrangères*, pour lui montrer les Expositions des fabricants des nations voisines.

Revenant aux *Instruments de Précision* (Classe XV), nous en profiterons pour étudier avec détails l'Exposition d'*Anatomie et des Sciences qui s'y rattachent*, éparse çà et là à la Classe XIV, à la Classe VIII (Enseignement supérieur) et ailleurs.

Abandonnant alors le Champ-de-Mars, nous gagnerons, pour faire diversion, l'Esplanade des Invalides où l'étude de l'Exposition d'*Hygiène et d'Assistance publique* (Classe 64 et 66) nous retiendra quelque temps.

Nous complèterons cette excursion médicale par quelques visites aux *Produits chimiques et pharma·ceutiques* dans les galeries des Industries diverses, aux produits de *Matière médicale* dans les sections étrangères, au *Pavillon des Eaux minérales*, sans oublier de jeter un coup d'œil au coquet *Bâtiment de la Balnéothérapie*. Si ce voyage d'exploration n'effraie pas trop le lecteur, nous le ramènerons au Palais des Arts libéraux pour lui montrer l'*Exposition d'Anthropologie* et quelques autres moins importantes, auxquelles bon nombre de médecins doivent cependant s'intéresser un peu.

Pour égayer, dans la mesure permise, ce catalogue un peu fastidieux de nos richesses industrielles, nous n'avons pas cru déplacé de terminer ce volume par une étude, sans prétention d'ailleurs, sur la médecine et les médecins aux Palais des Beaux-Arts. Nous osons penser que cette courte revue de nos dix derniers Salons médicaux ne nous attirera pas les foudres des Artistes qui ont si brillamment représenté quelques scènes de la vie hospitalière que nous avons tous vécue, et l'image des maitres que nous entourons tous du respect le plus profond.

Cette façon précise de parler des choses concernant la médecine à l'Exposition internationale de 1889 permettra au visiteur de retrouver plus facilement et plus rapidement les objets exposés dont il désire prendre connaissance, la place occupée par les principaux fabricants aux succès desquels il s'intéresse, etc., etc. Ce Guide, nous l'espérons du moins, pourra rendre de sérieux services, surtout à ceux de nos lecteurs étrangers qui viendront à Paris à l'occasion des Congrès internationaux de la fin du mois d'août et des mois de septembre et d'octobre.

Nous n'avons qu'un but, les guider, s'ils veulent bien nous suivre dans notre excursion, au milieu de toutes les merveilles que les journaux politiques ont déjà décrites avec enthousiasme. Nous avouons que cette promenade sera un peu fatigante, parfois peut-être ennuyeuse ; mais le cicérone scientifique n'a pas mission d'égayer chemin faisant ceux qui voyagent et regardent autour d'eux pour s'instruire. A leur entrée dans ces immenses galeries où sont accumulées les richesses du monde entier, ils nous sauront gré, nous l'espérons, de les avoir avertis ; car, que personne ne l'oublie, les gardiens des sections dont nous aurons à parler sont absolument incapables de leur fournir le moindre renseignement sur la topographie du domaine qu'ils ont à garder. Sans le fil conducteur que nous leur proposons, il leur sera à peu près impossible, à moins de refaire la besogne aride à laquelle nous nous sommes livré, de savoir où telle ou telle maison a exposé ses produits ou ses inventions récentes. Chaque exposant, n'est-il pas vrai, ayant intérêt à vanter sa marchandise, n'a guère envie, on le conçoit, d'indiquer au visiteur où essaie de le surpasser son concurrent immédiat.

En tous cas, nous avons cru qu'il appartenait à la presse spécialisée de rétablir un peu d'ordre là où l'Administration en a mis si peu, là où elle a presque organisé le désordre ; qu'il lui appartenait, sans parti pris ni apparence de réclame, de tout citer en son lieu et place.

La rédaction du *Progrès médical* a essayé d'atteindre ce but. Le médecin trouvera donc dans les pages qui suivront un résumé succinct, mais aussi complet que possible, de ce qui, à l'Exposition, regarde son art et sa profession. Si le *Progrès médical* n'obtient pas le résultat qu'il s'est proposé, il aura au moins fait preuve le premier de la meilleure volonté pour faire connaître à la province et à l'étranger les trésors entassés dans ces superbes palais du Champ-de-Mars et dans ces pittoresques constructions de l'Esplanade des Invalides.

En terminant, nous voudrions engager ceux qui nous liront et que nous guiderons, à se reporter, une fois rentrés chez eux, aux Comptes rendus de l'Exposition universelle de 1878, parus à cette époque dans le *Progrès Médical*. Ils verront ainsi, d'une façon plus saisissante encore, quelles modifications ont été apportées aux Instruments de Chirurgie, quels progrès l'Hygiène a réalisés, quels résultats ont été obtenus en Assistance publique, quels fruits ont portés les recherches biologiques et anthropologiques, avec quels pas de géant la Science a marché pendant les dix années qui viennent de s'écouler. Celui que nous avons le périlleux honneur de remplacer aujourd'hui, en cette belle année de 1889, disait alors, dans des circonstances analogues à celles-ci, en tête d'un article sur *Une visite médicale à l'Exposition de 1878* :

« Née sous les plus sombres auspices, mais encouragée et soutenue par tous les bons citoyens, l'Exposition universelle de 1878 s'est peu à peu élevée au-dessus des brumes malfaisantes, et est enfin apparue toute rayonnante de force, resplendissante de richesses, émerveillant le monde, domptant ses ennemis et symbolisant la paix et le travail, auxquels elle convie tous les peuples par l'exaltation et la glorification de leurs bienfaits. »

A ces paroles élevées, tout le monde reconnaîtra que nous n'avons rien à retrancher, rien à changer. Si notre enthousiasme ne devait avoir des bornes, nous ajouterions que le succès est bien plus patent encore pour le Centenaire de 1889. Personne, certes, n'y contredirait.

Marcel BAUDOUIN.

COLLABORATEURS

I. — Sciences médicales proprement dites.

1. *Instruments de Chirurgie* . . . .
2. *Instruments de Précision* :   } Marcel BAUDOUIN
     1. Physiologie . . . .
     2. Histologie . . . . } P. KERAVAL
     3. Optique médicale . . . . . .
3. *Anatomie* . . . . Louis LAMOTTE
4. *Hygiène* . . . . } Albin ROUSSELET
5. *Assistance publique* . . . .

II. — Sciences se rattachant à la médecine.

1. *Matière médicale* { Matière médicale . . . L. REGNIER
     Eaux minérales et Balnéothérapie . . . . . A. RAOULT
2. *Sciences Chimiques* : Chimie médicale et Pharmacie   Pierre ACHALME
3. *Sciences Anthropologiques* . . . . Guillaume CAPUS

III. — Variétés médicales.

A. — INDUSTRIES DIVERSES SE RATTACHANT A LA MÉDECINE.

1. La *Photographie médicale* . . . . Guillaume CAPUS
2. La *Librairie médicale* (1878 à 1888) . . . . A. RAOULT

B. — LA MÉDECINE ET LES BEAUX-ARTS.

La *Médecine au Palais des Beaux-Arts* . . . . Z....

C. — GÉNÉRALITÉS.

Renseignements divers . . . . Marcel BAUDOUIN

A

M. le Pr VERNEUIL

Membre de l'Institut,

Président du Jury des Récompenses à la Classe XIV.

(Exposition Universelle de 1889).

Hommage de son élève,

Marcel BAUDOUIN.

GUIDE MEDICAL
A L'EXPOSITION

LIVRE PREMIER

LES SCIENCES MÉDICALES PROPREMENT DITES

PREMIÈRE PARTIE

Instruments de Chirurgie et de Précision

Exposition Française (Classes XIV et XV) *et Étrangère*

CHAPITRE PREMIER

LES INSTRUMENTS DE CHIRURGIE PROPREMENT DITS

Quand on répartit entre les divers exposants le coin du Palais des Arts libéraux qui devait être réservé à chacun d'eux, on n'oublia qu'une chose, la classe des *Fabricants d'instruments de chirurgie et d'appareils orthopédiques*. Peut-on penser à tout, même quand on est un organisateur habituel d'Expositions! D'ailleurs, les choses de la médecine intéressent si peu MM. les Ingénieurs et Directeurs du nouveau Paris du Champ-de-Mars que, comme nous le disions déjà plus haut, la presse médicale à l'Exposition a dû vigoureusement lutter pour obtenir, elle aussi, en 1889, ce qu'en 1878 on lui avait accordé avec moins de cérémonies et de démarches, et deux fois plus de largesse !

I. — EXPOSITION FRANÇAISE *(Classe XIV)*.

A. — Salles réservées aux Instruments de Chirurgie et aux expositions d'Anatomie, de l'Art Dentaire, etc., etc.

Leur situation dans le Palais des Arts Libéraux.

Quoi qu'il en soit, pour revenir à nos fabricants d'instruments de chirurgie, grâce à l'intervention de quelques-uns d'entre eux fort influents, cet oubli fut assez vite réparé et l'on peut visiter aujourd'hui avec profit les objets que renferment les deux salles, décorées avec parcimonie, qui sont affectées à la Classe 14. Elles se trouvent dans le Palais des Arts libéraux, à l'extrémité la plus rapprochée de la Seine, à côté de celles réservées aux Instruments de précision et de l'exposition de géographie et de cosmographie. Elles ne brillent certes pas, ces petites salles, un peu sombres, à l'aspect sérieux, par l'éclat des décors ou par ces peintures d'un bleu intense, classiques au Champ-de-Mars de 1889. Quelques noms de médecins, de ci, de là ; oh ! pas beaucoup. C'est qu'il s'agit ici de choses graves, et le public a autre chose à faire qu'à s'attarder en ces lieux. Que lui importent ces instruments de torture qu'on a à moitié dorés — un peu en sens contraire, à notre avis — pour remplacer les dorures absentes de ces salles souvent vides et attirer l'œil du passant, malgré l'Administration, envers et contre tout !

Disposition des vitrines.

Avant de décrire les instruments qui, dans chaque vitrine, méritent d'attirer l'attention du visiteur, il est utile d'indiquer la place exacte occupée par nos divers fabricants dans les salles réservées aux exposants de la Classe 14 (*Exposition française*).

a) 1re *Salle* : Instruments de Chirurgie proprement dits. — Quand, arrivant du hall immense où sont accumulées les collections et les curiosités de la si intéressante Exposition des Sciences Anthropologiques, on pénètre dans la 1re des salles affectées spécialement aux instruments de chirurgie, on trouve d'abord, en entrant, de chaque côté de la porte, le long de la cloison, du côté du hall que nous venons de mentionner, deux vitrines assez importantes : celle de droite est celle de M. Crété, opticien (rue de Rennes), et de M. Graillot, fabricant d'instruments pour la médecine vétérinaire (4, boulev. St-Martin) ; celle de gauche est réservée à M. Vitry. Le long du mur creux qui sépare cette première salle de la seconde dont nous parlerons tout à l'heure et qui est contiguë à celle des instruments de précision, se trouvent les deux vitrines de la maison Charrière que M. Collin a tenu à décorer si élégamment. M. Collin, hors concours, membre du Jury pour cette classe avec nos maîtres MM. Verneuil, Trélat, Berger, Nocard, etc., n'a pas hésité à faire de grands sacrifices pour maintenir haut le drapeau de cette variété de la coutellerie d'art, dont il est si fier. Son voisin de la rue de l'Ecole-de-Médecine est aussi membre du Jury, mais pour une autre classe (la coutellerie proprement dite) ; il n'y a donc point de jaloux, rue de l'Ecole-de-Médecine. Les autres auront sans doute bientôt leur tour.

En face la porte par laquelle nous sommes entré, au centre
de la salle, 2 larges vitrines, à 2 faces chacune, l'une très rapprochée, l'autre plus éloignée de cette porte. La première vitrine (face de droite) a été attribuée à M. Favre (rue de l'École-
de-Médecine) et (pour la face de gauche) à M. Luër (rue Antoine-
Dubois). La 2e (face de droite) est réservée à MM. Schœnfeld,
Dubois et Gobinard, et pour la façade gauche à la maison
Mariaud. Deux autres vitrines sont placées plus à gauche, sé-
parant, d'une façon schématique d'ailleurs, les salles des Instruments de chirurgie de l'Exposition des Pays-Bas. La plus
rapprochée de nous contient les instruments des maisons Aubry
(boulevard Saint-Michel), Mayet (rue Montorgueil), Dumez
(rue Duphot) et une partie de l'exposition de M. Mathieu ;
l'autre est réservée aux instruments de M. Galante et à l'autre
partie de l'exposition de M. Mathieu.

b) 2e *Salle:* Prothèses diverses et orthopédie proprement dite,
Art Dentaire, Electricité, Anatomie normale et pathologique. —
Dans la grande salle qui fait suite à celle que nous venons
de décrire, en se dirigeant vers la Seine on rencontrera une
foule d'objets moins intéressants évidemment pour le chirurgien,
mais cependant utiles à voir ; quelques-uns demandent à être
examinés en détail. C'est là que sont rassemblées la plupart
des autres expositions, en dehors des Instruments de chirurgie
proprement dits, ressortissant de la classe 14 : Maisons spéciales
d'orthopédie, avec leurs appareils divers, leurs bandages de
toutes sortes (Wickham, Monlon, etc., etc.) ; vitrines des
fabricants d'intruments ayant rapport à l'art dentaire (Martin
(de Lyon), Préterre, etc.), à l'herboristerie (ancienne maison
Eguisier, etc., etc.) ; fabricants de bandages, d'instruments de
caoutchouc, de tissus en caoutchouc, etc., etc.

Dans cette même pièce, on trouvera les belles expositions
d'Anatomie normale et pathologique de MM. Tramond et Bourgogne, puis de MM. Baretta et Talrich, ces habiles mouleurs
de nos hôpitaux et de nos écoles ; elles sont dissimulées légèrement. Cependant on les apercevra de suite aux exclama-
tions caractéristiques de la foule, que de telles exhibitions
effraient un peu, mais n'instruisent guère. Une grande
pièce en cire, représentant une femme lors d'une attaque
d'hystérie, attire de suite le regard, quoiqu'elle n'en vaille
guère la peine, aux points de vue scientifique et artistique
du moins. Il n'y a pas la moindre expression dans ce sujet; on n'a
pas la moindre illusion à la vue de cette couche de cire si lisse
et si unie. On ne se doute pas qu'il y a des muscles contractés
au-dessous de cette pseudo-enveloppe cutanée. Comparez cela

seulement aux beaux dessins de l'artiste de la Salpêtrière,
M. Paul Richer !

A côté, dans une cage vitrée, on trouve les cerveaux conservés par le procédé de M. Paulier ; en face, l'exposition
d'anatomie clastique (système Auzoux), qui a l'avantage de
bien montrer ce qu'elle veut faire comprendre, à savoir son
but : faciliter les études anatomiques à l'aide de schémas aussi
exacts que possible. Tout près, les belles planches de nos Dessinateurs d'anatomie devront retenir un instant l'attention, etc.

Cette salle, beaucoup plus vaste que la précédente, où il y
a un mélange assez disparate de clysopompes plus ou moins
dorés et de jolis bandages tout roses, est d'un aspect sinon
pittoresque, du moins curieux pour le visiteur ordinaire, et
certainement bizarre pour celui qui est là dans son domaine.
Trop de mélange, pas assez d'ordre, au risque d'être mono-
tone et moins coquet. Il est en effet fort difficile, vu le manque
de renseignements, de s'y reconnaitre ; nous en prévenons nos
lecteurs. Les fabricants, restés bien entendu dans leur fabrique,
ne se sont pas syndiqués et n'ont même pas pris la peine —
du moins à ce que nous sachions — d'installer là, à frais communs, un guide capable de renseigner le passant. Il n'y a pas
la moindre indication susceptible de permettre à l'ami des
sciences de s'y reconnaître. Ceci est surtout exact pour la salle
suivante, correspondant plus particulièrement à la classe
nº 15, c'est-à-dire aux instruments de précision. Par
contre, que de poussière sur certains fauteuils de velours ! La
décoration du bâtiment est modeste ; sur des cartouches, le
long des murs, on lit les mots : Anatomie, Chirurgie, etc.,
perdus, çà et là, dans le bleu et le blanc. On s'est plutôt occupé
ici d'obtenir des effets pittoresques que de faciliter les études
et, étant donné le but poursuivi, on n'a peut-être pas eu tort.
Toutefois, nous pensons qu'on aurait pu mêler l'utile à l'a-
gréable, sans encastrer des vitrines à corsets ou à suspensoirs
à côté de meubles qui défendent contre les poussières de la
salle les plus délicats instruments d'électricité médicale, par
exemple.

Ceci dit, pour permettre au lecteur de nous suivre facilement
dans nos descriptions ultérieures, nous le prions de retourner
sur ses pas, de revenir dans la première des salles dont nous
avons parlé et d'y examiner avec l'aide du surveillant de chaque
vitrine, très complaisant et entièrement à sa disposition, les
principales pièces de résistance que chaque maison recommande
à l'attention des chirurgiens.

B. — Instruments de chirurgie proprement dits.

A. — VUE D'ENSEMBLE SUR LES PROGRÈS RÉALISÉS DANS LEUR
FABRICATION DEPUIS 1878.

(Influence de la méthode antiseptique).

Le Chirurgien, qui jettera un coup d'œil d'ensemble sur les instruments exposés, sera frappé de quelques *modifications nouvelles* dans leur confection, modifications qui constituent un progrès très réel. L'une, d'ailleurs la plus importante à tous les points de vue, n'a rien de spécial à la fabrication d'une maison en particulier ; mais d'autres sont au contraire la propriété de tel ou tel, et varient suivant l'ingéniosité du fabricant. Nous parlerons plus tard de ces dernières à propos de chacun d'eux.

1. — *De l'influence de la méthode antiseptique.*

a). *Instruments entièrement métalliques.* — Un mot seulement sur la modification que nous considérons comme capitale, indispensable à l'heure actuelle ; chacun d'ailleurs la connaît.

En 1878, lors de la dernière Exposition, personne ne songeait, bien entendu, à la nécessité de la stérilisation des instruments, et même à la nécessité d'avoir des outils propres, je ne dis pas aseptiques ! Tel chirurgien, en 1889, n'affecte-t-il pas encore de nettoyer son bistouri avec du pus ! Aussi tous les instruments coupants, sciants, etc., étaient-ils pourvus de manches solides en bois, plus ou moins ouvrés, rayés, guillochés, cannelés, etc. On multipliait à dessein ces nids à microbes, pour flatter l'œil et peut-être pour imprimer un certain cachet de sérieux à ces outils d'un genre plus relevé que les autres. Jusqu'où l'influence des milieux allait-elle se nicher ? On n'avait pas songé à les faire *entièrement métalliques ;* on ne pouvait comprendre l'inutilité et le danger de ces décorations élégantes. Mais, depuis quelques années, tout cela heureusement est changé. Les manches sont désormais en métal ; le *trépan* lui-même a été modifié dans ce sens, ce qui est tout nouveau. Il ne nous reste plus que le marteau de bois de M. le Pr Farabeuf ; et encore pourrait-il être remplacé, ce qui n'est pas du tout indispensable, par un marteau de métal. La Tour n'est-elle pas en *fer ?* Les guillochures ont dû disparaître et vite ; les cannelures ont résisté plus longtemps. Elles semblaient à beaucoup absolument indispensables pour que l'instrument fut bien en main. Aujourd'hui que le manche de bois est proscrit par définition, on ne tolère ces cannelures qu'à titre exceptionnel. En somme, elles n'existent plus, à propremen parler, tellement leurs dimensions sont considérables. Sachons qu'on peut franchement s'en passer.

Désormais tous les instruments doivent donc être entièrement métalliques, facilement démontables, à manche uni et bien poli et autant que possible sans soudures. Il les faut ordinairement *sans soudure*, quand on veut les porter de 150° à 180° dans l'étuve à stérilisation du modèle de celle de notre ami, M. le Dr Poupinel, par exemple (1), c'est-à-dire dans une étuve à stérilisation par la chaleur sèche. Cependant, quand on a l'habitude de les stériliser ainsi, en régularisant avec soin la température, on peut tolérer certaine soudure dite *forte*. La soudure siège alors à la jonction du manche et de la partie principale de l'instrument, elle est consolidée quelquefois pour un bistouri par exemple, par un prolongement de la lame en forme de tige ténue qui traverse le manche creux pour venir se river à l'autre extrémité (Collin, etc.). Il y a d'autres manières de faire ; nous y reviendrons bientôt. Comme beaucoup de chirurgiens utilisent encore d'autres procédés de désinfection, certains fabricants ne se résolvent pas tout à fait à abandonner la soudure qui facilite notablement la fabrication et diminue le prix de revient. Même pour des instruments très ténus, comme ceux des boîtes d'oculiste pour cataractes, etc., on fabrique aujourd'hui des manches métalliques ; d'ailleurs nous y insisterons plus tard à propos de chaque exposition spéciale. Dans la fabrication de M. Galante, les manches sont en nickel massif et la lame solidement rivée sur ce manche. Ces *manches métalliques à jours* de la maison Galante ne valent pas, à notre avis, les *manches creux* des autres fabricants, plus ou moins cannelés ; ils sont aussi bien en main, mais peut-être plus difficiles à nettoyer complètement. Certainement, le manche métallique plein est trop lourd.

b). Nickelage. — On a, de plus, pris l'excellente habitude de les *nickeler* tous ; ce qui les empêche de s'altérer, de changer de coloration sous l'influence de la température assez élevée de l'étuve, et ce qui permet un nettoyage plus facile et plus complet. Pour la *dorure*, si l'on veut dorer quelque chose, c'est au manche qu'il faut s'adresser ; mais ce sera rarement utile. On peut dorer par exemple le manche des pinces destinées à monter les larges éponges dans les laparotomies (Terrier).

---

(1) Il est vrai que d'après M. Roux, de l'Institut Pasteur, une température de 130° serait presque suffisante.

c). Boîtes et trousses aseptiques. — Comme corollaire de cette innovation, signalons de suite les modifications qu'on a dû introduire dans la fabrication des boîtes d'instruments (boîtes à résection, à amputation, etc.). On peut voir, par exemple, dans les vitrines de Mrs Collin, Mathieu, etc., etc., une boîte à résection et à amputation, de laquelle a été proscrite toute ornementation, tout coussinet de velours ; c'est du bois, purement et simplement. On a pris soin de réduire les angles morts dans la mesure du possible. D'ailleurs, pourquoi ne ferait-on pour ces boîtes ce qu'on fait pour les salles d'hôpital et d'opérations? Pourquoi ne supprimerait-on pas les angles en les arrondissant, comme dans les baraques du modèle Tollet? Cette simple modification empêcherait l'accumulation des poussières, faciliterait singulièrement le nettoyage de ces boîtes à instruments, sans en augmenter le prix. Des boîtes métalliques sans soudures vaudraient pourtant mieux, si leur entretien ne demandait pas des soins plus minutieux, car elles pourraient être introduites elles-mêmes dans les étuves.

Pour les instruments piquants et coupants, susceptibles de se détériorer au contact de voisins plus robustes, placés pêle-mêle au fond de la boîte, on a dû construire des sortes de supports en métal, isolant les couteaux, les bistouris, les aiguilles à manches, etc., (Collin, etc.). Ces supports mobiles s'enlèvent à l'aide d'un anneau et se transportent facilement dans la boîte de l'étuve à stérilisation, sans qu'on ait à toucher aux instruments qu'ils renferment.

Que tout cela n'effraie point les retardataires ! Ils trouveront toujours, malgré ces progrès, des industriels qui confectionneront des trousses fort simples à la mode antique ; mais ceux qui, convaincus comme nous des bienfaits des méthodes nouvelles, exerçant à la campagne sans s'occuper spécialement de chirurgie, ne voudront avoir qu'une *trousse aseptique,* pourront désormais s'en procurer une, sans être entraînés à de grandes dépenses. Il y en a qui sont fort bien composées et très pratiques. On en verra des modèles, variés et variables à volonté, à l'Exposition, dans la plupart des vitrines. D'autre part, on s'est évertué et ingénié à transformer au point de vue antiseptique les instruments qui servent aux irrigations, aux injections, aux instillations, etc., etc. Nous n'en finirions pas si nous voulions tout citer. Qu'il nous suffise d'avoir attiré l'attention sur ces innovations fort heureuses, qui montrent avec quel intérêt et quel souci nos grands fabricants suivent les progrès de la chirurgie moderne et modifient leur installation et leur fabrication suivant les exigences du moment. Ce n'est

pas comme l'Assistance publique, qui, on comprend malheureusement pourquoi (l'inexorable budget!), fait sans cesse la
grimace quand un chirurgien demande à changer son matériel. Il est vrai que là il n'y a pas la concurrence, cette âme du
commerce, cette mère du Progrès!

Nous n'y insistons pas davantage ; il suffit de jeter un coup
d'œil sur toutes les vitrines pour se rendre compte du but
poursuivi : la simplification et la facilité dans l'entretien des
instruments. Ces deux qualités étant primordiales, on peut
dire que tout le monde marche dans le bon chemin.

§ 2. — *Intervention des machines dans la coutellerie d'art.*

En terminant cet exposé des modifications principales apportées aux instruments de chirurgie depuis 1878, nous voudrions
signaler une tendance nouvelle qui est de plus en plus marquée
chez les fabricants d'instruments de chirurgie et qui ne nous
paraît pas constituer, *pour tous les cas*, un progrès. Dans cette
industrie comme dans bien d'autres, l'homme disparait peu à
peu devant la machine à vapeur ; l'artiste, l'ouvrier spécialisé
n'existe plus en cette branche de la coutellerie, essentiellement
française. La plupart de nos fabricants font faire leurs instruments en province par des ouvriers ordinaires, dans de grands
établissements industriels qui produisent en grand, vite et à bon
marché, mais qui font, en temps ordinaire, autre chose que des
couteaux à amputations. Certes, la main d'œuvre est chère à
Paris, et, pour réaliser de sérieux bénéfices, il vaut mieux utiliser les forces les plus vives de la province. Certes, on a
ainsi des instruments d'un prix notablement inférieur ! Mais,
l'inconvénient, c'est que les produits de nos maisons françaises
ne sont pas de beaucoup sur ce point très supérieurs à certaines fabrications étrangères ; c'est que tout s'égalise, tout se
démocratise, instruments coupants de chirurgie comme le
reste. Resterait à savoir si l'uniformité est ce qu'il y a de
mieux pour toutes ces sortes d'articles.

B. — Énumération des principaux instruments inventés
depuis 1878 et contenus dans chaque vitrine (1).

Il est temps d'entrer dans les détails, et pourtant nous ne
décrirons, — MM. les fabricants nous pardonneront d'avoir si

---

(1) Pour les principaux fabricants, nous ne séparerons pas dans
la description les instruments de chirurgie des appareils orthopédiques qu'ils font fabriquer par des contre maîtres spécialisés.

peu d'espace à leur consacrer, — que les instruments mal connus ou nouvellement construits par les principales maisons. Par contre nous insisterons, avec une certaine prédilection, dans l'énumération ci-dessous, sur ceux qui incarnent d'une manière frappante le génie inventif de tel ou tel industriel. Nous voulons montrer de la sorte à quel degré de perfectionnement en est arrivé chez nous l'art de la fabrication des instruments de chirurgie, et par ce moyen essayer de faire connaître quels titres à notre point de vue chaque fabricant a conquis par son labeur constant et son ingéniosité personnelle. Le visiteur de la classe XIV pourra ainsi se rendre facilement compte de l'état actuel de l'industrie à laquelle nous nous efforçons de l'intéresser. A tout seigneur, tout honneur. Commençons par les anciens et les primés, les heureux des expositions passées.

I. — MAISON CHARRIÈRE-COLLIN.

Nous nous occuperons d'abord de la maison *Charrière-Collin*, d'où sont sortis, on le sait, tous les contre maîtres qui dirigent aujourd'hui avec un certain éclat les maisons rivales.

a). Modifications d'ordre général. Articulation à tenon de M. Collin. — Avant de parcourir cette élégante vitrine, nous tenons à insister sur l'une au moins des trouvailles récentes de l'ingénieux fabricant ; car elle nous parait avoir un certain avenir, en raison de sa simplicité et de ses rapports avec l'asepsie absolue des instruments, condition à laquelle nous tenons *par-dessus tout*, nous ne craignons pas de le répéter. Nous voulons parler de la *nouvelle articulation* qu'a inventée M. Collin pour les instruments à deux branches croisées et articulées par leur milieu. Il l'appliqua d'abord aux ciseaux ordinaires ; mais récemment il l'a étendue à presque tous les instruments qui sont susceptibles de son emploi. En premier lieu, à toutes les variétés de pinces (hémostatiques ordinaires ou à pression, courtes, longues, grêles, à gros mors ou américaines, à mésentère, à kystes, à hystérectomie vaginale (modèle Terrier, Doyen), pinces à langue, etc.), à toutes les cisailles, pinces de Liston, pinces à sequestres, daviers, costotomes, etc. Pour certains de ces instruments il a fallu, pour employer cette articulation, *truquer* un peu et tourner plus d'une difficulté ; mais l'inventeur n'en était pas à son coup d'essai et l'obstacle a toujours été surmonté, avec élégance parfois, comme dans le porte-aiguille construit suivant les indications de M. Pozzi pour les aiguilles spéciales de Hagedorn, si employées par les gynécologistes allemands ; comme dans le Davier-trépan de M. le Pr Farabeuf que nous décrivons plus loin, où l'articulation a du être double.—Cette articulation porte le nom d'*articulation à tenon*. Elle se compose sur une des branches d'un petit piton cylindrique s'enfonçant à frottement dans l'autre branche perforée ; les branches sont maintenues en contact — sauf dans la position d'écartement maximum — à l'aide d'un petit crochet aplati, placé sur la branche qui embrasse l'autre solidement et à frottement dur. L'articulation des branches est solide, n'est plus sujette à se

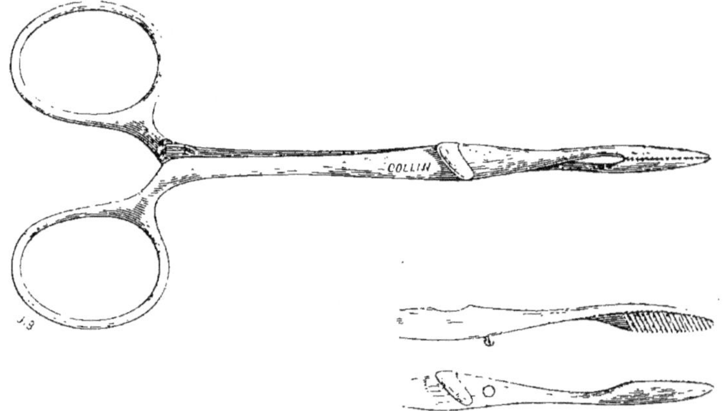

Fig. 1. — Nouvelle articulation à tenon de M. Collin. (Pince à forcipressure montée ; au-dessous, la même désarticulée).

détériorer comme l'ancienne articulation mobile et le nettoyage de cette nouvelle articulation est des plus simples. Bornons-nous à ajouter que les figures ci-jointes montrent

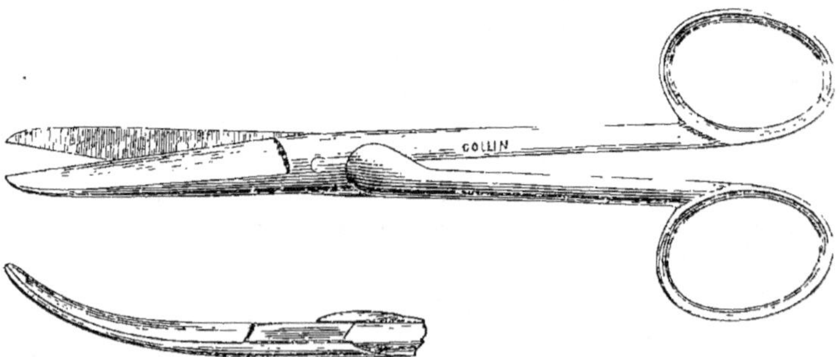

Fig. 2. — Articulation à tenon de M. Collin. Une paire de ciseaux (vue de face et de profil).

mieux que notre description ardue la façon dont cette articulation est constituée. L'une d'elles (*Fig.* 1) se rapporte à une pince à forcipressure ordinaire, l'autre à une paire de ciseaux

(*Fig. 2*) ; l'articulation est vue de face et de profil, montée et démontée. Que M. Collin y songe : le crochet des pinces à forcipressure est trop léger ; il se casse facilement ; d'autre part, le trou que porte la même branche est si petit que sa désinfection est difficile. Pourquoi ne pas faire une articulation plus solide ? Les pinces peuvent sans inconvénients avoir des manches plus forts, si elles ne doivent pas être pourvues de mors plus grossiers.

M. Mariaud avait déjà modifié l'ancienne articulation mobile ; son invention nous paraît aussi très heureuse, sinon meilleure. La nouvelle articulation de M. Mathieu se rapproche un peu de celle de M. Collin, mais nous semble plus compliquée. Nous reviendrons sur tous ces modes d'*articulation mobile*. — M. Collin emploie ordinairement le *vissage* pour réunir le manche à la lame dans les instruments métalliques.

Une autre tendance à noter dans la manière de faire de M. Collin, c'est le soin jaloux avec lequel il s'efforce désormais de faire disparaître des divers instruments une foule de minuties dans la construction, qui n'ont plus leur raison d'être, à savoir des courbures bizarres données aux poignées de certaines pinces à pansements, etc., un écartement exagéré pour les manches de certaines cisailles, etc.

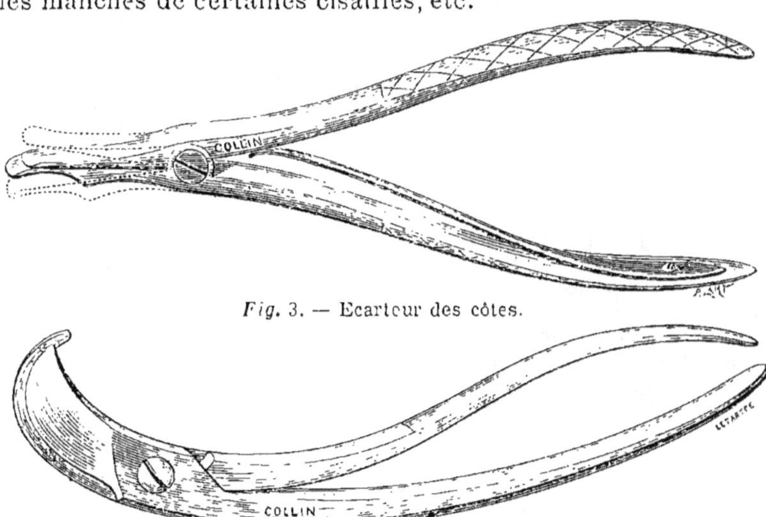

Fig. 3. — Ecarteur des côtes.

Fig. 4. — Costotome pour l'opération d'Estlander.

b). Instruments dûs à M. Collin et fabriqués depuis 1878. — On trouvera, dans l'exposition de M. Collin, quelques instruments qui méritent plus particulièrement d'attirer l'attention. Nous les décrirons, sans nous attacher à préciser la situation qu'il occupe dans les vitrines, car leur place varie chaque jour, au gré du gardien. Il en est ainsi partout d'ailleurs.

1° *Chirurgie générale.*

En ce qui concerne la chirurgie générale, il y a peu de nouveautés à décrire en détails. Nous citerons seulement les principales.

D'abord, l'*Ecarteur des côtes* et le *Costotome*, représentés ci-dessus (*Fig.* 3 et 4). Les nouveaux modèles possèdent l'articulation à tenon. Ces instruments sont d'un maniement très aisé et d'une utilité réelle pour les résections costales.

Signalons ensuite l'intéressant *Davier-Trépan de M. le Pr Farabeuf*, dont la figure ci-jointe montre la disposition. Il est destiné, une fois une première couronne de trépan effectuée, à agrandir, par l'ablation successive de petites portions d'os du crâne en forme de croissant ou de cercle, le pourtour de l'orifice déjà obtenu. De cette façon, on peut explorer une portion plus étendue de la substance cérébrale (*Fig.* 5), quand on n'a pas rencontré la lésion du premier coup.

Il se compose, comme un davier, de deux branches articulées ; ce qui permet de les démonter pour les nettoyer. L'un des mors (branche d'appui ou branche morte) est constitué à son extrémité par une petite plaque de métal circulaire qu'on insinue sous la voûte crânienne par la couronne de trépan déjà faite. Sa face supérieure est pourvue à son centre d'une petite pointe aiguë qui s'enfonce dans l'os et qui sert à maintenir l'instrument en place. L'autre branche (active) est pourvue d'une *couronne de trépan*, qui vient s'appliquer fortement sur la face externe des os du crâne, immédiatement au-dessus de la plaquette de l'autre bran-

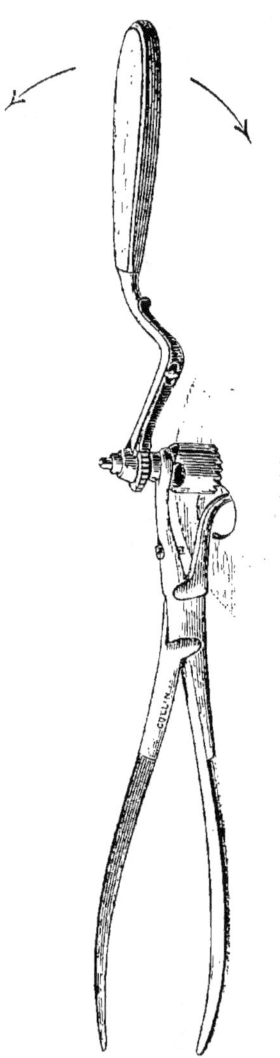

Fig. 5. — **Davier-Trépan** de M. le Pr Farabeuf, en place, prêt à fonctionner. On voit qu'une des branches a été introduite sous un des os du crâne par un premier orifice, fait à l'aide du trépan ordinaire.

che, là où l'os doit être attaqué. Cette couronne est mise en mouvement par un mécanisme spécial qui n'a rien du vilebrequin classique et qu'il faut avoir vu fonctionner. L'articulation est à tenon;
elle est *double*, comme on peut le voir sur la figure, ce qui lui
assure une remarquable solidité. L'instrument est fort bien compris ; il est démontable et peut être stérilisé à l'étuve.

A examiner aussi *l'ouvre-bouche ou écarteur des mâchoires*, très simple, que construit depuis quelque temps
M. Collin. Il est peu encombrant, facile à placer et à maintenir
en place ; il est préférable à tous ceux fabriqués jusqu'ici, sauf
peut-être au dernier inventé par M. Mathieu, et peut rendre de
grands services dans les opérations délicates sur le voile du palais
par exemple (*Fig.* 6). Nous l'avons entendu vanter par nos
maîtres et vu employer plusieurs fois dans différents hôpitaux.

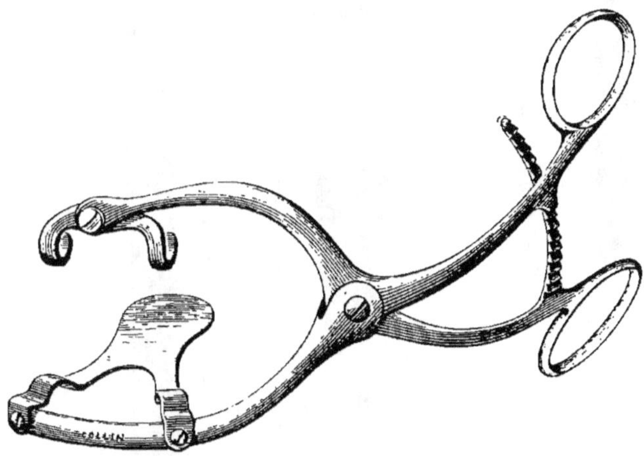

Fig. 6. — Ouvre-bouche de M. Collin.

Pour *l'ablation des polypes du nez*, M. Collin a fabriqué
une pince courbe qui est construite de telle manière qu'elle
pince surtout par sa partie convexe, ce qui permet une section
plus facile du pédicule du polype, lequel parfois peut être assez
résistant. C'est là une modification heureuse.

Un mot maintenant sur les *aiguilles à manches* dont M. Collin
expose plusieurs modèles. Tout le monde connaît *l'aiguille de
Reverdin ordinaire*, à chas mobile, qui est représentée, la
courbe par la figure 7, la droite par la figure 8, d'après l'ancien modèle à manche en bois.

Aujourd'hui on la fait avec manche en métal comme tous les
autres instruments, mais cette dernière se manœuvre toujours
à l'aide du bouton qu'on aperçoit sur les figures ci-jointes.

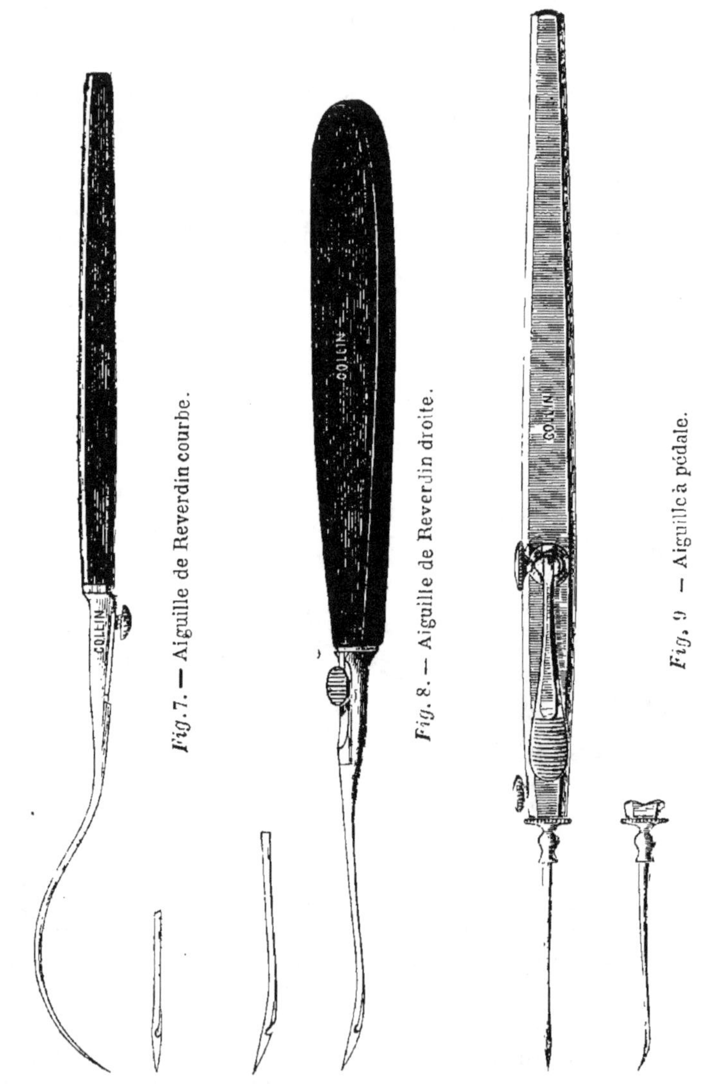

Fig. 7. — Aiguille de Reverdin courbe.

Fig. 8. — Aiguille de Reverdin droite.

Fig. 9. — Aiguille à pédale.

Cependant, M. Collin, pour les aiguilles à manches qui doivent être fines, par exemple pour celles des boîtes d'ophtalmologie, a remplacé le bouton par un mécanisme spécial. Ce

mécanisme permet de fermer le chas de l'aiguille par la simple pression sur une pédale ; d'où le nom d'*aiguille à pédale*. C'est plus compliqué peut-être, mais utile pour les aiguilles de petites

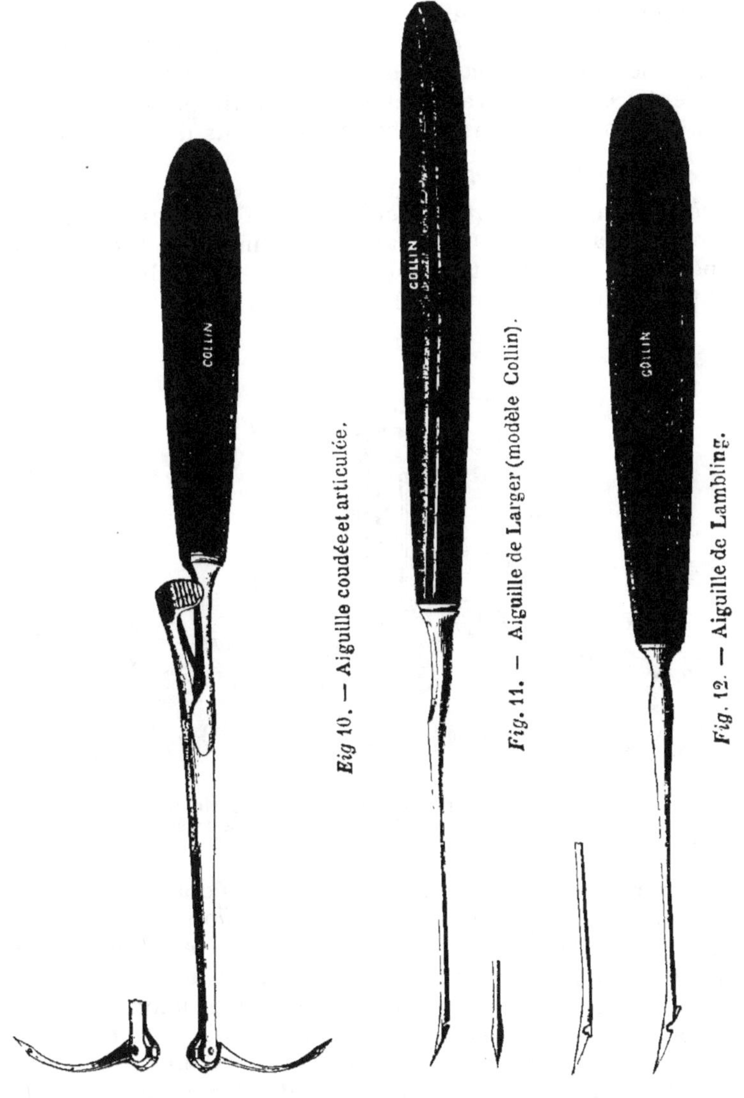

Fig 10. — Aiguille coudée et articulée.

Fig. 11. — Aiguille de Larger (modèle Collin).

Fig. 12. — Aiguille de Lambling.

dimensions, à cause de la délicatesse de l'instrument. Dans ce système, la tige qui ferme le chas glisse dans l'intérieur de l'aiguille elle-même (*Fig*. 9).

N'oublions pas l'*aiguille coudée et articulée*, qui n'a guère d'utilité et qui est par trop complexe et par trop fragile (*Fig.* 10). A côté on verra deux autres modèles d'aiguilles à manches, assez récents, mais présentés toutefois déjà à la *Société de Chirurgie* : ce sont les *aiguilles de Lambling et de Larger* (modèle Collin), dont on comprendra la construction par l'examen des figures ci-dessus (*Fig.* 11 et 12). Elles nous paraissent très inférieures à celle de Reverdin pour des raisons déjà mises en relief dans nos comptes rendus de la *Société de Chirurgie*.

Après les aiguilles, citons seulement le *porte-aiguilles* que M. Pozzi a fait construire par M. Collin pour les aiguilles courbées sur le plat, dites de Hagedorn, et attardons-nous un nstant dans le quartier des *Seringues*.

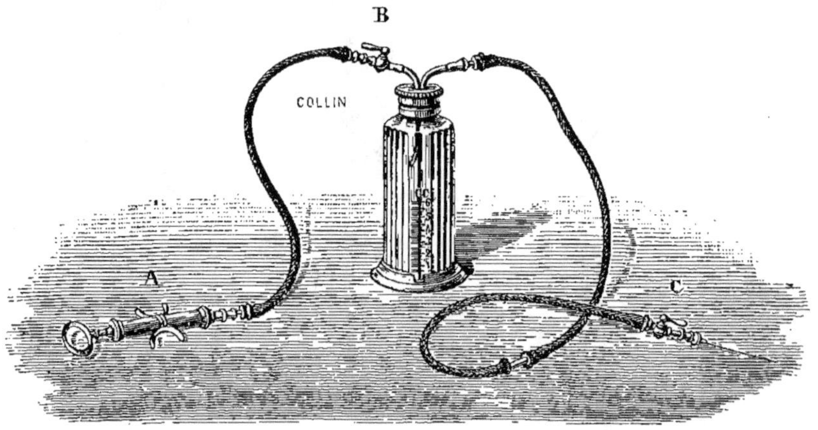

Fig. 13. — Seringue du Dʳ Gimbert (de Cannes). — A, Seringue ; B, Flacon qui contient la substance à injecter ; C, Aiguille de la seringue.

Nous en remarquons une foule de variétés dont les plus récentes sont: La *seringue à instillations de Guyon*; — la *seringue de M. le Pʳ Straus pour injections aseptiques*, à piston en moelle de sureau, et à verre non collé ; un ingénieux dispositif permet d'avoir, malgré l'emploi du sureau, un piston qui fonctionne toujours bien ; — la *seringue à injections sous-cutanées ou intra-musculaires de M. le Dʳ Gimbert* (de Cannes) (*Fig.* 13), déjà signalée dans les comptes rendus de la *Société médicale des Hôpitaux*, à propos du traitement de la syphilis par les injections intra-parenchymateuses de préparations mercuriques et dont la figure montre bien comment elle doit être employée ; —

la *seringue à quantités dosées de M. le Dr Roux*, pour les vaccinations chez les animaux (par exemple contre le charbon par la méthode de Pasteur) ; — la *seringue à injections anatomiques de M. Farabeuf*. — La *pince à langue pour l'anesthésie*, imaginée par M. Lucas-Championnière et modifiée par M. Berger, est tout à fait à recommander, du moins le modèle qui a les dimensions d'une pince à forcipressure ordinaire.

Il faudrait citer encore bien d'autres instruments ; mentionnons au moins le *grand pulvérisateur tournant sur lui-même*, d'une façon automatique, fonctionnant pendant 4 heures sans s'arrêter, et permettant de pulvériser des solutions antiseptiques dans toutes les parties de l'appartement, au centre duquel on l'aurait installé ; — les *boîtes* pour opérations diverses, susceptibles d'aller à l'étuve ; — les *trousses*, organisées d'une manière analogue ; — des *scies* à main, à manche très commode ; — des *scies rotatives* pour appareil plâtré, etc.

Il faut dire aussi un mot d'instruments, d'apparence moins chirurgicale, mais d'une utilité réelle dans certains cas : la *machine à aiguiser* les couteaux à amputations et les rasoirs, impossible à décrire d'une façon compréhensible, mais qu'il suffit de regarder (affiloirs à rotation de Collin) ; — les *râpes à viande crue et à viande cuite*, qu'un médecin doit connaître pour en recommander l'usage à ses clients dont le tube intestinal fonctionne mal, etc., etc.

Passons maintenant aux spécialités.

2° *Spécialités diverses.*

1° Parmi les instruments employés par les chirurgiens qui s'occupent des *Maladies des voies urinaires*, citons un petit *crochet destiné à extraire de la vessie de la femme les épingles à cheveux (Fig. 14)*. Ce crochet a été employé plusieurs fois sur le vivant ; au dire de M. Collin, on aurait, grâce à lui, réussi trois fois à extraire des épingles à cheveux. C'est très simple ; mais il fallait le trouver. On peut en rapprocher l'espèce de pince prenante représentée par la Figure 15 et construite sur le même principe que les lithotriteurs. Elle est destinée à *extraire de la vessie de l'homme des corps étrangers cylindriques*, courts et peu gros (crayons, par exemple).

C'est le moment de répéter que tous les modèles de *lithotriteurs à bascule* dérivent du type primitif inventé par M. Collin. Cette invention est très précieuse et ce fabricant a raison d'en revendiquer avec prédilection la paternité. — M. Collin a imaginé une foule d'autres instruments analogues, ainsi que des *explorateurs variés* permettant de se rendre compte de la situation des corps étrangers dans un point quelconque de l'organisme ; nous nous bornons à cette mention, car nous ne pourrions en parler d'une façon suffisamment claire dans ces courtes notes, sans multiplier les figures.

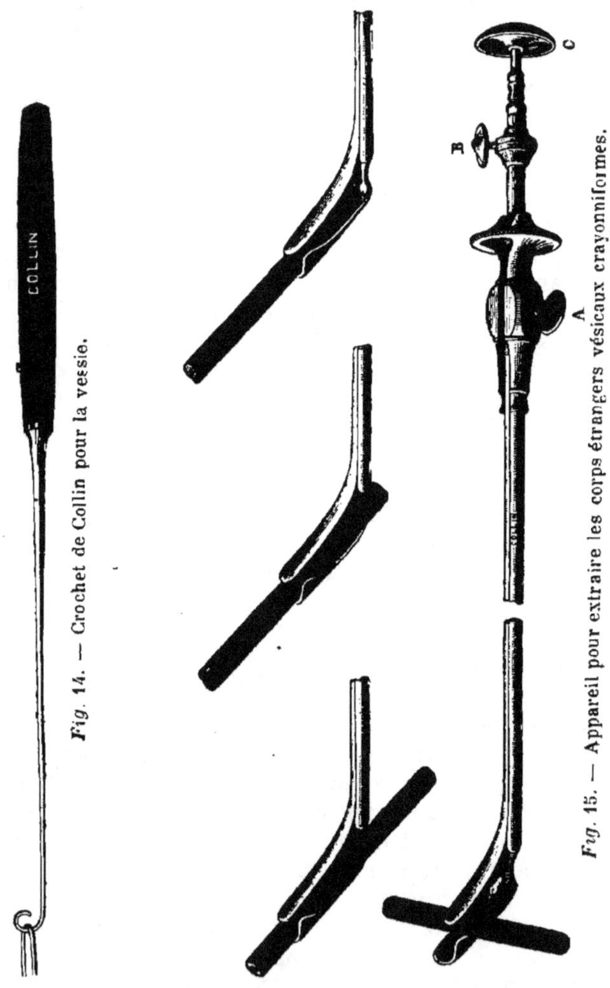

Fig. 14. — Crochet de Collin pour la vessie.

Fig. 15. — Appareil pour extraire les corps étrangers vésicaux crayonniformes.

2° En *Gynécologie*, des modifications importantes ont dû être apportées aux vieux instruments. C'est ainsi que M. Collin a cru utile de construire un *spéculum de Cusco articulé*, à valves démontables, très commode pour les opérations sur le col utérin.

Remarquons que l'articulation à tenon a été appliquée à cet instrument que nous représentons fermé et ouvert dans les Figures 16 et 17. A côté, on trouvera dans les vitrines un *spé-*

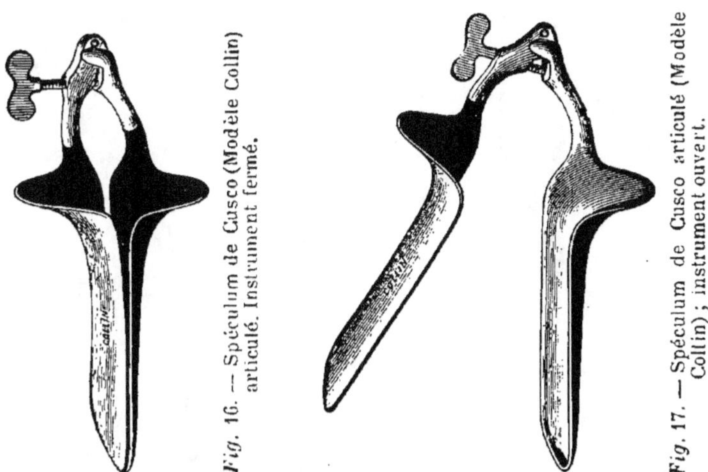

Fig. 16. — Spéculum de Cusco (Modèle Collin) articulé. Instrument fermé.

Fig. 17. — Spéculum de Cusco articulé (Modèle Collin) ; instrument ouvert.

culum à crémaillère, des valves de Bozeman, etc., etc. ; — le *crochet de M Quénu* pour l'hystérectomie vaginale ; — des *pinces à polypes, des pinces à pansements vaginaux, des pinces de Museux à dents cachées et mobiles,* d'élégantes *pinces à mésentère ;* — *un spéculum à long manche pour l'examen intrautérin* du Dr Brissez (Lille) ; — le *Redresseur utérin articulé de M. Trélat,* dont la figure ci-dessous (*Fig.* 18) fait bien comprendre le mécanisme ; le même *redresseur non articulé, rigide,* d'une seule pièce; — *la pince fixatrice du col utérin* (modèle Collin), à érigne glissante, qui ne vaut peut-être pas mieux que les autres, mais qui est très ingénieusement construite, comme on peut s'en rendre compte sur la figure (*Fig.* 19).

Citons encore les *pinces à hystérectomie vaginale* (modèle Terrier et Doyen de Reims) (*Fig.* 20), droites ou courbes ; — le *ligateur à manche,* de Collin, à fil élastique, qu'on peut employer pour l'hystérectomie abdominale (*Fig.* 21), mais qui est peut-être d'un maniement moins commode que celui de Mariaud ; — *l'injecteur-dilatateur utérin* de M. Segond, représenté ci-joint fermé et ouvert au moment où il fonctionne (*Fig.* 22). Les *pinces à gros polypes utérins* de M. Jeannel, de M. Segond, etc., etc. Il y a là encore le fameux instrument inventé par M. Collin, à la demande de M. Segond, pour enlever par morcellement, en les taraudant pour ainsi dire, les énormes polypes du vagin. Il faut entendre M. Collin raconter la genèse de cet appareil qu'on n'a pas encore employé sur le vivant et qui doit être examiné pièce par pièce pour en

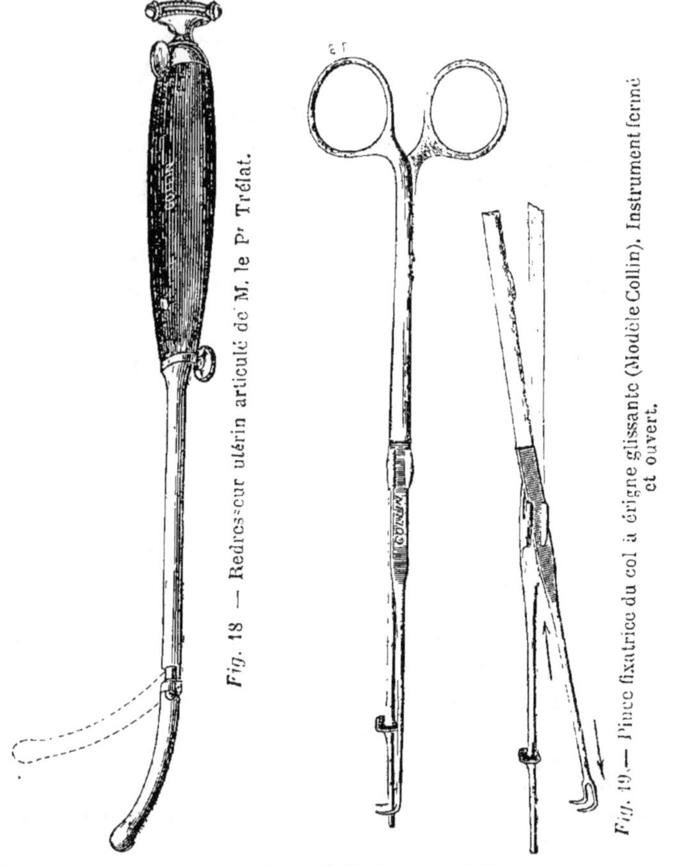

Fig. 18 — Redresseur utérin articulé de M. le Pr Trélat.

Fig. 19.— Pince fixatrice du col à érigne glissante (Modèle Collin). Instrument fermé et ouvert.

saisir le fonctionnement. Il a véritablement l'air d'une machine de guerre ou d'un outil capable de transpercer des montagnes ; mais il n'en est pas moins original et bien construit.

N'oublions pas un *petit spéculum anal* à mécanisme compliqué, destiné à explorer la partie inférieure du rectum.

3° En *Obstétrique*, il n'y a rien de bien nouveau à signaler, sauf l'*écarteur* de M. le Pr Tarnier. Nous mentionnons seulement ici cet instrument très intéressant, car un de nos collaborateurs doit bientôt en faire l'étude dans le *Progrès médical* ; mais nous sommes heureux de pouvoir en présenter le dessin à nos lecteurs (*Fig.* 23). On l'utilise pour préparer les voies génitales dans l'accouchement prématuré. L'articulation des 3 branches est très bien comprise. L'*embryotome* connu de Tarnier se trouve à côté, dans une des vitrines.

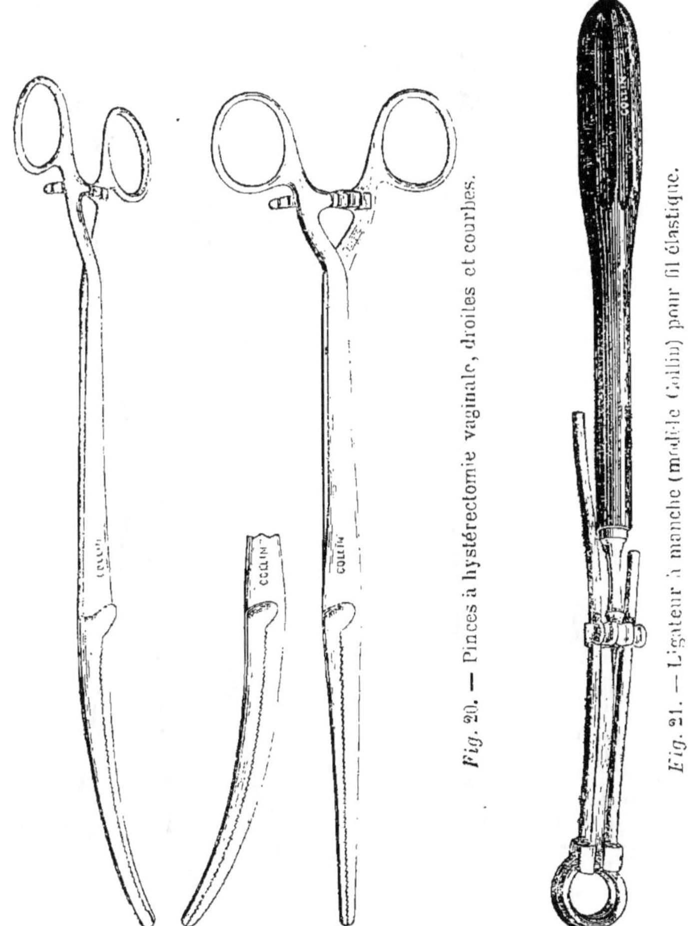

Fig. 20. — Pinces à hystérectomie vaginale, droites et courbes.

Fig. 21. — Ligateur à manche (modèle Collin) pour fil élastique.

1° L'*Ophtalmologie* est bien représentée aussi, quoique M. Collin s'intéresse peu à cette branche de la chirurgie. Il y a entre autres une *superbe boîte d'ophtalmologiste*, où les manches de tous les instruments sont en *aluminium*. L'emploi de ce métal permet d'avoir des instruments aussi légers que si les manches étaient en bois. Il faut examiner pièce par pièce le contenu de cette boîte pour se rendre compte de ce qu'elle a dû coûter de travail et de patience. Il y a là des aiguilles de

Reverdin d'une finesse extraordinaire. *Le pulvérisateur à trois doubles tubes de Laurenço* (de Bahia), qui permet de pulvériser des solutions médicamenteuses sur les conjonctives et les cornées de trois malades à la fois, est dû à M. Collin.

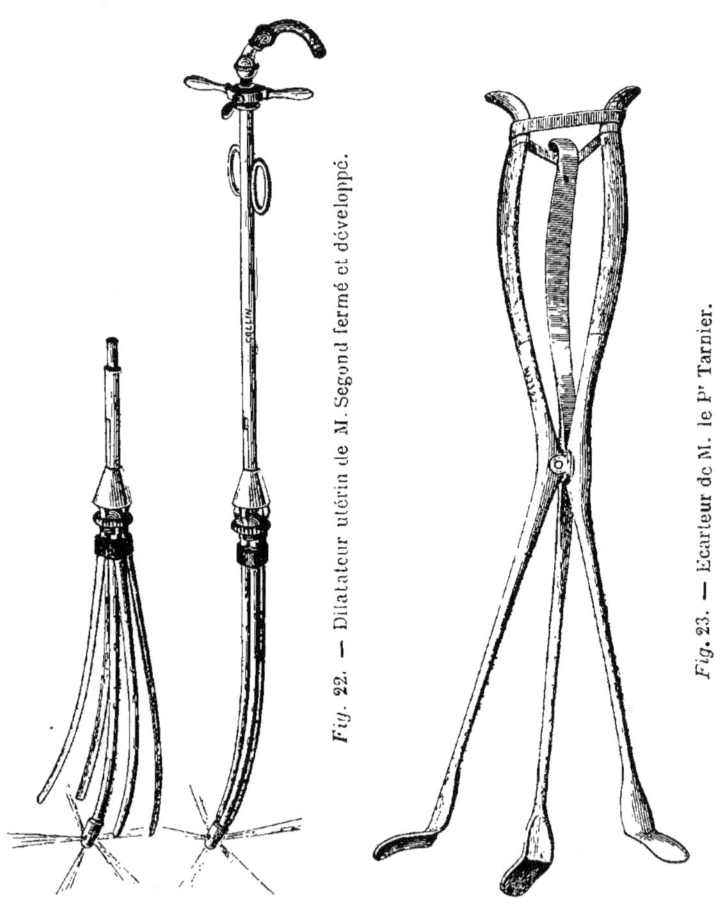

Fig. 22. — Dilatateur utérin de M. Segond fermé et développé.

Fig. 23. — Écarteur de M. le Pr Tarnier.

5° L'exposition d'*Orthopédie* qui se trouve dans la vitrine de M. Collin, est digne d'attirer l'attention. Les appareils de prothèse sont des plus variés et des plus soignés. Quelques-uns d'entr'eux sont même construits avec un fini qui étonne. Il faut être artiste pour sculpter dans le bois des mains et des doigts articulés aussi bien venus, pour y adapter les mécanismes si délicats qui sont destinés à les faire mouvoir. M. Collin a mis lui-même, comme on dit vulgairement, la main à la pâte, pour

son plaisir. C'est à se faire amputer un membre, risquerait
un chirurgien tant soit peu méridional ! Nous recommandons
en particulier de jeter un coup d'œil sur ces *membres artificiels,* chefs-d'œuvre de la prothèse, sur les appareils destinés
à réduire les luxations, les luxations récidivantes de l'épaule
en particulier, sur l'appareil inventé par M. Lannelongue pour
l'extension continue chez les enfants, sur l'*appareil de M. Trélat pour pied bot,* etc., etc.

Voilà ce que M. Collin a fabriqué depuis dix ans et ce qu'il a
trouvé de mieux. Certes, la maison Charrière a construit depuis
1878 bien d'autres instruments, mais nous devons nous arrêter
ici ; pour terminer, disons que c'est à peine si l'on peut faire
à M. Collin une légère critique. Il aurait dû avoir le courage
de ne pas exposer tant d'instruments à manches en ivoire.
C'est joli, cela flatte l'œil ; mais c'est trop joli : il ne faut in-
duire personne en erreur. Un peu de courage ; plus du tout de
manches en bois ou en ivoire et tout sera pour le mieux, jusqu'à nouvel ordre au moins.

II. — MAISON MATHIEU.

Les vitrines concédées à la *Maison Mathieu* sont les dernières de la classe XIV et font face à la fin de l'Exposition des Pays-Bas. Elles regardent un espace presque vide, dont les murs à peine crépis et les portes à peine terminées (août) sont d'un aspect par trop misérable. Cette petite salle de la galerie du Palais des Arts libéraux a été vraiment trop sacrifiée, quoiqu'on y ait planté, en plein milieu, à côté de cartes de géographie (Plan des travaux à exécuter pour la séparation entre la Meuse et le Wahal), les différents sceaux de nos différents Gouvernements. Quel besoin de mettre la Justice en pareil endroit ? Ce n'était donc pas assez sérieux, la Chirurgie! Il n'y a pas même de stores et le soleil entre sans obstacle, dardant ses rayons sur ces murs sans décors, d'un blanc désespérant, en même temps que sur les noires vitrines, par trop réchauffées par cette abondance de chaleur.

a). *Modifications d'ordre général.*

Articulation nouvelle de M. Mathieu et premiers instruments entièrement métalliques.

Malgré ces conditions défavorables, on devra examiner à loisir un certain nombre d'instruments modifiés ou inventés par M. R. Mathieu, car la maison L. Mathieu, représentée aujourd'hui par le fils de son fondateur, marche avec succès sur les traces de la maison Charrière, dont elle est la fille aînée.

1° *Manches métalliques.* — Il nous semble, en effet, que c'est elle qui la première a osé se lancer dans la fabrication des *instruments à manches métalliques*, construit seulement en Allemagne, aux environs de Fribourg, jusqu'à ces dernières années. Une pareille innovation exigeait un changement radical, un renouvellement dans l'outillage, des frais d'installation assez considérables ; et, à l'époque où en France furent commandés ces premiers instruments entièrement métalliques, les fabricants ne pouvaient prévoir de quelle façon les jeunes chirurgiens accepteraient cette nouvelle exigence de la chirurgie antiseptique. M. Mathieu osa quand même et, après avoir essayé les manches allemands, étudia à son tour la question et parvint à faire mieux

On pourra se rendre compte de la manière dont il construit désormais ces *manches métalliques* en jetant un coup d'œil sur un couteau à amputation de cuisse dont la fabrication du manche a été manquée ; il est exposé dans une des vitrines. Le manche a éclaté, non pas au niveau d'une soudure, mais en plein métal ; la brèche permet d'entrevoir le mode de soudure du manche et de la lame. Celle-ci, terminée par un talon ou extrémité cylindrique aplatie latéralement, s'engage à frottement dur dans l'orifice du manche, où elle y est maintenue par une *soudure au cuivre*, fusible à 1700° seulement. Le manche lui-même est creux, et cela complètement. On sait, en effet, que les manches pleins sont trop lourds et que d'autre part presque tous les manches allemands sont lestés (comblés) à leur extrémité inférieure à l'aide d'un peu du métal ayant servi à les construire (1). Les manches de M. Mathieu sont formés de deux coquilles creuses, estampées, en forme de gouttière, pourvues d'une ou deux nervures formant entre elles des cannelures. Ces nervures sont destinées, non seulement à permettre aux doigts du chirurgien de trouver un meilleur point d'appui, mais aussi à augmenter la solidité des coquilles. Ces coquilles, fabriquées avec du melchior très chargé de nickel, sont elles-mêmes soudées au melchior. Cette soudure est solide à tel point que si, pour une cause quelconque, par exemple la dilatation de l'air sous l'influence de la chaleur dans un manche creux surchauffé, le manche éclate, le déchirure se produit en plein métal.

2° *Articulation nouvelle de M. Mathieu.* — Nous avons déjà dit que M. Mathieu avait, de son côté, cherché à *modifier l'ancienne articulation mobile*. La disposition qu'il a adoptée est très ingénieuse, mais plus complexe, on n'en peut douter, que celle de M. Collin et de M. Mariaud. On ne peut pas, bien entendu, la comparer à celle de M. Aubry, puisque ce fabricant en est resté à l'ancien tenon, en changeant seulement sa forme. La figure ci-jointe (*Fig.* 24) montre qu'il a, comme M. Collin, adopté pour la branche femelle la joue américaine et un orifice destiné à recevoir le principal tenon de la branche mâle. Celle-ci, en effet, présente deux tenons: l'un principal, invisible sur la figure, analogue au nouveau tenon de Collin ; l'autre accessoire, plus petit, mais ovale et visible. Pour ce tenon supplémentaire, il a fallu pourvoir d'un orifice la joue américaine,

---

(1) Ce détail de construction permet de reconnaître l'origine des manches, si l'on en fait la coupe verticale. De plus, le métal des manches allemands est de mauvaise qualité ; il s'altère vite et se fendille avec facilité.

rendue plus large, et y ménager une fente d'entrée pour son introduction. Pour articuler les deux branches et introduire le deuxième tenon dans le trou de la joue, il a fallu transformer

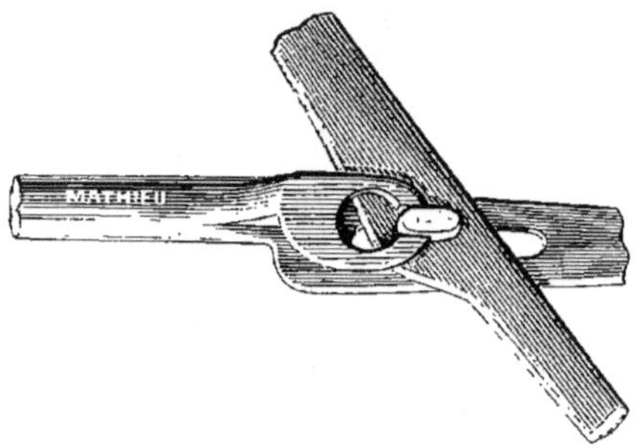

Fig. 24. — Nouvelle articulation de M. Mathieu.

l'orifice du tenon principal en une vraie fente allongée, comme on le voit d'ailleurs sur la figure, et la branche femelle, disposée ici horizontalement. Cette articulation, qui a une certaine

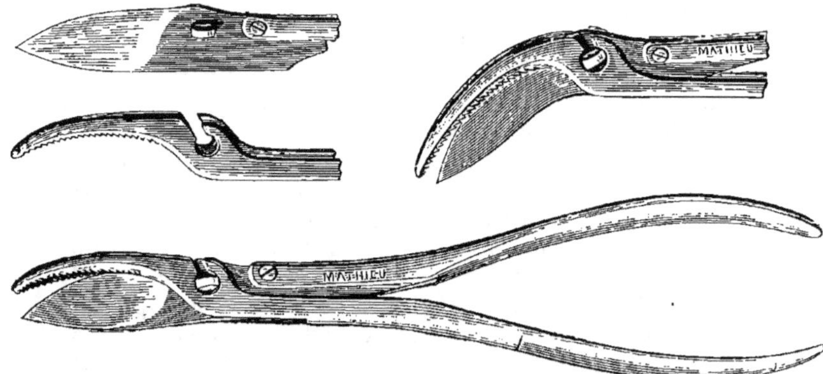

Fig. 25. — Cisaille à tranchant unique de Mathieu. Détails de la construction des mors et de l'articulation de Mathieu.

analogie avec celle des forceps anglais, est plus compliquée et notablement plus difficile à nettoyer que celle adoptée par les autres fabricants.

b). Instruments dus à M. Mathieu et fabriqués depuis 1878.

1º *Chirurgie générale.*

Nous avons quelques instruments de *chirurgie générale* à mentionner dans les deux vitrines de M. Mathieu : d'abord dans la construction des cisailles une modification qui a été très remarquée par le jury. L'instrument porte le nom de *cisaille à tranchant unique* de Mathieu. On en construit de droites, de coudées, de courbes, de longues et de courtes (voir *Fig.* 25). Il y en a même une colossale, qui a bien près d'un mètre de manche, destinée à sectionner un fémur. On ne

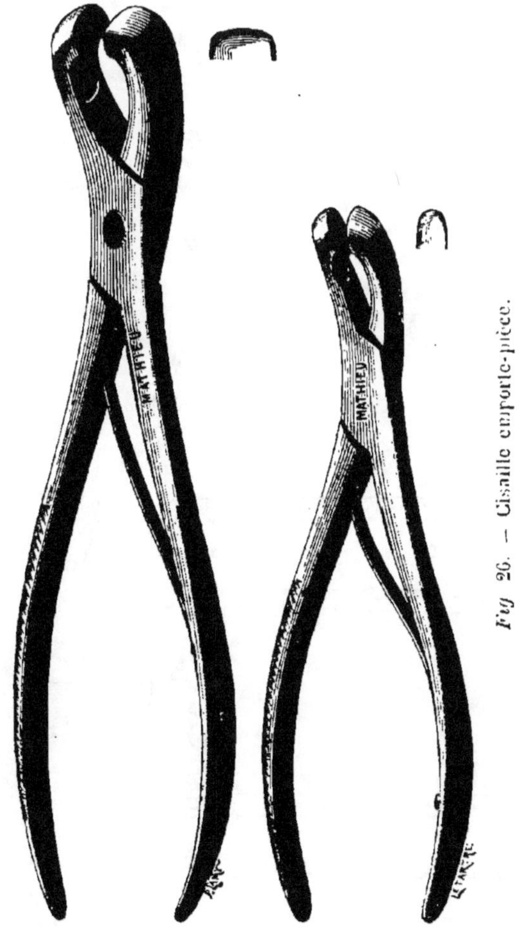

Fig 26. — Cisaille emporte-pièce.

croirait jamais qu'il fût nécessaire d'avoir un bras de levier aussi long pour couper l'os de la cuisse ! L'ancienne cisaille mâchait l'os et dérapait facilement à la moindre résistance ; avec la nouvelle, la section est des plus nettes, sans éclat, quand on proportionne la force de l'instrument à la grosseur de l'os à rompre. La branche mâle a la forme d'une lame de

couteàu convexe; la branche femelle a son extrémité dédoublée
pour doubler le point d'appui, c'est-à-dire est pourvue une
sorte de gouttière où s'enfonce la lame de l'autre manche. Le
fabricant a utilisé là sa nouvelle articulation. — Il faut rap-

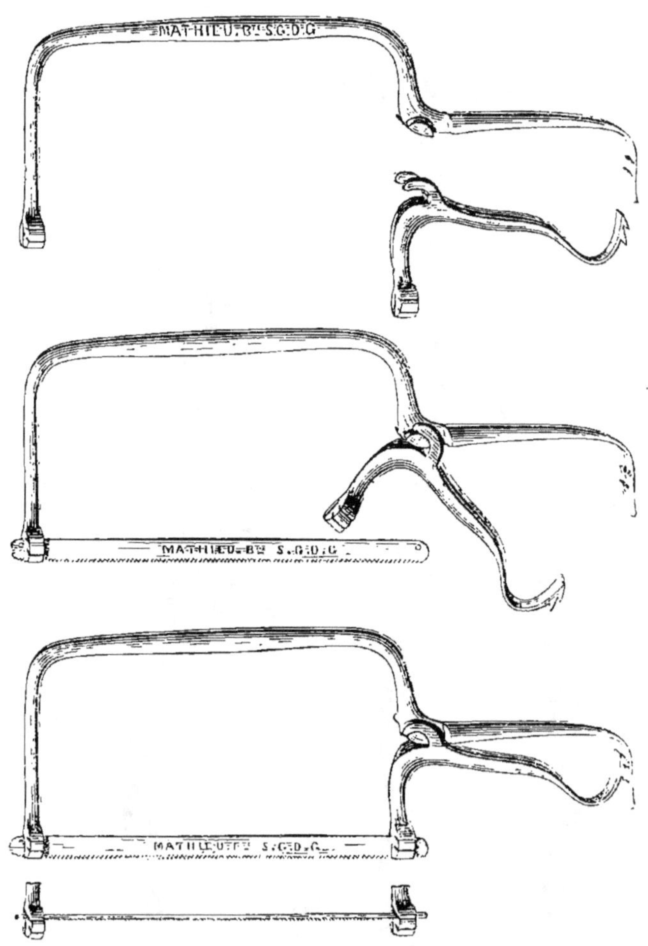

Fig. 27. — Scie à amputation et résection de Mathieu. Scie montée et
démontée. Manche, articulation et façon de placer le feuillet.

procher de cette cisaille, à double point d'appui, le *davier de
M. le P*ʳ *Farabeuf* modifié par M. Mathieu, qui est aussi à
double appui en porte à faux et pourvu de la même articulation.

Par contre, de l'avis de M. Mathieu du moins, l'articulation mobile ne peut convenir aux instruments tels que la *cisaille emporte-pièce* (voir *Fig. 26*), la pince coupante, etc. Aussi a-t-il cru devoir conserver pour ces instruments l'ancienne articulation fixe, faite à chaud. Est-ce absolument nécessaire ? A

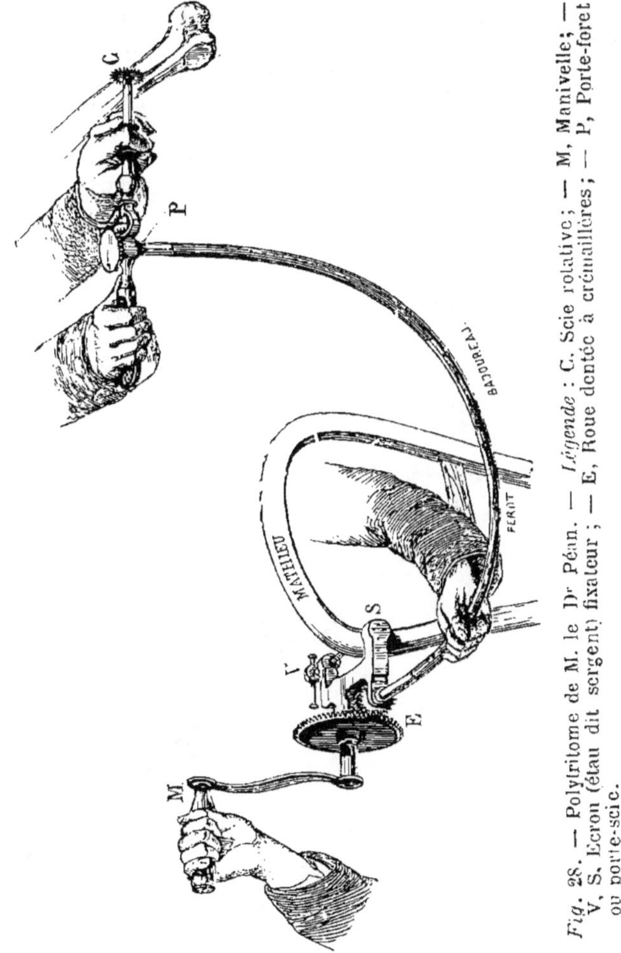

Fig. 28. — Polytritome de M. le Dr Péan. — *Légende* : C. Scie rotative; — M, Manivelle; — V, S, Ecrou (étau dit sergent) fixateur; — E, Roue dentée à crémaillères; — P, Porte-foret ou porte-scie.

d'autres de le discuter. — A côté de cette cisaille, on verra des *curettes tranchantes*, dont quelques-unes sont perforées et pourvues d'un canal central pour permettre l'irrigation en même temps que le nettoyage ; — des *gouges à évidement*, de forme carrée ou ronde, fonctionnant comme un rabot à moulures et ayant une grande force de pénétration ; — des *gouges à main*, plus larges, plus longues que celles de Legouest ; — une *pince à drainage* de Wœlfler modifiée, à articulation en coulisse, avec un des mors, en forme de lancette, susceptible d'être caché par l'autre mors ; — *des scies à chaîne ou des trépans tout en acier* ; — des *ostéotomes* de Mac Even, modifiés par M. Mathieu qui les a dotés d'un curseur ; — des *pinces à séquestres* avec nouvelle articulation, droites ou courbes ; — une *scie à amputation et à résection*, dont on remarquera avec soin la bonne construction au point de vue aseptique. Le manche, à jour, est à ressort et pourvu d'une articulation mobile très bien comprise (tenon entre deux joues) et d'un cran d'arrêt très commode ; à remarquer aussi la façon dont on peut orienter le feuillet à 90° ou 45° (voir *Fig.* 27).

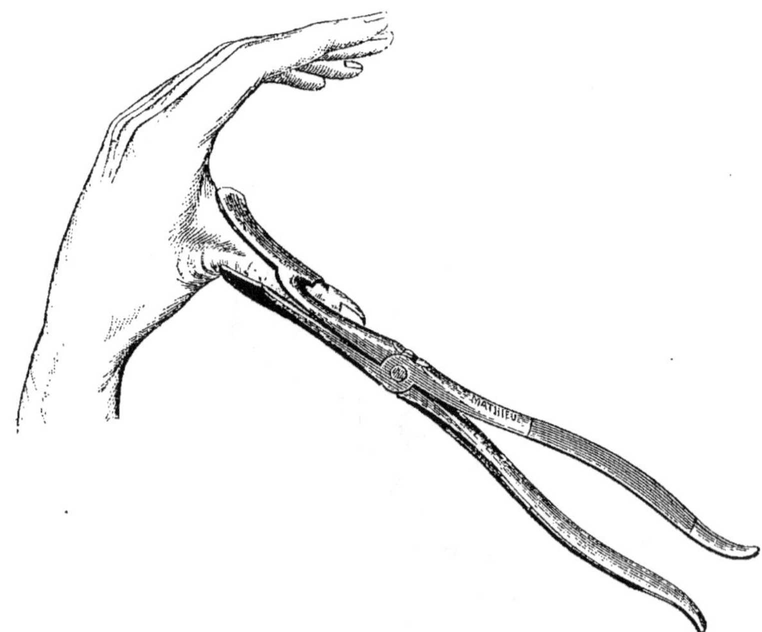

Fig. 29. — Pince de M. le Prof. Farabeuf, modifiée par M. Mathieu, pour les luxations des doigts.

Il nous reste encore à citer parmi les instruments utilisés pour la chirurgie osseuse le *Polytritome de M. le D*^{r} *Péan*, représenté ci-contre (*Fig.* 28). C'est là un instrument très ingénieusement combiné, mais qui est peu en rapport avec les exigences de la chirurgie antiseptique. Il peut cependant rendre de grands services dans certains cas faciles à prévoir. Quel-

ques pièces moins importantes et moins curieuses doivent
aussi nous arrêter, par exemple la *modification de la pince
de M. le Pr Farabeuf* pour réduire les luxations des doigts,
munie d'un prolongement, servant de point d'appui sur les méta-
carpiens (voir *Fig. 29*) ; — *l'ostéoclaste de M. Robin* (de Lyon),
pour l'ostéoclasie de l'humérus, machine un peu compliquée
dont les progrès de l'antisepsie diminuent peut-être l'impor-

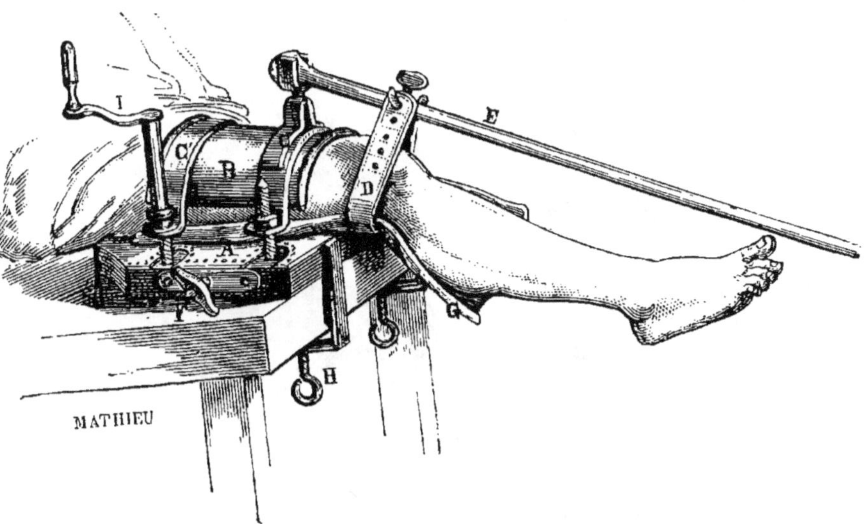

Fig. 30. — Ostéoclaste de M. le Dr Robin (de Lyon) pour l'ostéoclasie du fémur.—
Légende : E, Levier ; — H, Étau ; — I, Manivelle ; — B, Collier ; — D, Bride
en cuir.

tance, mais fort bien imaginée ; — un *appareil à injections
cadavériques*, etc., etc. Nous reproduisons ci-joint le dessin de
l'ostéoclaste de M. Robin pour le fémur, afin d'en faire comprendre le mécanisme (voir *Fig. 30*). Il faudrait le comparer
avec celui de M. Collin, mais nous sortirions de notre cadre.

Pour les opérations sur la bouche, signalons les *spéculums
bucaux* construits depuis longtemps en Hollande et connus
chez nous sous le nom de spéculums de M. le Dr de Saint-
Germain ; — *l'ouvre-bouche ou bâillon de Mathieu*, s'ouvrant
dans le même sens que la bouche, muni d'un abaisse-langue
mobile et se plaçant à volonté d'un côté ou de l'autre (à gauche
ou à droite suivant le côté qu'on opère), et pourvu d'un pignon
à lanterne sans vis de pression : ce qui permet d'avoir un instrument dont les branches restent fixées dans la position où on

les place (voir *Fig.* 31) ; il est d'une construction extrêmement simple. et aussi élégant, aussi léger que le modèle de M. Collin ; — l'*amygdalotome* de Mathieu père, pourvu d'une pince à griffe saisissant de haut en bas l'amygdale au lieu d'une fourchette qui l'embroche. Cet instrument possède 3 lames de rechange pour les différents cas ; ce qui vaut mieux que de recourir à 3 instruments comme dans les autres modèles. Ceci est obtenu par la suppression des 2/3 supérieurs de l'anneau fixe, qui est épais, solide et en forme de croissant.

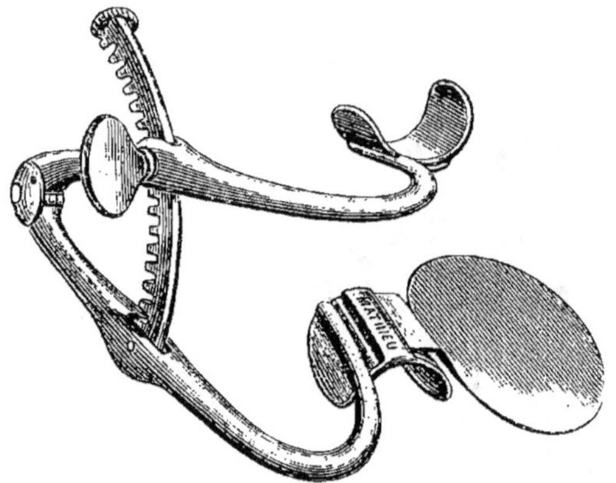

Fig. 31. — Bâillon de Mathieu.

Avant de terminer ce qui concerne la chirurgie générale, mentionnons encore une *modification de l'aiguille de Reverdin*, permettant d'en construire de très fines, avec des courbures plus ou moins accentuées ; — un *porte-aiguille* et une *pince à disséquer*, pourvus d'un cran d'arrêt permettant d'ouvrir ou de fermer l'instrument, par le même mouvement de pression, en appuyant plus ou moins sur ce cran.

2° *Chirurgie spéciale.*

Les *spécialités* chirurgicales ordinaires ne sont pas représentées ici par beaucoup d'inventions nouvelles, la maison Mathieu s'adonnant de préférence, comme spécialisation, aux appareils orthopédiques.

a). Aussi, pour ce qui a trait aux *Maladies des voies urinaires*, ne signalerons-nous que la *canule uréthrale* de M. le Dr *Lavaux;* — la *pince en fer à cheval* de M. le Dr *Horteloup*, pour résection du scrotum (varicocèle) (voir *Fig.* 32); — et la façon dont sont construits les manches des *lithrotiteurs* à *levier*. On verra sur ces instruments l'application de l'écrou brisé, invention de M. Mathieu père, dont l'idée remonterait à

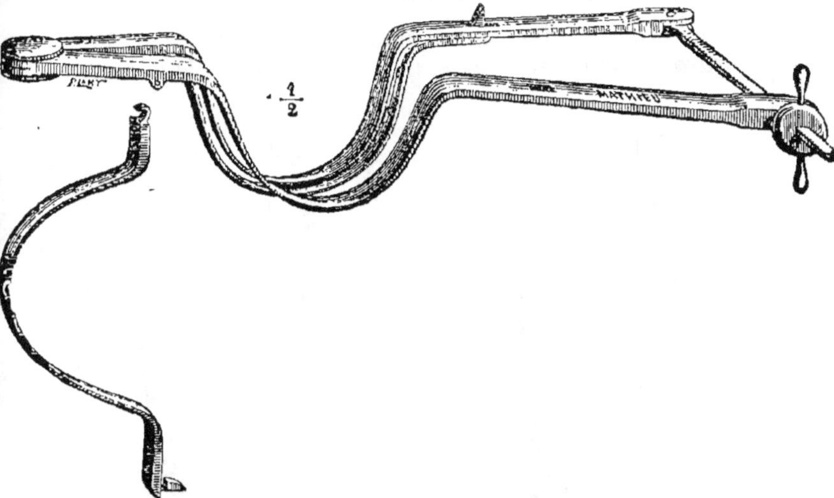

Fig. 32. — Pince en fer à cheval de M. le Dr Horteloup pour la résection du scrotum.

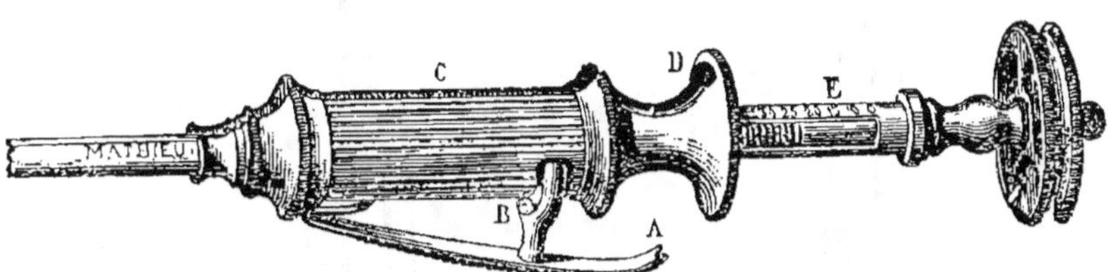

Fig. 33. — Ecrou brisé à levier de Mathieu, pour poignée de lithotriteur. — *Légende:* A, Levier ; — B, Ecrou ; — C, Barillet ; — D, Branche femelle ; — E, Branche mâle.

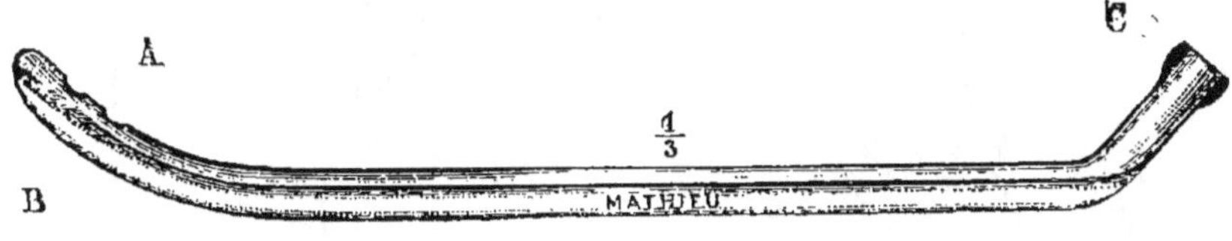

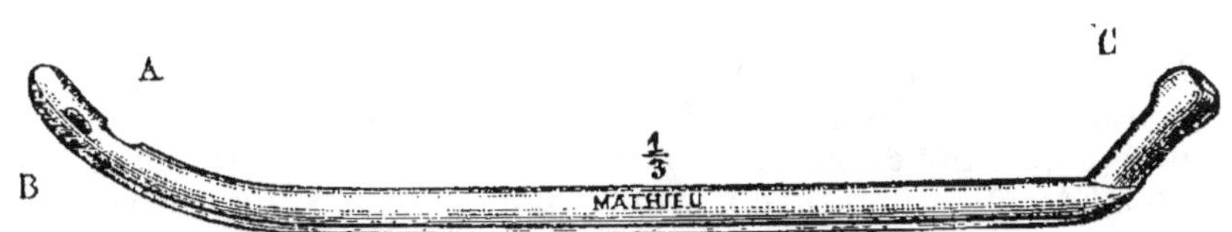

Fig. 34. — Sonde à double courant de M. le Dr Budin.

M. Leroy d'Etiolles (Voir *Fig.* 33) et que nous ne décrirons pas longuement, car elle est bien connue.

2.—Pour l'*Obstétrique*, mentionnons l'*embryotome de M. le Dr Auvrard*.— En *Gynécologie*, nous avons la *sonde utérine à*

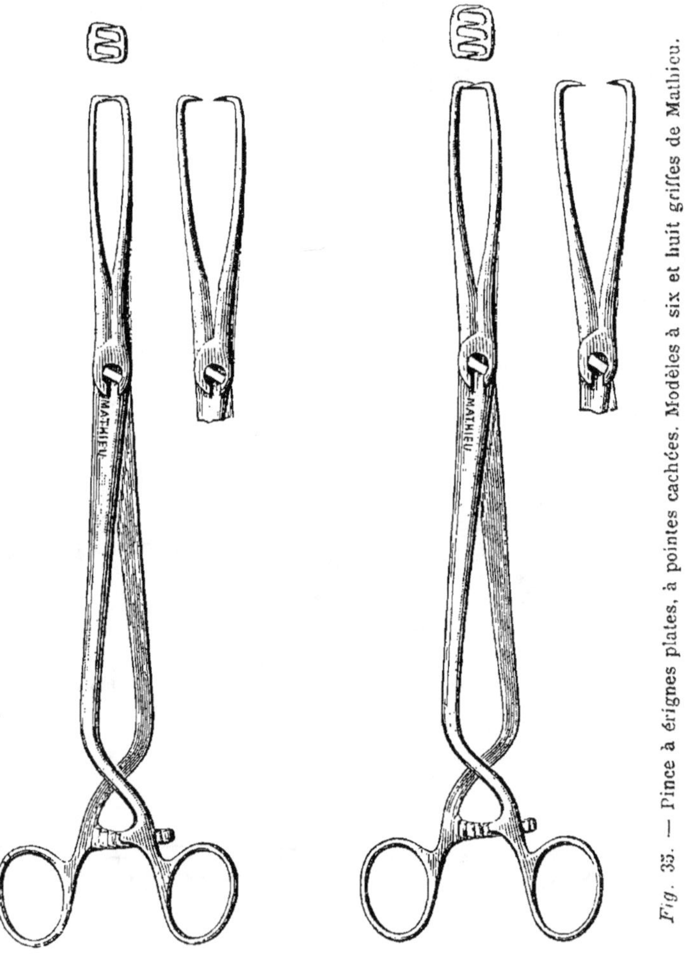

Fig. 35. — Pince à érignes plates, à pointes cachées. Modèles à six et huit griffes de Mathieu.

double courant de M. le Dr Budin (Voir *Fig.* 34) ; — les *grosses pinces à morcellement* de M. le Dr Péan, représentées par une grande quantité de modèles variés (droits, courbes, etc., etc., etc.) (*Fig.* 37); — la *pince à érignes plates*, à deux, quatre, six ou huit griffes, et à pointes cachées, avec nouvelle articulation, qui remplace fort avantageusement l'horrible et traîtresse pince de Museux (*Fig.* 35) ; — l'*hystéro-curvimètre* de M. le Dᴿ Terrillon, qui n'a que le défaut d'être difficile à nettoyer. (*Fig.* 36).

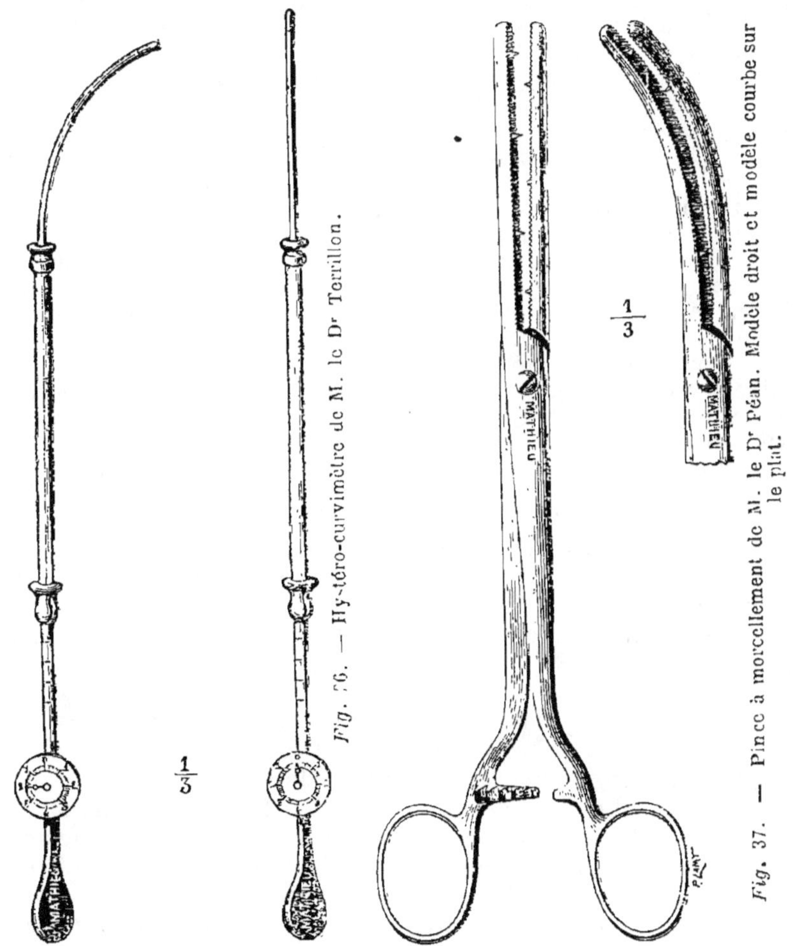

Il faut désormais, pour les opérations gynécologiques, comme pour bien d'autres, des *tables aseptiques*. Celle de M. Collin, qui n'est pas exposée d'ailleurs, est connue ; bien d'autres fabricants (Mariaud, Aubry, etc.) ou chirurgiens en ont aussi inventé. Récemment, sur les conseils de notre ancien collègue, M. le Dʳ Poupinel, M. Mathieu en a fait construire une dont nous empruntons la description à notre ami, M. H. Petit (de *l'Union médicale*) :

« Les pieds sont formés par un X en fer nickelé, qu'on peut élever à volonté au moyen de rallonges, de manière que le chirurgien puisse opérer assis ou debout et quelle que soit sa taille. Sur ces pieds est la table elle-même, formée de quatre plaques métalliques nickelées percées de trous à 5 ou 6 centimètres de distance, et consolidées et fixées par un cadre formé par une grosse tringle cylindrique en métal ; à la partie antérieure du cadre peuvent s'adapter les jambières pour ovariotomie ou les montants de Doléris. L'opération terminée, sur le ventre par exemple, les deux valves qui soutiennent le bassin peuvent se détacher au milieu et s'abaisser, la tringle formant charnière en dehors ; on peut alors entourer le ventre d'un pansement ouaté sans être obligé de soulever la malade. L'opération a-t-elle porté sur le tronc, la poitrine, une amputation de sein par exemple, on peut abaisser de même les valves supérieures et faire un pansement ouaté autour du corps. Le pansement terminé, on retire tout ce qui tient au cadre, jambières ou montants ; on remet en place les valves, on prend la table par deux poignées fixées de chaque côté, on l'enlève de l'X et on transporte ainsi l'opéré dans son lit. Pour enlever les valves sans soulever celui-ci, la table peut se séparer en deux parties, en son milieu ; on retire successivement chaque moitié droite et gauche, et la chose est faite. »

Nous regrettons de n'avoir pu nous procurer ce cliché, qui aurait encore mieux fait comprendre la commodité de cette table et la facilité de son entretien. D'ailleurs, nous publions plus loin le dessin d'une nouvelle table, assez analogue, due à M. Mariaud.

3. — En *Laryngologie*, plusieurs instruments nouveaux ou assez récents ; et d'abord une *boîte de laryngologiste*, bien montée, mais où il y a encore un peu trop de velours (Voir *Fig.* 38). Un seul manche à levier, que manœuvre le pouce, la main restant immobile, convient à tous les instruments de la boîte ; on peut y monter une pince à polypes, à mors verticaux (A) ou à mors horizontaux (B), une pince-curette perforée (C), une paire de petits ciseaux (D), des polypotomes de différents modèles (E, F), un bistouri mousse (G) ou ordinaire (G'), etc., etc. — Il y a aussi des *Tubes de O'Dwyer* (série complète de huit tubes), modifiés par M. Mathieu pour le *tubage laryngien*. Les tubes ont la même forme ou à peu près, mais la pince qui sert à les retirer est remplacée par un mandrin dilatateur, qui, en se dilatant dans la partie renflée des tubes de M. Mathieu, permet d'obtenir une adhésion solide entre la pièce à retirer et l'instrument qui doit le faire. Ce mandrin peut servir de dilatateur

laryngien rétrograde. — A côté on verra un *larynx artificiel* de
M. Mathieu, à l'aide duquel a pu parler un opéré célèbre dans
nos hôpitaux parisiens ; ce malade, quand il se servait de cet

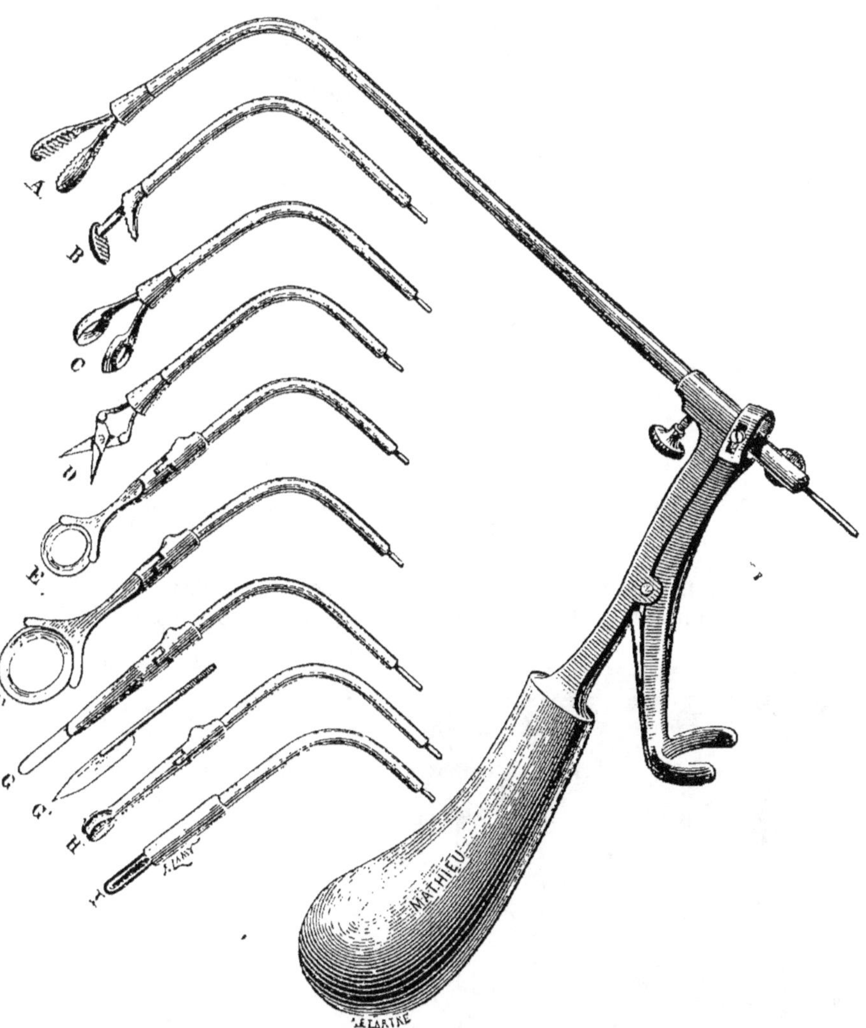

Fig. 38. — Boîte de Laryngologiste. Manche à levier de Mathieu s'adaptant à
la série des instruments pour le larynx.

instrument, avait, paraît-il, qu'on nous passe l'expression,
« une voix de trompette de tramway. » Plus tard, des brides

cicatricielles s'étant formées, il se servit de ces brides pour parler, put se passer de l'instrument et se fit dès lors mieux

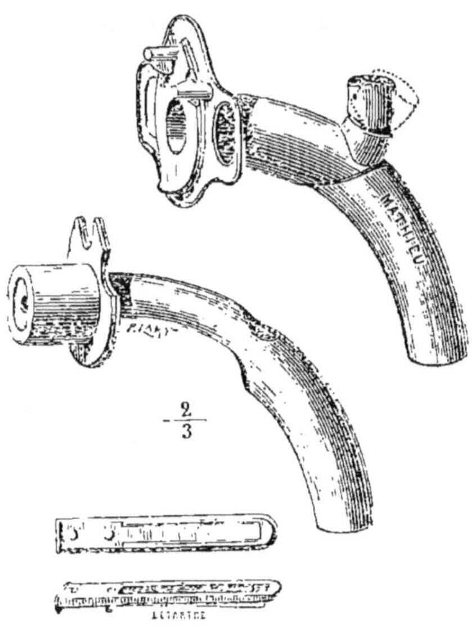

Fig. 39. — Larynx artificiel. — En haut, canule externe et canule mi-interne et mi-externe l'une dans l'autre ; au milieu, canule interne; en bas, lames vibrantes.

comprendre avec ces fausses cordes vocales qu'avec ce véritable larynx en métal. Ce dernier se compose de trois canules

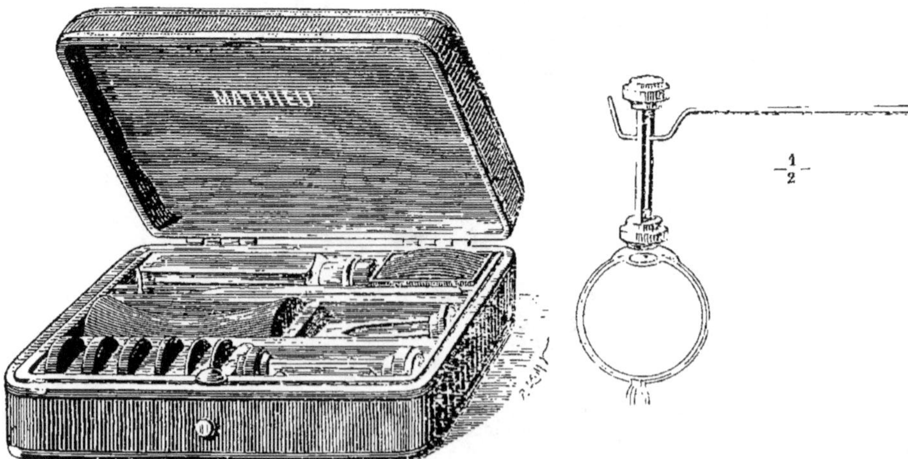

Fig. 40. — Tonomètre de M. le Dr Mak'akoff. A gauche, schéma représentant la façon de se servir de l'instrument.

(une externe très courte ; une seconde, moitié externe, moitié interne ; une interne contenant l'anche vibrante (Voir *Fig.* 39).

4.—En *Ophtalmologie*, le *tonomètre de M. Maklakoff* (de Moscou) mérite au moins une mention pour son ingéniosité. Qu'il fournisse des données plus ou moins approximatives, il n'en est pas moins basé sur un principe curieux, permettant de se rendre compte de l'état de tension du globe oculaire, en utilisant dans ce but les renseignements fournis par la surface d'aplatissement de l'œil soumis à une pression donnée (Voir *Fig.* 40).

En terminant, citons quelques instruments construits en *aluminium* ; par exemple des *pessaires de Hodge*. C'est là une très bonne idée. Les pessaires doivent être solides, faciles à nettoyer et le plus légers possible. Ceux-là valent certainement mieux que les pessaires en argent qui sont beaucoup plus lourd ; mais il est à craindre que les liquides antiseptiques, employés pour les nettoyer, ne les altèrent rapidement. C'est un point à étudier et une difficulté à résoudre, si cette altération est réelle, comme on le dit.

3° *Orthopédie.*

Comme nous l'avons déjà dit, c'est en *Orthopédie* que la maison Mathieu se distingue le plus de ses rivales. Si le fini des appareils a à redouter celui de la maison Collin, l'ingéniosité de leur construction et les mécanismes employés les mettent hors pair. Les appareils de M. Mathieu en cuir bouilli et moulé sont des plus remarquables ; qu'on les compare avec ceux des vitrines étrangères par exemple et l'on sera vite convaincu. Au lieu d'élégants corsets pour mal de Pott, on verra des constructions compliquées d'aspect lourd et massif. Il suffit de considérer avec attention les jambes artificielles pour voir que, chez M. Mathieu, l'art orthopédique est presque arrivé à remplacer l'action des muscles à l'aide de combinaisons variées en utilisant, entre autres, les mouvements imprimés aux appareils par les moignons. Il en est ainsi pour la *jambe artificielle dite à verrou automoteur*, qu'il faut toucher, de ses propres mains, pour en bien saisir le fonctionnement automatique. Ce sont les mouvements du pied s'appuyant sur le sol qui commandent ceux de l'articulation du genou, sans la moindre interposition de liens de caoutchouc. Cet ingénieux appareil sert même dans les cas d'amputation de cuisse au tiers supérieur. Mentionnons aussi les *jambes artificielles à tige excentrique*, construites en utilisant cette donnée importante, à savoir la conformation du fémur et sa situation exacte dans la position debout; l'excentricité de la tige doit varier forcément avec le sujet suivant la façon dont il a l'habitude de marcher, de porter son moignon, etc. — M. Mathieu, pour tous ces appareils, n'emploie plus de verrou, sauf pour le pilon. Bien d'autres appareils sont encore à voir dans la vitrine: le *redresseur des doigts* à l'aide d'une action portant sur le poignet ; — un *collier en cuir moulé*, s'adaptant à l'aide d'une glissière antérieure et d'une articulation postérieure à un corset de même substance ; — une *cuirasse pour scoliose* (M. Mathieu n'aime pas les tractions élastiques pour cette affection, comme pour bien d'autres) ; — l'*appareil à tourillons pour pied bot* ; — la *ceinture à entéroptose de M. Glénard* (de Lyon), etc., etc.

En somme, la maison Mathieu se recommande surtout par la supériorité de ses appareils d'Orthopédie et par la perfection de son matériel antiseptique actuel. Il nous suffit de citer ses instruments pour laparotomie, ses jolies boites d'instruments métalliques, aussi élégantes certainement que celles de M. Collin. Il faut encore répéter un compliment : il y a notablement moins d'ivoire, moins de bois, moins d'écaille que dans les autres vitrines ; ce qui montre bien que cette maison comprend toute l'importance de la petite révolution à laquelle elle a pris part une des premières.

III. — MAISON AUBRY.

La fabrication de la Maison qu'a fondée *M. Aubry* se distingue par un certain nombre de points qu'il nous paraît intéressant de bien faire ressortir. Nous engageons ceux des visiteurs de la classe XIV, qui en auront le temps, à étudier avec soin la vitrine qui est réservée à cette maison. D'apparence modeste, et par ses dimensions et par la place qu'elle occupe dans une sorte de pénombre, au milieu d'une salle pourtant bien éclairée, cette vitrine doit attirer l'attention *par la multiplicité et la variété des instruments nouveaux* que M. Aubry a construits depuis 1878, à la demande de divers chirurgiens, avec une ingéniosité qui frappera tout le monde. On pourrait presque dire que c'est là la caractéristique la plus frappante de son exposition ; d'ailleurs, l'énumération que nous ferons des instruments dont il est l'auteur le prouvera amplement. Le seul reproche à leur faire est qu'ils sont parfois un peu compliqués.

a). Modifications d'ordre général.

Manches métalliques et Articulation de M. Aubry.

1° *Manches métalliques. Manière d'unir la lame au manche.* — Bien entendu, comme ses concurrents, ce fabricant a modifié tout son matériel, dans le but de ne plus faire que des instruments faciles à stériliser ; mais là, rien de bien spécial, sauf la façon dont il unit la lame de l'instrument (aiguilles, bistouris, etc.) au manche en métal qui doit le supporter. Il emploie pour cela *une soudure à entablure.* La lame, pourvue d'une extrémité massive, carrée, creuse, s'engage dans une ouverture de même forme préparée dans le manche. Ces deux pièces sont ensuite rivées. Mais si l'on veut avoir une lame non soudée définitivement au manche, ou plutôt un manche qui puisse recevoir des lames de différentes formes, on ne fait pas de rivet et on le remplace par un petit mécanisme à déclanchement en forme de pédale qui permet de changer la partie utilisable de l'instrument, en conservant toujours le même manche ; nous ne dissimulons pas que c'est un peu compliqué. Pour d'autres pièces, par exemple les Curettes, la tige qui supporte la partie active glisse à frottement dur dans un canal creusé dans le manche métallique et peut y être fixée, par une vis de pression, en un point quelconque de son étendue. De cette façon, telle curette qui sert pour la chirurgie utérine peut être utilisée, en diminuant la longueur du support, pour un curettage vésical ou autre.

2° *Modification du tenon de l'ancienne articulation mobile par M. Aubry.* — On se rappelle que nous avons accueilli avec un certain enthousiasme les articulations nouvelles qu'on propose pour remplacer l'ancien tenon. De son côté, M. Aubry, comprenant que ce qui rendait la vieille articulation si défectueuse était la facilité avec laquelle le tenon se désoudait et tournait dans l'orifice où il était rivé, a cherché à remédier à ce grave inconvénient. Une très simple modification dans la construction de ce tenon lui a permis d'obtenir une articulation qui paraît bonne et une pièce désormais solide; en tous cas, elle est certainement meilleure que l'ancienne. Ce tenon, en effet, au lieu d'être rivé dans un orifice cylindrique, ce qui facilitait son déplacement, est à *base carrée*, de telle sorte qu'il est si fermement encastré dans l'instrument qu'il ne peut plus y tourner. D'autre part, le nouveau *tenon d'Aubry* est d'un nettoyage plus facile, en raison de la forme de son crochet (tête) qui est *ovale* au lieu d'être carré. Cette disposition permet d'éviter les angles où les détritus s'accumulaient et d'obtenir un trou sans fraisure, ce qui est très important. Théoriquement le nouveau tenon ne doit pas se luxer; c'est à l'usage que l'on verra s'il répond bien au but que s'est proposé M. Aubry en le construisant ainsi.

b). *Instruments dûs à M. Aubry et fabriqués depuis 1878.*

1° *Chirurgie générale.*

Examinons maintenant les instruments de *chirurgie générale*, construits par ce fabricant depuis 1878. Nous serons bref, désirant insister surtout sur la spécialité à laquelle il s'est plus particulièrement voué, et citerons, au hasard, la *griffe de M. Duplay*, pour les fractures de la rotule (thèse de Ballue); — l'*écraseur de M. Duplay*, à vis et à volant brisé, et dont la chaîne est pourvue d'un câble passant dans un anneau des chaînons, ce qui permet de bien saisir la tumeur et de fixer instantanément le volant à l'endroit voulu pour faire la constriction ; — le *serre-nœud du Dr Forné*, avec branches à ressorts (B, B') donnant un véritable « serrage » continu, à l'aide d'un moyeu central (C) et d'une vis (G) qui maintient les branches (Voir *Fig.* 41) ; — des *pinces à mors pointus* à « dérignement » *automatique* et à crémaillère facultative (à l'aide d'une vis mobile) (Voir *Fig.* 42), instrument dont on pourra apprécier le

curieux mécanisme sur la figure ci-jointe ; — des *pinces à*
« *dérignement* » *à volonté*, et à crémaillère facultative
(mouvement de glissière), aussi ingénieuses, de même que
les *érignes simples ou doubles*, construites sur le même

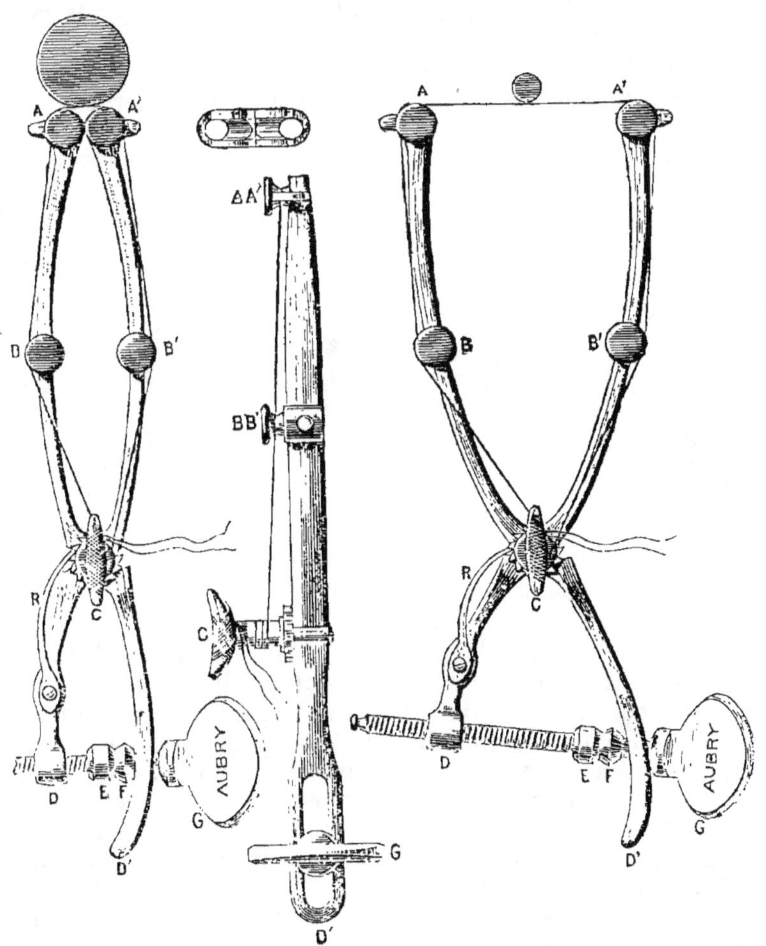

Fig. 41. — Serre-nœud du Dr Forné. — *Légende*: A, A', fil de fer et nœud
embrassant la tumeur ; — B, B', branches à ressort ; — C, moyeu central ; —
R, ressort pour la crémaillère du moyeu ; — D, D', manches des branches à ressorts ; — G, vis ; — E, F, volant pour régler l'écartement des branches D' D'.

modèle. La nécessité d'obtenir ce dérignement ne sera
pas souvent assez pressante pour qu'on ait recours à ces
modèles, trop difficiles à tenir propres. — A côté de ces

petits chefs-d'œuvre de mécanique se trouvent la *pince pour
serrer les tubes de Galli* de M. Duplay, la seule qui puisse
serrer *vraiment* (l'expérience est très facile à répéter) ; — la
*seringue hypodermique de M. d'Arsonval à piston libre, et à
injection mathématique,* basée sur le déplacement des liquides (Voir *Fig.* 43) ; — le *thermomètre aseptique* avec réservoir
de Bailly, dont le *Progrès* a déjà parlé (1) ; — l'*abaisse-langue
double* (petite et grande plaquette) à coquille, de notre ami et
collègue Dupré, concave pour permettre une adhérence plus
intime ; — le *dilatateur œsophagien,* muni d'olives à extrémité
supérieure très allongée, en cône renversé, pour permettre à

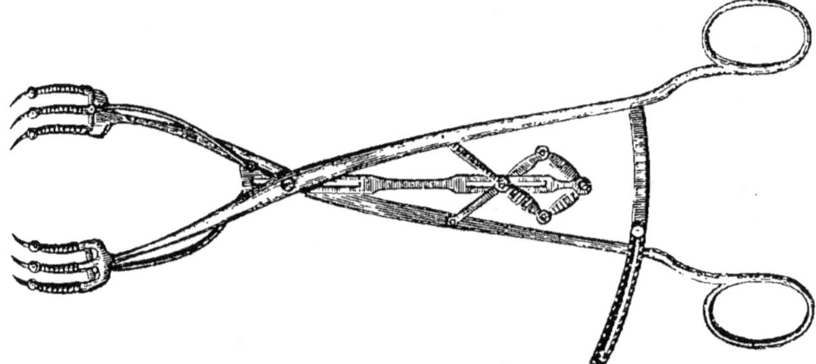

l'instrument de ressortir sans soubresauts et sans altérer la
muqueuse (Voir *Fig.* 44) (2) ; — l'*amygdalotome* à guillotine et
à trois anneaux, à lame de bistouri sectionnante, qui coupe *en
sciant* au lieu de presser directement d'arrière en avant sur
l'amygdale ; ce perfectionnement nécessite un jeu plus considérable de la lame coupante et gêne un peu le maniement qui
dure ainsi plus longtemps ; — le *clan à pressions parallèles
des parois de l'estomac* du D⊓ Blum, construit pour que, lors
de l'ablation des tumeurs de l'estomac, le contenu de cet organe
ne s'écoule pas dans le ventre ; cet instrument doit être d'un maniement peu commode ; — le *trocart-injecteur pour les kystes*

---

(1) Voir *Progrès médical,* n° 17, p. 323, 1889.
(2) Un de mes anciens maîtres en chirurgie de l'Ecole de
médecine de Nantes, M. le D⊓ Chenantais, avait eu, il y a 9 ans,
la même idée et nous nous rappelons avoir fait construire pour
lui à Nantes des olives, sinon identiques, du moins analogues et
destinées à remplir le même but.

hydatiques du foie de M. Monod; — le *pulvérisateur à tambour mobile* (le tambour est destiné à réchauffer le liquide pulvérisé); — la *pince à fausses membranes*, avec l'articulation

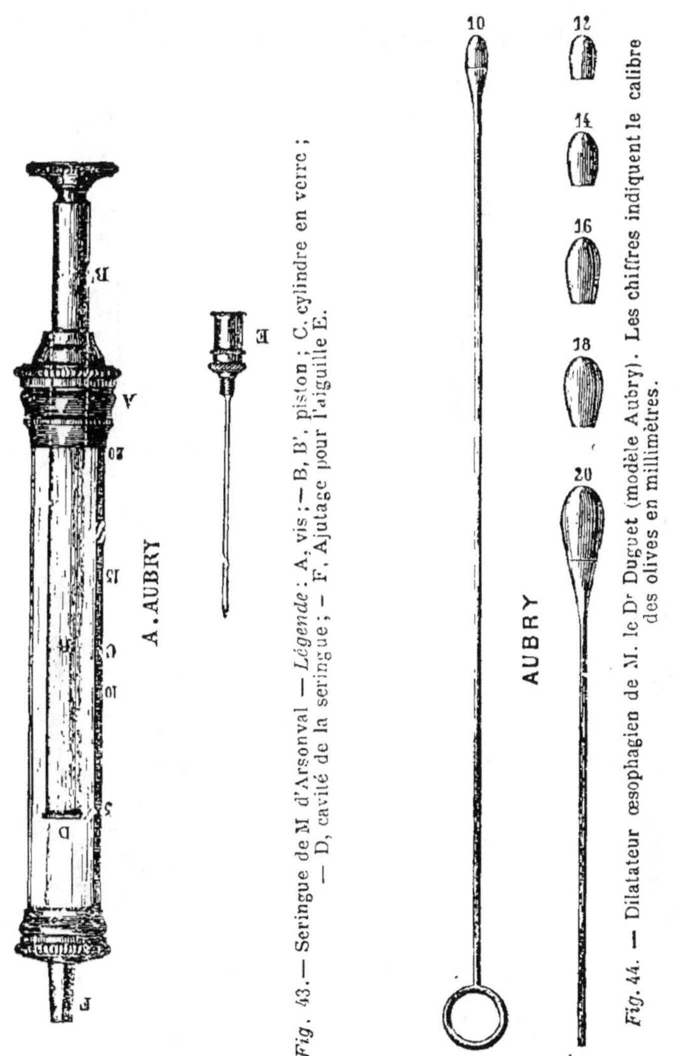

Fig. 43. — Seringue de M. d'Arsonval — *Légende* : A, vis ; — B, B', piston ; C, cylindre en verre ; — D, cavité de la seringue ; — F, Ajutage pour l'aiguille E.

Fig. 44. — Dilatateur œsophagien de M. le Dr Duguet (modèle Aubry). Les chiffres indiquent le calibre des olives en millimètres.

spéciale à M. Aubry pour les instruments de ce genre; — un *spéculum pour redresser la cloison du nez* (modèle Guyon); — la *pince pour l'agrandissement de la commissure externe de l'œil* du Dr Laurençao ; — la *pince à polypes nasaux*, se démontant et s'articulant à l'aide d'une glissière.

Quelques mots, avant de continuer cette trop sèche énumération, sur les *Aiguilles* de M. Aubry. On trouvera là le modèle propre à ce fabricant et dû à M. le professeur Trélat, qui s'en

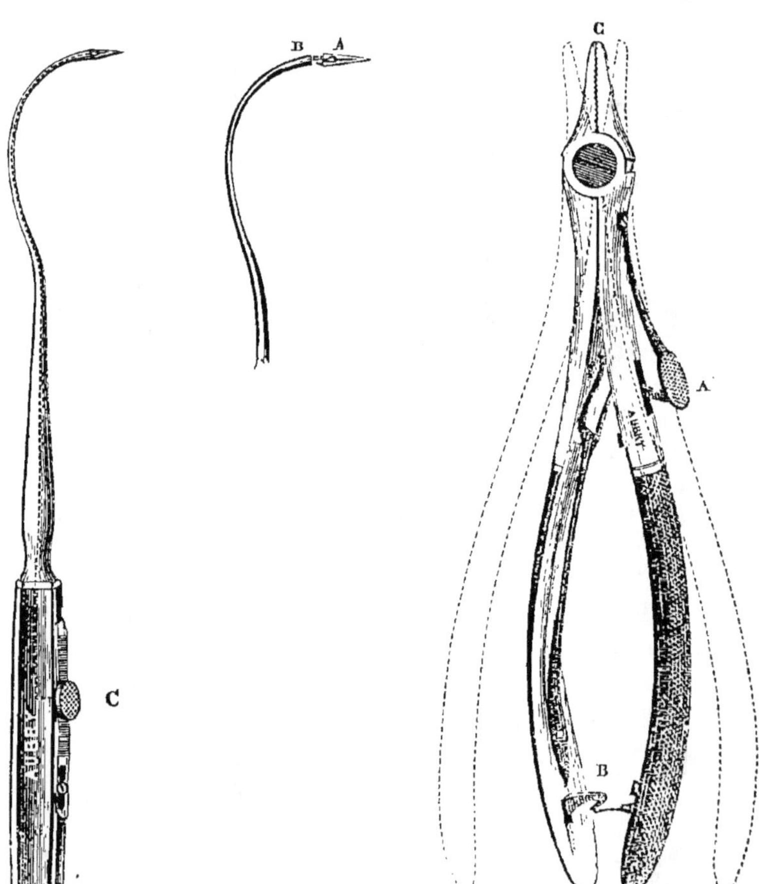

Fig. 45. — Aiguille à chas mobile de de M. le Pr Trélat (modèle d'Aubry).— A et B, Chas mobile dégagé pour pouvoir enfiler l'aiguille —(mécanisme de sortie du chas; — C, Bouton pour manier le chas.

Fig. 46. — Porte-aiguilles à bouton et à crémaillère de M. Aubry. — *Légende :* A, Bouton pour ouvrir l'instrument ; — B, Crochet qui assure une fermeture solide; — C, Mors du porte-aiguilles.

sert souvent ; il était très employé avant l'invention de l'Aiguille de Reverdin. La figure ci-jointe (*Fig.* 45) montre bien la **constitution** de cette *aiguille à chas mobile* qui est encore utilisée parfois. Récemment M. Aubry a fabriqué une nouvelle aiguille pour M. Monod. Cette *Aiguille de M. Monod* paraît être l'aiguille aseptique par excellence, car elle est des moins compliquées et réduite à sa plus simple expression. Elle est constituée par un chas allongé dont un des bords latéraux, très flexible et très mince, est sectionné à une de ses extrémités, pour permettre l'introduction du fil de catgut ou du crin de Florence dans le chas. Malheureusement cette languette d'acier, en forme de ressort, est par trop fragile; elle se fausse très facilement, et l'aiguille accroche presque toujours les tissus, sinon quand elle est récemment faite, du moins dès qu'elle a servi quelque temps. Cela est regrettable, car avec elle plus de glissière ni de chas mobile, c'est-à-dire ce qui rend le nettoyage de l'aiguille de Reverdin si difficile et sa construction si délicate. Mentionnons encore le *Porte-aiguilles à bouton de M. Aubry*, dont la Figure 46 représente le plus perfectionné.

Il nous faudrait citer encore bien d'autres instruments, tels que le *cautère porte-platine* à écartement variable du Dr Panas, permettant de cautériser une tumeur de dedans en dehors, ce qui a parfois son avantage ; — un joli modèle de *scie de Heine*, trop joli, fait avec un fini qui en fait un objet d'art et non un outil de chirurgien ; — l'*appareil à volant et à petite scie rotative*, pour faire des trous dans les os (sutures osseuses) ; — un *appareil pour rouler les bandes* et divers instruments de laboratoire, tels que l'*appareil à injections lymphatiques*, le *microtome à main avec vis micrométrique et division* pour faire des coupes au centième de millimètre. N'oublions pas une très élégante *trousse*, il est vrai des plus élémentaires, ayant la forme d'un couteau à plusieurs lames, quoique cela ne soit pas réellement du domaine de la vraie chirurgie.

Avant de passer aux instruments du ressort des principales spécialités, signalons, avec plus de détails, des inventions récentes de M. Aubry. D'abord, à côté de l'*étuve à stérilisation* connue de M. de Backer (Voir *Fig. 47*), on trouve une *étuve portative pour la stérilisation des instruments par l'eau bouillante*, extrêmement simple, mais dont on ne pourra comprendre les avantages qu'après l'avoir vu fonctionner (1). C'est dans un autre

---

(1) M. Aubry travaille encore à ce moment au perfectionnement de cette étuve très portative, de façon à pouvoir y adapter le principe de la stérilisation par la vapeur sèche ; nous tiendrons nos lecteurs au courant de cette tentative qui ne manque pas d'intérêt. (Voir *Progrès Médical*, numéros ultérieurs).

endroit, et non plus à la classe XIV, c'est-à-dire dans le pavillon ouest de la Ville de Paris, section de l'Assistance

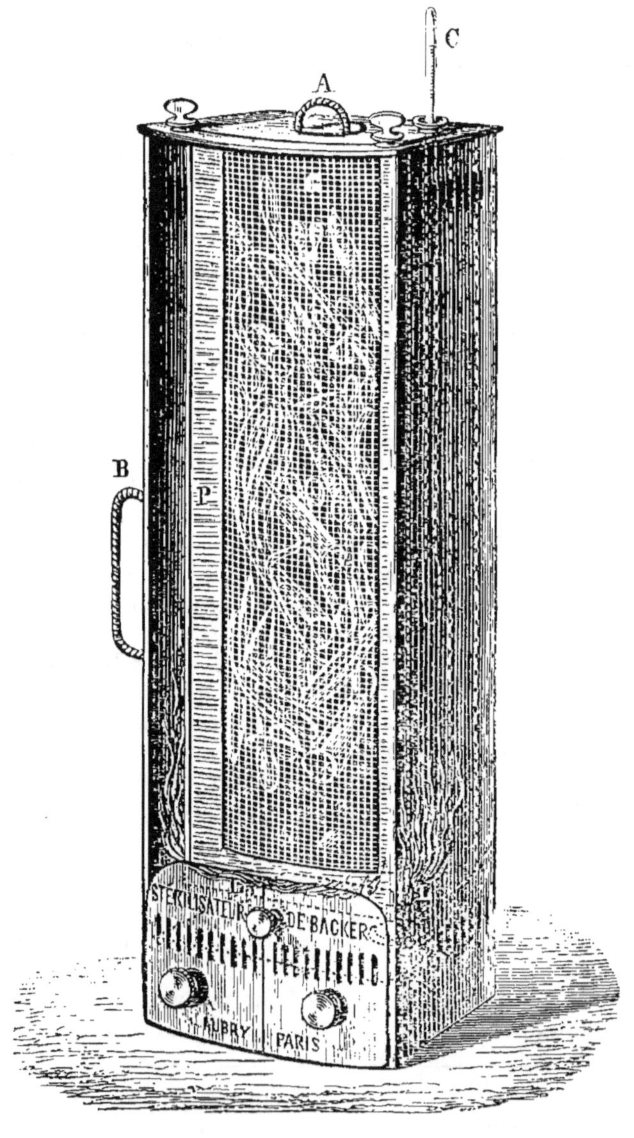

Fig. 47. — Stérilisateur de M. de Backer.— *Légende :* A, Poignée de la boîte aux instruments ; — B, Poignée du stérilisateur ; — C, Thermomètre ; — P, Paraffine; — L, Lampe.

publique, que le visiteur pourra voir aussi une *table pour opérations* dont la conception est due à M. le Dr Nicoletis. On en trouvera ci-joint la reproduction (Voir *Fig.* 48).

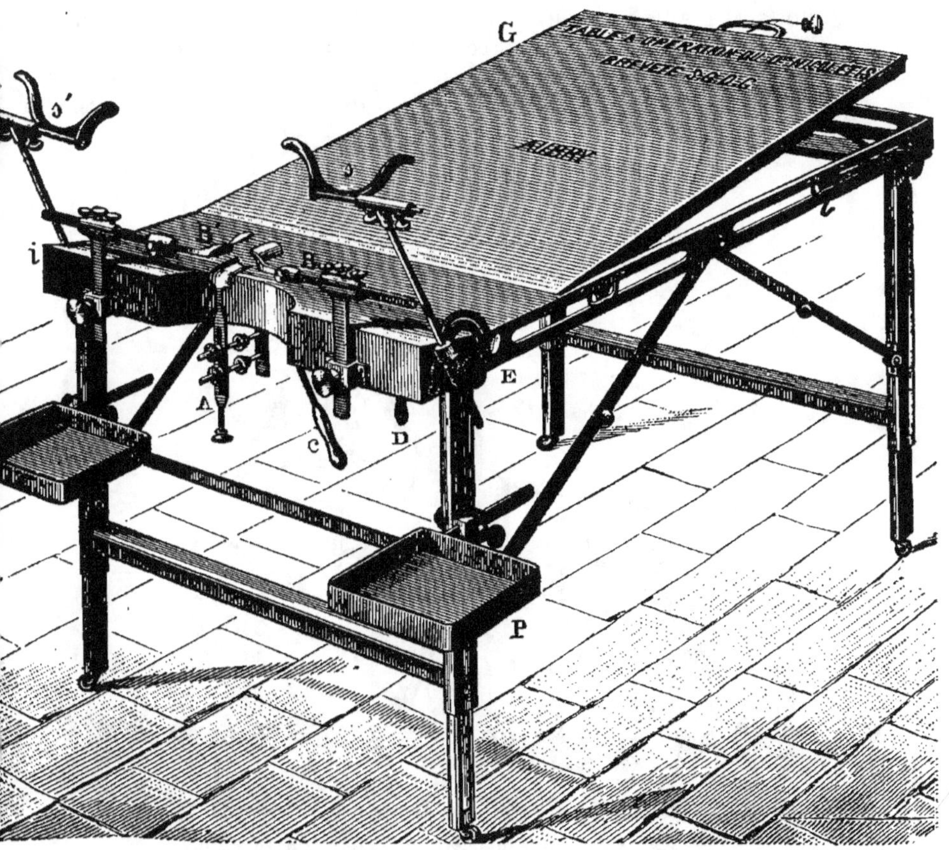

Fig. 48. — Table pour opérations du Dr Nicoletis. — Légende: A, Valve inférieure, montée sur une pièce à coulisse afin de pouvoir l'élever, l'abaisser ou la basculer à volonté ; se fixant par les écrous et contre-écrous (cette valve peut se changer à volonté). — B, B', Valves latérales qui peuvent s'abaisser ou s'écarter (ces valves peuvent se changer par d'autres plus larges ou plus petites, ou des obliques). — C, Clé à cliquet qui d'un côté permet d'élever le bassin, et en retournant de côté cette clé, le bassin s'abaisse. — D, Levier de déclanchement pour désengrener les porte-jambes et les ramener en avant.— E, Quart de cercle pour fixer solidement les porte-jambes. — G, Dossier de la table que l'on enlève à volonté et qui se fixe au moyen d'une crémaillère mobile: on peut l'abaisser en tirant sur le bouton qui se trouve au bout de la table. — I, Devant de la table à charnière que l'on soulève au moyen de la clé C pour élever le bassin. — P, P', Plateaux à instruments que l'on peut mettre dans toutes les positions désirables du chirurgien. — S, S', Supports porte-jambes, qui, au moyen de tourillons à pignons-roues dentées et tiges à coulisse, donnent toutes les facilités de supporter, d'élever, d'écarter ou de fléchir les jambes sur le bassin.

Cette table à opérations, de 1 m. de long sur 0 m. 52 de
large et 0 m. 11 d'épaisseur, est d'un transport facile, eu égard
à son petit volume et au mode d'articulation des pieds.
Lorsque l'on est pour s'en servir, il faut rabattre les quatre
pieds et les fixer au moyen de croisillons à charnière et compas. Si l'on a besoin de surélever la table, il suffit de tirer les
pieds de rallonge qui coulissent dans les premiers et de les
fixer. Si l'on désire que la table ait déjà une certaine tempé-

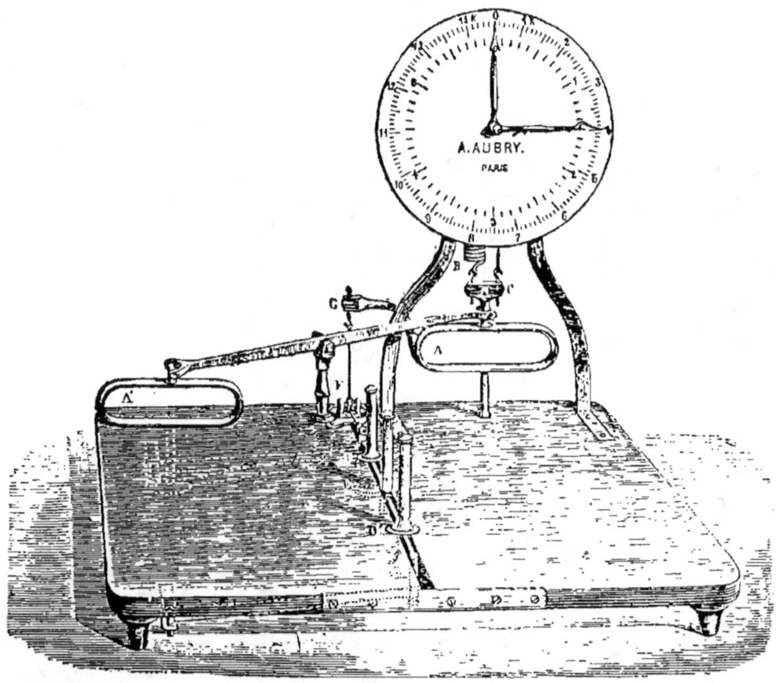

Fig. 49. — Dynamomètre analytique du Dr Féré.

rature au préalable, avant de mettre la personne à opérer, il
faut mettre en rapport les tubes de circulation de chaleur
soit avec un pulvérisateur si l'on veut chauffer à la vapeur ;
soit avec un récipient d'eau chaude que l'on élèvera pour emplir tous les tubes. Elle est surtout commode pour les opérations gynécologiques ; cependant, on peut s'en servir dans
d'autres cas (1). Elle est bien compliquée, mais on ne peut nier
qu'elle est d'un maniement facile.

(1) On en trouvera la description complète dans un des derniers
numéros de la *Gazette des Hôpitaux.*

A signaler encore le *Dynamomètre analytique* construit sur les indications de M. Féré. Il en a été parlé récemment à la *Société de Biologie*, où M. Féré (1) en a montré le maniement et où il a exposé les recherches qu'il a pu faire à l'aide de cet appareil, très ingénieusement combiné. A noter le parallélogramme caché sous le support et représenté en pointillé sur le dessin. Il sert à mesurer la force des mouvements d'extension et de flexion de la main et du pied, qu'il suffit d'engager en A' ou en A; c'est un instrument de laboratoire qui a sa place marquée dans toutes les cliniques médicales. (Voir *Fig.* 49).

M. Aubry a construit, en outre, un petit *dynamomètre ordinaire* pour les petites forces, qui n'a de remarquable que son extrême sensibilité.

2° *Spécialités diverses.*

1. — Où la supériorité de M. Aubry éclate d'une manière évidente, c'est pour les instruments qui ressortissent des *Maladies des voies urinaires*. On sait avec quel soin et quelle ardeur ce fabricant s'empresse d'inventer et de construire l'outil demandé, dès que notre maître, M. Guyon, ou l'un de ses élèves en a conçu l'idée et le dispositif général. Il faut avoir, comme nous, passé une année dans ce service si spécial de l'hôpital Necker, pour connaître la généalogie de tel ou tel instrument, le cas pour lequel il a vu le jour, la difficulté clinique qui a suscité telle ou telle modification. M. Aubry est là dans son domaine, surtout depuis quelques années. Tout ce que l'on a pu imaginer dans ce sens a été étudié à nouveau par ce spécialiste. On trouvera donc dans sa vitrine la plupart des instruments dont se sert quotidiennement M. Guyon ; mais nous serons obligé, faute d'espace, de ne citer que les principaux. D'abord la *pince à phimosis* à dents de souris et à branches démontables de M. Guyon, droite ou courbe ; — puis la *sonde cannelée démontable* en trois portions de M. Guyon pour l'uréthrotomie externe. Cette sonde se compose d'une partie moyenne cannelée, pourvue à une extrémité d'une patte mobile et à l'autre d'un stylet effilé pour pénétrer dans les fistules périnéo-scrotales; la patte est mobile pour permettre l'introduction, à l'aide de cette sonde comme conducteur, d'une bougie à bout coupé. — M. Aubry est personnellement l'inventeur de *pinces uréthrales* pour corps étrangers, à deux et à trois bran-

---

(1) Voir *Progrès médical ;* in *Soc. de Biol.*, séance du 8 juin 1889.

ches avec chemise pour permettre plus facilement la préhension,
ou bien à deux mors mobiles dont l'un peut être rendu fixe à volonté (Voir *Fig.* 50). L'articulation de ces pinces mérite une
mention particulière (Voir A, dans la figure 50). Ajoutons-y
le *litholome double* sans levier, avec vis à curseur (E) pour
faire écarter les lames (A, A), et à marche méthodique et bien
réglée, dû aussi à M. Aubry (Voir *Fig.* 51) ; — la *seringue à*

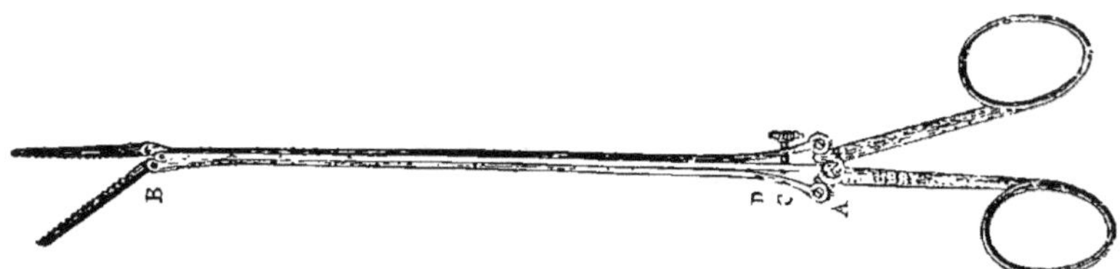

Fig. 50. — Pince uréthrale à deux mors mobiles de M. Aubry.

instillations, pouvant fonctionner à vis pour compter les gouttes,
ou bien librement, en déplaçant un petit écrou, et contenue dans
une boîte aseptique en bois, sans velours ; — l'*uréthroscope
électrique* avec spéculum pour voir l'urèthre postérieur et l'u-
rèthre antérieur, avec spéculum pour voir latéralement, et une
lampe à incandescence (Voir *Fig.* 52) ; — l'*exciseur des petites
tumeurs de la vessie* par l'urèthre ; — l'*emporte-pièce intra-*

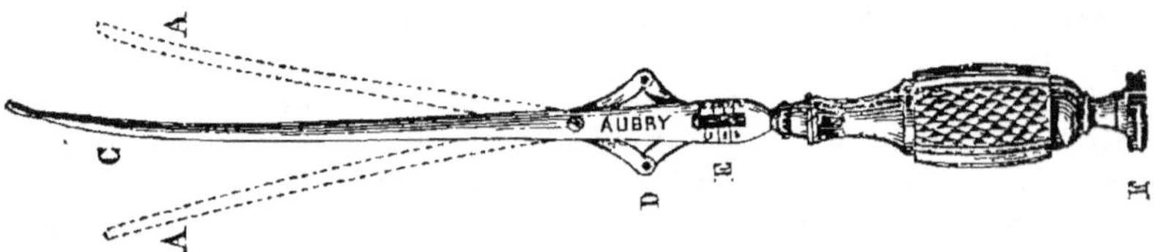

Fig. 51. — Lithotome double de M. Aubry. — *Légende :* A, A, lames écartées ; —
D, articulation des lames ; — F, curseur ; — C, protecteur des lames.

vésical ; — le *grattoir intra-vésical* à lames cachées, ne se développant que dans la vessie après son introduction. Ces derniers instruments sont très bien compris, mais compliqués et
difficiles à nettoyer ; d'ailleurs, ils ont été inventés en général
avant l'adoption de l'antisepsie.

On doit encore à M. le Pr Guyon le *dilatateur rétrograde du
col de la vessie,* bien construit, applicable après la taille hypogastrique, et que nous avons vu employer plusieurs fois (Voir
Fig. 54) ; — les *pinces-curettes droites et courbes* pour l'extraction des tumeurs vésicales, etc., etc ; chaque semaine utilisées

à Necker (Voir *Fig.* 53).— Il faut citer encore les instruments inventés par les élèves de M. le P\u1D63 Guyon : le *cathéter hydro-aérique* de notre ami, M. le D\u1D63 Duchastelet, pour franchir les ré-

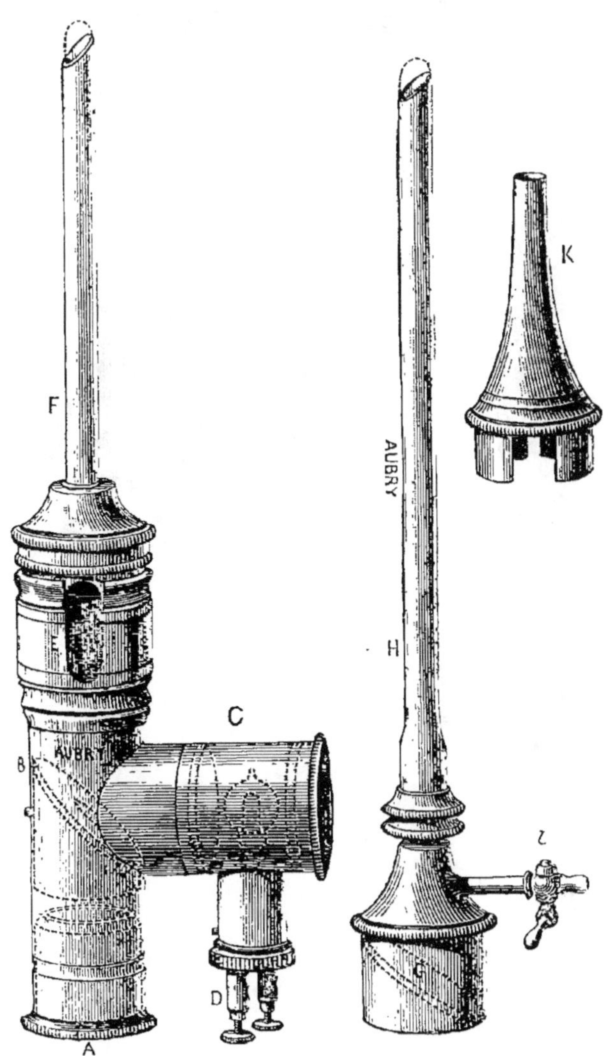

Fig. 52 — Uréthroscope électrique d'Aubry.

trécissements de l'urèthre, avec réservoir, sonde et bougie con-ductrice ; appareil très ingénieux qui permet de tenter le passage d'un rétrécissement très serré sous l'eau (Voir *Fig.* 55); — le *valve*

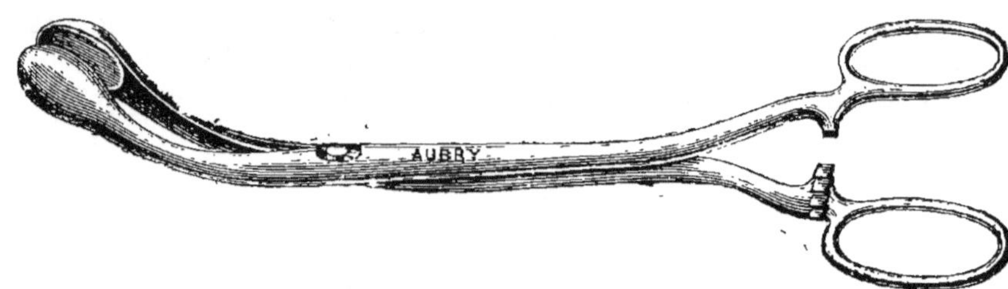

Fig. 53. — Pinces-curettes d'Aubry.

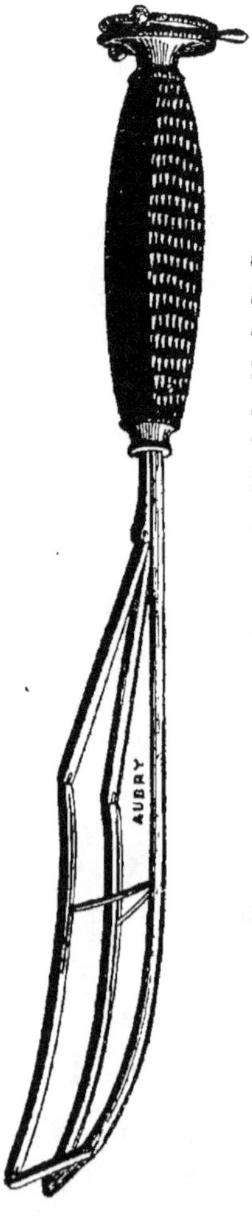

Fig. 54. — Dilatateur rétrograde du col vésical de M. le Pr Guyon.

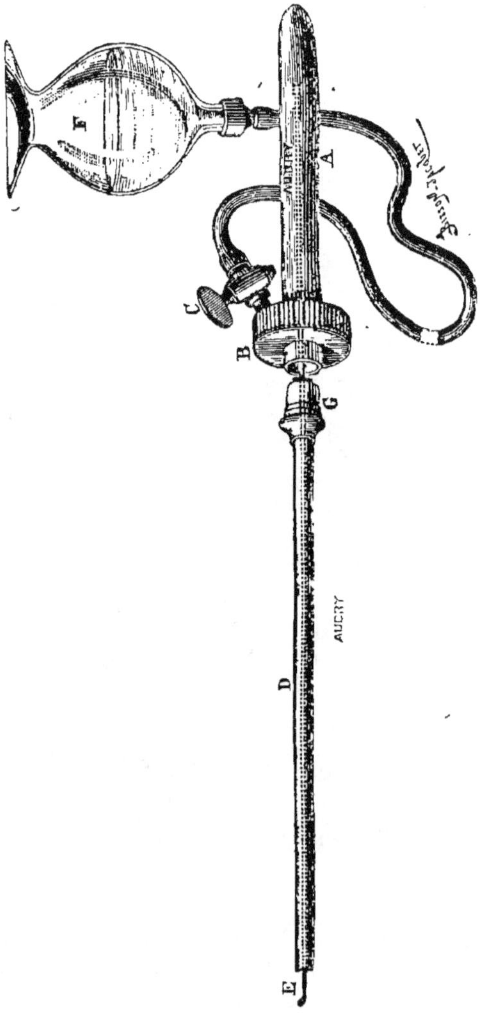

Fig. 55. — Cathéter hydroaérique du Dr Duchastelet. — *Légende* : A. Manche de l'instrument ; — D, Sonde ; — E, Bougie filiforme ; — F, Réservoir d'eau.

de M. Bazy ; — le *dépresseur vésical* de M. Bazy ; — le *cathéter
fenêtré pour la taille vaginale* de notre ami Hartmann, figuré

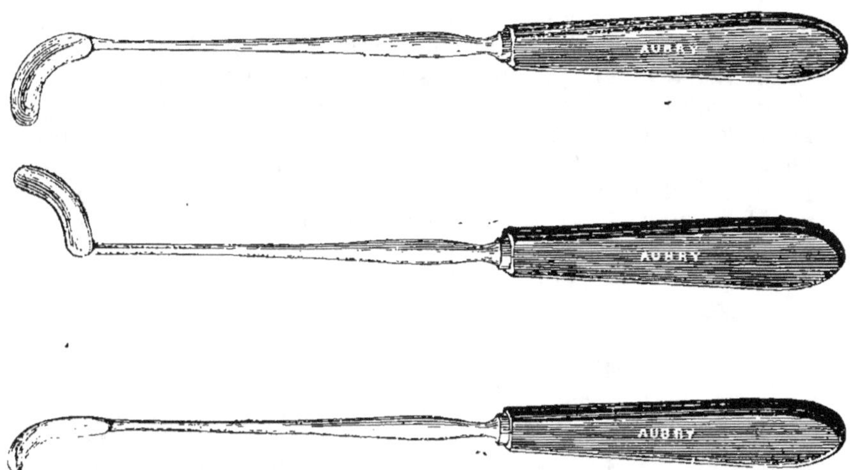

Fig. 56. — Différents modèles de curettes pour la vessie de M. le Pr Guyon.

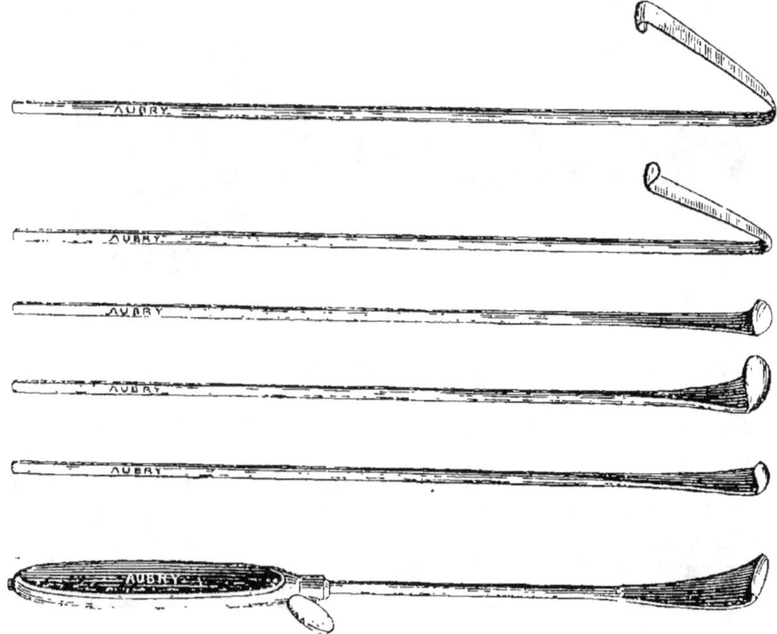

Fig. 57. — Modèles de dépresseurs des parois vésicales, dont un avec son
manche. Mode de fixation du dépresseur dans son manche.

dans sa thèse (1) ; — l'*ajutage-fixateur de la bougie à uréthro-tomie interne*, que nous avons fait construire par M. Aubry (2) (*Fig.*58),etc. Mentionnons encore la *sonde exploratrice et évacuatrice de la vessie* à fermeture excentrique du docteur Créquy, quoique cette fermeture soit un peu dure et peu commode à manier. N'oublions pas la *lampe électrique pour l'éclairage vésical*, qui rend souvent de grands services dans la taille hypogastrique pour tumeur (Voir *Fig.* 59) ; — les *curettes vésicales* (*Fig.* 56) de M. le Pr Guyon ; — la *curette intravésicale*, pouvant être introduite par l'urèthre à l'aide d'un mandrin qui s'enlève et à cavité à fermeture excentrique, grâce à un petit levier ; — les *dépresseurs des parois vésicales* d'Aubry, etc., etc. (Voir *Fig.* 57).

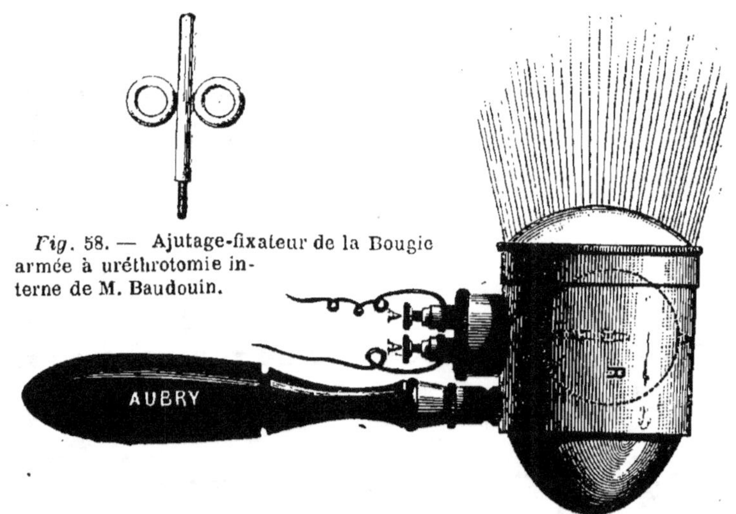

Fig. 58. — Ajutage-fixateur de la Bougie armée à uréthrotomie interne de M. Baudouin.

Fig. 59. — Lampe électrique d'Aubry (Eclairage vésical).

Cette longue énumération, d'ailleurs très incomplète, montre avec quel soin jaloux M. Aubry tient à rester en tête des fabricants d'instruments pour les maladies des voies urinaires, et il y est.

2.—L'exposition *gynécologique* de M. Aubry a un cachet un peu spécial, sinon à cause de la complexité des instruments, du moins par la façon dont ils sont construits, dans le but de rendre la tâche du chirurgien aussi aisée que possible. M. Aubry, dont on

(1) *Des Cystites douloureuses*, Paris.
(2) *Progrès médical*, 1er semestre, 1889.

connait la prédilection pour la chirurgie des voies urinaires,

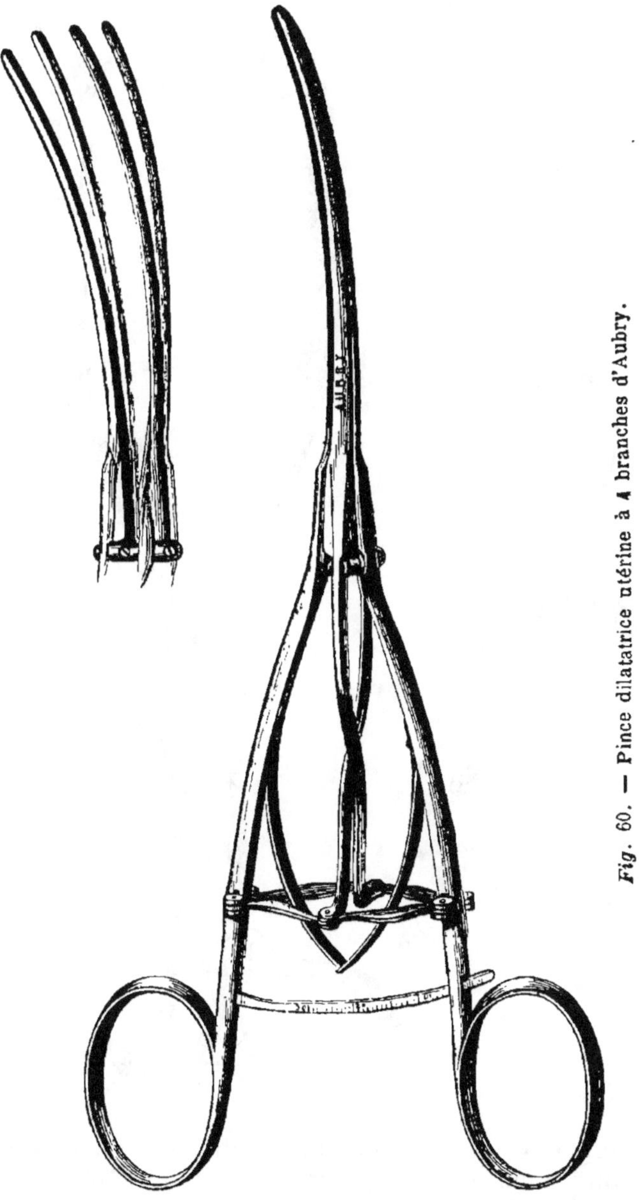

Fig. 60. — Pince dilatatrice utérine à 4 branches d'Aubry.

semble avoir voulu accommoder aux instruments de gynécologie le dispositif adopté par lui depuis longtemps pour

es instruments qu'on a coutume d'employer dans les maladies
de l'urèthre et de la vessie. C'est ainsi qu'il y a dans sa vitrine
un *dilatateur vaginal* (qui peut aussi servir pour le rectum)
à 6 *branches*, à levier ou à volant, qui est d'une construction
fort analogue au dilatateur du col vésical de la femme

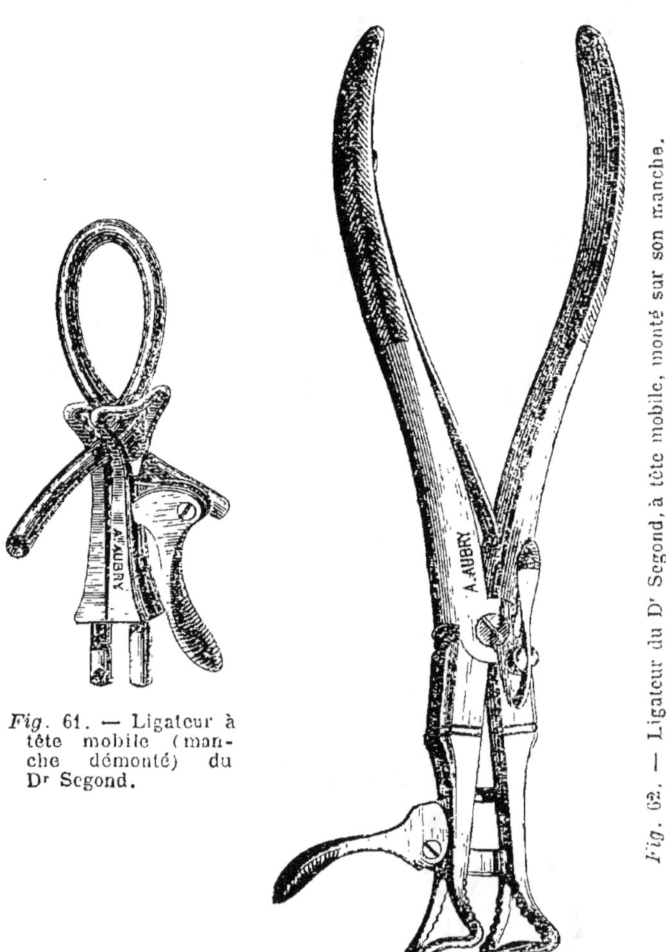

Fig. 61. — Ligateur à
tête mobile (man-
che démonté) du
Dr Segond.

Fig. 62. — Ligateur du Dr Segond, à tête mobile, monté sur son manche.

(modèle Duplay-Guyon) et au dilatateur rétrograde du col
vésical dont nous avons déjà parlé. C'est que ce fabricant
préfère, dans tous les cas, — et il n'a peut-être pas tort —,
la dilatation circulaire à la dilatation simplement latérale.
A rapprocher de cet instrument la *pince dilatatrice uté-*

rinc à 4 *branches*, à mouvement automatique (Voir *Fig.* 60).
Nous citerons encore la *pince à polypes à clous d'ivoire
mobiles*, se fixant dans une tumeur pour empêcher les fils
galvaniques de glisser pendant la section ; — le *ligateur
à fil élastique, à têie mobile et à manche démontable, du*

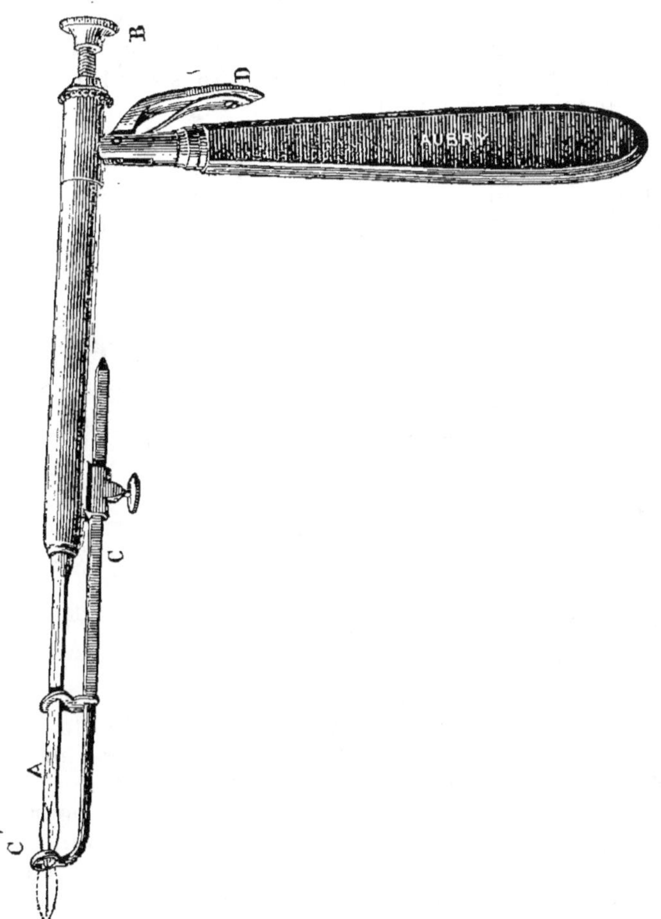

Fig. 63.— Scarificateur utérin à détente du Dr Piedallu. — *Légende:* C, Curseur
pour limiter le jeu de la lame A ; — D, Détente.

Dr *Segond.* pour l'hystérectomie abdominale, qui est plus
commode que celui de M. Collin (Voir *Fig.* 61 et 62), mais
inférieur à celui de Mariaud, qui n'a pas de manche et est
aussi solide ; — la *pince fixatrice du col utérin* (modification
du modèle primitif de M. Richelot) avec mors flexibles en

ressort et à pointes cachées (système Mathieu), à crémaillère mobile à volonté, préférable, à notre avis, à la pince à érigne glissante de Collin, mais qui pourrait se passer de grande crémaillère ; — divers modèles de *pinces à hystérectomies vaginales*, droites ou courbées sur le dos ou le plat, et des *bistouris à longs manches* (modèle Richelot) pour cette opération ; — une intéressante modification de la pince à phimosis classique, à coulisse et écartement latéral, destinée à la *colporrhaphie*, et qui consiste en l'adjonction de pointes fines sur les mors et en leur courbure plus ou moins marquée ; — l'*hystéromètre-injecteur* de M. le Dr *Hennequin*, qui sert à porter du liquide caustique dans la cavité utérine ; — l'*hystéromètre à ressort double*, indiquant exactement les courbures utérines, composé d'une sonde de caoutchouc recouvrant un ressort ; — le *spéculum de Bouveret*, modification du Cusco, à échancrure à

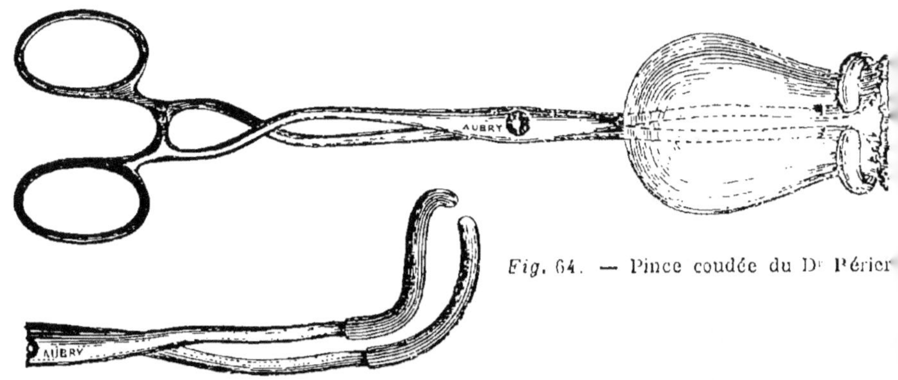

Fig. 64. — Pince coudée du Dr Périer

l'extrémité de l'une des valves, à la manière de celui de Fergusson ; — *Le Spéculum Fergusson en verre métallisé à l'extérieur*, solide et propre ; — le *scarificateur utérin à détente du Dr Piedallu*, muni d'un curseur pour limiter la pénétration de la lame lors du déclanchement (Voir *Fig. 63*); — le *dilatateur de M. le Pr Pajot*, modifié par M. Aubry ; — la *pince coudée d'équerre* de M. le Dr Périer, à mors garnis de caoutchouc pour attirer le col de l'utérus et en faire la section, à crémaillère (*Fig. 64*); — des *pinces* très élégantes pour les opérations de *fistules vésico vaginales*, les unes à levier, les autres à long manche, à crémaillère facultative, destinées à éviter la fatigue des doigts du chirurgien ; — la pince destinée à couper et à retirer les sutures après l'opération de la fistule vésico-vaginale (*pince coupe-sutures*) ; — l'*éclaireur utérin de M. Leblond* ; — des *boîtes à ovariotomies* aseptiques; — une *valve en étain à manche* du Dr Richelot,

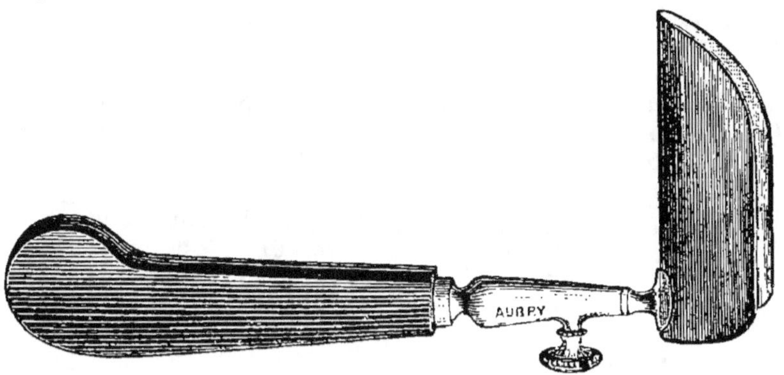

Fig. 65. — Valve en étain à manche du Dr Richelot.

valve qui peut prendre la forme et la grandeur qu'exige chaque opérateur (Voir *Fig.* 65), etc., etc.

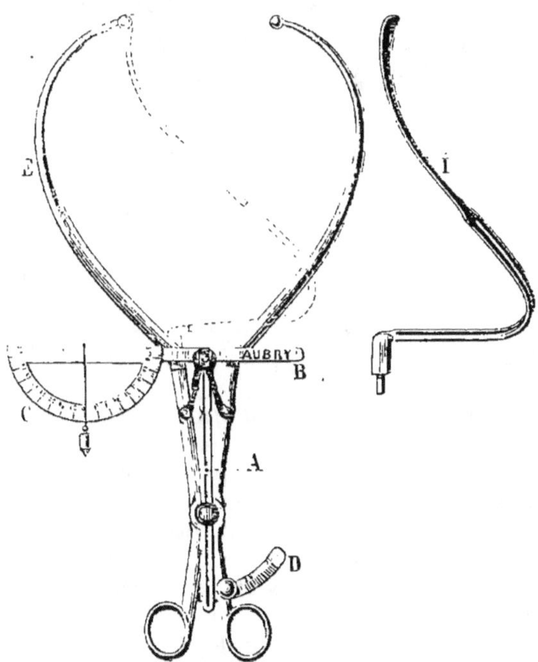

Fig. 66. — Axipelvimètre du Dr Rey.

3. — En *Obstétrique*, citons seulement l'*Axipelvimètre du Dr Rey* destiné à faire connaître la direction exacte de l'axe du détroit

supérieur, et en général celle d'un plan pelvien antéro-posté-
rieur quelconque. Il a été déjà présenté à la Société d'*Obstétrique et de gynécologie de Paris*, figuré et décrit ailleurs
(Voir *Fig.* 66) (1). A côté, on trouvera le *porte-cordon
de M. Olivier* (crochet porte-lacs) qui peut aller à l'étuve
(Voir *Fig.* 68) ; — le *compas-pelvimètre*, permettant de
prendre toutes les dimensions des bassins viciés, car les
extrémités des branches peuvent se mouvoir ensemble ou
isolément ; — le *pèse-bébé portatif* du Dr Coriveaud et de
M. Aubry, représenté ci-joint (*Fig.* 67). C'est une sorte de
romaine à curseur mobile (B), graduée pour petites pesées

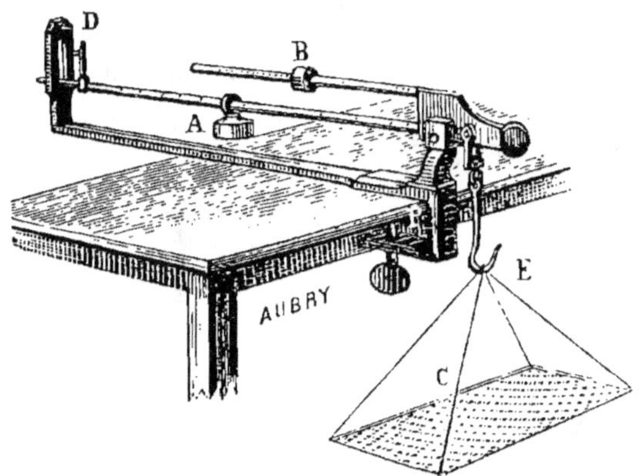

Fig. 67. — Pèse-bébé du Dr Coriveaud (modèle Aubry).

de 1 à 2 gr.; ces pesées sont obtenues à l'aide du petit curseur
contre-poids à vis micrométrique.

4. — Rien à noter en *Ophtalmologie*, sauf quelques luxueuses
boîtes à cataracte, dont les instruments construits en nacre, en
ivoire ou en écaille, attireront l'œil. L'ouvrier en admirera
le fini du travail, le visiteur incompétent croira qu'il faut
posséder d'aussi belles boîtes pour être bon ophtalmologiste ;
mais tout cela n'intéresse pas le chirurgien. Que nous
préférons la même boîte d'à côté, à instruments entièrement
métalliques et où tout est d'une propreté et d'une simplicité
irréprochables ! — En *Laryngologie*, signalons seulement
l'*insufflateur rétro-pharyngien* du Dr Miot (Voir *Fig.* 69).

---

(1) *Revue illustrée de Polytechnique médicale et de Chirurgie
orthopédique*, 30 avril 1888, p. 116.

5.—L'*Orthopédie* est aussi représentée chez M. Aubry. Sans parler des appareils à fractures : *nouvelle gouttière pour fracture du fémur*, de M. le Dr *Hennequin ; moufles à sangle* du

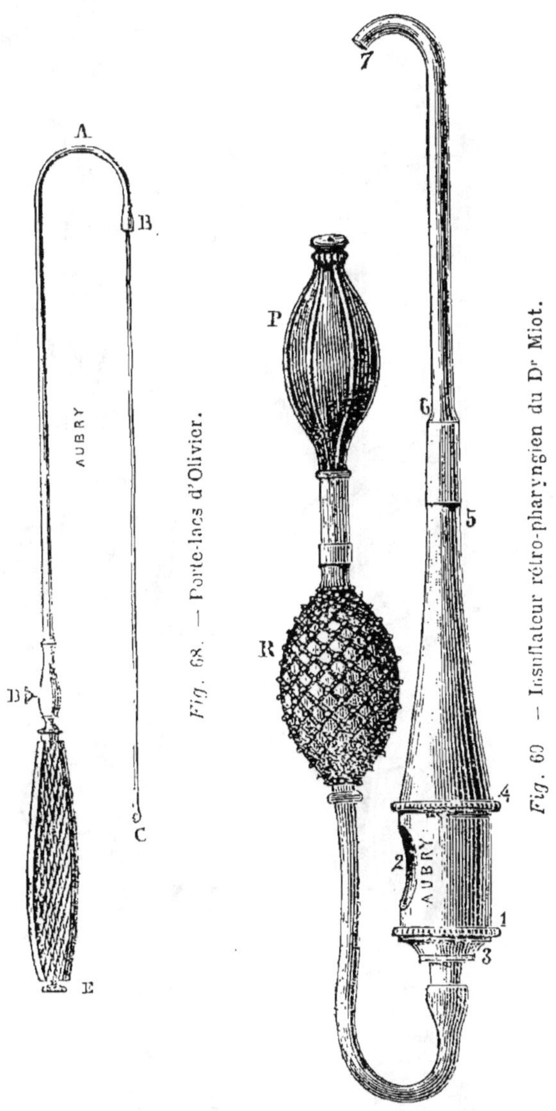

Fig. 68. — Porte-lacs d'Olivier.

Fig. 69. — Insufflateur rétro-pharyngien du Dr Miot.

même chirurgien avec pince à déclanchement (Voir *Fig.* 70), nous insisterons sur la *gouttière à valves mobiles de Nicaise* déjà décrite dans le *Progrès médical* et située à côté de la table de

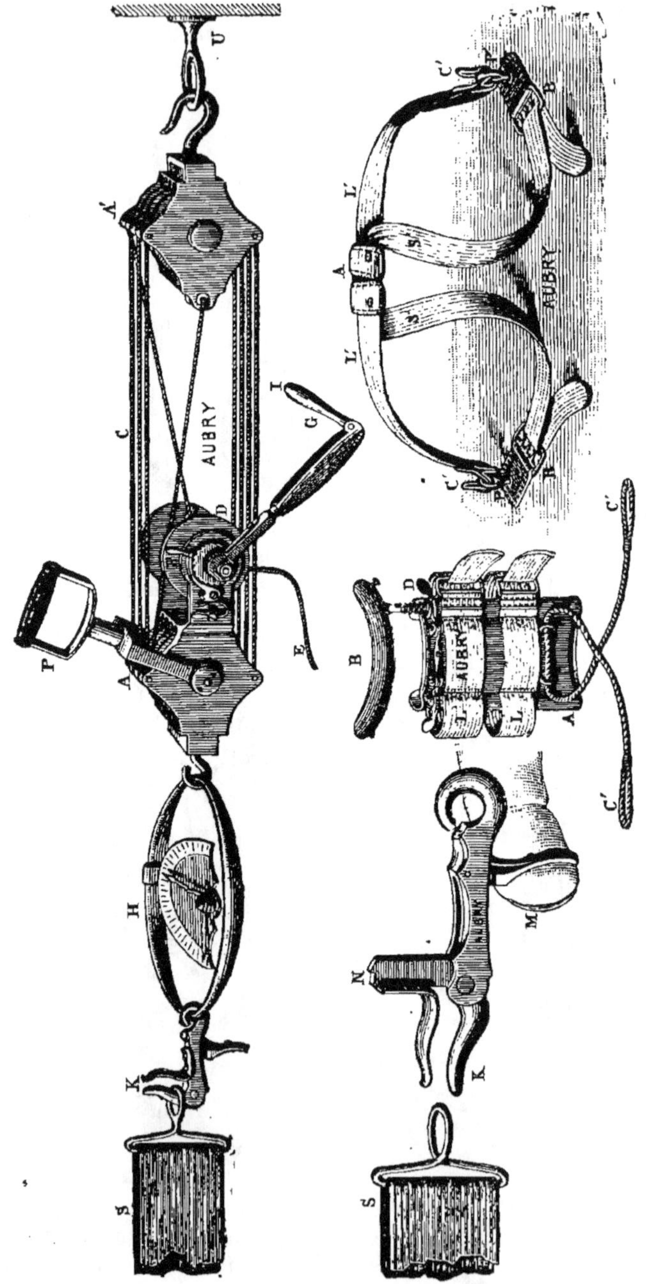

Fig. 70. — Moufles à sangle de M. le Dr Hennequin pour les luxations.

Nicoletis au Pavillon de la Seine ; — le *compresseur des ovaires de M. Féré* (Voir *Fig.* 71) ; — *l'appareil-bandage pour anus contre nature*, avec godet mécanique et sous-cuisse, de

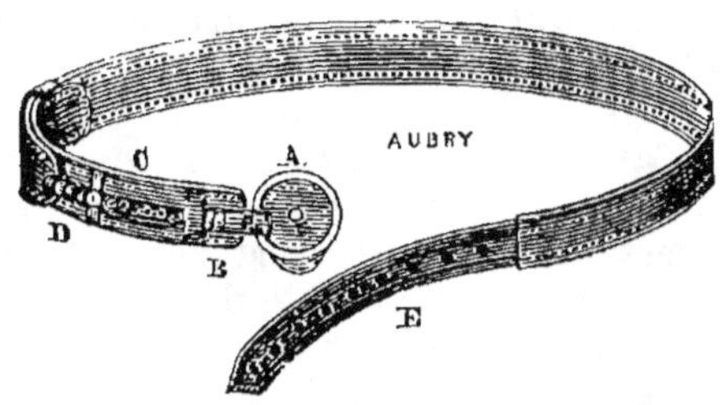

Fig. 71. — Compresseur des ovaires de M. Féré.

M. Kirmisson ; — un *appareil de cours pour montrer les déformations du membre inférieur* ; — un *appareil à traction et flexion élastique* pour les fausses ankyloses du coude (Voir *Fig.* 73), etc., etc.

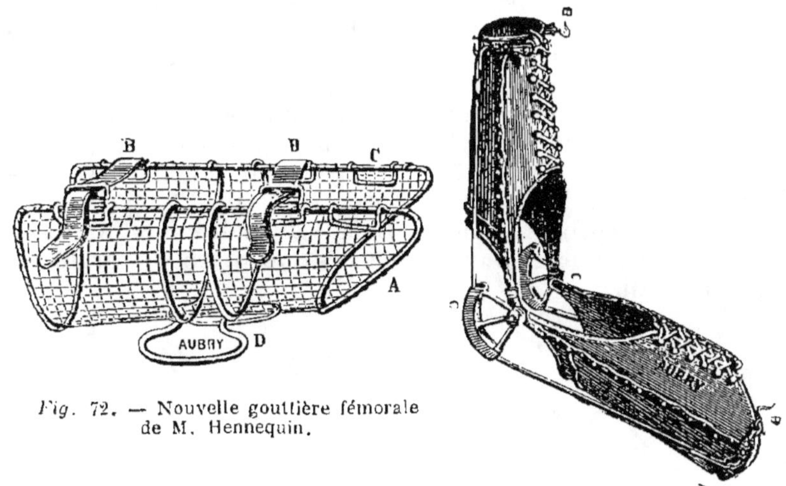

Fig. 72. — Nouvelle gouttière fémorale
de M. Hennequin.

Fig. 73. — Appareil pour les fausses
ankyloses du coude.

Nous ne voudrions pas terminer cette revue sans mentionner, au moins à titre de curiosité, les quelques instruments que M. Aubry a construit en *Aluminium*. Ce métal, si difficile à travailler et pourtant si léger qu'un spéculum de Cusco ne pèse presque rien, n'admet pas les soudures ; aussi, toutes les pièces constituantes des instruments sont-elles vissées les unes aux autres. Il est bien malheureux que l'aluminium soit attaqué par la plupart des liquides antiseptiques. Mais, que c'est léger, une seringue à hydrocèle ainsi faite ! Soupesez-là, pour vous en rendre compte.

Comme nous l'avons déjà signalé, on trouvera encore dans le Pavillon de la Seine (côté ouest, section de l'Assistance publique) un certain nombre d'instruments fabriqués par M. Aubry. Nous avons cité la table de Nicoletis, la gouttière de Nicaise; ajoutons-y seulement les instruments du service de M. le Pr Guyon et un *grand pulvérisateur* à pieds, imité du modèle Mariaud, pour désinfecter les salles par une pulvérisation énergique.

En résumé, l'exposition de ce fabricant brille surtout, comme nous le disions au début, par la multiplicité des instruments de son invention et par les importantes modifications par lui apportées à beaucoup d'autres. Mais sa vitrine encombrée est remarquable plus particulièrement par le grand nombre et la variété de ceux qui sont employés pour le traitement des maladies des voies urinaires. L'influence de M. Guyon se fait là très nettement sentir. M. Aubry paraît disposé à tout faire pour simplifier, pour rendre aussi aseptiques que possible les instruments qui lui appartiennent en propre. Qu'il persévère, mais qu'il sache bien qu'il a sur ce point, comme ses concurrents d'ailleurs, de notables progrès à faire. Trop de nacre, trop d'ivoire, encore une fois ! Il faut avoir le courage de son opinion, quand on en a une, et je sais que M. Aubry est désormais convaincu.

IV. — MAISON MARIAUD.

On peut mettre encore la *Maison Mariaud* en première
ligne, à la suite de celles qui tiennent la tête du peloton des
fabricants d'instruments de chirurgie. Elle a un grand mérite,
incontestable et incontesté, celui d'avoir fourni, la première, —
on peut le dire sans exagération, — le matériel nécessaire à
toute la jeune génération chirurgicale ou plutôt à ceux de nos
maîtres qui ont défendu avec conviction la valeur de la laparotomie moderne. Il y a une dizaine d'années environ, alors
que la chirurgie abdominale n'était encore en France qu'à l'état
embryonnaire, M. Mariaud pouvait déjà fournir aux défenseurs
des doctrines nouvelles les instruments indispensables pour
mener à bien leurs hardies tentatives. Ce n'est là un secret
pour aucun d'entre nous, habitués des hôpitaux parisiens ;
mais nous avons tenu à mettre en relief les efforts faits par
cette maison, qui s'est pour ainsi dire complètement spécialisée
dans ce sens. Nous croyons faire acte de justice en le procla-
mant, désirant rendre à chacun ce qui lui appartient en propre ;
d'autant plus que la plupart de nos confrères n'y ont point
insisté et qu'aujourd'hui, grâce aux perfectionnements tout
récents de la méthode antiseptique, ses concurrents, les directeurs des grandes maisons de fabrication, sont parvenus à
nous fournir un matériel aseptique irréprochable, qui éclipse
dans une certaine mesure l'ancienne renommée de l'outillage
de M. Mariaud. Quoi qu'il en soit, son matériel antiseptique
n'a encore d'analogue que celui de MM. Mathieu et Collin.

a). *Modifications d'ordre général.*

*Articulation nouvelle de M. Mariaud et ses manches
métalliques.*

1° *Articulation nouvelle de M. Mariaud.* — Comme
M. Aubry, M. Mariaud a cherché à transformer l'ancienne
articulation mobile des instruments à deux branches, sans
la rejeter complètement. La nouvelle articulation de M. Mariaud doit porter le nom d'*articulation à tenon et en huit
de chiffre.* En effet, l'ancien tenon a été vissé dans la branche
mâle, sans rivet ; il est toujours formé d'une tête circulaire
(de façon à ce qu'on ne puisse pas le fausser), et au-dessous d'un

pas-de-vis tel qu'il se visse de lui-même au fur et à mesure de l'usure ; il ne peut s'engager dans l'orifice de la branche femelle que dans une position donnée, celle qui correspond à la large cannelure, oblique de dehors en dedans et de haut

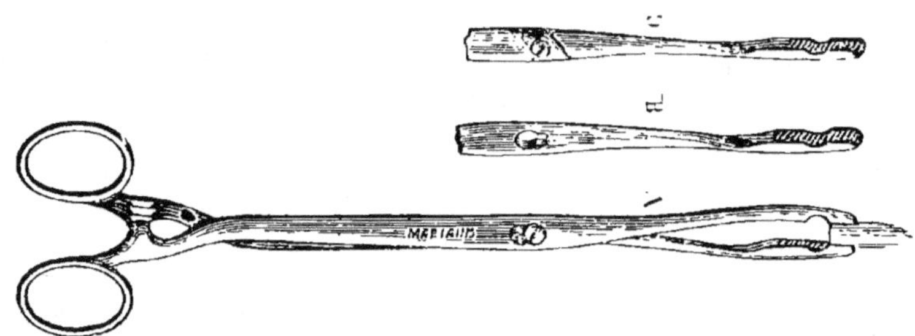

Fig. 74. — Articulation en huit de chiffre de M. Mariaud. — *Légende :* A, Pince montée ; — B, Branche femelle ; — C, Branche mâle.

en bas de cette branche (1). Cet orifice constitue, avec cette cannelure, ce qu'il y a de spécial dans cette articulation ; il se compose en réalité de deux trous; il est double, par conséquent, mais les deux trous ont un point de contact. De plus, un des

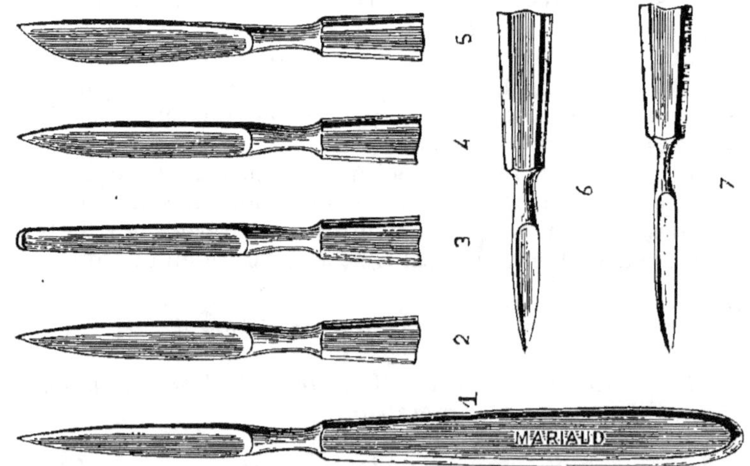

Fig. 75. — Bistouris à manches métalliques (modèle Mariaud).

trous (grande boucle du huit de chiffre) est plus grand que l'autre ; c'est l'inférieur, c'est-à-dire celui qui est le plus rapproché du manche. La tête du tenon qui occupe le milieu de

---

(1) Le haut de l'instrument est pour nous la partie active.

la cannelure ne peut s'engager dans le petit trou de l'orifice en huit de chiffre qu'en passant d'abord par la grande boucle. Une fois qu'elle est placée dans la petite boucle, dont les bords sont fraisés pour empêcher la tête du tenon de sortir, les deux branches sont solidement articulées. — Cette articulation, qui serait supérieure à celle de M. Aubry, si M. Mariaud prenait un tenon rivé à base carrée (modèle Aubry), est assez facile à nettoyer. Quelques chirurgiens la préfèrent à celle de M. Collin, car elle paraît plus simple à première vue et le résultat d'une transformation moins radicale de l'ancienne articulation mobile (Voir *Fig.* 74).

2° *Manches métalliques.* — Rien de particulier à ajouter pour les *manches métalliques* de cette maison. Les lames sont rivées sur les manches ; tous ces manches sont d'origine absolument française et ont gardé l'allure des anciens manches de bois (Voir *Fig.* 75). Ils sont tous d'un fini remarquable et peuvent amplement lutter contre les produits que certains de nos fabricants exposent et qui sont d'origine étrangère.

b). Instruments dus à M. Mariaud et fabriqués depuis 1878.

1° *Chirurgie générale.*

En ce qui concerne la *chirurgie générale*, nous avons peu d'instruments à signaler d'une façon spéciale dans cette vitrine ; nous y avons cependant distingué un *nouvel appareil pour la transfusion du sang* de bras à bras (*Fig.* 76). Il se compose d'une pompe aspirante qui fait le vide dans un réservoir inférieur. Ce réservoir est rempli quand le sang vient au contact du piston. On refoule alors le sang aspiré et chaque coup de pompe donne 10 grammes de sang. En somme, ce transfuseur paraît une combinaison des modèles déjà anciens de MM. Collin et Roussel, et a, par conséquent, la prétention de ne pas avoir leurs inconvénients. Resterait à savoir s'il a leurs qualités respectives et si réellement il est plus pratique ; mais l'expérience nous fait défaut sur ce point.

A côté, à noter aussi une *pince serre-nœud* (Voir *Fig.* 77), constituée par une pince surajoutée à un serre-nœud ordinaire. Pour ouvrir la pince (C, D, E, F), il faut faire jouer et pousser le verrou H. Le fil est passé alors autour de la tumeur à enlever, on écarte les branches C, D, puis on referme la pince et la maintient fermée à l'aide du verrou. La forme des mors de la pince qui sont recourbés (F, J, K) permet d'obtenir avec le fil G une section absolument droite, tandis qu'avec le serre-nœud ordinaire et une pince droite on n'a jamais qu'une section oblique en bec de flûte. Le serre-nœud (A, B, E) fonctionne comme d'ordinaire à l'aide du volant (A) et du cro-

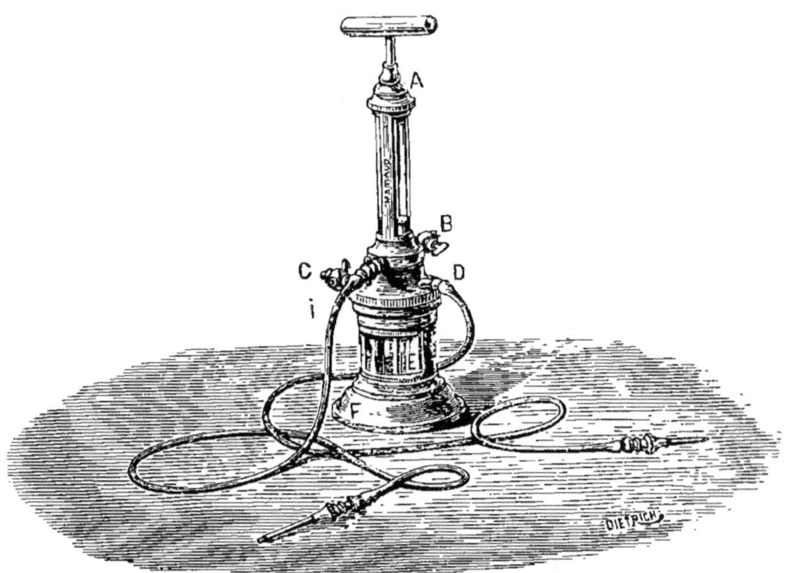

Fig. 76. — Transfuseur de M. Mariaud.

chet (I). Grâce à cet instrument on peut sectionner des tumeurs à gros pédicules, car on dispose d'un champ considérable.

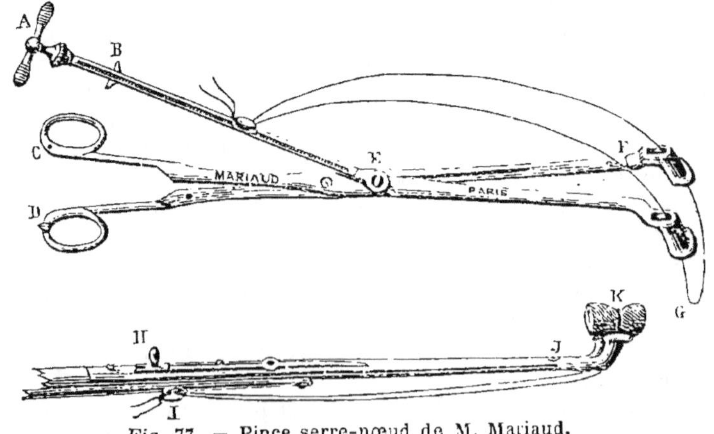

Fig. 77. — Pince serre-nœud de M. Mariaud.

Il nous faut aussi signaler une petite *étuve à air chaud* pour la stérilisation des instruments à manches métalliques ; c'est une légère modification de l'étuve à chaleur sèche de M. Poupinel. Il s'agit d'un petit modèle, fonctionnant à l'alcool et non au gaz, à 3 becs et pouvant donner 180° en 7 ou 10 minutes. C'est une caisse en cuivre, à double paroi, munie d'un thermomètre. On peut la chauffer à 230°. La porte possède deux petites bouches d'air permettant de refroidir l'étuve plus rapidement. Cette étuve est, à notre avis, un peu petite ; elle a l'avantage d'être portative, puisqu'on n'a pas besoin de gaz. — Une petite *trousse de poche en acier à bistouris totalement en métal* mérite d'attirer l'attention par la façon dont sont construits ces bistouris. Les manches se composent de deux châsses métalliques, pouvant se démonter comme la lame. Ces bistouris peuvent aller à l'étuve. — La *scie à résection* (*Fig.* 78), du

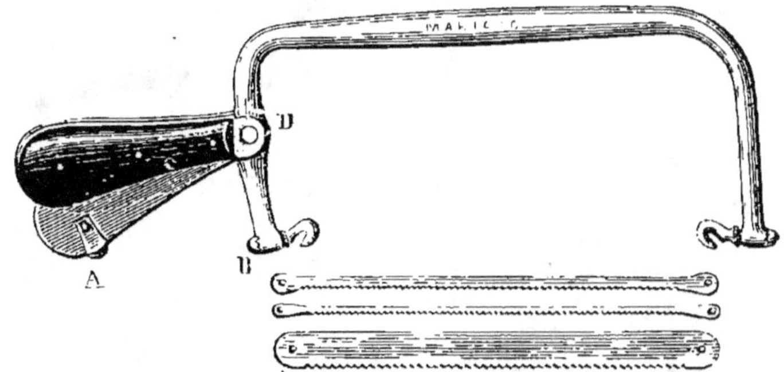

Fig. 78. — Scie à résection. — *Légende :* A, Crémaillère ; — B, Crochet pour les feuillets ; D, Articulation mobile.

moins le nouveau modèle de la maison, est démontable en trois pièces, grâce à la façon dont se divise le manche par une coupe verticale et dont il s'articule (crémaillère). Elle ne devrait pas avoir de manche en bois.

N'oublions pas, à côté de la vitrine, la nouvelle *table d'opérations en acier de M. Mariaud,* dont la figure ci-jointe fera comprendre la construction (Voir *Fig.* 79). Elle se compose de deux parties, à savoir, d'un lit à ovariotomie qui peut se plier de façon à n'avoir que 0.20 centimètres de haut et sur lequel nous reviendrons tout à l'heure, et d'une rallonge (JJ' B S S') pour les opérations sur les membres. Cette table, pouvant servir à n'importe quelle opération, a l'avantage d'être très transportable et permet d'opérer debout ou assis. Elle est facile à nettoyer, car elle est en métal nickelé. Elle nous paraît cependant inférieure à celle de notre ami M. le Dr Poupinel, car cette dernière paraît moins complexe, et cependant possède des valves susceptibles de s'abaisser pour permettre de faire convenablement un pansement antiseptique sérieux ; ce qui est un avantage notable.

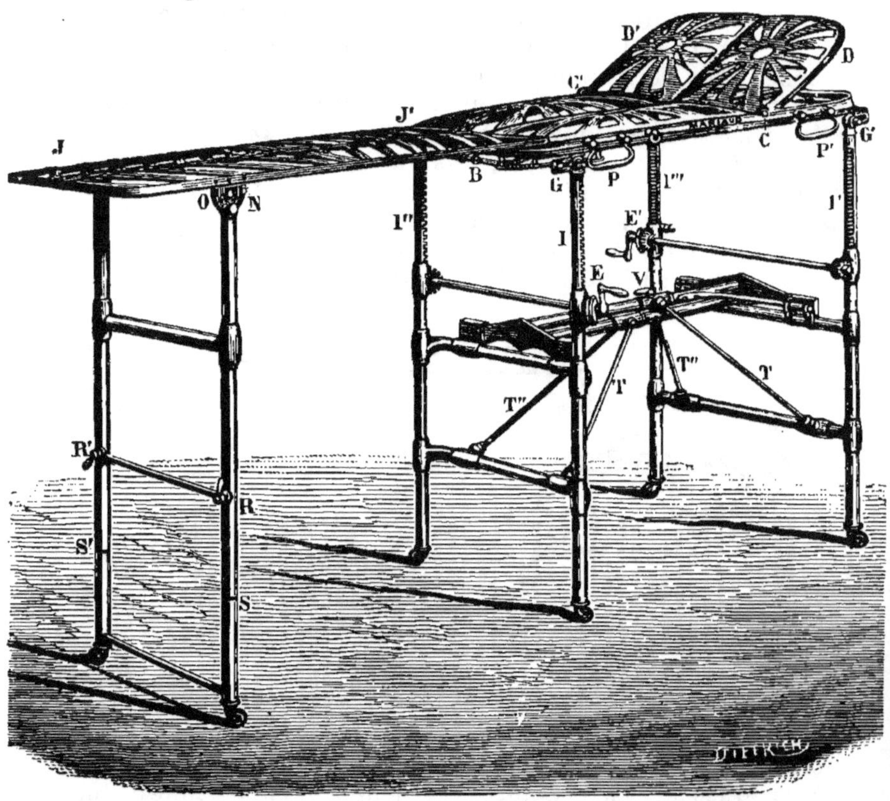

Fig. 79. — Table d'opérations de M. Mariaud. — *Légende de la rallonge* : J, J', Rallonge pour les opérations sur les membres ; — S, S', Supports de la rallonge ; — B, Articulation de la rallonge ; — R, R', Mécanisme pour raccourcir ou allonger les supports, S, S'. (Voir pour les autres lettres la *Fig. 85).

M. Mariaud a construit un certain nombre de *pulvérisateurs* dont les plus originaux, sans parler du *pulvérisateur à tambour*, sont : d'abord, un *grand pulvérisateur* à pieds et à roulettes, marchant 24 h. de suite, pour désinfecter un appartement; c'est M. Mariaud qui, le premier, a construit les appareils de ce genre dont le type a fonctionné, pour la première fois, à l'hôpital Beaujon chez M. le Dr Labbé. — Puis le *pulvérisateur ordinaire avec le robinet à trois voies* du modèle Mariaud. Ce robinet ingénieux appartient à ce fabricant qui l'appliqua d'abord à l'appareil à aspiration de M. Dieulafoy et s'attira, à cette époque, un instant au moins, pour cette modification, les foudres de l'inventeur. Enfin, le *nouveau pulvérisateur* ou *automoteur thermal du Dr Pireyre*, qui sert à d'autres usages et qui mérite une description détaillée, car il est mal connu.

Ce nouvel appareil se compose : 1° D'une chaudière d'ébullition métallique A munie d'une soupape de sûreté à pression variable permettant de prendre les médicaments pulvérisés plus ou moins chauds ; 2° D'un tuyau en spirale B, séchant la vapeur ; 3° D'un tube d'aspiration des liquides à pulvériser C ; 4° D'un cône D s'adaptant en avant des becs à pulvérisation pour préserver les liquides du contact de l'air ; 5° D'une lampe F, restant toujours à la

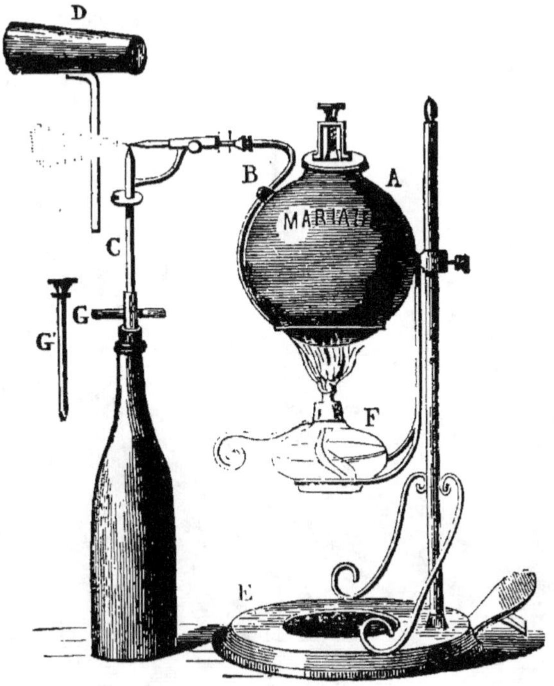

Fig. 80. — Pulvérisateur automatique-thermal de M. le Dr Pireyre. — *Légende* E, Pied ; — F, Lampe à alcool ; — A, Chaudière ; — B. Serpentin ; — C, Tube d'aspiration ; — G, Tire-bouchon ; — G', Obturateur du tire-bouchon ; — D, Tambour du pulvérisateur.

même distance de la chaudière ; 6° D'un tire-bouchon perforé G, au travers duquel passe le tube d'aspiration.— Les avantages principaux de cet appareil sont les suivants : il est à volonté vaporifère et pulvérisateur. Comme vaporifère, il produit de la vapeur complètement exempte de particules liquides. Comme pulvérisateur, il a une projection plus grande des liquides pulvérisés, la poussière est très fine, les médicaments peuvent être pris à volonté chauds ou froids, en s'approchant plus ou moins des becs à pulvérisation.

Son tire-bouchon perforé permet de prendre les eaux minérales dans leur bouteille, sans la déboucher, ce qui les empêche de s'altérer, combinaison très bien comprise. On peut également prendre les médicaments dans les flacons d'un très petit calibre. Avec l'*Automoteur-Thermal* les malades prennent les liquides naturels sans mélange d'eau venant de la chaudière, car celle-ci se trouve brûlée en passant dans l'appareil à surchauffe, ce qui produit de la vapeur sèche moins 5 0/0 ; contrairement aux autres appareils de ce genre qui donnent à respirer 90 0/0 d'eau de leur chaudière contre 10 0/0 d'eau minérale. — Le maniement de l'appareil est fort simple : dévisser la partie supérieure de la chaudière en tournant de gauche à droite, mettre de l'eau dedans, de façon que la sphère soit emplie au 1/3, au 1/2, et même plus ; cela est subordonné au

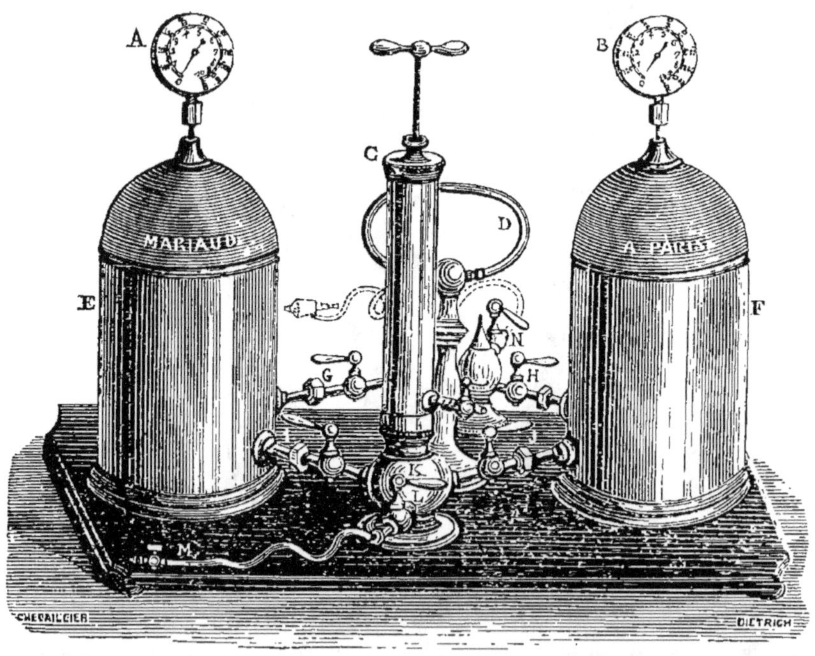

Fig. 81. — Appareil pour injecter de l'acide carbonique.

temps que l'on désire que l'appareil marche. Revisser fortement l'appareil. Emplir la lampe d'alcool ou esprit-de-vin. Placer les tubes d'aspiration et de pulvérisation, comme l'indique la figure ; de manière que les deux becs se touchent. Mettre le tube aspirateur dans la bouteille qui contient le liquide que l'on veut pulvériser, après avoir perforé le bouchon, comme il est indiqué en G. On aura aussi soin d'élever ou de baisser la chaudière au moyen de la vis qui la fixe à son support, afin que le tube d'aspiration plonge dans le liquide à pulvériser. Allumer la lampe, et l'appareil fonctionne tout seul pendant 1/2 heure, et plus si on a mis davantage d'eau dans la chaudière (Voir *Fig. 80*).

Terminons cette revue de chirurgie générale en citant l'*appareil à injecter de l'acide carbonique* par le rectum, la vessie, le vagin, etc., pour des affections diverses (Voir *Fig. 81*). On peut le régler à volonté et faire le mélange d'air et de CO^2 que l'on désire. Son mécanisme est facile à comprendre par l'examen de la figure.

2° *Spécialités diverses.*

1. — *Laryngologie.* — Parmi les nombreux instruments applicables aux *affections du larynx* et des arrière-cavités des fosses nasales, mentionnons l'*écouvillon* du Dr Gellé pour nettoyer, racler et gratter légèrement les arrière-cavités des fosses nasales. Il est constitué par un tube creux pourvu d'anneaux latéraux (C) dans lequel glisse le goupillon (E) qu'on manœuvre avec l'anneau (A).

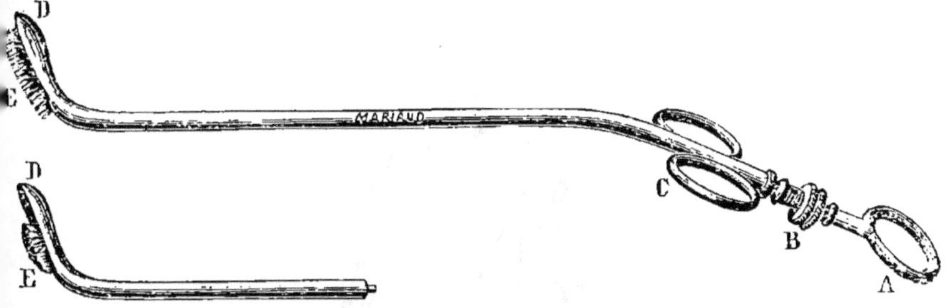

Fig. 82. — Ecouvillon du Dr Gellé.

2. — Parmi les instruments ressortissant des *Maladies des voies urinaires*, il y a là un *casse-pierre* un peu perfectionné, avec perforateur fonctionnant automatiquement ou à volonté (*Fig. 83*). Ce perforateur (F) peut être actionné soit par une vis de pression (H), soit par un marteau. Il se déclanche à volonté et instantanément à l'aide d'un cliquet. Jusqu'à présent on n'avait pas pourvu les instruments de ce genre de la vis (A) ; ce n'est que pour cette modification assez importante que nous avons mentionné ce casse-pierre, de forme d'ailleurs classique.

3. — Avant de passer à la spécialité de prédilection de M. Mariaud, mentionnons seulement quelques *Instruments de Laboratoire*, construits pour le laboratoire de physiologie de la Sorbonne, car nous ne pouvons les décrire à cette place. Ce sont : la *muselière pour chiens* de M. le Pr Dastre, et la *table pour*

opérations physiologiques aseptiques, à peu près tout en verre, de M. le Dr Regnard. On la verra exposée à la classe 73 *ter* (Institut national agronomique). Il y a un modèle pour le lapin et un autre, plus petit, pour le cobaye. Il y aurait bien quelques remarques à faire sur l'application des doctrines asep-

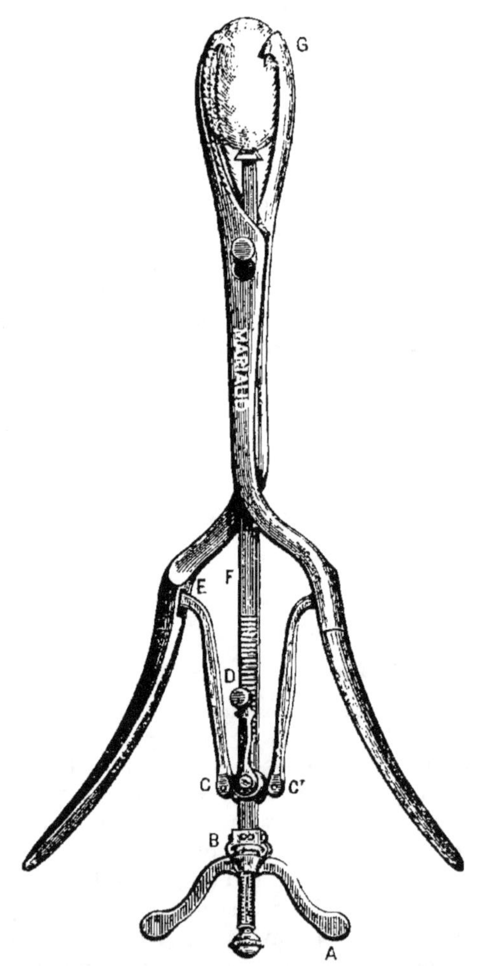

Fig. 83. — Casse-pierre à vis de pression (modèle Mariaud). — *Légende*
A, Vis de pression.

tiques aux opérations de laboratoires ; mais ce n'est pas le lieu d'insister. En revenant à la vitrine de M. Mariaud, c'est-à-dire à laClasse XIV, passons au Pavillon de la Seine (section de l'Assistance publique), et jetons simplement un coup d'œil sur les

différents modèles de *Graphinomètre* de M. Luys, confec-
tionnés par ce fabricant. Ce sont des instruments construits
sur le modèle des conformateurs des chapeliers, destinés à la
mensuration de la tête dans ses principaux axes et à prendre
les profils du crâne. Il y en 3 modèles : l'un pour les diamètres
verticaux (antéropostérieur et transversal), l'autre pour le diamètre horizontal. A rapprocher de l'instrument analogue du
préparateur de M. Marey, M. Démeny, destiné à prendre la
conformation du thorax (Thoracomètre).

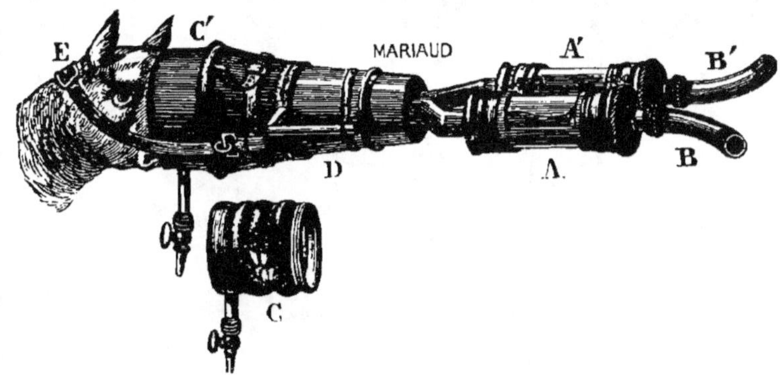

Fig. 84. — Muselière de M. le Pᵣ Dastre.

4.—Il est temps d'arriver à la *Gynécologie* et aux instruments
qui servent aux opérations abdominales. Nous l'avons déjà
dit, M. Mariaud apporte à leur fabrication le plus grand soin.
Signalons donc ses principales trouvailles à ce point de vue.
Rappelons d'abord la table d'opérations dont nous parlions
tout à l'heure et qui peut être tranformée en *lit à laparotomie*
par l'adjonction de deux gouttières (J', J) pour les jambes,
remplaçant la rallonge (Voir *Fig.* 85). Cette table est extrêmement légère, et, pliée, peut être emportée en voyage très facilement. Des crémaillères permettent d'opérer debout ou assis ;
les pieds se plient comme les autres parties, si bien que tout
l'appareil peut tenir dans une boîte qui n'a pas 0ᵐ20 de haut.
Elle possède tous les récents perfectionnements de l'ancien
lit de M. Péan. La figure ci-jointe fait bien comprendre la façon
dont elle est construite.— Nous citerons, parmi les instruments
de date récente, le *spéculum de Cusco à valves en cristal*,
à monture, en acier nickelé, soudée aux valves par un mastic
de plâtre gommé ; grâce à ce spéculum on peut voir, à travers
les valves et par transparence, la surface de la muqueuse vaginale ; il permet aussi la cautérisation du col sans danger
d'abîmer l'instrument qui peut, dit-on, aller à l'étuve ; — le
curieux *spéculum à manche pourvu d'une gâchette*, en forme

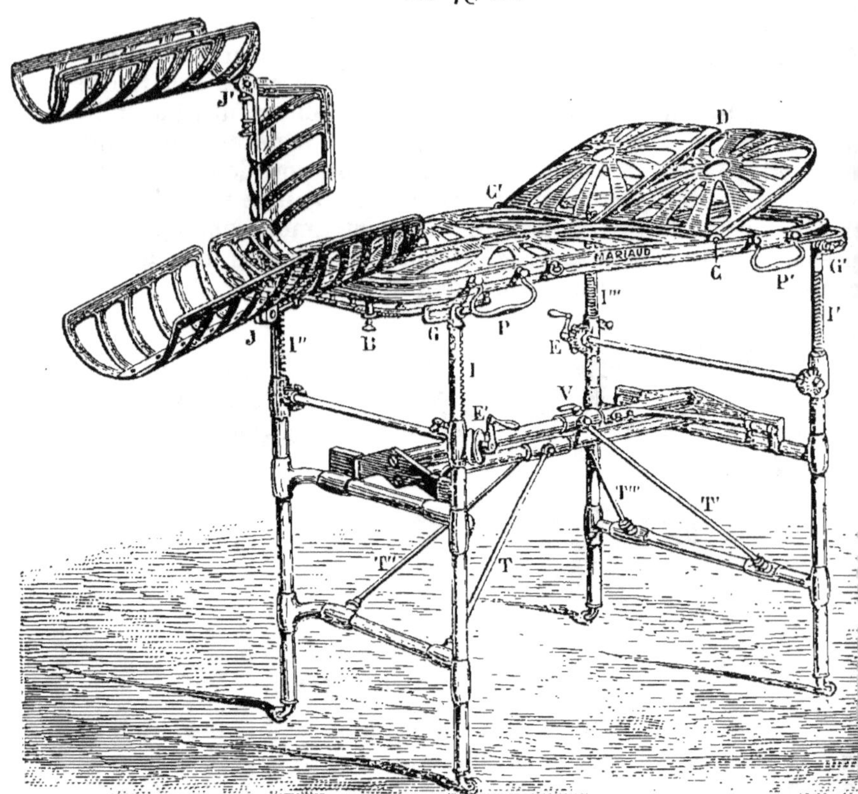

Fig. 85. — Lit à ovariotomie. — *Légende :* D, D', Double support mobile autour de C, C' pour la tête ; — P', P, Poignées pour transporter l'opérée sur le plancher démontable de la table après l'opération ; — I, I', I'', I''', crémaillères avec leurs manivelles (E, E') — V, T, T'', tringles de soutien mobiles ; — J, J' gouttières pour les membres inférieurs ; — G, G', tenons pour fixer le plancher de la table.

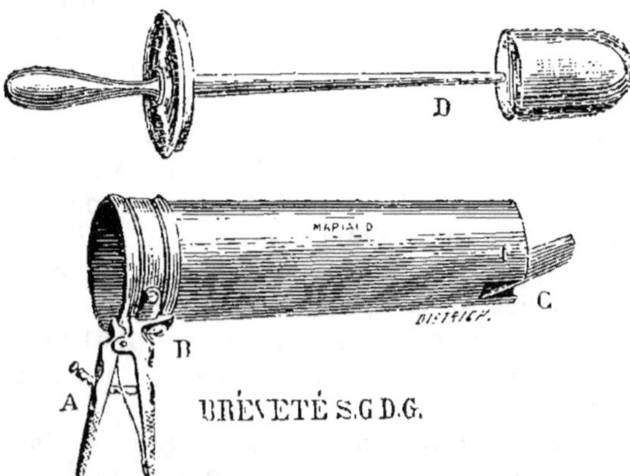

Fig. 86. — Spéculum cylindrique. — *Légende :* A, B, Crémaillère qui sert pour introduire l'instrument et pour manœuvrer C ; — C, Ajutage destiné à soulever le col utérin ; — D, Embout.

de revolver, très élégamment exécuté, mais un peu compliqué ;
— le *spéculum* cylindrique dont on trouvera la figure ci-jointe
(Voir *Fig.* 86) ; — l'*appareil à douches thermo-électriques
utéro-vaginales* du Dr Nicoletis, destiné à prévenir les hémor-

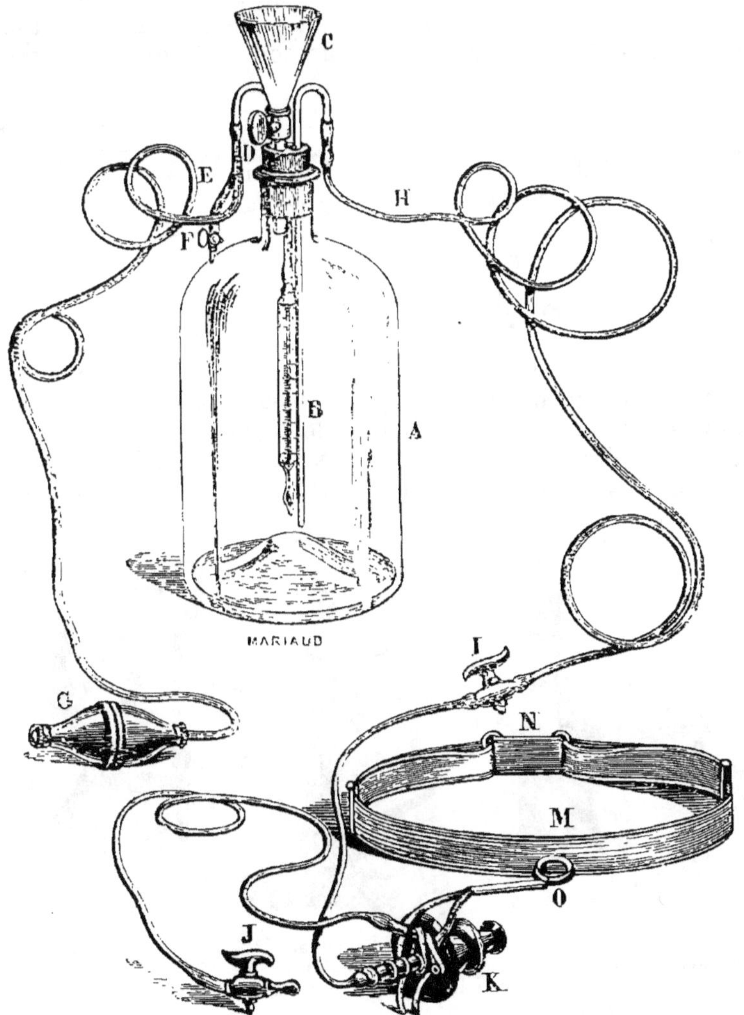

Fig. 87. — Appareil à douches thermo-électriques du Dr Nicoletis.

rhagies dans les petites opérations sur le vagin et le périnée,
instrument complexe, d'un maniement difficile, dont l'utilité ne
se faisait guère sentir et qu'il est impossible de tenir propre (Voir
Fig. 87). Quand 20 litres d'eau chaude ont été utilisés à l'aide de

cet appareil, on peut, paraît-il, faire une petite opération sans
avoir à craindre une hémorrhagie, même légère.

Citons pour mémoire le *serre-nœud de M. Pozzi* construit
par M. Mariaud, à manche démontable et à tête mobile.
M. Terrillon a fait modifier à son tour par ce fabricant cet instrument, pour en faire réellement un ligateur à hystérectomie
abdominale. Nous ne les citons que pour mémoire, car incon-

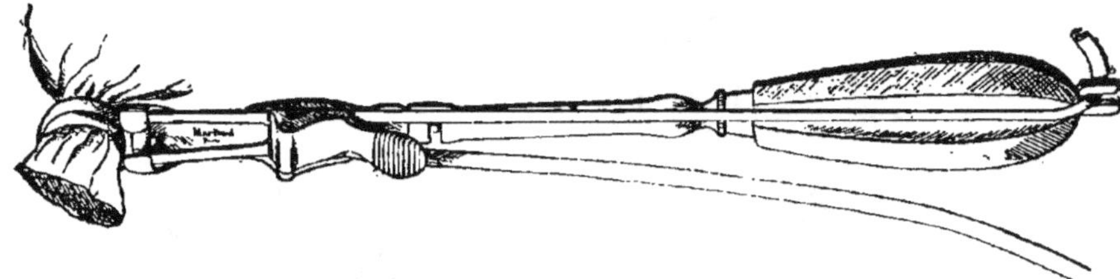

Fig. 88. — Serre-nœud de M. le D' Pozzi.

testablement le *clan pour hystérectomie abdominale* dû à
M. Mariaud est de beaucoup supérieur (Voir *Fig.* 89). Il est
aujourd'hui adopté par beaucoup de laparotomistes, en raison
de sa simplicité, de la facilité avec laquelle on le nettoie, de
son petit volume et de sa légèreté. Ce clan, dépourvu de

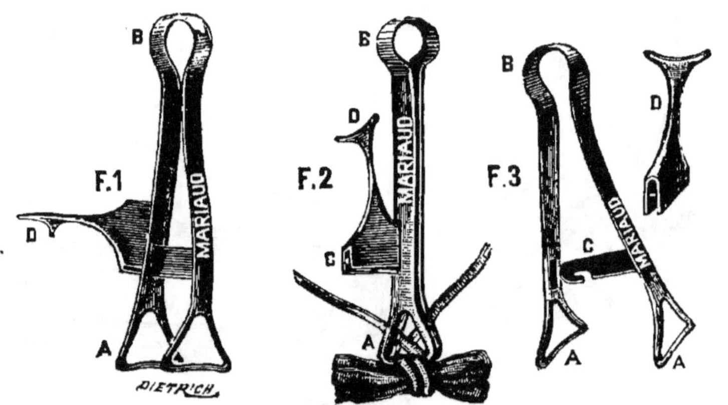

Fig. 89. — Clan pour hystérectomie abdominale de M. Mariaud. — *Légende* :
F3, clan démonté : A, A, Mors ; — B, ressort ; — C, crochet de fermeture ; —
D, pièce mobile pour fermer le clan ; — F1, clan monté et ouvert ; — F2, clan
fermé et en place.

manche, est suffisamment solide et coûte bien moins cher que
les autres. Il est démontable en deux pièces comme le montre
la figure. Nous avouons qu'il a notre préférence, car nous
avons pu le voir employer bien des fois chez notre maître,
M. Terrier, à l'hôpital Bichat.

Avant de terminer ce qui concerne la gynécologie, citons
l'*appareil de M. le Dr Péraire*, notre ancien collègue de l'hôpital Bichat, destiné au curage et au polissage de la cavité
utérine (Voir *Fig.* 90). Il se compose d'une tige à manivelle (A)
et d'une pince glissant sur cette tige et à articulation de Mariaud (E). Les mors de cette pince sont remplacés par des
érignes agissant de dehors en dedans (F) ou de dedans en de-

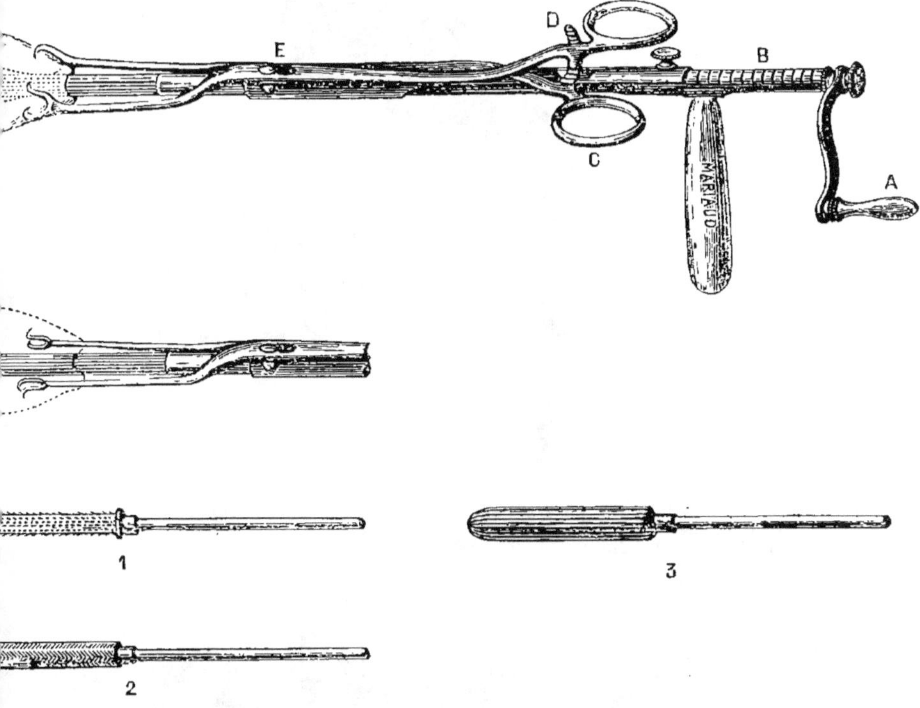

Fig. 90. — Appareil du Dr Péraire pour le curage de l'utérus. — *Légende* : A,
Manivelle ; — B, partie à vis de la tige munie d'un mandrin pour agir dans la
cavité de l'utérus ; — E, articulation de la pince glissante ; — C, anneau de cette
pince ; — D, crémaillère de cette pince ; — F, utérus ; — 1, 2, 3, mandrins
de forme et de longueur variées.

hors, pour dilater et abaisser l'utérus. La tige à manivelle peut
recevoir 3 mandrins striés ou dentelés, de grosseurs différentes, pour permettre le curage d'utérus plus ou moins dilatés.
L'instrument peut se démonter totalement. Il est malheureusement un peu compliqué et d'un emploi difficile. Il aura de la
peine à remplacer la simple curette; mais il n'en est pas
moins ingénieux.

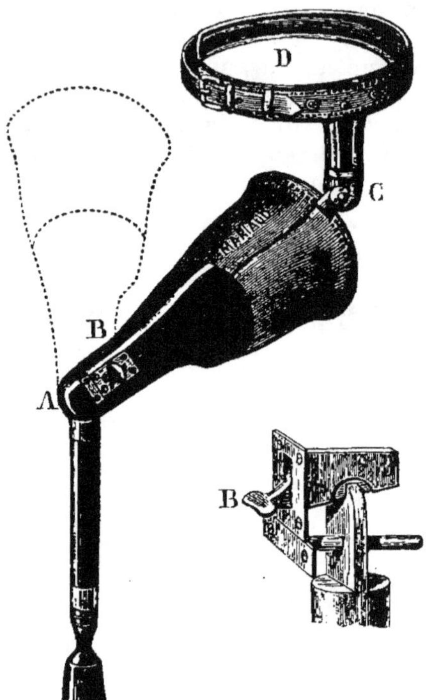

Fig. 91. — Jambe à pilon de Mariaud. — *Légende* A, Articulation du genou ; — B, Mécanisme de cette articulation (figure d'à côté) ; — C, Articulation de la hanche ; — D, Ceinture abdominale.

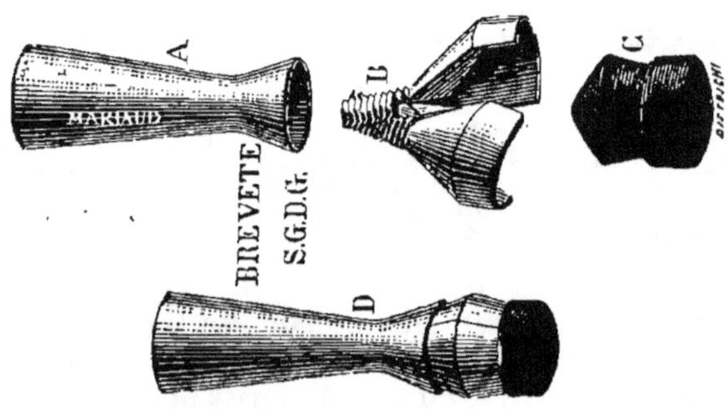

Fig. 92. — Sabot de béquille de M. Mariaud. — *Légende :* A, Pièce supérieure ; — B, Pièce intermédiaire à deux valves creuses pour emboîter, en se vissant, la pièce de caoutchouc ; — C, Sabot de caoutchouc mobile et facile à remplacer ; — D, Sabot monté.

5. — Nous n'avons que quelques *appareils Orthopédiques* à signaler dans la vitrine de M. Mariaud, car sa fabrication n'offre rien de bien saillant à noter à ce point de vue. En premier lieu, une *jambe à pilon* à articulation à cliquet, fonctionnant instantanément et automatiquement, au niveau du genou (Voir *Fig.* 91), avec ceinture et plaque à coulisse sur la hanche. — A rapprocher de ce pilon, le *sabot de béquille* à base

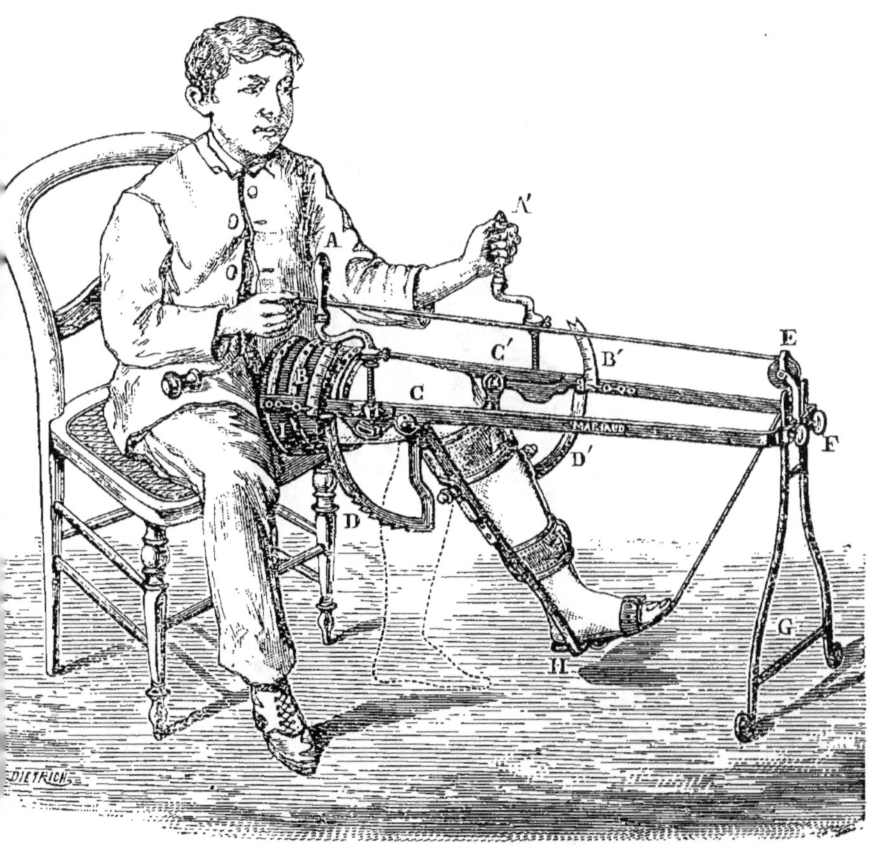

Fig. 93. — Appareil de Bonnet.

de caoutchouc de M. Mariaud. Ce sabot a l'avantage de pouvoir être changé instantanément par le sujet lui-même ou n'importe qui, quand le sabot, employé auparavant, est hors d'usage. M. Mariaud construit depuis deux ans et demi ce sabot, breveté en France en 1887. Cependant, des fabricants américains, d'origine allemande, ont exposé, paraît-il, au

Champ-de-Mars, des sabots analogues dont le brevet américain ne date que d'octobre 1888 ! (Voir *Fig.* 92).

A côté se trouve un *appareil de Bonnet* (Voir *Fig.* 93) pour l'extension et la contre-extension des membres inférieurs, pouvant fonctionner avec douceur ou se manœuvrer avec une grande puissance d'arrière en avant ou d'avant en arrière, dans les cas d'ankylose du genou ; il n'a d'intérêt que par le mécanisme employé.— Il y a aussi un *appareil à torticolis* (Voir *Fig.* 94), modèle un peu différent de ceux qu'on construit

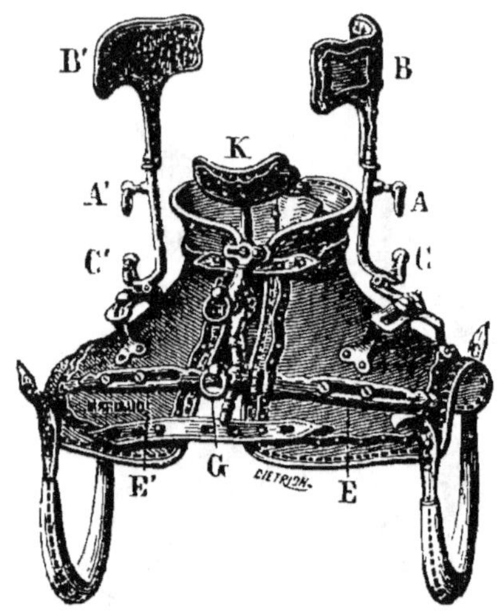

Fig. 94. — Appareil à torticolis. — *Légende :* A, A'. Tuteurs latéraux ; — B, B', Plaques pour fixer la tête ; — C, C', Chaises pour les tiges des plaques B, B'; — K, Mentonnière ; — E, G, E', Mécanisme qui assure la fermeture de l'appareil.

habituellement. Il prend son point d'appui (B, B') au-dessus des oreilles et sur le maxillaire inférieur par une mentonnière en croissant (K). Sur les deux épaules se trouvent deux chaises (C, C'), sur lesquelles peuvent courir d'avant en arrière et réciproquement les tiges (A, A') qui maintiennent la tête et qui peuvent s'élever à la hauteur que l'on veut. Ces tuteurs latéraux font pivoter la tête et l'inclinent dans le sens qu'on désire. — Mentionnons enfin un *corset orthopédique* (Voir *Fig.* 95) qui supporte une *minerve*, capable d'aller chercher la tête dans n'importe quelle position et de la ramener petit à petit jusque sur la ligne médiane, dans la rectitude. Le torticolis étant corrigé, cette minerve peut être enlevée et le corset

laissé en place pour guérir la maladie de la colonne vertébrale.
A des corsets analogues peuvent s'appliquer des plaques con-

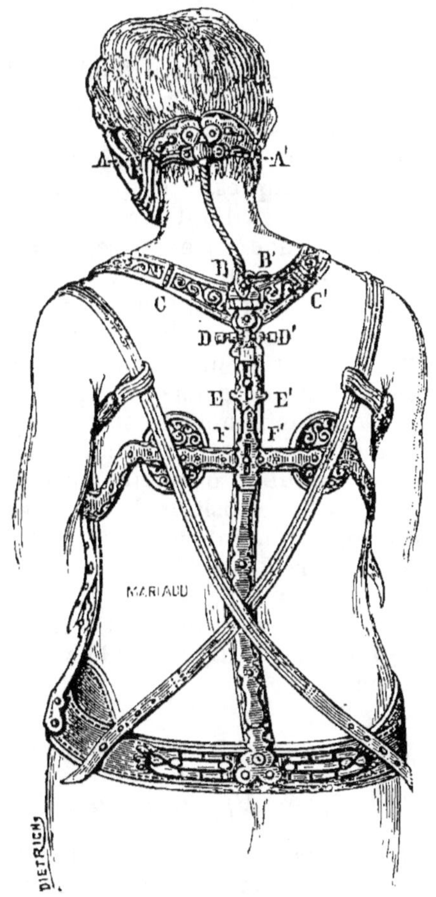

Fig. 95. — Corset orthopédique à minerve.— *Légende :* A, A', Minerve avec ses
deux plaques ; — D, D', Articulation ; — C, C', Collier sus-scapulaire du corset
D, D', E, E', F, F'.

caves pour faire pression contre les gibbosités scoliotiques,
dans le but de les faire disparaître.

V. — MAISON LUER.

La *Maison Lüer*, représentée aujourd'hui par M. Wülfing, a, dans la vitrine qui lui est réservée à la classe XIV et qui est bien en vue, une série très intéressante d'instruments de chirurgie. Ils attirent de suite l'œil du visiteur, car ils sont la plupart entièrement métalliques. Ce qui frappe, c'est le vif éclat de leurs manches et le brillant de leurs solides lames, plutôt que la variété des modèles exposés. Je le dis comme je le puis et comme je le pense. On connaît pourtant l'ancienneté de cette maison, jadis fort en renom, qui passe pour être une des maisons-mères de beaucoup de nos couteliers français, spécialisés dans la coutellerie chirurgicale (1). Mais, si peu de nouveautés attirent l'attention dans cette vitrine, il faut reconnaître que la totalité des instruments soumis à l'appréciation du public a fort bonne allure, et qu'elle fait, en particulier, bien comprendre pourquoi le public ordinaire est pris d'une sainte terreur en parcourant cette exposition de la classe XIV, admirée même par ceux qui ne se doutent pas de ce qu'il a fallu de talent et de travail pour la réaliser. Tous ces couteaux d'acier à longues lames, tous ces daviers, toutes ces pinces, etc., aux feux si puissants, sont d'ailleurs fort artistement rangés sur un étalage de bon goût, et très dignes de l'ancienne renommée de la fabrication Lüer.

a) *Modifications d'ordre général.*

Manches métalliques et modifications dans les pinces, etc.

1° *Manches métalliques.* — Là, comme partout, dominent bien entendu, les manches métalliques creux, construits à l'allemande, quoique le successeur de M. Lüer ne paraisse pas encore absolument convaincu de la nécessité absolue de reléguer le bois et l'écaille dans les vieux magasins. Ces manches n'ont rien de spécial; ils n'ont pas les cannelures de ceux de M. Mathieu. Cependant, tous ne sont pas à surface lisse comme

---

(1) On s'en souvient, c'est en 1846 que Lüer transporta ses ateliers dans la maison où ils sont aujourd'hui. C'était alors le café Dangelzer, si connu de nos anciens et placé à la porte de l'*Hôpital des Cliniques*, sur cette petite place qui est aujourd'hui la rue Antoine Dubois.

ceux de Collin, Mariaud, Aubry, etc. Quelques-uns d'entre eux sont, sinon *ajourés*, comme chez M. Galante, du moins pourvus

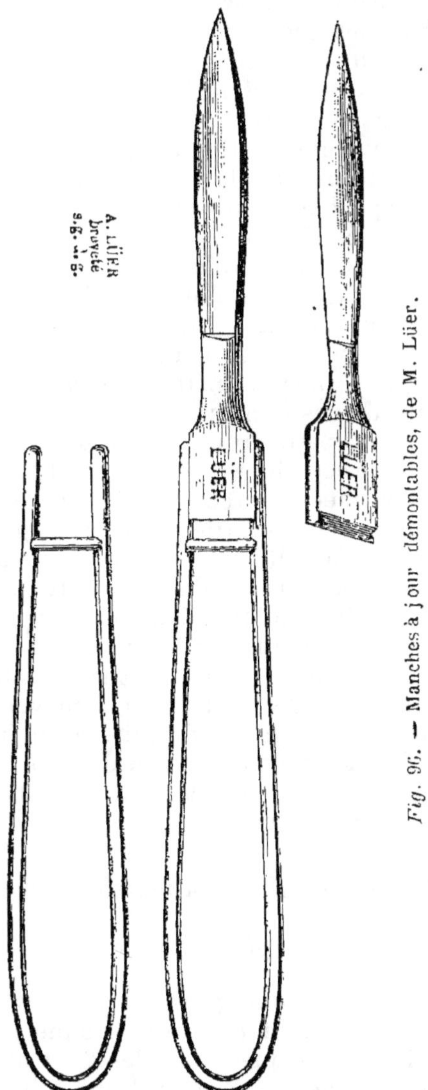

Fig. 96. — Manches à jour démontables, de M. Lüer.

d'un manche, qu'à la rigueur on pourrait nommer *manche à jour démontable*. La figure ci-jointe (Voir *Fig.* 96) fera mieux comprendre la forme de ces manches qu'une longue description. Ces manches sont *mobiles* et en somme constitués par une sorte de baguette métallique recourbée en forme d'U très allongé et dont les deux jambages verticaux seraient réunis par une baguette de renfort transversale. Le seul avantage qu'ils aient sur les manches ajourés de M. Galante est qu'ils sont démontables ; ils sont par contre moins bien en main.

2° *Modifications diverses dans les pinces, etc., etc.* — S'il est vrai que la maison ne possède *pas d'articulation nouvelle* et utilise encore l'ancienne articulation fixe ou celle à tenon mobile ; s'il est vrai que c'est là un tort, que les nécessités de la chirurgie antiseptique ne peuvent faire pardonner, il faut avouer que la maison Wulfing-Lüer a apporté à sa fabrication quelques autres modifications d'ordre général qui nous paraissent assez heureuses, sinon indispensables. Les *pinces* à griffes et à disséquer, comme bien d'autres de M. W. Lüer, sont désormais composées de deux *branches mobiles l'une sur l'autre*, ce qui permet un nettoyage soigné de l'intérieur de la pince. Cette disposition est obtenue à l'aide d'un goujon qui rentre dans un petit trou. — Notons de plus qu'on a remplacé la *taille* de ces pinces, c'est-à-dire la série des petites rayures très rapprochées, situées sur les faces extérieures des branches, par une large gouttière où le doigt trouve commodément un point d'appui ; c'est une imitation des cannelures des manches métalliques de M. Mathieu. Cette modification est bonne, car la taille n'était qu'un nid à microbes ; mais il faudrait l'étendre à tous les instruments. Pour d'autres instruments, cette taille a été supprimée totalement (avec raison souvent), ou remplacée par de petites gouttières transversales plus ou moins rapprochées. Cette façon de faire a un avantage pour les instruments délicats qu'on a besoin de bien avoir en main, ou plutôt entre les doigts, pour les minutieuses opérations, par exemple pour la chirurgie oculaire.

b) Instruments fabriqués par la maison Lüer depuis 1878.

1° *Chirurgie générale.*

Avant d'énumérer les quelques nouveautés du ressort de la chirurgie générale qu'on pourra voir dans la vitrine de la maison Lüer, citons quelques modèles de *trousses*. D'abord une *trousse de poche entièrement métallique* pour médecin praticien. Elle est légère et bien comprise. Elle se compose d'une boite en métal contenant des bistouris à manches métalliques, des pinces démontables, etc., juchés sur des chevalets mobiles, qu'on peut transporter tout chargés dans un vase rempli d'une solution antiseptique Toute la trousse est stérilisable à l'étuve. Il est vrai qu'à côté

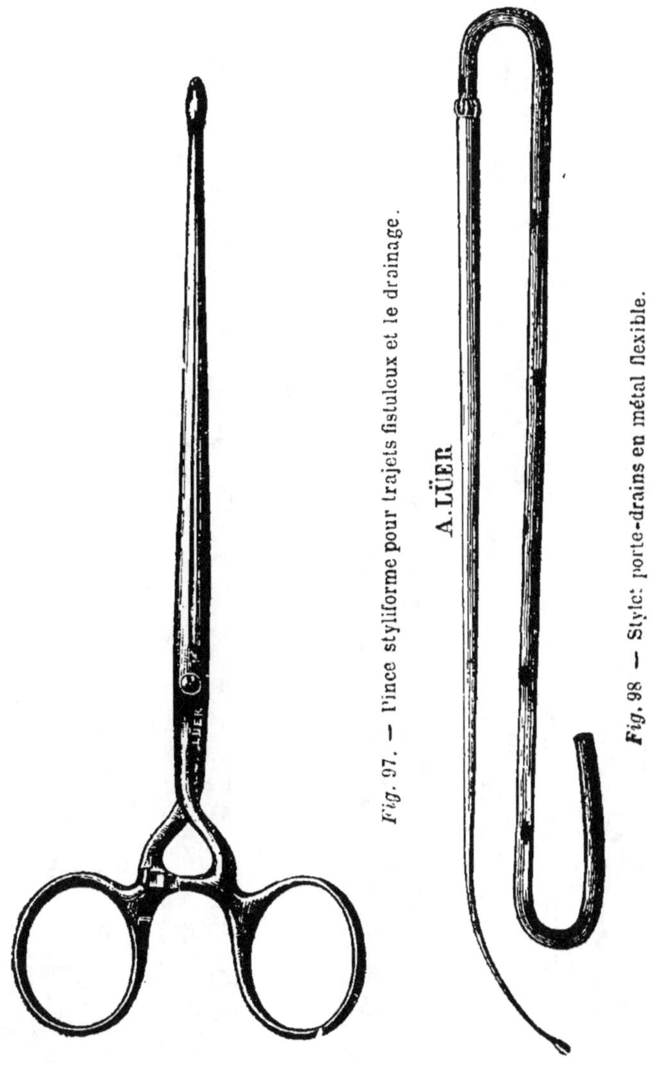

Fig. 97. — Pince styliforme pour trajets fistuleux et le drainage.

A. LÜER

Fig. 98 — Stylet porte-drains en métal flexible.

on en verra une semblable, dont la boite est encore en cuir, — non loin de là aussi se trouve une *trousse d'amputation pour médecine militaire*, destinée à pouvoir entrer dans les fontes d'une selle. Elle est aussi en cuir, quoique tous les instruments soient construits sur le nouveau modèle (pinces

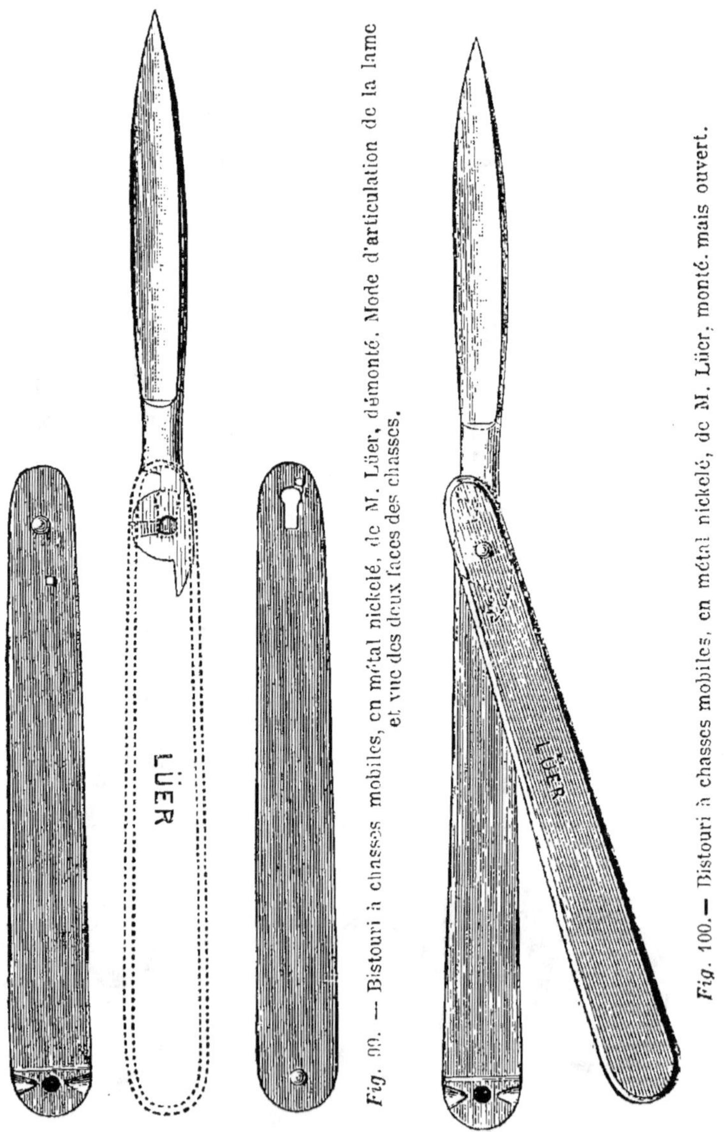

Fig. 99. — Bistouri à chasses mobiles, en métal nickelé, de M. Lüer, démonté. Mode d'articulation de la lame et vue des deux faces des chasses.

Fig. 100.— Bistouri à chasses mobiles, en métal nickelé, de M. Lüer, monté mais ouvert.

démontables, bistouris à chasses mobiles (ceci est bien) et en métal, écarteurs, etc. Il y a même un bande d'Esmarch en *tissu* élastique, ce qui est moins bon, car la bande d'Esmarch (au moins pour une amputation réglée) doit pouvoir être anti-septisée. Il y aussi une boîte en bois, munie de six *curettes* assorties, avec chevalet mobile ; les manches peuvent avoir

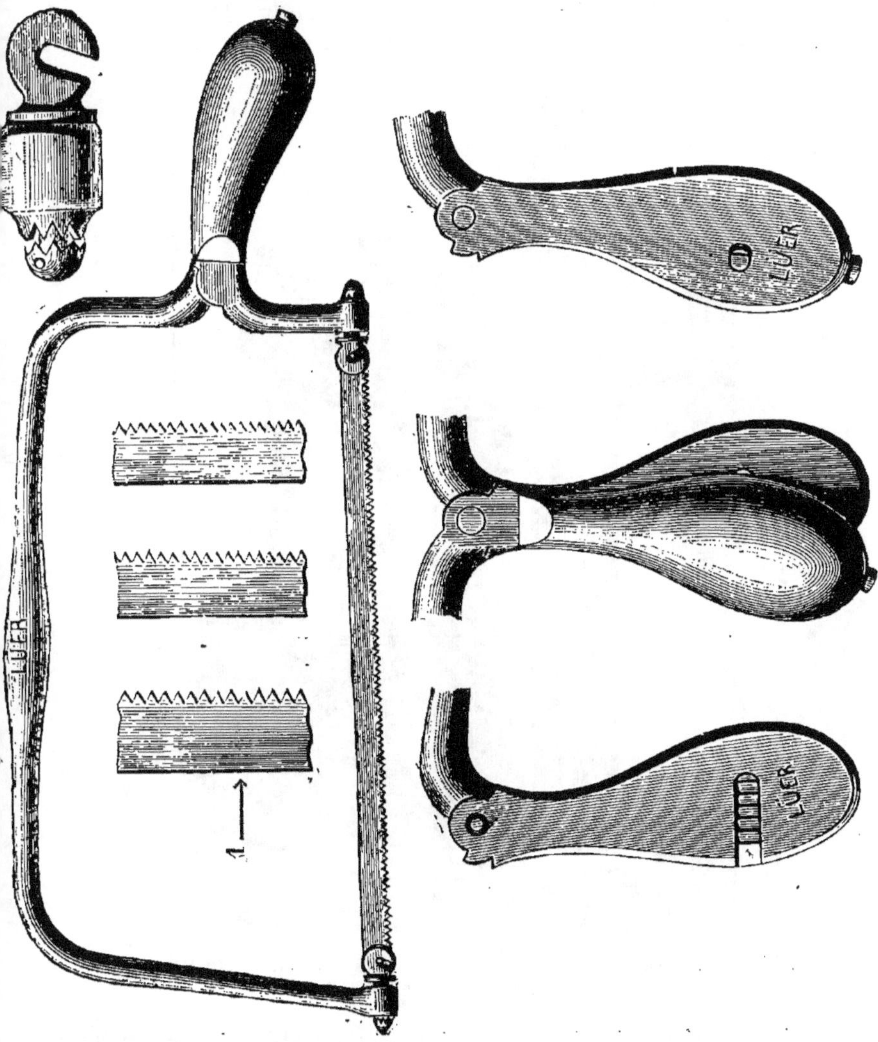

Fig. 101.— Scie à amputation de M. Lüer.

la longueur que l'on veut, car les deux chasses du manche sont mobiles.

Pour les instruments de chirurgie courante, citons une *pince en forme de stylet*, très fine, destinée à passer les drains (*Fig.* 97) ; — un *stylet porte-drains* (*Fig.* 98) ; — des *bistouris à manche démontable*, à *jour*, permettant par leur construction un nettoyage assez facile, mais d'un maniement peu commode, en raison de la forme et du volume des tiges, comme vous l'avez déjà fait remarquer au début (*Fig.* 96) ; — à côté des *bistouris à chasses mobiles*, articulés, nickelés (*Fig.* 99

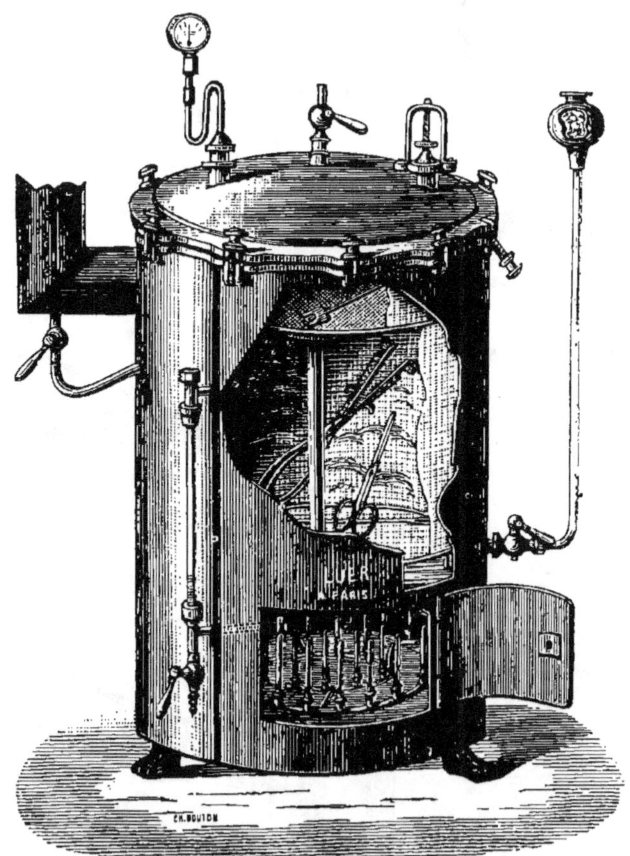

Fig. 102. — Appareil de **M**. Luer pour la stérilisation des Instruments de chirurgie par la chaleur humide.

et 100) ; — des *scies à amputation*, démontables, à manches métalliques, bien comprises, qui valent presque celles de M. Mathieu, à cause de leur manche plein et de la façon dont on peut placer les feuillets (Voir *Fig.* 101). Il suffirait de rendre ces scies un peu plus élégantes, de leur donner une grandeur moins

démesurée, de les doter d'une articulation analogue à celle de
M. Mathieu, pour avoir un instrument parfait. Le manche de
cette scie a beaucoup d'analogie avec celui de la scie de Mariaud, mais ce dernier fabricant a le tort d'avoir encore un

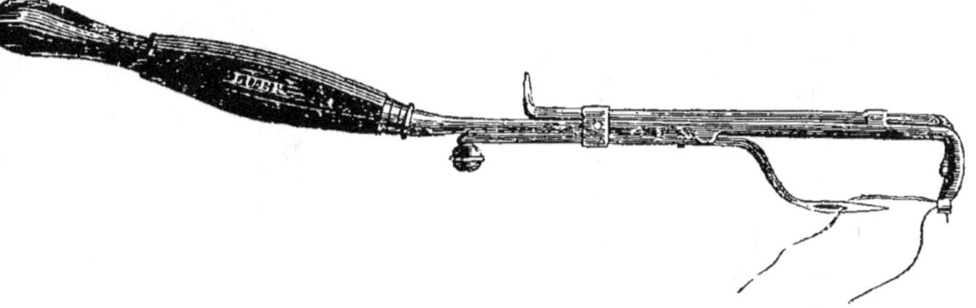

Fig. 103. — Sutureur de David Prince, pour passer derrière le lambeau.

manche en bois. — N'oublions pas de nombreux *écarteurs* de
modèles variés, dont quelques-uns ont des dimensions véritablement exagérées ; — et la *seringue stérilisable*, à piston
d'amiante, de M. le Dr Malassez.

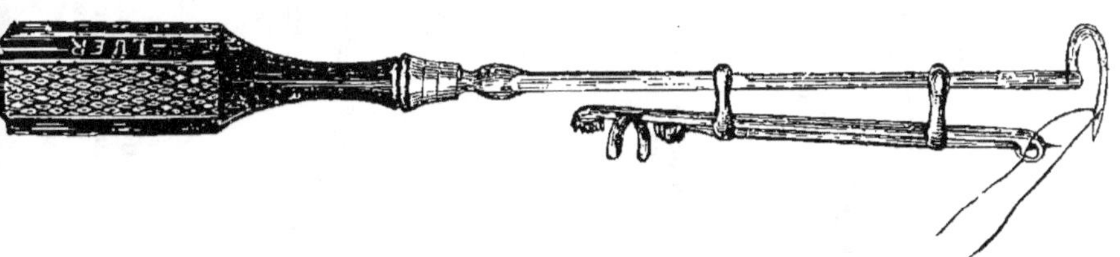

Fig. 104. — Sutureur de David Prince, pour passer devant le lambeau.

C'est M. Lüer qui construisit jadis l'autoclave de M. Redard, un des premiers *appareils employés pour stériliser les
instruments de chirurgie* par la vapeur humide ; il vient d'en
construire un nouveau, mieux compris, mais aussi compliqué,
pour M. Cardinal (de Barcelone). (Voir *Fig.* 102).

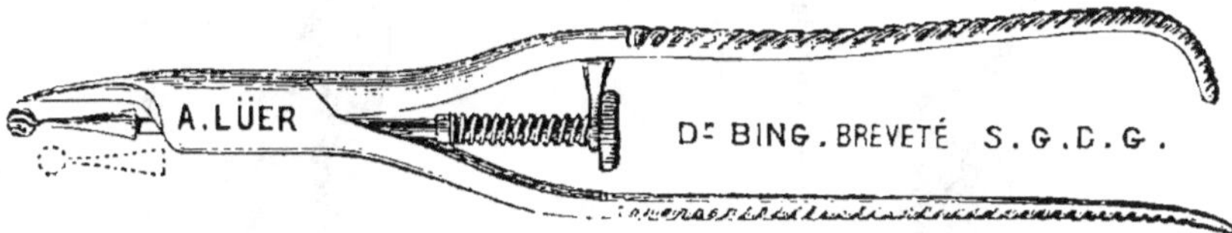

Fig. 105. — Pince pour aurifier les dents du Dr Bing.

Pour les maladies de la bouche, citons, parmi les inventions
de cette maison, l'ingénieux *sutureur de David Prince*, pour
la staphylorrhaphie (*Fig.* 103 et 104) ; — la *pince pour aurifier
les dents du Dr Bing* (Voir *Fig.* 105) ; — l'*amygdalotome de*

M. *Trélat* (*Fig.* 106 et 107), et un grand nombre de *daviers*, imitation plus ou moins complète des daviers américains, décorés du

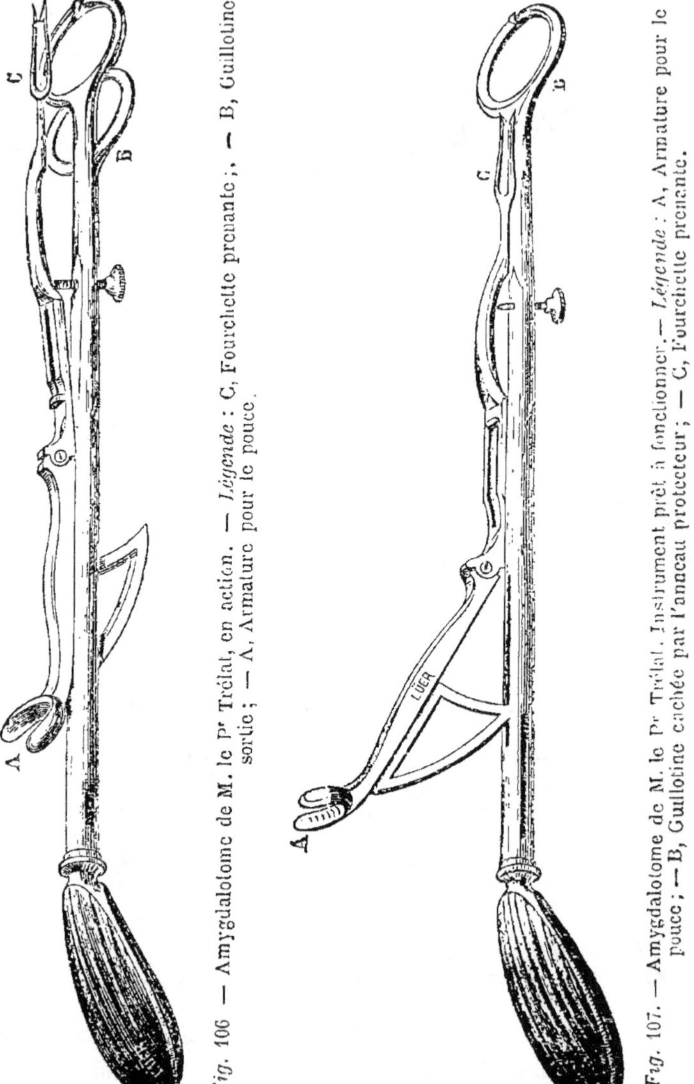

Fig. 106 — Amygdalotome de M. le Pr Trélat, en action. — *Légende* : C, Fourchette prenante ; — B, Guillotine sortie ; — A, Armature pour le pouce.

Fig. 107. — Amygdalotome de M. le Pr Trélat. Instrument prêt à fonctionner. — *Légende* : A, Armature pour le pouce ; — B, Guillotine cachée par l'anneau protecteur ; — C, Fourchette prenante.

nom de daviers mixtes, ou franco-américains (il vaudrait mieux dire américo-français). Pour les affections du rectum, mentionnons encore le curieux *dilatateur de l'anus* d'Otis (*Fig.* 108).

2o *Spécialités diverses.*

Dans les spécialités, il y a peu de chose à signaler, sauf pour l'ophtalmologie, où nous nous arrêterons plus longtemps.

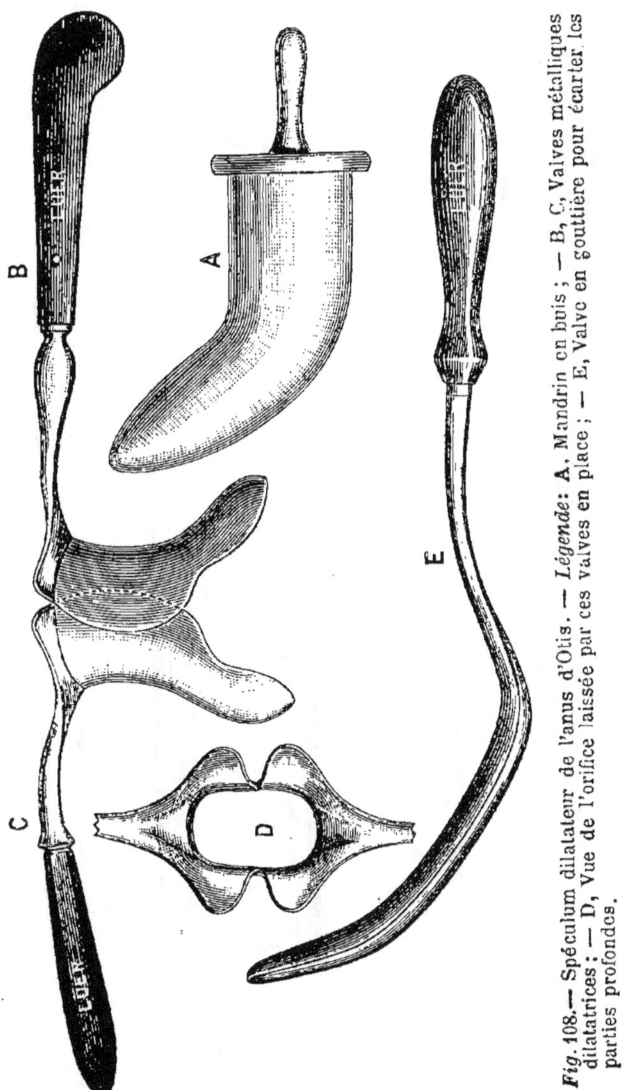

Fig. 108.— Spéculum dilatateur de l'anus d'Otis. — *Légende:* **A.** Mandrin en buis ; — B, C, Valves métalliques dilatatrices ; — D, Vue de l'orifice laissée par ces valves en place ; — E, Valve en gouttière pour écarter les parties profondes.

1.— Dans les *Maladies des voies urinaires*, quelques instruments étrangers, importés par M. Lüer en France : le *dilatateur uréthrotome de Filden-Brown* (*Fig.* 109); — le *brise-pierre*

à écrou brisé et à manche modifié par Bigelow ; modèles qui
sont loin de valoir ceux d'origine française.

2.— En *Gynécologie*, rien de saillant non plus, sauf une *sonde*

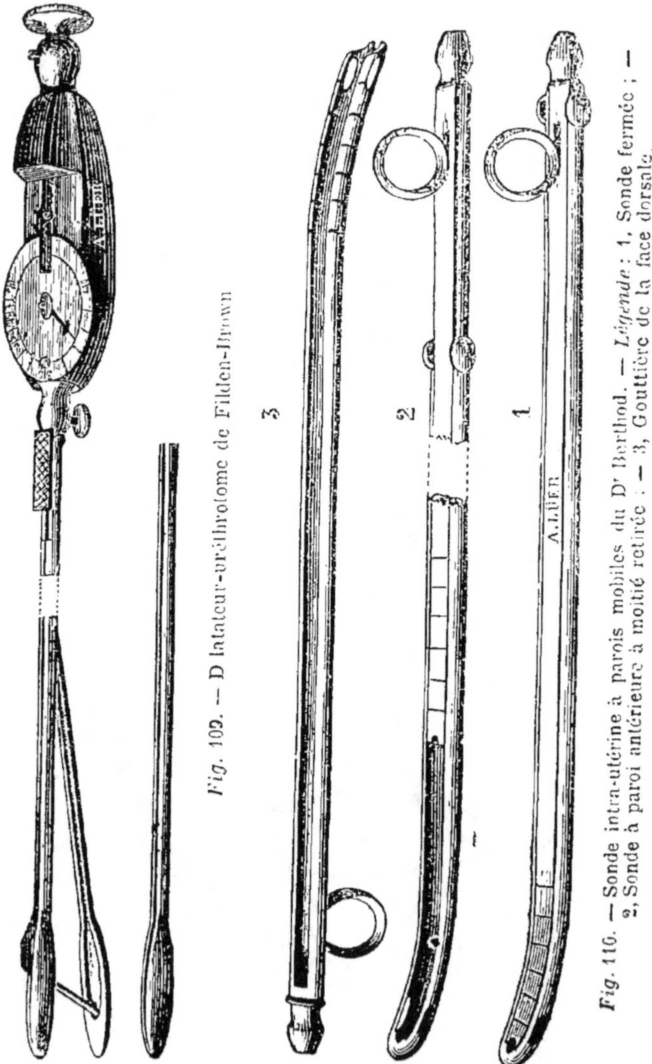

Fig. 109. — Dilatateur-uréthrotome de Fileen-Brown

Fig. 110. — Sonde intra-utérine à parois mobiles du Dr Berthod. — *Légende* : 1, Sonde fermée ; 2, Sonde à paroi antérieure à moitié retirée ; — 3, Gouttière de la face dorsale.

intra-utérine formée de deux parties, dont l'une, sorte de
gouttière creuse à cannelure dorsale, peut recevoir une valve
plate qui constitue la paroi antérieure mobile de la sonde (*Fig.* 110),
une petite *sonde de femme*, à paroi antérieure également mo-

bile et à glissière. Ces deux sondes, formées en somme de deux valves, sont d'un nettoyage facile, car l'intérieur de l'instrument peut être rendu visible en enlevant la valve antérieure. La sonde pour injections intra-utérines possède une cannelure dorsale pour assurer la sortie facile du liquide injecté. — Peut-

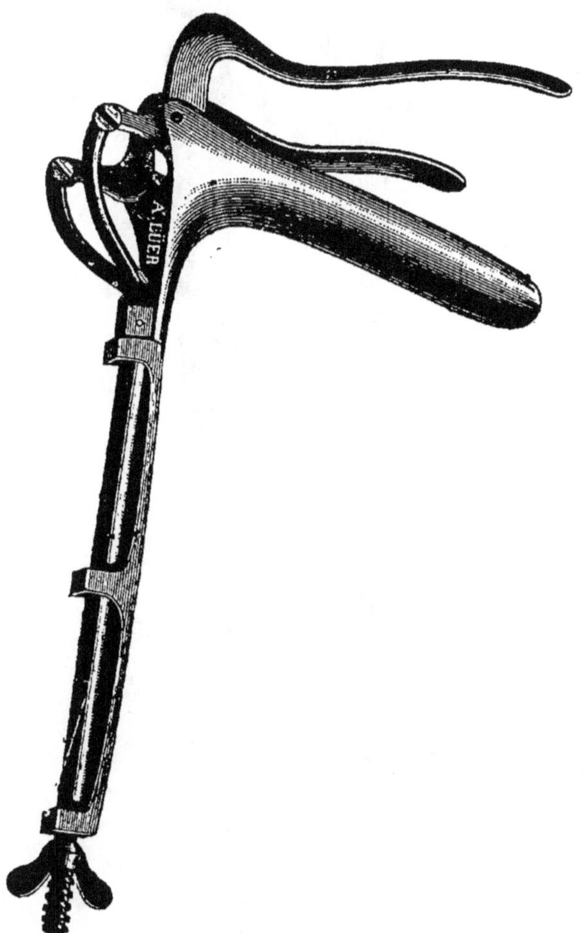

Fig. 111.— Spéculum à trois valves démontables.

être devrions-nous citer aussi un *spéculum à grand écartement*, démontable, à trois valves, si son usage n'en était pas fort restreint (Voir *Fig.* 111).

3.— Si la maison Lüer, dans les précédentes spécialités, ne tient qu'une place modeste, il n'en est pas de même pour

l'*Otologie*, la *Rhinologie*, la *Laryngologie* et l'*Ophtalmologie*.
On sait quel renom elle possède encore dans ces différentes

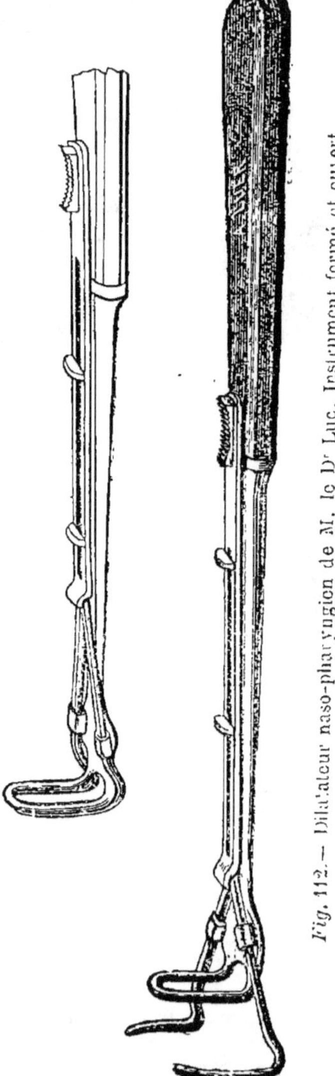

Fig. 112. — Dilatateur naso-pharyngien de M. le Dʳ Luc. Instrument fermé et ouvert.

branches. Aussi insisterons-nous davantage sur les instruments qui concernent ces dernières. Pour la *Rhinologie*, il
suffit de citer le *dilatateur naso-pharyngien* de notre ancien

collègue, M. le Dr Luc, présenté il y a quelque temps à la Société de Chirurgie par notre cher maître, M. Terrier (Voir

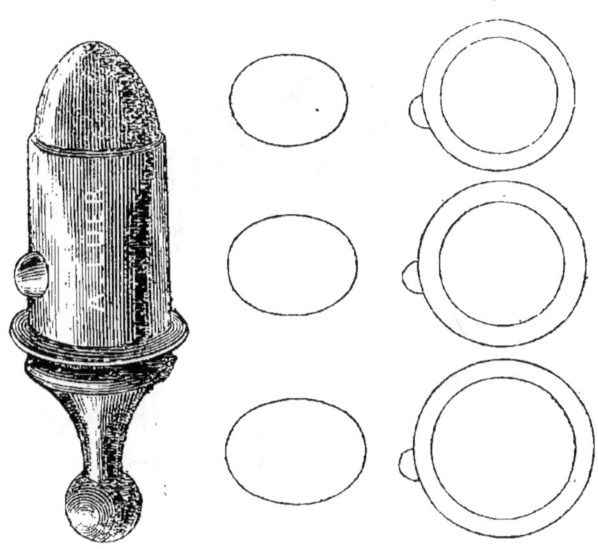

Fig. 113.—Spéculum Nasi de M. le Dr Ruault.

Fig. 112) ; — le spéculum avec mandrin du Dr Ruault
(Fig.113) et le spéculum nasi de M. le Dr Terrier (Fig. 114), dont

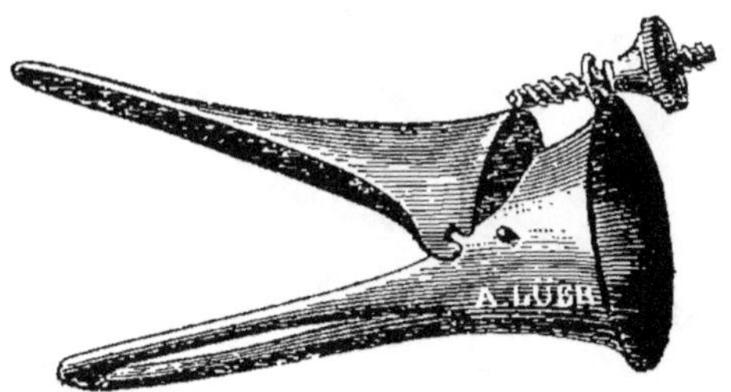

Fig. 114.— Spéculum Nasi de M. le Dr Terrier.

nous nous sommes servi bien des fois avec grand avantage à
l'hôpital Bichat ; — le serre-nœud de Lüer et la modification
de M. Ruault ou serre-nœud à double mouvement, permettant
d'obtenir une pression dans tous les sens sur le pédicule de
la tumeur (Voir Fig. 115) ; — les pinces coupantes de M. le

D^r *Lœwenberg* (*Fig.* 116) pour les polypes naso-pharyngiens, analogues à celles d'Aubry pour les tumeurs vésicales ; — le *couteau-caché avec gaine* du même médecin (*Fig.* 117), etc., etc. En résumé, M. Lüer est celui de nos fabricants qui fabrique

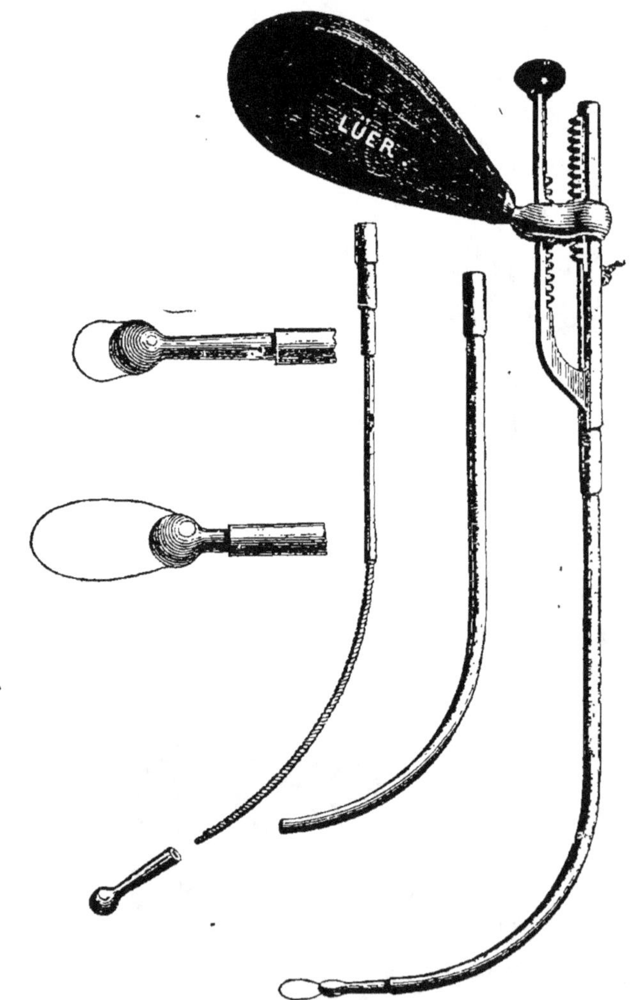

Fig. 115. — Serre-nœud de M. Lüer modifié par M. le Dr Ruault.

le plus d'instruments de cette sorte. De même pour ceux des *Otologistes*. A ce point de vue, mentionnons le *spéculum de M. Boucheron* à évasement considérable, pourvu d'un petit

embout cylindrique, spéculum qui permet un maniement facile
des petits instruments dans le conduit auditif externe (Voir

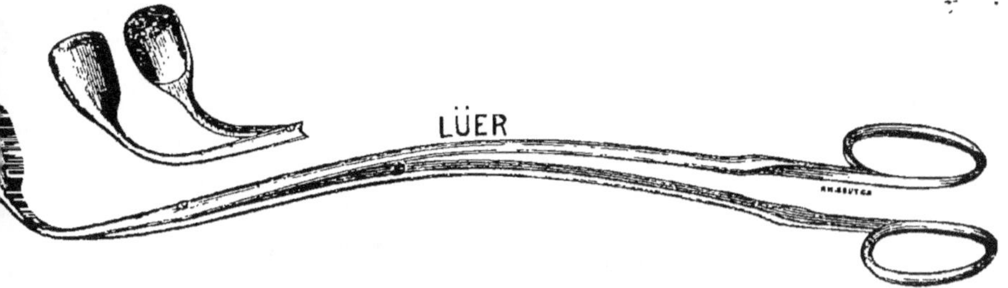

Fig. 116. — Pinces coupantes de M. le D[r] Lœwenberg.

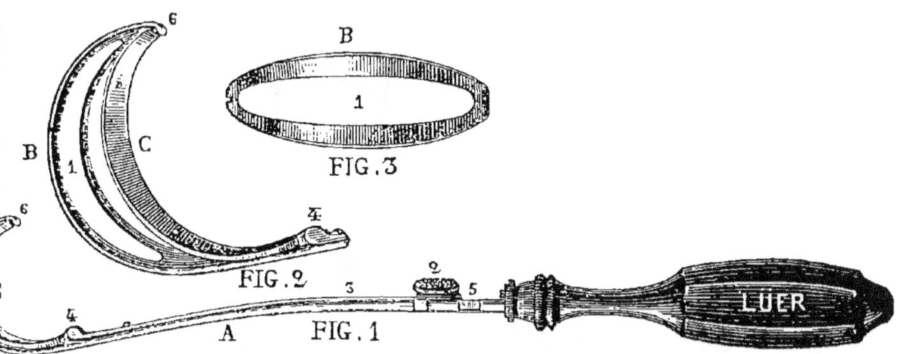

Fig. 117. — Couteau à gaine de M. le D[r] Lœwenberg.

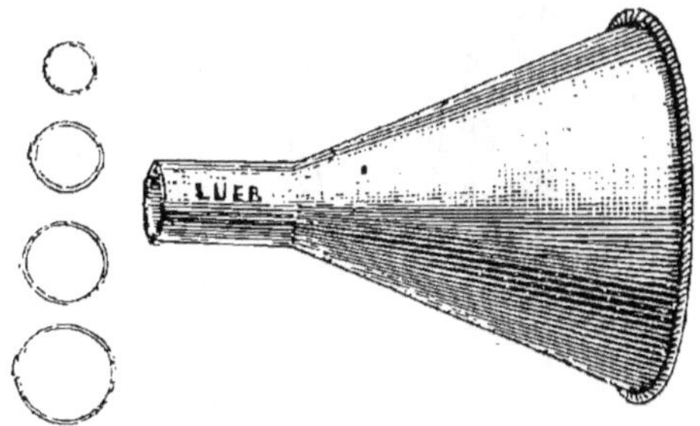

Fig. 118. — Spéculum Auris de M. le Dr Boucheron.

Fig. 118); — la *pince droite* du même spécialiste (Voir *Fig.* 119),
etc. Nous n'insistons pas davantage, car il faudrait relever ici

presque tous les numéros du catalogue. En *Laryngologie*, signalons seulement une *canule à trachéotomie*, double, à am-

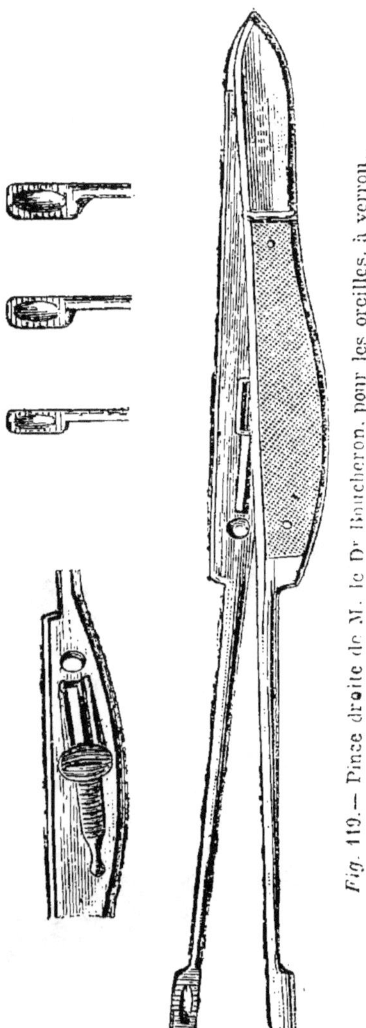

Fig. 119.— Pince droite de M. le Dr Boucheron. pour les oreilles, à verrou.

poule de caoutchouc avec embout et entonnoir pour donner le chloroforme, spéciale pour les opérations sur le larynx (**Voir** *Fig.* 120).

4. — C'est avec intention que nous détaillerons le *matériel Ophtalmologique*, car c'est la caractéristique réelle, aujourd'hui du moins, de la maison Lüer. Malgré sa belle exposition de cou-

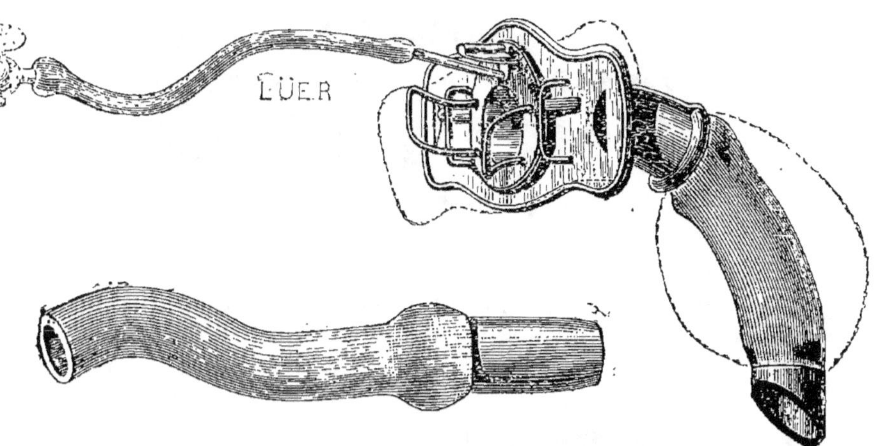

Fig. 120. — Canule à trachéotomie pour les opérations sur le larynx.

teaux au Champ-de-Mars, on lui préfère en effet, désormais, ceux qui sortent des ateliers de MM. Collin et Mathieu.

La maison Lüer a construit une foule d'instruments pour les ophtalmologistes. Bien entendu, après avoir signalé ainsi, et tout particulièrement, ce dont elle peut tirer gloire et profit,

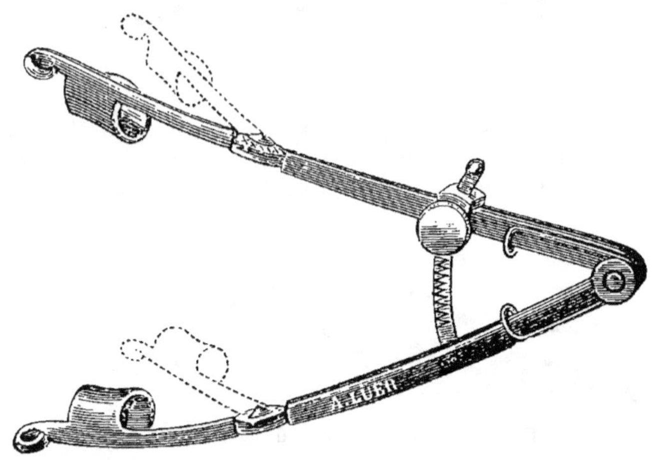

Fig. 121. — Ecarteur de Panas pour l'angle externe de l'œil.

nous nous bornerons à énumérer les modifications les plus récentes et les plus importantes. L'*écarteur du P*r *Panas* (Voir

Fig. 121) et celui du *Dr Landolt* (Voir *Fig.* 123) pour l'un quelconque des angles de l'œil, sont tout au moins nouveaux, s'ils ne valent pas beaucoup mieux que l'ancien blépharostat; de

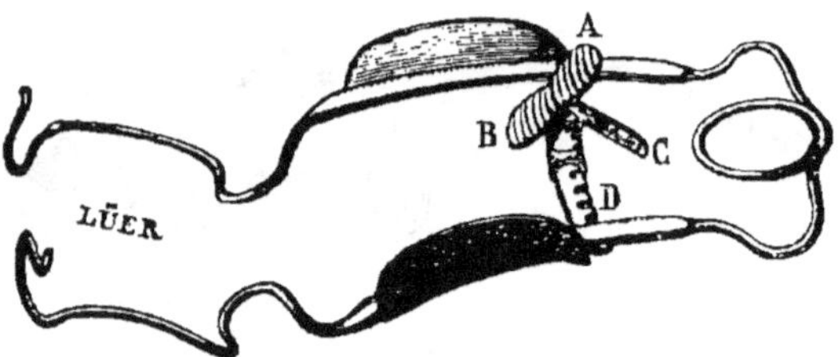

Fig. 122. — Ecarteur de M. le Dr Ménacho.

même pour l'*écarteur de M. le Dr Ménacho*, où la vis est remplacée par un levier fixant une **crémaillère** (Voir *Fig.* 122). Parmi les couteaux, il y a *le couteau étroit de M. de Wecker*, à manche

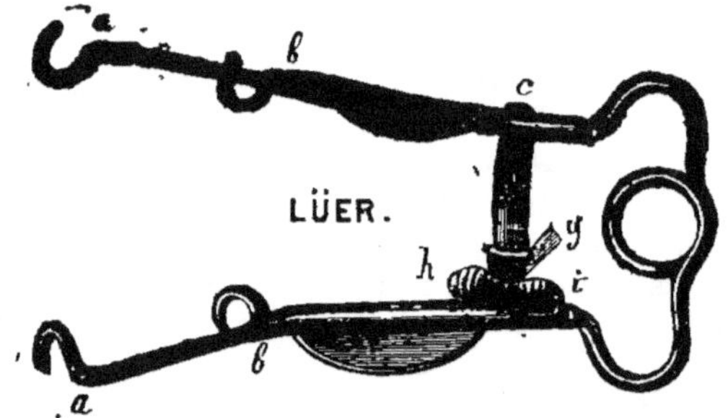

Fig. 123.— Ecarteur de M. le Dr Landolt.

en métal. A côté, des instruments spéciaux, tels que le *tampon en caoutchouc pour l'iodoforme de M. le Dr de Wecker*; — les *pinces à fixer*, à *mors en caoutchouc*, du même praticien,

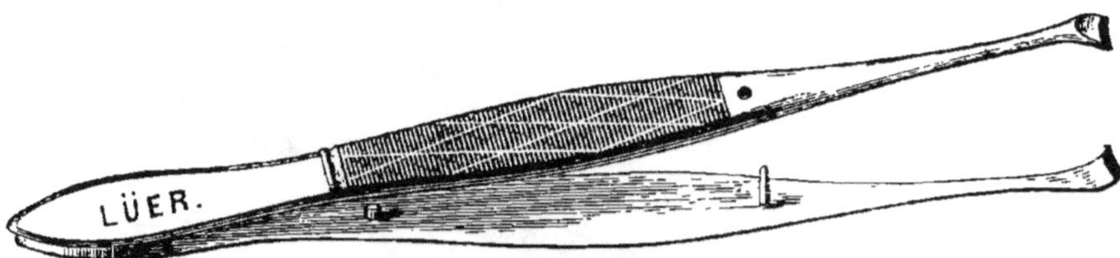

Fig. 124. — Pince à mors de caoutchouc.

qui permettent de saisir la conjonctive, d'une manière très douce. Il n'y a qu'un malheur, c'est que ce n'est pas là un instrument stérilisable à la chaleur sèche, par exemple à la lampe à alcool. Les petites lamelles de caoutchouc sont encastrées dans une fente creusée dans l'acier des mors. Il faut encore

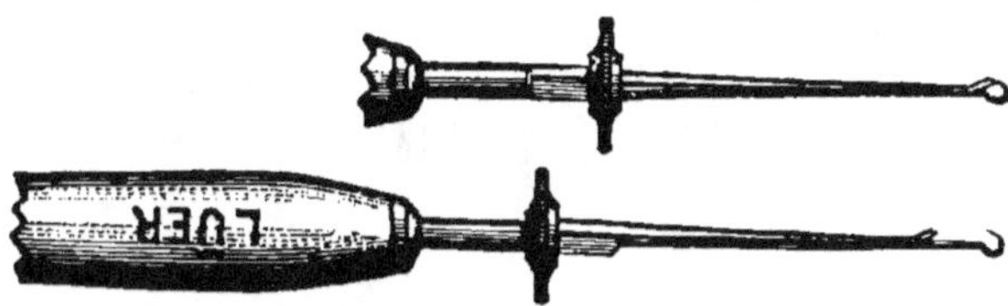

Fig. 125.— Crochet caché de M. le Prof. Panas.

ajouter une *pince kystitome* ; — *le crochet caché de M. Panas*, pour retirer les débris de la capsule dans l'opération de la

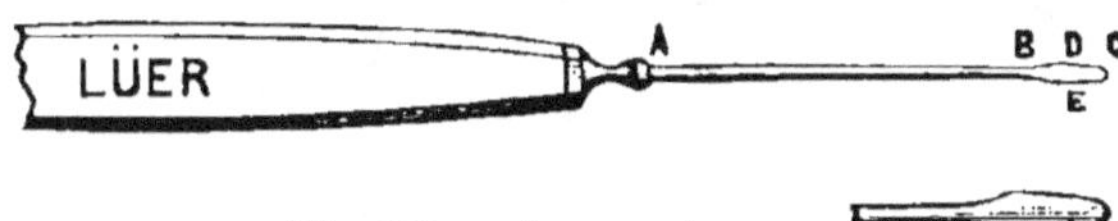

Fig. 126. — Lacrymotome.

cataracte (Voir *Fig.* 125) ; — *le lacrymotome* de Mangin (de Caen) ; — *les pinces de Desmarres et de Snellen*, modifiées par

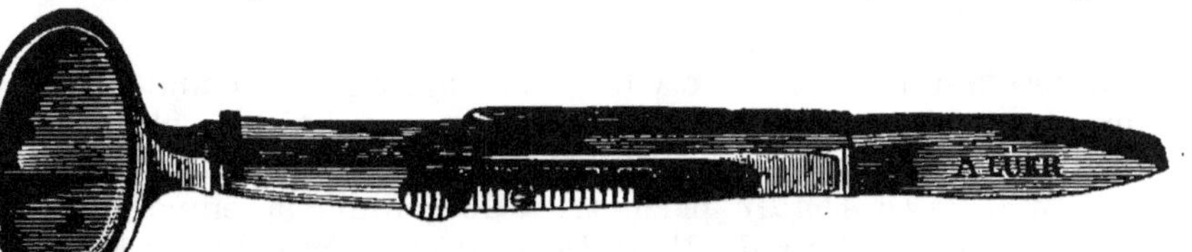

Fig. 127. — Pince de Desmarres à verrou.

M. Lüer, qui, sur les conseils de M. de Wecker, y a appliqué le verrou d'une façon très ingénieuse et très commode, au lieu de

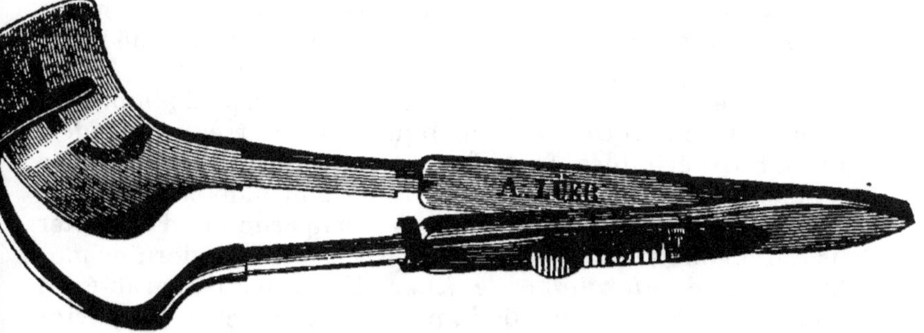

Fig. 128.— Pinces de Snellen à verrou.

conserver l'ancienne vis (Voir *Fig.* 127 et 128) ; — *la pince à Cha-lazion de M. le Dr Chibret* qui peut servir pour les enfants et

pour les adultes et qui possède une fermeture à verrou-glis-
sière, du même type que la nouvelle pince de Snellen ; — la
pince à griffes obliques de M. le Dr Landolt et les *ciseaux
courbés en becs de corbin*. Dans un autre genre, citons la
seringue antiseptique de M. le Pr Panas pour lavage de la

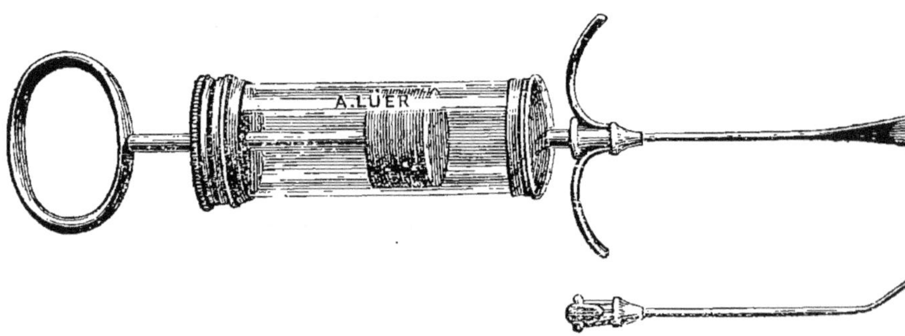

Fig. 129.— Seringue antiseptique de M. le Prof. Panas. Embout vu de face
et de profil (en bas).

chambre antérieure, en cristal, avec ajutage en caoutchouc
durci, qui n'a qu'un défaut, celui de ne pas être absolument
antiseptique, malgré le nom qu'elle porte ; — puis le *vaporisa-
teur de M. le Dr Abadie*, permettant de graduer la température
du jet ; — *l'injecteur de M. le Dr de Wecker* et celui de *M. le
Dr Terson* (de Toulouse), qui a l'avantage au moins du bon
marché. Enfin, sur un grand plateau d'ophtalmologie, se trouve
dans la vitrine une quantité énorme de pinces de modèles
variés pour l'iris, dont quelques-uns sont assez récents.

5.— Nous ne voudrions pas terminer cette revue sans rappeler
quel cas l'on fait encore des beaux rasoirs de la maison Lüer,
surtout ceux qui sont destinés aux *Histologistes*, et insistons
en particulier sur ceux qui, d'un volume et d'un poids immense,
servent aux microtomes compliqués, mais très commodes,
aujourd'hui véritables meubles ou machines indispensables
aux laboratoires bien montés. A l'Exposition, dans la vitrine de
cette maison, on verra aussi,— qu'on nous pardonne d'empiéter
dans le domaine des instruments de précision, — le dernier modèle du *grand microtome de Lüer*, à manivelle, caractérisé
par l'inclinaison à volonté de la pince porte-objet et du porte-
rasoir à l'aide d'une vis et la présence d'un déversoir d'alcool.
(Voir sur la *Fig*. 130 un modèle un peu plus ancien). On ne
devra lui préférer que le microtome oscillant dont nous
aurons peut-être l'occasion de reparler.

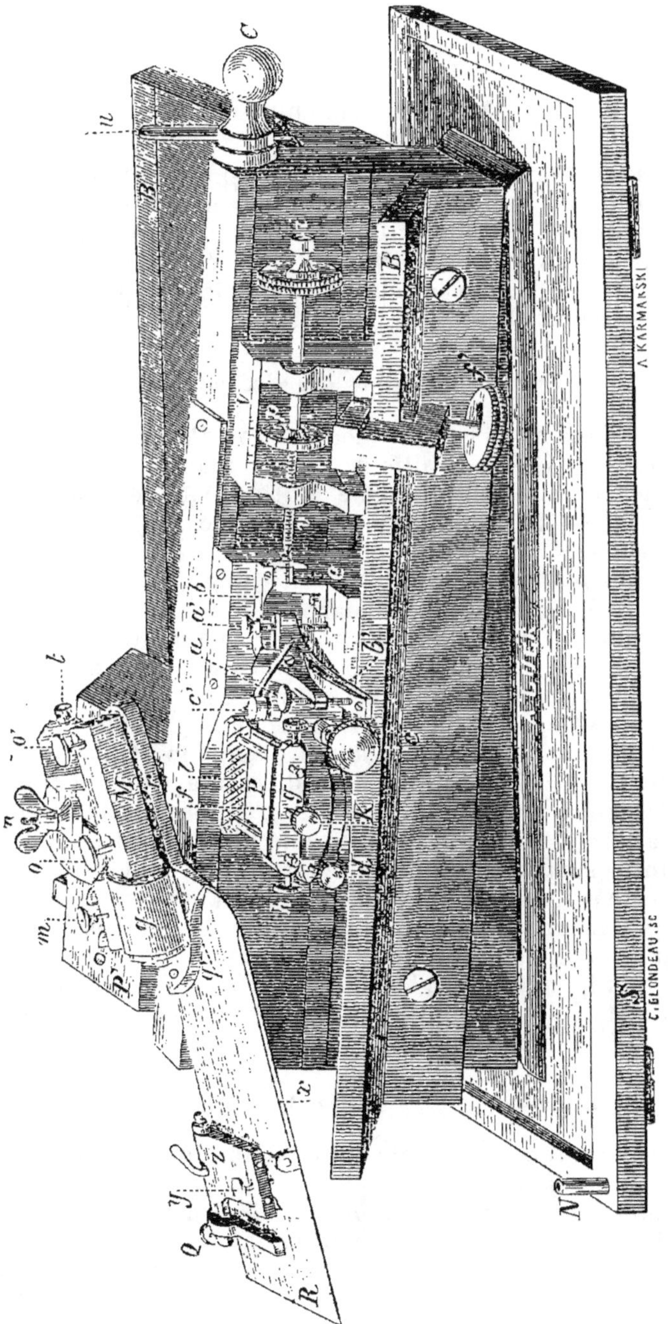

Fig. 130. — Grand microtome, tout en métal (ancien modèle de M. Lüer).

VI. — MAISON DUBOIS.

La *Maison Dubois*, une des plus récentes de Paris puisque sa fondation ne remonte qu'à 1872, est dirigée par un ancien contre-maître de la maison Charrière. La vitrine qu'elle possède à la classe XIV est gentiment décorée, mais un peu trop dorée, sans doute pour apaiser d'avance le critique, peiné d'y voir encore tant de bois et d'écaille.

a) *Modifications d'ordre général.*

Rien à signaler ici comme modification d'ordre général, sauf l'adoption, craintive d'ailleurs, des manches métalliques. Ceux-ci ne présentent, comme particularité de construction, que la façon dont ils sont unis avec les lames des divers instruments.

Manches métalliques. — Chez M. Dubois, les lames ne sont pas soudées directement au manche ; elles sont vissées, à vis forcée, dans un pas de vis creusé dans une petite pièce métallique, qui est surajoutée à la partie supérieure du manche. Pour unir cette dernière pièce au manche, qui est creux, à parois épaisses, et formé de deux coquilles soudées, M. Dubois est obligé d'utiliser une soudure à l'étain. C'est une soudure qui peut céder parfois, lors du passage de l'instrument dans l'étuve sèche. Bien entendu, ce n'est pas le pas de vis qui peut s'altérer ; mais cette soudure à l'étain n'est pas du tout suffisante, surtout quand les instruments sont susceptibles d'être placés dans une étuve à air chaud dont la température peut, par mégarde, dépasser 200°. Que M. Dubois y songe. Les manches ainsi construits reviennent peut-être à un prix moins élevé, mais leur solidité est plus aléatoire. Nous avouons pourtant que nous ne les avons pas encore trouvés en défaut à ce point de vue.

b) *Instruments construits par M. Dubois depuis 1878.*

Nous avons remarqué, dans cette vitrine de la maison Dubois, les instruments suivants.

Seringue de M. le Dr Clado. — Notre ancien collègue, constatant les défectuosités des différentes seringues à inoculation et des seringues à injections hypodermiques, si difficiles à antiseptiser et à maintenir en bon état à cause de la dessication et du ratatinement rapide du piston, a fait construire cette seringue qui a pour caractères spéciaux : la facilité avec laquelle on peut nettoyer et antiseptiser par l'ébullition la seringue et son aiguille, et cette particularité que son piston ne se détériore jamais (Voir *Fig.* 131).

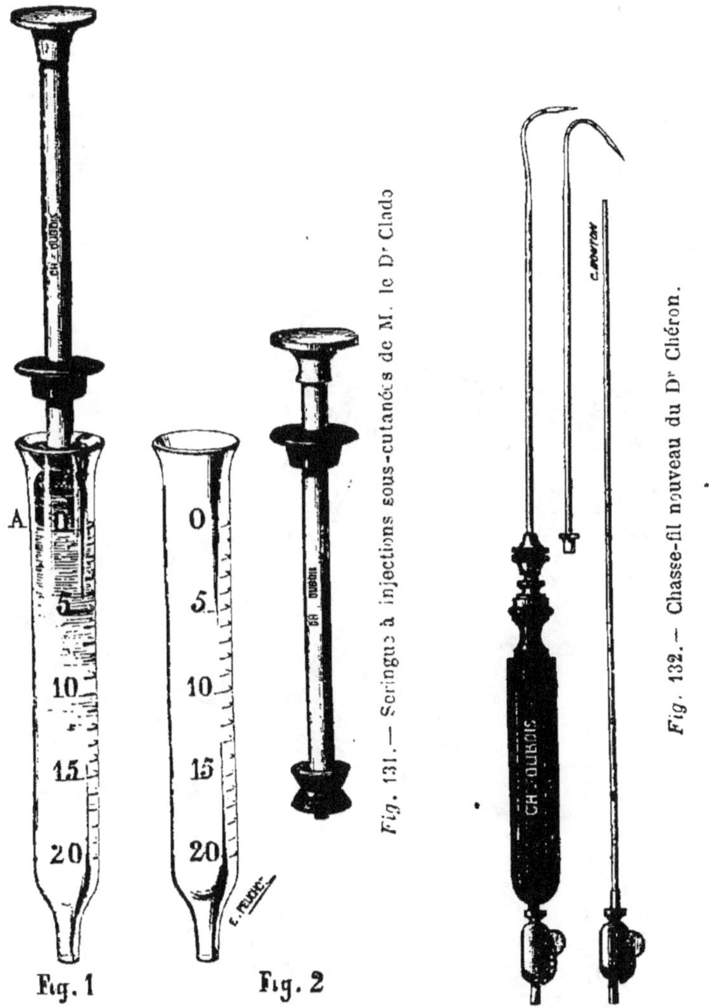

Fig. 131.— Seringue à injections sous-cutanées de M. le Dr Clado

Fig. 132.— Chasse-fil nouveau du Dr Chéron.

Elle est composée d'un corps de pompe tout en verre et gradué (*Fig.* 2). Sur le bout usé à l'émeri vient s'emmancher à frottement le corps de l'aiguille ; le piston est fait comme les pistons ordinaires. Les aiguilles de la seringue de M. Clado sont droites ou courbes. Le prix de la seringue est très minime. On en fabrique de 1 gr. jusqu'à 5 gr. Quand il s'agit de faire une injection sous-cutanée de morphine par exemple, grâce à la conicité de la seringue, il reste *une goutte d'air* entre ce liquide et le piston, de manière que jamais le piston ne touche le liquide. Quand on fait des inoculations, comme il est nécessaire d'avoir un peu plus de précision, voici de quelle manière il faut opérer : 1° Antisepsie par l'ébullition du corps de la seringue et de l'aiguille ; 2° Introduction, par l'orifice supérieur, du liquide jusqu'à la division 0 ; 3° Introduction par le même orifice d'une gouttelette d'huile, qui sépare le piston du liquide à injecter. Lorsque l'inoculation est faite, le piston arrivé au bout de sa course ne descend pas jusqu'au bec de la seringue, la conicité de la partie inférieure de la seringue l'en empêche ; ce cône est destiné à recevoir la goutte d'huile.

Après cette seringue, nous devons mentionner aussi le nouveau *chasse-fil de M. le Dr Chéron*. Dans cet instrument, le

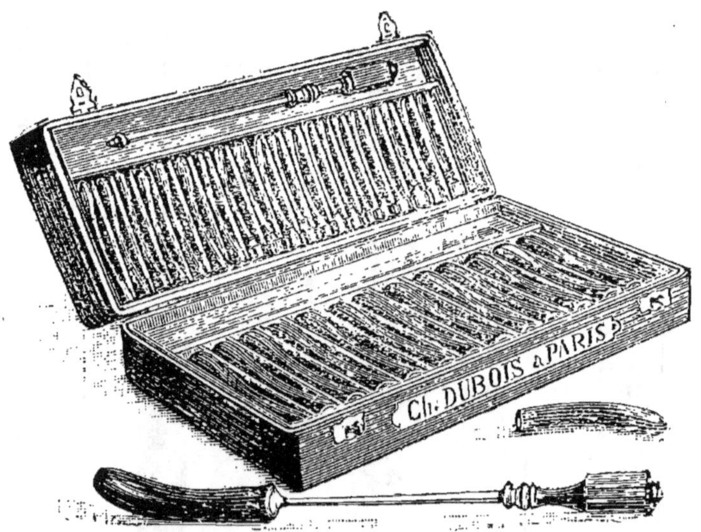

Fig. 133. — Dilatateurs utérins de M. le Dr Chéron.

chasse-fil est complètement indépendant du manche, ce qui permet à l'opérateur de ne pas être arrêté au cours de son intervention, puisqu'il peut avoir un autre chasse-fil toujours prêt à introduire dans ce manche (Voir *Fig.* 132). Peut-être vaut-il mieux que les autres chasse-fils ; mais, pour nous, c'est un instrument qui n'a guère de raison d'être ni de place entre les aiguilles à manches ordinaires, bien plus faciles à nettoyer, et la grosse aiguille tubulée. — Il y a aussi à voir un petit *serre-nœud* d'un modèle particulier.

Parmi les instruments plus spéciaux, nous citerons d'abord l'*uréthrotome de M. le Dr Fort*, instrument nouveau dont nous regrettons de n'avoir pu nous procurer la figure.

Il y a aussi à signaler la *boîte du Dr Chéron* (Voir *Fig.* 133) contenant 33 dilatateurs, en caoutchouc durci, gradués par demi-millimètre, pour la dilatation graduelle de l'utérus. Ces dilatateurs, fort analogues aux bougies rectales, sont un peu courbés et se montent tous sur le même manche. — A côté, on

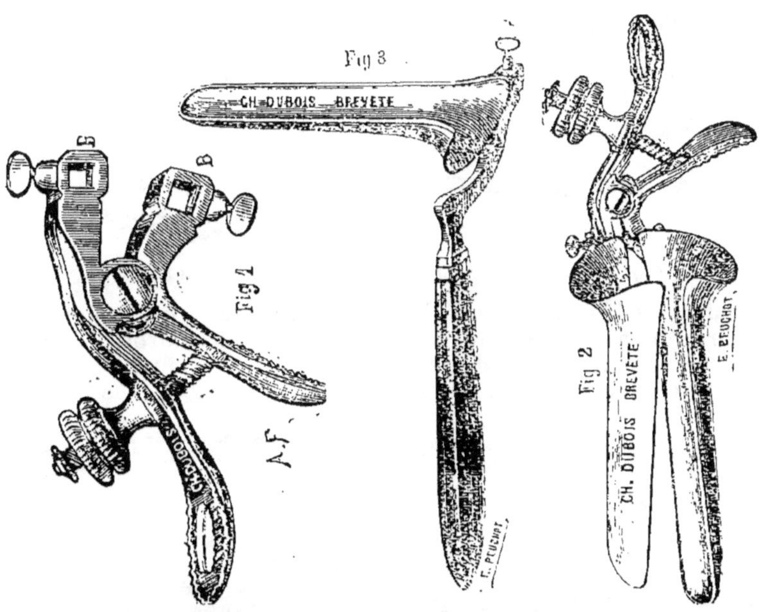

Fig. 134. — Spéculum à valves amovibles de M. le Dr Vidal. — *Fig.* 1, support des valves qui s'engagent en B, B ; — *Fig.* 2, spéculum monté ; — *Fig.* 3, une valve montée sur un manche.

verra un *nouveau spéculum à valves amovibles de M. le Dr Vidal*, présenté à l'*Académie de médecine*, le 27 décembre 1887. Ce spéculum remplacerait, dit-on, malgré son petit volume, une série d'autres spéculums : trois spéculums de grandeur variée et six valves de Sims. Il présenterait tout au moins l'avantage de ne pas coûter très cher et d'être assez facile à nettoyer (Voir *Fig.* 134).

La partie essentielle en est constituée par la pièce (*Fig.* 1) qui est destinée à recevoir dans le carré BB toutes les valves de rechange qui y sont fixées par la vis A. Les deux valves, réunies sur cette pièce, constituent le spéculum complet (*Fig.* 2). Il résulte de cette disposition, qu'avec six valves de différentes grandeurs, on obtient trois spéculums variés, ce qui est suffisant dans la pratique courante : spéculum pour vierge, spéculum pour examen, spéculum pour opérations. En outre, le mode de disposition des valves permet de les employer, sans complication nouvelle, comme valves de Sims. A cet effet, on a construit (*Fig.* 3) un manche destiné à recevoir ces valves, qui s'y trouvent fixées au moyen de la vis A.

A côté, il y a le *porte-drain intra-utérin de M. le D*r* Leblond*.

Il se compose d'une sorte d'hystéromètre creux ou plutôt de canule dans laquelle on introduit un paquet de crins de Florence repliés en deux. Ces crins sont refoulés dans la canule, puis en dehors d'elle quand elle est dans la cavité de l'utérus, à l'aide du

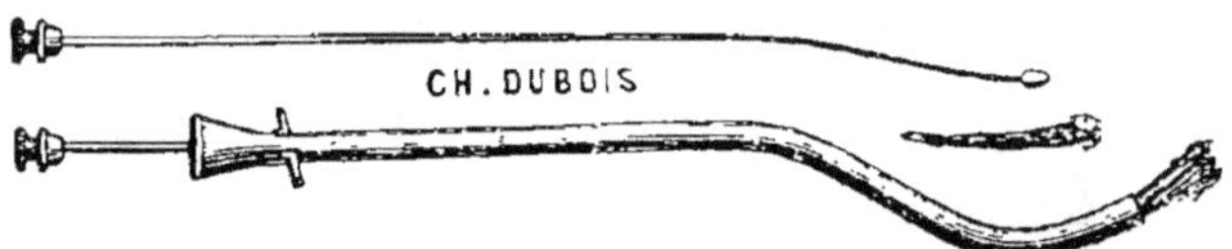

Fig. 135.— Porte-drain intra-utérin de M. le Dr Leblond.

mandrin visible sur la figure (Voir *Fig.* 135). Ces crins restent dans l'utérus quand on retire la canule qui a servi à les introduire. Nous sommes encore à nous demander si une telle invention était bien utile; c'est probable, puisqu'on l'a réalisée, d'ailleurs avec élégance

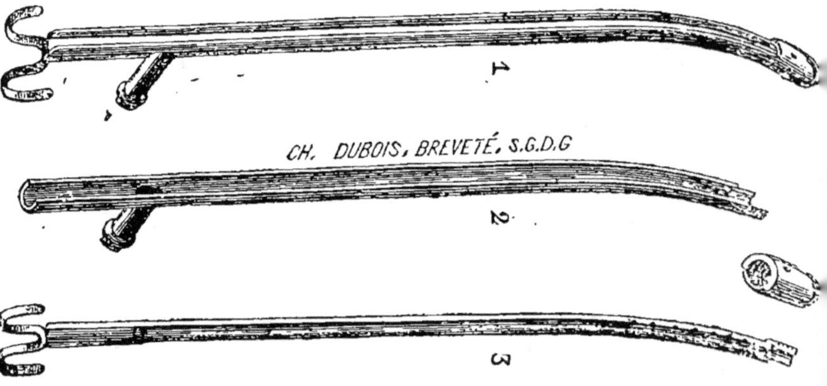

Fig. 136.— Sonde intra-utérine de M. le Pr Pajot — *Légende* : 1, sonde montée ; — 2 et 3, sonde démontée.

Ajoutons encore la *sonde intra-utérine de M. le Pr Pajot*, dont on trouvera le dessin ci-joint (Voir *Fig.* 136), démontable en trois parties ; — le *céphalotribe de M. le Pr Pajot* (Voir *Fig.* 137), qui peut avoir ses avantages dans certains cas, mais dont la propreté doit être assez difficile à obtenir, d'une manière suffisante, comme, d'ailleurs, pour bien d'autres modèles d'instruments de ce genre.

Il nous reste à citer, en Ophtalmologie, le petit *campimètre de poche de M. L. Azoulay,* instrument très pratique et suffisamment exact pour les besoins ordinaires. On en trouvera la description détaillée dans le *Progrès médical* de 1888 (1). Bornons-nous à rappeler ses avantages :

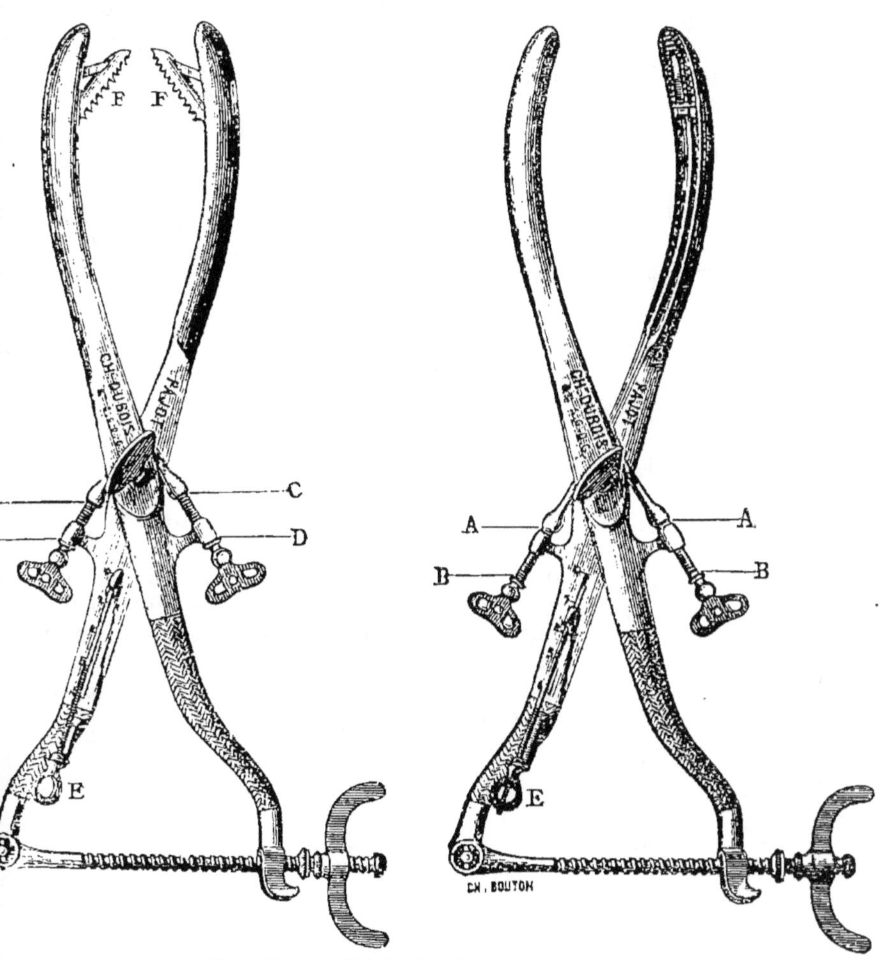

Fig. 137. — Céphalotribe de M. le Pⁱ Pajot.

Il est transportable, tient dans la poche de tout vêtement et ne pèse guère plus de 150 grammes ; donc on peut l'emporter en clientèle, sans s'incommoder. Il est aussi exact que les autres

____

(1) Voir *Progrès médical,* 1888, 2ᵉ semestre, p. 126.

campimètres en usage dans les cliniques ophtalmologiques. On peut s'en servir sans support, le malade étant au lit. La lecture en est très facile. Chaque articulation indique qu'on est éloigné du 0 d'un nombre impair de 10°; le milieu de chaque décimètre correspond à un nombre pair de 10°; donc, sans lire, on sait à quel degré se trouve la limite de la vision; le prix, enfin, en est très modique (Voir *Fig.* 138).

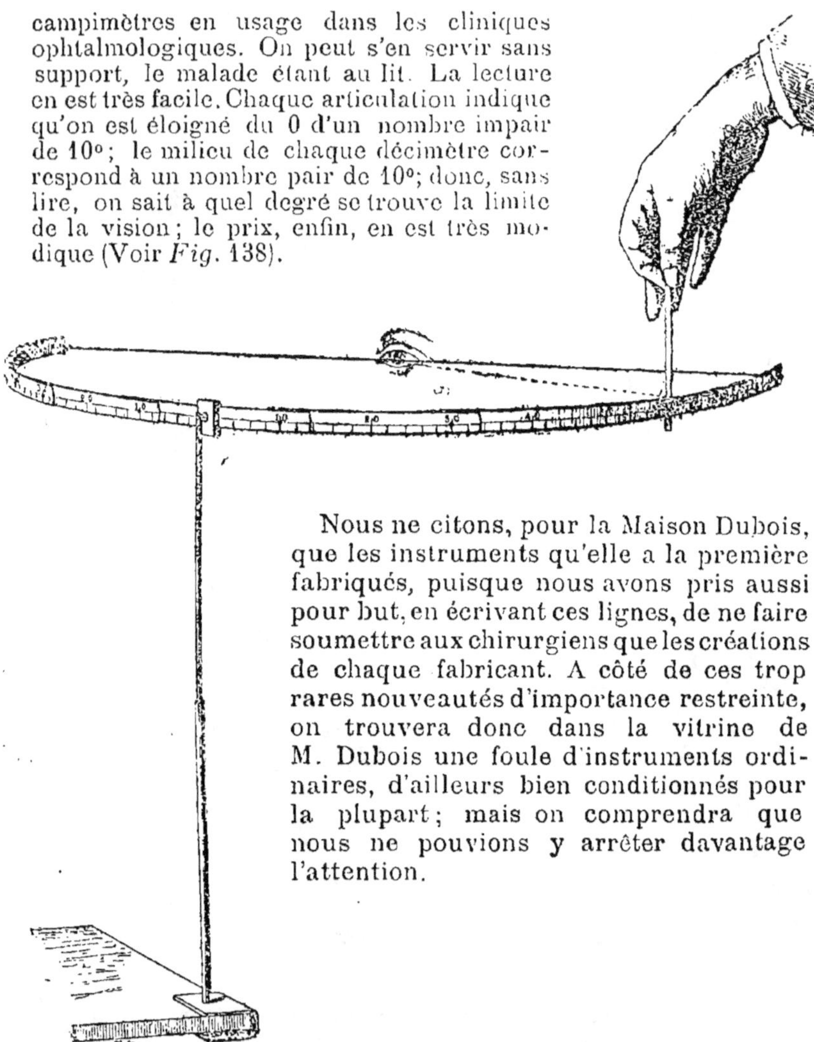

Nous ne citons, pour la Maison Dubois, que les instruments qu'elle a la première fabriqués, puisque nous avons pris aussi pour but, en écrivant ces lignes, de ne faire soumettre aux chirurgiens que les créations de chaque fabricant. A côté de ces trop rares nouveautés d'importance restreinte, on trouvera donc dans la vitrine de M. Dubois une foule d'instruments ordinaires, d'ailleurs bien conditionnés pour la plupart; mais on comprendra que nous ne pouvions y arrêter davantage l'attention.

Fig. 138. — Campimètre de poche de M. L. Azoulay.

VII. — MAISON FAVRE.

La *Maison Favre*, d'apparence modeste, dans la rue de
l'Ecole-de-Médecine, a pourtant au Champ-de-Mars une
exposition qui mérite quelques minutes d'attention. Plus occupé
de la vente et de la fabrication des instruments du domaine
courant que de l'invention, M. Favre a pourtant le mérite
d'avoir imaginé quelques pièces nouvelles. Nous signalerons
les principales et ferons ressortir, en terminant, qu'il a bien
mérité des doctrines chirurgicales modernes en construisant le
premier des *bistouris et des scalpels d'une seule pièce*, susceptibles par conséquent d'être stérilisés dans les étuves à
vapeur sèche, avec la plus grande facilité et sans altération
possible, sauf celle de la lame.

Les instruments de chirurgie nouveaux et appareils à signaler dans la vitrine de cette maison sont donc surtout des
calp els, *tout en acier* (Voir *Fig.* 139), d'une seule pièce, fabriqués

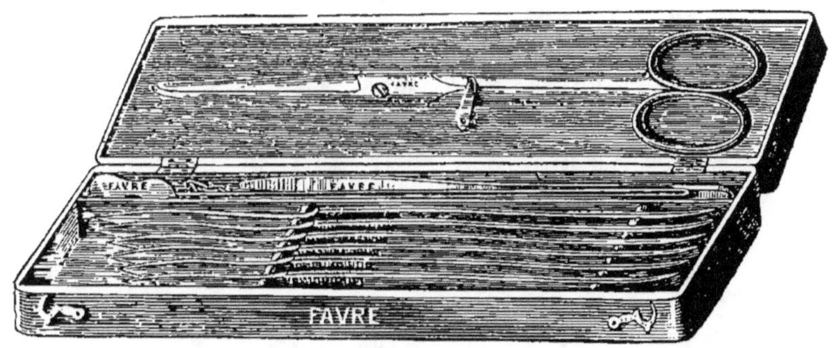

Fig 139. — Boîte de scalpels en acier de M. Favre.

au même prix que les scalpels à manches en bois ; les avantages
de ces instruments sont certainement d'être plus solides et
de réduire le volume des boîtes à dissection, qui ne sont
pourtant pas déjà si grandes (1) ; — puis des *bistouris*.

---

(1) Il ne nous semble pas absolument nécessaire, pour les
travaux anatomiques, d'avoir de tels *scalpels aseptiques*; M. Favre
devrait surtout placer ces instruments dans des trousses de chirurgien. Pourtant ces scalpels entièrement en métal sont à recommander, car ils sont élégants, légers et faciles à nettoyer. Mais
pourquoi avoir tracé à l'extrémité antérieure du manche des stries

construits d'après le même genre de fabrication, tous nickelés, du même prix que les bistouris à viroles et à manches de bois. On trouvera aussi des *instruments pour la chirurgie oculaire*, également fabriqués d'après le même principe, — ce qui

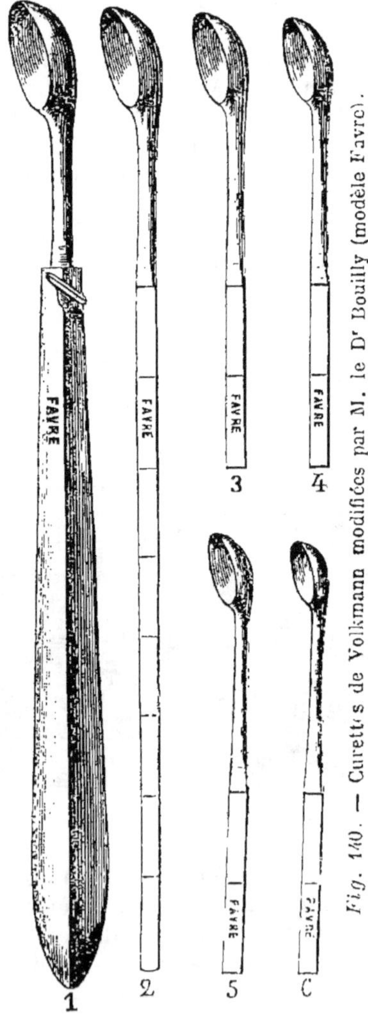

Fig. 140. — Curettes de Volkmann modifiées par M. le Dr Bouilly (modèle Favre).

multiples destinées à recueillir les détritus, sous prétexte d'avoir un scalpel qui soit mieux en main ? De l'uni, s'il vous plait ou de grandes cannelures !

permet de faire des boîtes complètes tout en métal,— et nickelés.

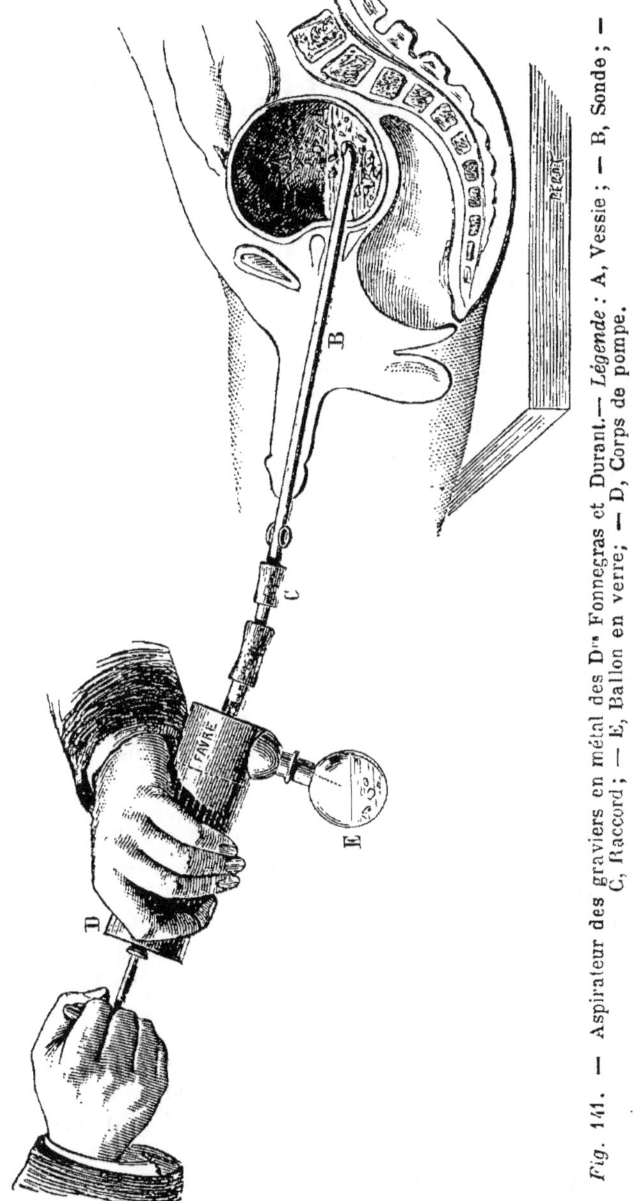

Fig. 141. — Aspirateur des graviers en métal des Dʳˢ Fonnegras et Durant.— *Légende* : A, Vessie ; — B, Sonde ; — C, Raccord ; — E, Ballon en verre ; — D, Corps de pompe.

Il faut mentionner à part, puisque le mode de construction diffère, des *boîtes d'amputation et résection*, également avec instruments tout en métal ; mais, pour ces grands couteaux, M. Favre a employé, comme les autres fabricants, des manches creux. On aurait eu des manches trop lourds, en les faisant en acier massif, comme les bistouris et les scalpels.

Citons aussi des *boîtes de curettes de Volkmann*, modifiées d'après les indications du Dr Bouilly. Ces curettes ont l'avantage de pouvoir s'allonger de 15 à 25 centimètres, comme celles construites par M. Aubry (Voir *Fig.* 140) ; — une *petite pince de Museux*, avec écartement très prononcé pour les mors, pour saisir et maintenir avec facilité les petites tumeurs pendant la dissection ; — l'*aspirateur des graviers* des Drs Fonnegras et Durant (de Colombie, Amérique), avec pompe aspiratrice en métal, pour remplacer la poire en caoutchouc des aspirateurs de Bigelow et du Pr Guyon, ce qui entraîne une diminution de prix. Cet appareil a été fabriqué spécialement pour les pays où le caoutchouc se détériore facilement (Voir *Fig.* 141). — Mentionnons aussi un *porte-nitrate*, contenant une seringue de Pravaz, modèle fabriqué pour diminuer le volume des trousses ; — le *stérilisateur par l'eau bouillante* de M. le Dr Reynal

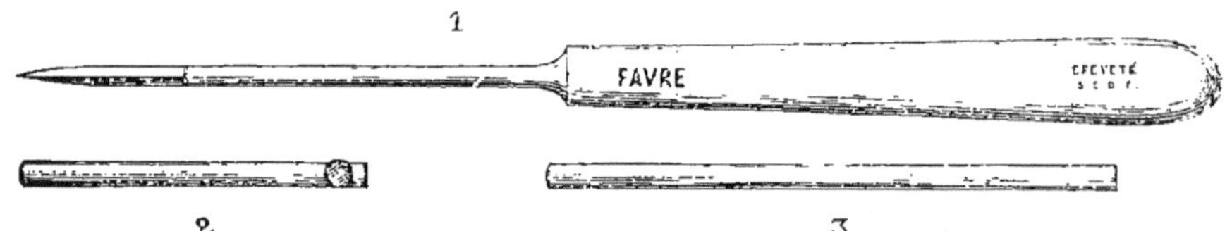

Fig. 142. — Scarificateur utérin du Dr Batuaud.

O'Conor. Ce modèle avait été fait très petit d'abord et publié dans le *Progrès médical* ; depuis on l'a fait plus grand et la cuve mesure dès lors 26 cent. de longueur sur 12 cent. de largueur et 12 cent. de hauteur. Il y a encore, figuré ci-dessus (Voir *Fig.* 142), le *scarificateur du col de l'utérus* de M. Batuaud, tout en acier, d'une seule pièce, avec gaine servant à limiter nettement la longueur du tranchant ; — la fameuse *seringue à fécondation artificielle* du non moins célèbre X..., avec canule en argent, très malléable. N'insistons pas.

Nous citerons par contre l'*appareil à coxalgie* de M. le professeur Lannelongue, qu'on connaît d'ailleurs. Enfin, des *jambes artificielles* et des *corsets orthopédiques;* — un *nouveau pied artificiel* avec mouvement de pronation et de supination, genre de pied qui est à l'essai depuis quelque temps déjà ; — une *trousse* très petite, à peine grosse comme un porte-monnaie.

Nous ne nous arrêterons pas davantage sur cette fabrication où l'invention pure, c'est-à-dire ce qui nous intéresse actuellement, est reléguée au deuxième plan. Ce n'est pas à dire que la fabrication de M. Favre ne vaille pas les autres, que son exposition ne soit pas aussi complète que celle des fabricants qui viennent comme lui en seconde ligne ; mais le côté invention est un peu négligé dans ses ateliers. Il nous permettra de le lui faire remarquer. Il faut dire et répéter cependant, — car c'est là une trouvaille importante, — que c'est lui qui le premier a fabriqué les bistouris et les scalpels, d'une seule pièce et entièrement en métal. On en saura certainement bon gré à sa Maison.

VIII. — MAISON GALANTE.

La *Maison Galante*, chacun le sait, est au caoutchouc ce
que **M.** Collin est aujourd'hui à la coutellerie chirurgicale.
Comme le faisait si bien remarquer notre maître, M. Verneuil,
dans une de ses excursions à la Classe XIV, pour montrer
aux élèves de sa clinique les merveilles de l'industrie appliquée
aux sciences médicales, il suffit de commander à M. Galante
un instrument de caoutchouc, en lui indiquant seulement le
but à remplir, pour que, du premier jet, une disposition nouvelle soit créée. Dans quelques jours on obtient l'objet dont
on a besoin et il est, du premier coup, construit de telle façon
que dans la suite on ne pourra y apporter que des modifications de détails (1).

Malgré cette spécialisation très marquée et sur laquelle
nous insisterons spécialement, la Maison Galante n'en continue pas moins à fabriquer une série d'instruments de chirurgie en acier dont quelques-uns nous arrêteront un instant.

a). *Modifications d'ordre général.*

*Manches métalliques ajourés de MM. Galante et Boîtes
d'instruments aseptiques.*

La Maison Galante n'a pas apporté de modification à l'ancienne articulation ; encore emploie-t-elle peu l'articulation
mobile à tenon. Nous nous permettrions de la critiquer assez
vertement à ce sujet si nous ne reconnaissions que ce
n'est pas là le point par lequel elle désire briller. Il est urgent toutefois qu'elle abandonne l'ancienne articulation et
adopte une forme quelconque d'articulation mobile. Il y va de
la vente ; elle construit bien d'ailleurs des manches métalliques. Pourquoi ne tenterait-elle rien de nouveau en fait
d'articulation ?

---

(1) Nous aurions voulu, dans notre mise en pages, placer la
Maison Galante à côté de la *Maison Collin*. M. Galante sait
pourquoi nous n'avons pu y parvenir. Il ne pourra donc pas
trouver inexacte notre classification. D'ailleurs, il y a plaisir à
terminer un repas copieux et succulent par un des meilleurs morceaux.

1° *Manches métalliques.* — Les instruments à manches métalliques de la Maison Galante se distinguent, comme nous l'avons déjà dit, de ceux des autres fabricants, par deux points principaux : 1° la conformation des manches ; 2° par la façon dont la lame est adaptée à ces manches. — Les manches sont en nickel massif, d'une seule pièce, au lieu d'être formés de co-

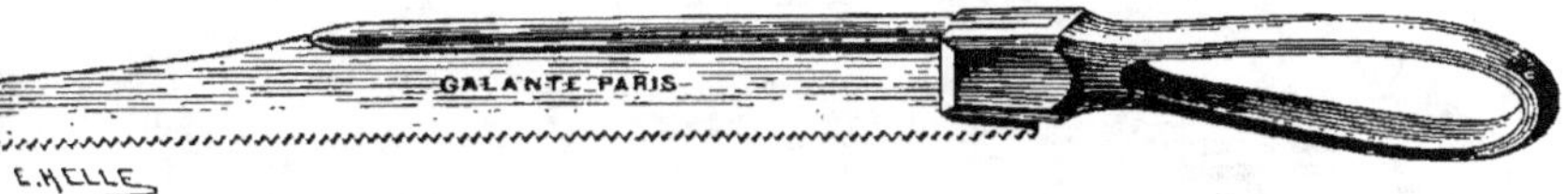

Fig. 143. — Scie à main passe-partout avec manche métallique à jour.

quilles juxtaposées et soudées, comme ceux de la plupart des autres fabricants. Comme ils seraient de beaucoup trop lourds s'ils étaient pleins, on les a ajourés, de manière à obtenir un poids total de l'instrument égal à celui que présenterait le même instrument monté avec un manche en ébène. Ces manches à jour sont susceptibles certainement d'être exposés dans une

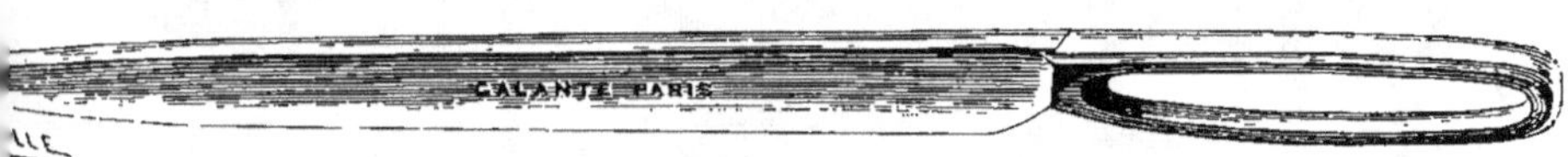

Fig. 144. — Couteau à amputation à manche ajouré.

étuve à une température très élevée et même d'être soumis à l'action directe de la flamme d'un foyer, sans subir la moindre altération ; mais, ils sont moins bien en main que les manches pleins et les malpropretés peuvent assez facilement s'accumuler aux extrémités effilées des jours ovalaires des manches, par exemple ceux des couteaux à amputation. A l'encontre des

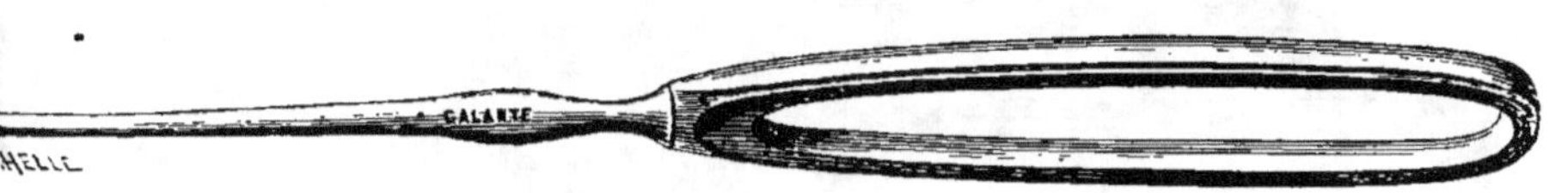

Fig. 145. — Curette à manche métallique à jour.

manches de MM. Collin, Mathieu, Mariaud, etc., ils n'ont pas besoin d'être nickelés et de subir, à diverses reprises, un nouveau nickelage, puisqu'ils sont en nickel massif. Ils peuvent donc être plongés dans n'importe quel liquide antiseptique sans se dépolir. — Ces manches ajourés sont réunis à la lame (scies, couteaux, curettes, etc.), de façon à ne faire qu'une seule pièce, à l'aide d'un *rivet très solide, sans aucune sou-dure.* Cela vaut beaucoup mieux que la soudure ordinaire ou l'ancien ciment qui servait jadis à unir les deux parties de l'instrument; mais la soudure forte de M. Mathieu peut remplacer ce rivet, car elle résiste très bien à des températures très élevées (Voir *Fig.* 143, 14′, 145).

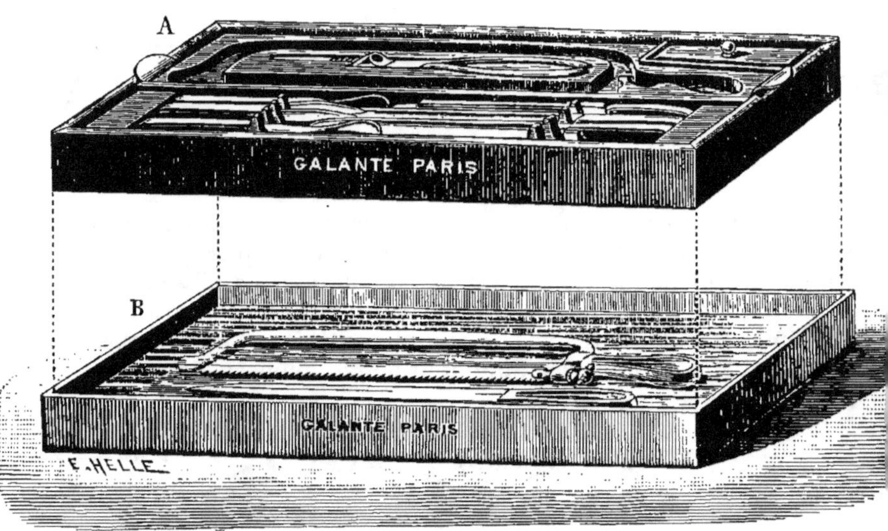

Fig. 146.— Boîte aseptique pour amputation. — *Légende :* A, Plateau mobile en bois dur avec les instruments; — B, Bassin métallique, plein d'une solution antiseptique où trempent les instruments.

2º *Boîtes aseptiques.* — Comme ailleurs, on verra dans la vitrine de MM. Galante des *boîtes d'instruments aseptiques,*

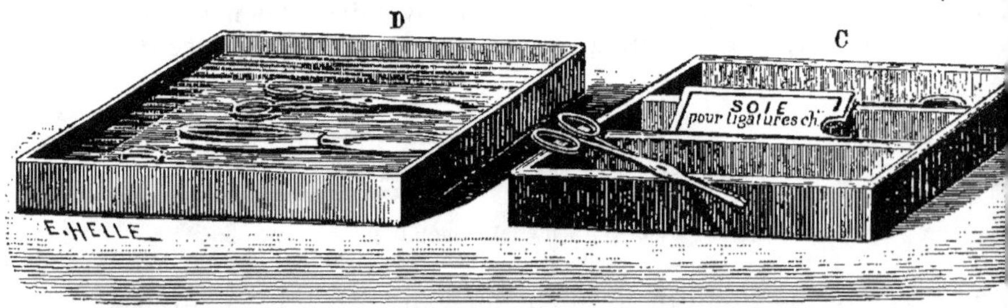

Fig. 147. — Bassin métallique (D) pour faire tremper dans une solution antiseptique les instruments ; — C, Boîte en bois dur pour contenir les instruments de petite chirurgie (aiguilles, soie, pinces à pression, etc.).

où toutes les garnitures ont été supprimées (peau, velours, soie, etc.). Les instruments reposent sur des plateaux mobiles en bois dur où la place des instruments est entaillée. Ces plateaux s'emboîtent dans des bassins métalliques nickelés, indépendants, qui ont l'avantage de ne présenter *aucun recoin, aucune saillie*. Ces bassins peuvent recevoir la solution antiseptique où doivent plonger avant l'opération les instruments; ils sont calculés de telle sorte qu'ils peuvent contenir tout le matériel nécessaire à une intervention donnée et peuvent être stérilisés à l'étuve (Voir *Fig.* 146 et 147).

b). Instruments dus à MM. Galante et fabriqués depuis 1878.

1° *Chirurgie générale.*

Nous ne signalerons pour MM. Galante, sous cette rubrique, que quelques instruments de chirurgie générale, ayant soin de réserver pour un article spécial tous ceux qui se rattachent à l'industrie du Caoutchouc, en laquelle cette maison est passée maîtresse indiscutée.

On verra, entre autres, dans des trousses bien composées quoique peu aseptiques, des *trocarts* de poche, multiples, avec étui en métal nickelé servant de manche, et s'emboîtant les uns dans les autres, en raison de leurs calibres différents.

En ce qui concerne les affections du thorax, nous citerons le *dilatateur de l'œsophage de M. le Dr Debove*, qui se compose d'une tige en baleine longue, mince, flexible, terminée par une petite boule métallique. Sur cette tige peut glisser une série d'olives graduées en ébonite. Une tige métallique, sorte de mandrin creux, formée par un ruban roulé en spirale, se glisse sur la baleine conductrice dont elle peut suivre toute les inflexions. Pour se servir de l'instrument, on introduit d'abord la tige de baleine, puis enfile une olive et la pousse avec le mandrin creux, qui sert de propulseur. On peut ainsi dilater vigoureusement, sans craindre les fausses routes.

A côté on verra la *pompe stomacale de MM. Galante.* Elle est en ébonite et pourvue d'un piston qui joue en même temps le rôle d'obturateur des voies de dégagement de la pompe. La tige du piston constitue en effet la clef des robinets d'entrée et de sortie. Ces robinets se ferment ou s'ouvrent suivant qu'on imprime d'un côté ou de l'autre un mouvement de torsion à cette tige. Le robinet occupe le bas du corps de pompe ; ses voies sont larges et sans angles.—Cette disposition des pompes, qui est de l'invention de MM. Galante, est très intéressante, car elle permet de supprimer les robinets, dont le nettoyage est toujours difficile, et d'aspirer ou de refouler des liquides très chargés de corps étrangers, sans obstruer les orifices de l'instrument. Elle se rapproche donc davantage de l'idéal auquel nous tendons, à savoir l'asepsie absolue et facile de tous les instruments.

MM. Galante ont appliqué cet ingénieux mécanisme à

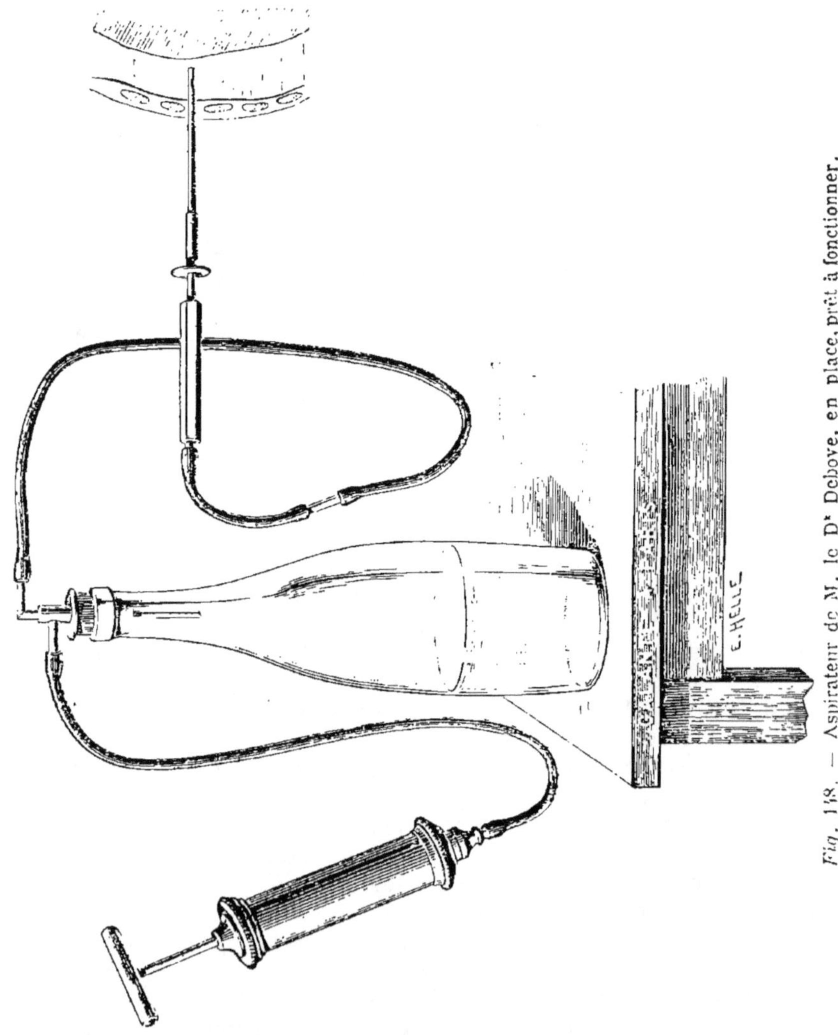

Fig. 148. — Aspirateur de M. le D^x Debove, en place, prêt à fonctionner.

bien d'autres instruments, par exemple à la pompe de l'*appareil pour injections cadavériques* qu'ils ont fait breveter. Cette pompe est en effet commandée d'une manière directe par la tige du piston. L'application de ce principe à ce dernier appareil d'amphithéâtre d'anatomie est très bonne, car l'on sait combien il est difficile d'avoir et de conserver des seringues pour injections anatomiques dont les robinets fonctionnent bien. La substitution de cette trouvaille aux robinets en général constitue donc un réel progrès. Ce dernier instrument de MM. Galante est recommandable à d'autres points de vue : facilité d'injections et de liquides quelconques, même de suif fondu ou de stéarine, absence de soupapes, etc.

Mais revenons aux instruments de chirurgie : nous appelons spécialement l'attention sur le nouvel *aspirateur de M. Debove*, dont le *Progrès Médical* a déjà publié les dessins et fait connaître le curieux mécanisme (Voir *Fig.* 148 et 149). Dans cet instrument aussi, on s'en souvient, M. Debove a supprimé les robinets ; il s'agit d'un aspirateur presque idéal au point de vue de l'asepsie, car il peut aller à l'étuve et se démonter facilement pour le nettoyage. Il a en outre l'avantage énorme de coûter bien moins cher que les autres aspirateurs. Il reste à rendre stérilisable facilement le bouchon du flacon et le tube de raccord en caoutchouc.

M. Galante avait déjà modifié l'aspirateur Dieulafoy en lui adaptant un robinet à trois voies ; mais cet ancien modèle doit aujourd'hui céder le pas au nouvel instrument de M. Debove, quoiqu'il ait été pourvu du système de commande facultative et directe du robinet par la tige du piston, c'est-à-dire du système dont nous parlions à l'instant et qui fait grand honneur à l'esprit inventif de M. Galante.

Avant de passer aux spécialités, nous avons encore à citer le *thermomètre pour températures locales* du docteur Constantin Paul, à enveloppe isolante, et adhérent à l'aide du vide que peut faire une poire en caoutchouc adjointe à l'appareil ; — la *seringue de Pravaz* avec aiguille à recouvrement, qu'on peut mettre dans la poche, sans emploi de boîte, car l'aiguille est protégée par un étui qui se visse sur la

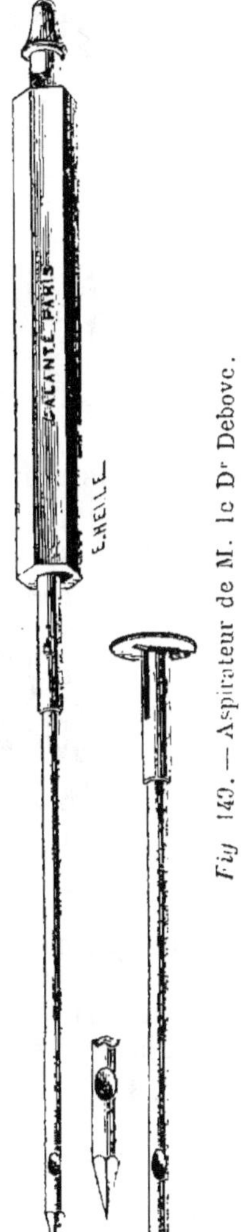

Fig. 149. — Aspirateur de M. le Dr Debove.

base de la seringue, et le cylindre en cristal est suffisamment garanti par une armature métallique (Voir *Fig.* 150);
— les divers appareils de M. Debove, employés pour les

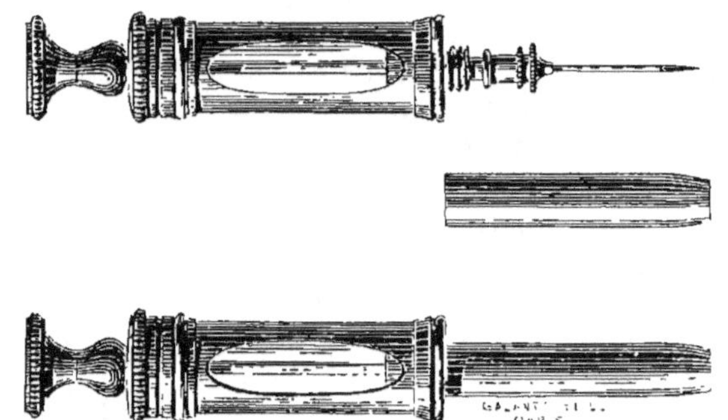

Fig. 150. — Seringue de Pravaz avec aiguille a recouvrement.

applications thérapeutiques du *chlorure de méthyle*, simples tubes métalliques, enveloppés de caoutchouc, disposés pour pulvériser ce chlorure et qui sont des plus maniables (V. *Fig.* 151);

Fig. 151. — Appareil pour pulvériser le chlorure de méthyle
de M. le Dr Debove.

— enfin quelques *pulvérisateurs* de petit modèle et de formes variées. Leur simple énumération en serait longue; bornons-nous à signaler le *pulvérisateur nasal de M. Ruault*, de construction récente et décrit dans les *Archives de Laryngologie*, en avril 1889.

2° *Spécialités diverses.*

Nous avons de même peu de nouveautés dans les différentes spécialités.

1. — En *Otologie* et en *Laryngologie*, il faudra voir le *laryngoscope* de M. Galante, très portatif, car il peut se mettre dans une petite trousse, après avoir été replié sur lui-

même (Voir *Fig.* 152);— l'ascenseur porte-lampe pour le même
instrument ; — la *pince porte-spéculum du docteur Miot*,
avec miroir. Nous devons une mention spéciale à un *dilatateur
de la trachée de M. Galante*, qui, par un dispositif spécial de son
invention, a des branches qui s'écartent parallèlement. Ceci est
obtenu à l'aide de deux bielles surajoutées à l'articulation des
branches. C'est là un perfectionnement pour le fonctionne-

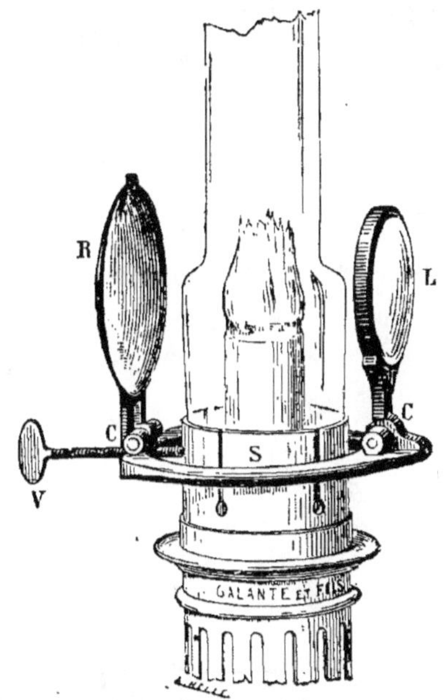

Fig. 152 — Laryngoscope pour trousse.— *Légende* : S, Collier; — L, Loupe ; —
R, Miroir reflecteur ; — C. C, Articulation du miroir et de la lampe pour
permettre de mettre dans une trousse l'instrument.

ment des mors qui a son intérêt, quoiqu'il complique un peu
l'instrument et le rende plus difficile à nettoyer. Il est aussi
employé pour divers autres dilatateurs, par exemple le *dilatateur de l'utérus*.

2. — Pour les *Maladies des voies urinaires*, signalons
de jolis *brise-pierres à bascule* et à volant cannelé du professeur Guyon, avec le mors du Dr Reliquet, nickelés en
entier (Voir *Fig.* 153), et l'*irrigateur vésical* du Dr Maréchal
(de Brest) (Voir *Fig.* 154), destiné à pratiquer les injections vésicales prolongées. Il se compose d'un siphon de
caoutchouc à poire dont la grande branche se termine sur un
robinet à trois voies auquel vient s'adapter la sonde uréthrale

et un tube déverseur. La disposition de l'appareil est telle que le malade, en tenant entre ses doigts le robinet à trois voies, peut, tour à tour et suivant sa volonté, faire arriver du liquide

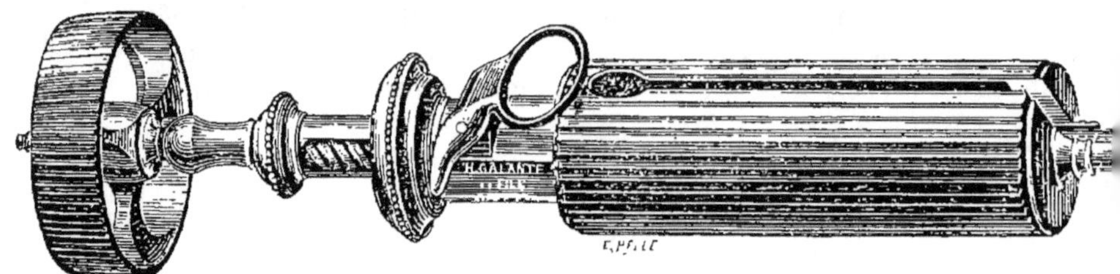

Fig. 153. — Manche des Lithotriteurs modernes

laveur dans la vessie et l'en faire partir, en imprimant seulement un demi-tour à la clef du robinet.

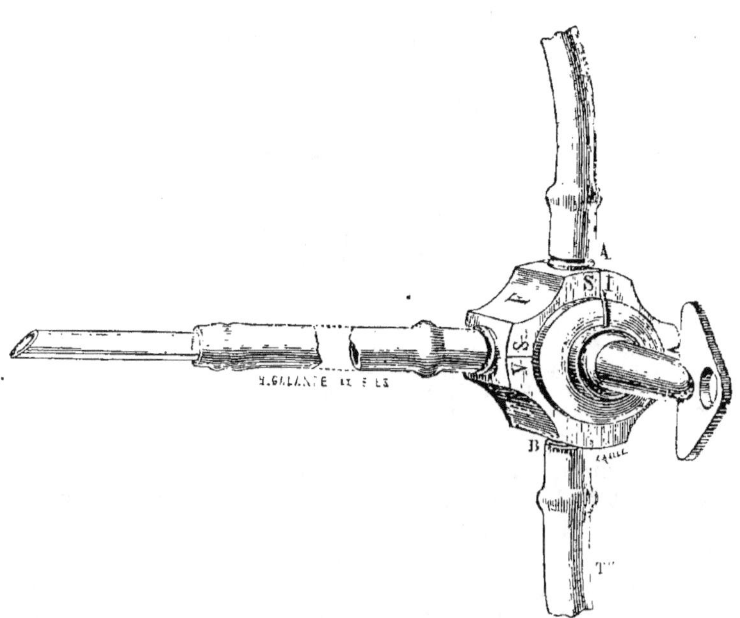

Fig. 154. — Robinet à trois voies de l'Irrigateur vésical du Dʳ Maréchal.

3. — En *Gynécologie*, rien de bien intéressant, rien de bien nouveau, sauf la nouvelle *trousse gynécologique* portative de M.le Dʳ Doléris, qui se présente sous forme d'une petite boîte de 0,20 de long sur 0,12 de large et 0,03 c. de hauteur ; elle con-

tient, entre autres choses, un spéculum à valves démontables ;
puis une herse de Doléris, des curettes linéaires ou ovalaires,
une serpette, susceptibles d'être montées sur le même manche
et d'y être fixées par un écrou. Il y a aussi de très petites pinces

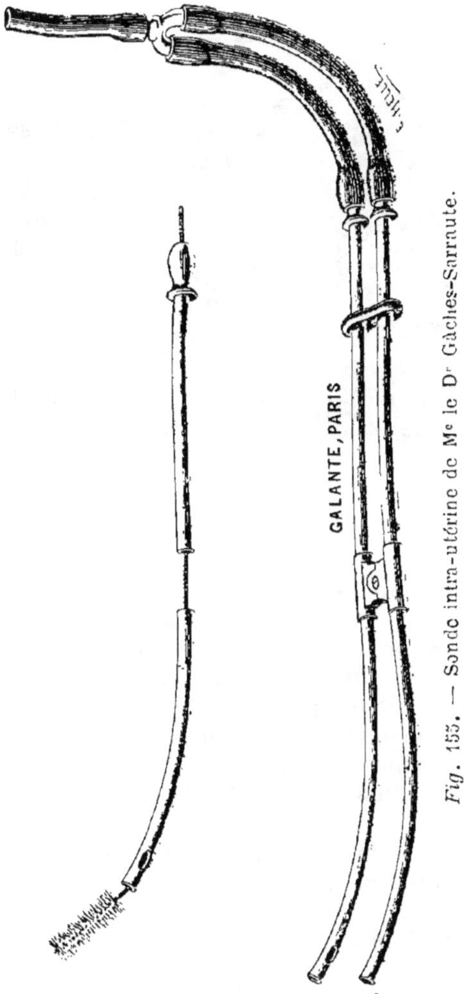

Fig. 155. — Sonde intra-utérine de M⁰ le D⁰ Gâches-Sarraute.

(il y en a 4) à pression automatique et à manche percé d'un
orifice pour passer un fil ; elles sont destinées à étaler la muqueuse des voies génitales lors des opérations plastiques.
Mentionnons encore la nouvelle *sonde intra-utérine de Mᶜ le
Dʳ Gâches-Sarraute*, décrite récemment dans le *Progrès mé-*

dical (Voir *Fig.* 155); — le *dilatateur de l'utérus* à ouverture parallèle dont nous parlions plus haut.

4. — Il ne faut pas oublier, en *Obstétrique*, la *couveuse pour enfants* de M. Auvard, entièrement construite en bois épais,

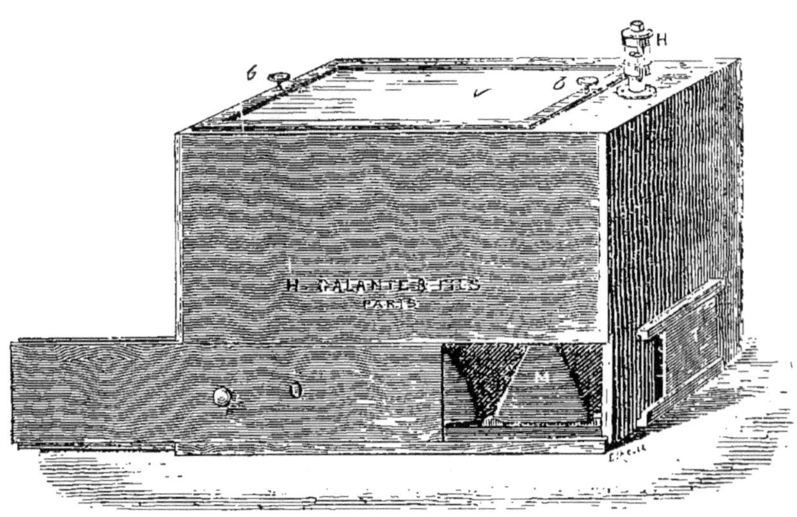

Fig. 156. — Couveuse pour enfants de M. le Dr Auvard (ancien modèle).

partagée en deux étages par une cloison horizontale. L'enfant est placé à l'étage supérieur; mais ceci est l'ancien modèle (*Fig.* 156). MM. Galante en ont exposé un nouveau, plus perfectionné, dans lequel la chambre inférieure est disposée de telle sorte qu'on peut régler la température de l'appareil sans l'ouvrir. On remplit de l'extérieur le réservoir d'eau chaude. Par le seul fait de l'entrée d'une certaine quantité de cette eau chaude, on voit s'écouler automatiquement au dehors une égale quantité d'eau refroidie.

5. — Nous n'insisterons pas sur les appareils *Orthopédiques* de cette maison qui n'ont rien de particulier. Ils sont du domaine commun. Nous citerons toutefois à cette place *l'appareil pour la suspension* des tabétiques, déjà si connu (Voir *Fig.* 157).

6. — Mais, avant de passer à l'étude des objets en caoutchouc, nous devons rappeler qu'un grand nombre d'instruments qui sont utilisés dans les *Laboratoires de physiologie* du Collège de France et qui sont dus à MM. Marey et Franck, ont été construits par MM. Galante. Nous ne pouvons pas ne pas rappeler ici que les premiers *myographes de Marey* sont sortis de

leurs ateliers. A voir aussi les *manomètres inscripteurs* simples
ou doubles de M. Franck ; — le *spiromètre* de M. Galante ; — le
réflexomètre de M. le Dr S. Danillo (de Saint-Pétersbourg),
pourvu d'un signal électrique pour l'examen de réflexes ten-

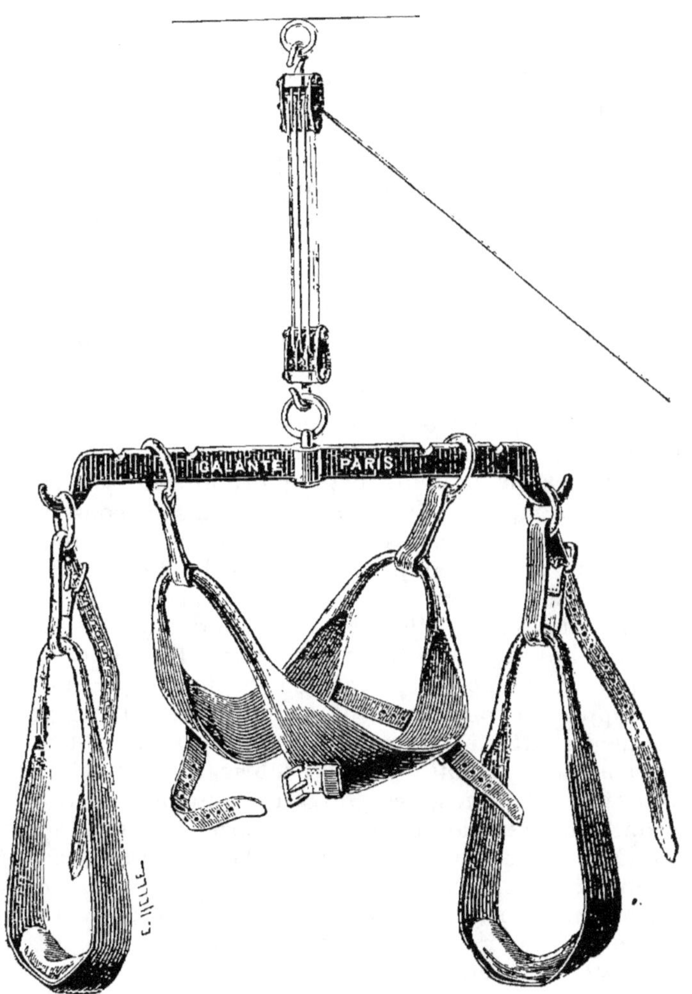

Fig. 157. — Appareil pour la suspension.

dineux, et qui donne le moyen de connaître exactement la
force de percussion, le mouvement du choc, etc. (Voir *Soc. de
Biol.*, 29 juillet 1882); — le *névrotome à signal électrique* de
M. Franck, et l'*excitateur du cerveau* du même auteur, etc.

etc. Il est vrai que ces instruments ont déjà quelques années d'existence.

3° *La Maison Galante comme Fabrique d'instruments en Caoutchouc.*

Par une ironie du sort, M. Galante, dont la spécialité est, d'une manière indiscutable, l'application du caoutchouc aux instruments nécessaires aux médecins, chirurgiens et physiologistes, a été nommé cette année membre du Jury de l'Exposition pour la classe qui comprend la Coutellerie (1). On n'en fait jamais d'autres ! Il est vrai que M. Collin était peut-être trop brillant coutelier pour qu'on le fasse passer de la Classe XIV à la Classe XXIII..... Quoi qu'il en soit, que ces messieurs nous pardonnent cette simple remarque et qu'ils nous permettent au moins de montrer ce que nous disions au début, à savoir la supériorité de la Maison Galante pour la fabrication des *Instruments de chirurgie en Caoutchouc.* Ces derniers sont de deux sortes : les uns en *caoutchouc rouge vulcanisé* ; les autres en *caoutchouc durci* ou *ébonite.*

a) *Caoutchouc rouge vulcanisé.* — α) *Sondes diverses.* — Le nombre de ces instruments est aujourd'hui fort considérable. Quand Nélaton, en novembre 1862, faisait construire par M. Galante sa première *sonde en caoutchouc rouge* vulcanisé, on était loin de soupçonner les applications que l'avenir réservait à cette substance en ce qui concerne notre art. Et d'ailleurs cette sonde elle-même a changé notablement. Aujourd'hui elle est aussi lisse que possible, d'une souplesse remarquable, d'un calibre égal. La substance qui la constitue est des plus homogènes et il est bien regrettable qu'un tel instrument s'altère à la longue et devienne si cassant. — A côté de ces sondes uréthrales, dont la fabrication est si soignée, il faut citer les *bougies rectales,* en caoutchouc vulcanisé, de Nélaton, modifiées par M. Galante, à parois très-épaisses et destinées à la dilatation progressive dans les rétrécissements du rectum ; — la *sonde en caoutchouc rouge de M. le Pr Verneuil* pour nourrir les opérés et destinée à être placée à demeure dans l'œsophage, après une intervention sur la cavité buccale, etc., etc.

β) *Tubes à drainage.* — Nous devons insister sur les *tubes à drainage* en caoutchouc rouge, perforés à l'emporte-pièce et sectionnés aujourd'hui par morceaux de quelques centimètres,

____

(1) La coutellerie pure, la coutellerie commerciale, de fabrication courante.

au lieu de former des rouleaux énormes. Ces drains à bouts travaillés, sont préparés à l'avance depuis ces dernières années et placés dans des tubes de verre cylindriques, après avoir été aussi sérieusement stérilisés que possible. Les tubes en verre sont obturés avec de la ouate aseptique. C'est là une bonne précaution, mais peut-être un peu exagérée, car le simple séjour d'un tube à drainage dans une solution de sublimé pendant quelques jours le rend parfaitement aseptique.

M. Dujardin-Beaumetz, en réunissant sous forme de flûte de Pan, un faisceau de tubes à drainage de dimensions variées, a constitué un *appareil pour l'empyème* que M. Galante vient de modifier récemment encore. L'ancien était pourvu d'un petit ajutage pour obturer les tubes à drainage passés dans une mince plaquette de caoutchouc taillée en rondelle (Voir *Fig.* 158).

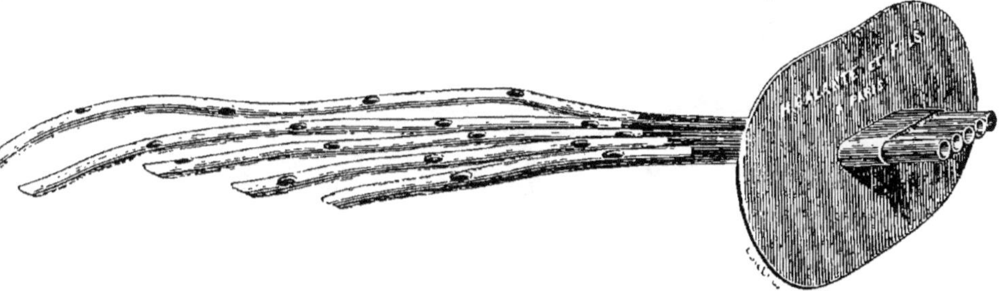

Fig. 158. — Drains en flûte de pan.

La modification nouvelle consiste dans la suppression de cet ajutage et son remplacement par une deuxième rondelle de caoutchouc, articulée en haut avec la première et qui se rabat devant l'orifice des tubes de la flûte de Pan coupés au ras.

γ) *Appareils divers.* — Nous rapprochons de ces drains en caoutchouc les *tubes pour le lavage de l'estomac de MM. Faucher et Debove*, dont le second est constitué moitié par une sonde œsophagienne, en caoutchouc souple, quoique présentant une certaine résistance, et moitié par un tube se terminant par un entonnoir en verre; — l'*excitateur des parois stomacales de M. le Dr Bardet*, sorte de tube de Debove auquel on aurait ajouté un conducteur métallique, pénétrant dans la sonde œsophagienne, à l'union de celle-ci avec le tube (Voir *Fig.* 159); cet instrument est employé pour électriser les parois stomacales par l'intermédiaire d'une masse liquide préalablement injectée dans l'estomac avec la partie qui représente une sorte de tube de Debove; — les *appareils à réfrigération du tronc et des membres* ; — les *vide-bouteilles pour injections antisep-*

liques (Voir *Fig.* 160);—l'*ampoule de Galante*, pour le tamponne-
ment des fosses nasales, constituée par une sonde en caoutchouc

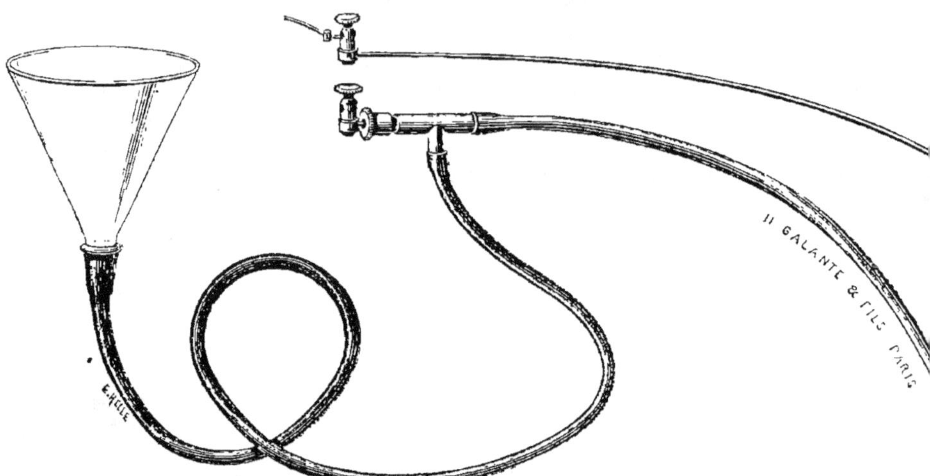

Fig. 159. — Excitateur des parois stomacales du Dr Bardet. — Au-dessus se voit
l'armature et la tige qui sert à conduire le courant.

rouge enveloppée en un point par une capote de baudruche
susceptible de se distendre quand on souffle par l'orifice

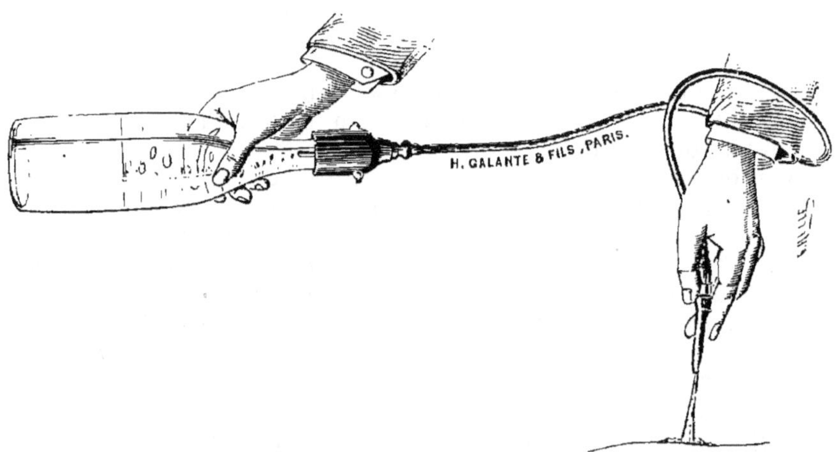

Fig. 160. — Vide-bouteille pour injections antiseptiques.

externe de la sonde; — l'*obturateur pour gastrostomie de
M. le Dr Terrillon*, etc.; — les *dilatateurs en caoutchouc du
col de l'utérus*, etc. etc.

δ) Dans une autre catégorie d'instruments qui ont **une forme** différente, mais qui ont entre eux une certaine **ressemblance**, il y a à **noter** : *l'œillère à poire de M. Galante*; — *les insuffla-teurs divers* pour le nez, la vessie, le vagin, le larynx, etc ; — le *bandeau de Maurel* (de Cherbourg) ou *monocle élastique*

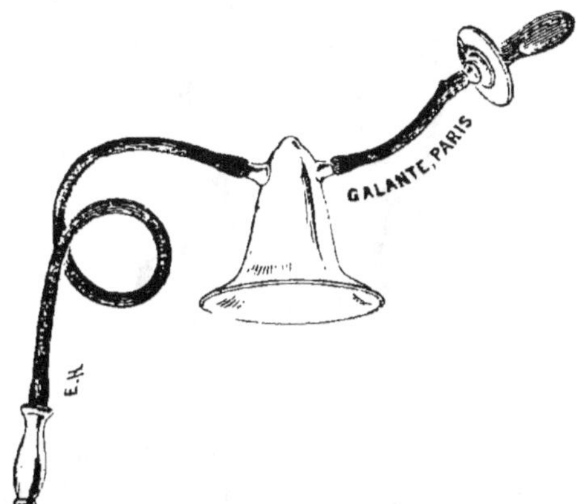

Fig. 161. — Téterelle de M. le Dr Auvard.

inévaporant; — le *bandeau de Galezowski*, muni d'une glace polie; — la *téterelle d'Auvard* (Voir *Fig.* 161), dans laquelle il serait peut-être bon de supprimer au moins un tube en caout-chouc, celui qui correspond à l'enfant. — Le *sac à glace de Chapmann*, à compartiments multiples (Lumbar ice-bag); —

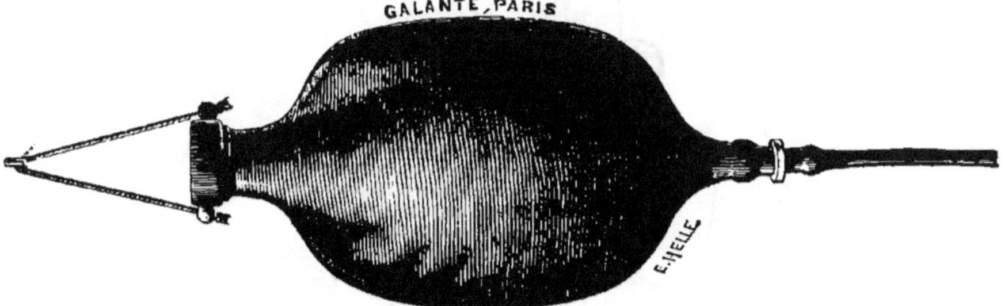

Fig. 162. — Poche en caoutchouc de M. le Dr Doléris

la *fontaine ou poche en caoutchouc de M. le Dr Doléris*, pour douches, lavages, injections antiseptiques (V. *Fig.* 162) munie, comme les autres instruments d'irrigation, d'un *système de fermeture extérieur* (*pinces presse-tubes*) très bien **compris**, qui remplace avantageusement les robinets ordinaires si difficiles à nettoyer; — des *matelas à eau;* — des *bas à*

varices ; — l'*alèze-entonnoir du* Dr *Smester,* pour les opérations sur les voies urinaires, vaginales, etc., permettant de
diriger dans un vase le liquide qui a servi, et pouvant se placer
au bord d'un lit ou sur un fauteuil spéculum ; — des *manchons*

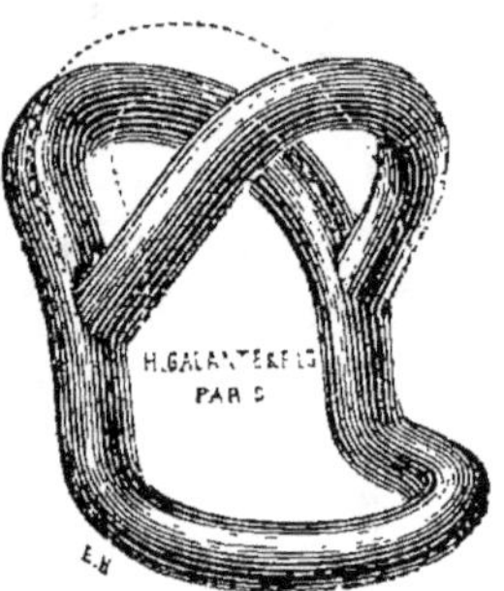

Fig. 163. — Pessaire sigmoïde de M. le Dr Meunier, à arc postérieur bifurqué.

divers pour différents usages ; — les *lames de caoutchouc*
(calottes, plaques, etc.), pour les maladies de la peau, etc., etc.
— Terminons par les *pessaires* que nous n'énumérerons pas ;
il y a simplement à mentionner parmi eux le *pessaire sigmoïde*

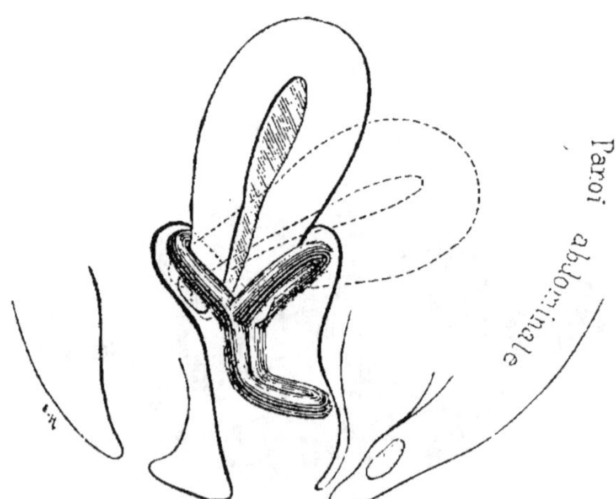

Fig. 164. — Pessaire sigmoïde bifurqué en place pour corriger l'antéversion
utérine.

élastique du Dr Meunier (d'Angers), de forme analogue à ceux
de Hodge et Smith. Un des modèles a son arc postérieur
bifurqué et ne convient qu'à l'antéversion et à l'antéflexion
utérine. Nous n'insistons par davantage sur ces instruments,

dits « de torture » par certains chirurgiens, qui n'ont peut-être pas tout à fait tort (Voir *Fig.* 163 et 164) dans certains cas.

b) Instruments en caoutchouc durci.—Les instruments en caoutchouc durci sont encore des *pessaires*, par exemple ceux de Hodge et de Mank ; — il y a aussi des *seringues* de modèles variés, des *pompes aspiratrices* stomacales, etc., etc. Nous croyons inutile de prolonger cette énumération, parce que les usages de ce caoutchouc sont encore assez restreints et parce que, d'autre part, nous préférons de beaucoup les instruments métalliques à ceux construits avec cette substance, toutes les fois que la chose est possible. On devine facilement pourquoi : la difficulté de leur stérilisation par la chaleur.

Il est bon cependant de rappeler comment ce caoutchouc durci est obtenu. C'est à l'aide de l'adjonction au caoutchouc ordinaire d'une plus grande quantité de soufre que pour le caoutchouc vulcanisé.

Dès 1876, le regretté Dechambre disait (*Diction. Encyclop.*, article *Caoutchouc*) que la vulgarisation dans la pratique française de ce dernier caoutchouc était due surtout à M. Galante. Eh bien, à n'en pas douter, le progrès fait dans cette industrie depuis 1878 est encore dû à ce fabriquant, du moins en ce qui concerne l'emploi du caoutchouc dans la pratique médico-chirurgicale. Il suffit de jeter un coup d'œil dans la vitrine si bien aménagée de la Maison Galante à l'Exposition, pour s'en convaincre.

Si l'on veut avoir une preuve manifeste que la Maison Galante est capable de manier le caoutchouc à sa guise, d'en faire absolument ce qu'elle veut, il suffit de considérer quelques instants seulement, — sans tenir compte de la vitrine (celle de droite) où les principaux objets en caoutchouc ont été rassemblés, — l'exposition des instruments de chirurgie de cette maison. Beaucoup d'entre eux, qui chez MM. Collin, Mathieu, Aubry, etc. sont complètement en métal, sont ici pourvus d'ajutages en caoutchouc. Citons au hasard : le Thermomètre à température locale de C. Paul, dont nous avons déjà parlé, et qui se distingue précisément de celui construit par M. Alvergniat par l'adjonction de ces pièces en caoutchouc qui assurent son adhérence à la peau ; — la Pompe stomacale, qui est faite souvent en caoutchouc durci, au lieu d'être en métal ; —divers modèles de pessaires que M. Galante fera en caoutchouc, tandis que M. Mathieu emploiera l'aluminium, l'instrument devant être très léger, le moins lourd possible ; — l'Aspirateur Tachard ; — le Pulvérisateur de chlorure de méthyle, etc., etc. Certainement, avec les données modernes sur l'outillage chirurgical, ce n'est peut-être pas là un progrès, pour un certain nombre de cas au moins. Mais cette simple remarque n'en montre pas moins que le caoutchouc n'a plus de secret pour ces fabriquants. Il suffit de faire cette remarque, pour que l'on n'ait pas désormais trop de tendance à abuser de cette substance, car les instruments qui en renferment ne peuvent pas être stérilisés à l'étuve. L'opportunisme ici doit être la règle. Le *Caoutchouc* est une belle chose, mais la *Chaleur* en est aussi une bonne..... pour tuer les microbes ! Or, caoutchouc et chaleur ne vont guère ensemble. Que MM. Galante ne l'oublient pas.

IX. — MAISONS DIVERSES.

A. — *Vitrines de la Classe XIV*.

1° *Première salle.* — Dans la première salle réservée aux Instruments de Chirurgie, nous devons encore attirer l'attention du visiteur sur certaines vitrines, à la vérité bien moins importantes que celles que nous venons d'étudier. Quelques-unes d'entre elles méritent simplement une mention.

Les expositions de la *Maison Schœnfeld* et de la *Maison Gobinard* ne nous arrêteront pas, non point à cause de leur exiguité — on trouve de bonnes choses partout — mais parce que nous n'y avons rien vu de bien nouveau. La première ne s'occupe guère que d'instruments en caoutchouc pour la médecine et la plupart des modèles aperçus ressemblent fort à ceux de nos grands fabricants. M. Gobinard s'adonne de préférence à l'orthopédie et aux bandages ; sa fabrication sérieuse lui a valu d'ailleurs des récompenses aux expositions antérieures. — Pour la *Maison Mayet* et la *Maison Vitry*, nous n'insisterons pas davantage non plus, quoique le successeur de MM. Vitry frères, M. F. Schwob, expose, lui aussi, comme M. Galante, quelques manches métalliques ajourés et se fasse remarquer par une fabrication suffisamment bonne pour qu'elle lui ait valu déjà plusieurs médailles.—Nous ne devrions même pas citer, si nous ne tenions à être complet pour cette première salle si importante, la vitrine de *M. Dumez*, qui paraît vraiment trop spécialisé. Certes, son catalogue ne brille pas par des inventions multiples ; il ne mentionne guère, comme trouvaille, qu'un *spéculum à douches*, d'une utilité fort relative, mais breveté.

Nous devons réserver une petite place à part pour l'exposition de la *Maison Graillot*, qui est la maison Charrière de la médecine vétérinaire. Elle possède, en outre de la petite vitrine de la Classe XIV, une autre exposition reléguée à la Classe 74 (groupe VIII, galerie F), mais nous n'avons pas à nous en occuper ici. On pourra voir, par les instruments de M. Graillot, que la chirurgie vétérinaire n'a pas encore profité, dans une notable mesure, des théories antiseptiques modernes. Espérons que cela viendra bientôt, car il n'y a là que des manches en bois et des articulations à l'ancienne mode. Nous engageons fortement la *Société protectrice des animaux* à mener une campagne dans ce sens ; elle sera tout à fait dans

son rôle en essayant de provoquer cette petite révolution;
mais, pour nous, nous ne pouvons insister davantage.

Enfin, pour ce qui concerne la vitrine de la *Maison Crétès*,
nous avons résolu de ne pas la décrire ici et d'en parler aux
Instruments de précision. Nous y renvoyons donc le lecteur.

2° *Deuxième salle.* — Dans la seconde salle de la classe XIV,
où sont accumulées plutôt les expositions des orthopédistes et
des bandagistes, il y a encore quelques vitrines où l'on voit
des instruments de chirurgie qui méritent d'attirer un instant
le regard. Citons seulement celle de *M. Simal.* La maison
Simal mérite une mention très honorable, car ses instruments
ont bon air et paraissent bien conditionnés.

B.— Expositions situées en dehors de la Classe XIV.

1°Nous avons,chemin faisant,déjà indiqué qu'il y avait encore
un certain nombre d'instruments de chirurgie visibles dans l'un
des *pavillons de la Ville de Paris*, celui qui est situé du côté
du Palais des Arts libéraux. Nous n'y reviendrons pas, d'autant plus qu'ils proviennent presque tous des maisons dont
nous avons parlé et que cette exposition de l'Assistance publique est absolument rudimentaire, pour ne pas dire inutile.
Il fallait faire bien, faire plus complet, ou ne pas s'en mêler.
Le visiteur, à ce point de vue, n'a qu'à passer, sans s'arrêter,
dans l'espèce de vestibule où sont placés ces instruments
(Classe des Hôpitaux), sauf quand il rencontrera ceux que
nous lui avons déjà signalés, c'est-à-dire la *table de Nicolelis*
(Aubry) destinée à supprimer les aides, les *grands pulvérisateurs à pieds roulants* et les instruments des services de
M. Guyon (vitrine de l'hôpital Necker), de M. Segond, etc.,
etc. — A voir aussi quelques modèles de tables d'opérations,
des lavabos, des étuves, etc.

2° Il y a encore, mais bien loin, au Palais de l'Industrie,
dans une annexe de l'exposition de la ville de Paris, un certain
nombre d'instruments de chirurgie; on les trouvera au milieu
de l'*Exposition ouvrière*, qui n'a pas trouvé place au Champ-
de-Mars. Il suffit de cette simple indication, car il s'agit ici de
fabrication pure et simple et à peine d'invention. Cette Exposition n'est en effet, représentée, à notre point de vue, que par
quelques modèles de *M. Waseige*, situés dans une petite vitrine
de droite. On y verra facilement, grâce à un gardien complaisant — par extraordinaire, différents *pulvérisateurs* ; — des
seringues de Pravaz ; — une modification du *laveur* connu de
ce fabricant. Mais, franchement, ce n'est pas la peine de se
déranger. Nous conseillons au visiteur de ne point faire comme

nous, c'est-à-dire de ne pas perdre une heure à chercher cette microscopique annexe du Champ-de-Mars. Il n'y trouverait qu'une déception de plus et deux ou trois, — au plus, — instruments de chirurgie, déjà anciens.

Nous citerons pourtant encore dans cette annexe située au Pavillon de la Ville de Paris (Cours-la-Reine), au Palais de l'Industrie, un *appareil Mondollot pour la fabrication des boissons gazeuses*, ou plutôt une réduction au tiers de cet appareil, exécutée par Paul Cotté.

Il est bien regrettable que la Ville de Paris n'ait pas cru devoir faire davantage pour cette catégorie de ses ouvriers.

3° En outre, à l'*Esplanade des Invalides*, à la section d'Hygiène et d'Assistance publique, où nous conduirons plus tard le lecteur dans un autre but, l'on verra encore quelques instruments de chirurgie; parmi eux nous n'avons guère à signaler que ceux exposés par la *Maison Dupont*, et entre autres une *table pour opérations gynécologiques*, à dessus en verre; cette table nous paraît bien peu pratique. Pour un simple examen au spéculum, point n'est besoin d'un meuble aussi fragile et pour de véritables opérations il faut une installation meilleure encore. Puisque nous parlons de la maison Dupont, spécialiste en ces matières, profitons-en pour critiquer vivement, avec plusieurs de nos confrères, cette manie des praticiens français de se servir de fauteuils à spéculum qui sont affreusement incommodes, à force de vouloir dissimuler le but qu'ils ont à remplir. Quand on est gynécologue ou chirurgien, il faut avoir le courage.... de sa profession, comme de ses opinions, et ne pas craindre d'arborer, qu'on nous passe l'expression, dans son cabinet, un meuble spécial pour examiner commodément les femmes. Nous sommes de ceux qui pensent qu'il vaut mieux faire un examen sur un simple lit-spéculum d'hôpital que sur un fauteuil Voltaire capitonné, doublé de velours, ou une table à tiroirs multiples! C'est l'avis, d'ailleurs, des gynécologistes étrangers les plus en renom et même de quelques-uns de nos maîtres à Paris. Nos confrères n'ont qu'à penser comme nous pour que les industriels se mettent de suite à l'œuvre et modifient leur fabrication.

En terminant, un simple mot : N'est-il pas déplorable de voir ainsi les Instruments de Chirurgie éparpillés partout (1) ? Nous demandons en grâce, qu'à la prochaine récidive, on ne nous force pas à faire tant de kilomètres pour guider le lecteur !

---

(1) Il y en aurait aussi, paraît-il, à l'Enseignement supérieur (1er étage du palais des Arts libéraux, etc.) ; nous n'avons pas eu le courage de les rechercher, au milieu de ce capharnaüm.

II. — EXPOSITIONS ÉTRANGÈRES.

A. — Abstention des Nations Etrangères.

Comme nous l'avons déjà fait remarquer à plusieurs reprises, il ne faut pas trop comparer les expositions d'Instruments de Chirurgie placées dans les Sections étrangères à celles de la Classe XIV. Ce serait abuser le lecteur et faire perdre au visiteur un temps qu'il emploierait mieux autrement. Sans le moindre chauvinisme, nos fabricants sont à cent coudées au-dessus de leurs rivaux étrangers, à considérer du moins ceux des étrangers qui ont eu le courage de venir nous montrer ce qu'ils produisent. Certainement il y a chez nos voisins, surtout en Angleterre, en Allemagne et en Autriche, des maisons qui valent sinon celles qui chez nous tiennent la tête, du moins celles qui occupent le second rang; mais elles ne se sont pas données la peine d'envoyer au Champ-de-Mars des échantillons de leur fabrication.

Nous le regrettons fort, quoique nous comprenions très bien les raisons de cette abstention totale ou partielle; nous le comprenons très bien pour l'Amérique du Nord, par exemple, qui n'a pas besoin de nous comme débouché industriel. Quels avantages pécuniaires, en effet, aurait-elle pu en retirer? Comment aurait-elle couvert ses frais d'envois et d'installations, puisque nous avons en Europe des maisons qui font aussi bien, sinon mieux, que les premières fabriques des États-Unis. Les Américains, en gens d'abord pratiques, ont cru dès lors inutile de se déranger pour le plaisir d'être éclipsés et de mieux faire ressortir à ce point de vue notre incontestable supériorité. Mais nous ne savons pourquoi l'Angleterre et l'Autriche ont fait ainsi la moue! Aussi mentionnerons-nous, ne serait-ce que pour les en remercier vivement, les Maisons anglaises, américaines et autrichiennes, qui n'ont pas craint de faire quelques dépenses pour le succès de notre Exposition de 1889. Nous insisterons davantage sur la Belgique et surtout sur la Suisse, car là il y a quelque récolte à faire et quelques nouveautés à signaler, si l'ensemble est notablement inférieur.

B. — Disposition des Expositions Étrangères.

Certes, après une étude sérieuse, il n'est pas très difficile de guider le visiteur qui désire se rendre compte de l'industrie des Instruments de Chirurgie à l'étranger; mais l'auteur de cette notice a eu beaucoup de peine à découvrir, au milieu d'objets de toutes sortes, les vitrines réservées à ce genre d'instruments, et cela pour plusieurs raisons. La première se comprend facilement : c'est la place très restreinte occupée par les industries dont nous nous occupons dans chacune des sections, ce qui est dû à ce que bien peu de fabricants ont cru devoir exposer. La seconde, c'est la rareté des nations qui ont exposé, quoique certaines d'entre elles possèdent des maisons sérieuses. La dernière enfin, c'est la dispersion, çà et là, au milieu du Champ-de-Mars, des sections étrangères. Aussi nous n'avons pu étudier sérieusement que les principales sections : celles d'Angleterre, de Belgique, de Suisse et des États-Unis. Malgré le soin jaloux avec lequel nous avons fouillé dans les expositions des autres nations, nous n'avons rien trouvé d'intéressant. Nos lecteurs nous pardonneront donc, malgré les indications insuffisantes d'ailleurs du catalogue, de ne pas les arrêter devant les bandages de M. Trant (Oran), et l'appareil à douche de M. Valleix (Constantine), à l'Esplanade des Invalides; de même que devant les appareils orthopédiques des Espagnols et des Roumains, les rateliers des dentistes grecs, russes et chiliens, le *palpatomètre* de M. Philippovitch (d'Odessa) et même les instruments de chirurgie de la maison Biasion (de Cracovie) pour l'Autriche.

C. -- Enumération des Expositions Étrangères.

I. — SECTION ANGLAISE.

Quoi qu'en dise le catalogue, il n'y a qu'un exposant dans la section anglaise, bien représentée d'ailleurs par la *Maison Gray (J.) et fils*, de Sheffield. Les vitrines des *Cellular Clothing Co* (Limited) et *Christy et Co* (de Londres) ne renferment guère que des tissus qui n'ont que peu de rapport avec l'art médical ou même pharmaceutique. C'est à peine si l'on doit citer *MM. Mandleberg* pour leurs appareils en caoutchouc; revenons donc à l'exposition de M. Gray. Cette maison importante par son ancienneté, avantageusement connue, est certainement une des plus célèbres d'Angleterre. Et pourtant de combien n'est-elle pas en général inférieure à nos maisons françaises? La petite vitrine carrée qui lui est réservée dans les Galeries des Expositions Etrangères, section de la Grande-Bretagne (partie moyenne environ de la travée centrale, à droite de l'allée médiane et du côté de la galerie Rapp) contient trois sortes d'instruments. Les uns ressortissent de la chirurgie proprement dite, les autres de la médecine vétérinaire, les derniers sont des instruments de dentistes ; mais ils ont ous les mêmes défauts. Ce qui frappe dans cette vitrine, c'est d'abord l'abondance des manches en ivoire, puis le nombre immense de modèles de daviers que construisent les Anglais (spécialité où ils sont passés maitres), enfin l'absence de modifications dans la fabrication, attribuables à l'introduction dans la chirurgie de la méthode antiseptique. Nous n'avons pas vu un seul manche métallique. Par contre l'ivoire est répandu partout à profusion, à tel point qu'il y a relativement peu de manches en bois. Les nombreux forceps anglais présentent bien l'articulation dite anglaise, celle qu'a modifiée M. Mathieu, mais les autres instruments en sont encore à la vieille articulation non mobile. Faut-il citer quelques instruments? A côté de lithotriteurs tout à fait primitifs comme mécanisme, de canules à trachéotomie dont la canule externe présente une fente longitudinale à sa partie supérieure, nous avons remarqué un tourniquet de J.-L. Petit, plus propre que les nôtres, de solides et commodes petites pinces à forcipressure (modèle dit *américain*), et même un davier de Farabeuf; puis des seringues à guillochures variées, un peu trop dorées parfois et de formes bizarres. Et c'est tout. Sauf les *instruments pour dentistes*, nous restons encore les premiers.

II. — SECTION BELGE.

Quittons l'Exposition de la Grande-Bretagne et gagnons, de l'autre côté du Dôme central, le Palais des Arts Libéraux. Si, après avoir atteint la Classe XIV, nous nous en éloignons en dirigeant nos pas vers la Galerie des Machines, nous rencontrons plusieurs petites expositions d'Instruments de chirurgie. Nous devons les détailler plus qu'elles ne le méritent, car il importe de ne pas paraître trop infatué de la supériorité de notre fabrication. Dans la section des Pays-Bas, qu'on traverse d'abord, pas le moindre morceau à nous mettre... sous la plume.

Quant à la Belgique, elle ne brille certainement pas au Champ-de-Mars par son exposition d'instruments de chirurgie et nous le regrettons. C'est à peine si M. Wasseige (de Liège) a envoyé quelques spécimens de ses inventions qui sont loin de présenter le fini des maisons françaises. Nous avons remarqué dans cette vitrine quelques instruments d'obstétrique : un *lamineur céphalique,* un *crochet articulé,* un *pelvimètre,* un *constricteur pour amputation* utéro-ovarique, assez compliqué au premier abord. — Notons, au milieu de plusieurs modèles de *pulvérisateurs*, quelques spécimens à

tambour, comme en construit M. Mariaud, disposition destinée
à réchauffer le liquide vaporisé. — A côté, on verra une grande
machine... de laboratoire qui porte le nom d'*appareil pneumo-
dynamique* du Dr Simon; nous n'avons pas eu le courage de
nous enquérir de son but, quoique l'auteur prétende qu'elle
puisse être utilisée dans les services de clinique médicale. —
Quelques appareils prothétiques (*Maison Félix*, etc.), rien
moins qu'élégants, sont épars çà et là, aux alentours, les uns
pendus aux bras d'un informe mannequin, les autres réduits à
l'état de simples dessins. — Plus loin, une caisse pour pièces de
pansements antiseptiques; à notre avis, c'est une boite... à
microbes, malgré son agencement auquel parait tenir M. van
den Brock. — Il faudrait citer les figures du Pr *Soupart*, représentation de moulages destinés à l'enseignement de la médecine opératoire, etc., mais nous sortirions de notre domaine.

La *table pour cabinet de médecin de M. Max*, médecin de
l'hôpital des Enfants de Bruxelles, a le mérite d'être d'un
prix très modique. Pour un simple examen gynécologique,
elle est très suffisante; il n'en est pas tout à fait de même pour
une opération sérieuse.

En somme, rien ou presque rien.

III. — SECTION SUISSE.

Quelques mètres plus loin, l'on arrive dans la section
suisse. Dans une petite salle on trouvera de suite, sans recherches bien longues, les expositions d'anatomie de MM. Eternod et Laskowski; puis, au milieu, une élégante vitrine d'instruments de chirurgie. C'est celle de la Maison Demaurex (de
Genève). Dans un coin se trouvent des vitrines plus modestes,
où certains chirurgiens de Genève ont exposé leurs instruments
particuliers, MM. Reverdin entr'autres.

MAISON DEMAUREX.

L'exposition de la *Maison Demaurex*, qui est presque, et
par son ancienneté (1822) et par sa valeur, la maison Charrière
de Genève, présente plus d'une nouveauté. On sait que c'est
elle, en effet, qui construit les instruments de chirurgiens tels
que MM. Reverdin, Julliard, etc , etc. Elle résume, pour ainsi
dire, la Suisse française à notre point de vue. Aussi ne reviendrons-nous pas sur les expositions spéciales de MM. Reverdin.

Dans cette vitrine on trouvera des *manches métalliques*
pour bon nombre d'instruments; mais ce n'est que depuis 1889

que M. Demaurex a abordé ce genre de fabrication. Ces manches métalliques sont démontables et s'unissent à la lame à l'aide d'une vis. Il y a aussi des bistouris et des scies, etc., qui ont des manches métalliques fenêtrés, voire même de nombreux modèles des aiguilles à manche de Reverdin. Ceci montre que la maison Demaurex tient à suivre le mouvement chirurgical ; mais ces instruments nouveaux, tout en métal, sont encore loin de présenter le fini de ceux qu'on a vus à la Classe XIV.

1° *Chirurgie générale.*

Elle a, dans un autre sens, tenté aussi des améliorations qui valent la peine de nous arrêter un instant. Nous voulons parler du matériel des salles d'opérations et des tables d'opérations elles-mêmes.

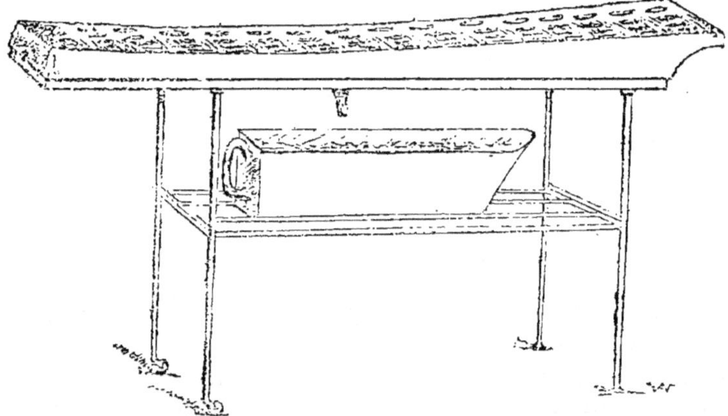

Fig. 165. — Table d'opérations du Pr Julliard (Modification de Socin).

On connaît la *table d'opérations du Pr Julliard*, des plus simples ; on sait en quoi elle consiste. Le *Progrès médical* en a déjà publié la description (1). Ci-joint la figure du modèle que M. le Dr Maunoury a fait construire pour l'hôpital de Chartres. Nous donnons ce dessin de préférence à celui de M. Julliard, parce que la table de M. Maunoury (modification de M. Socin) nous paraît plus simple (Voir *Fig.* 165). On doit en rapprocher le *tabouret du Pr A. Reverdin* pour les opérations gynécologiques, dont on trouvera aussi les détails de construction dans le *Progrès médical* (2) ;

---

(1) G. Maunoury.— *La nouvelle salle d'opérations de l'hôpital de Chartres*; in *Progrès médical*, 1888.
(2) *Loc. cit.*

— à côté, la *table d'opérations de MM. J. et A. Reverdin*, en
bois recouvert de plaquettes de verre. Les liquides sont con-

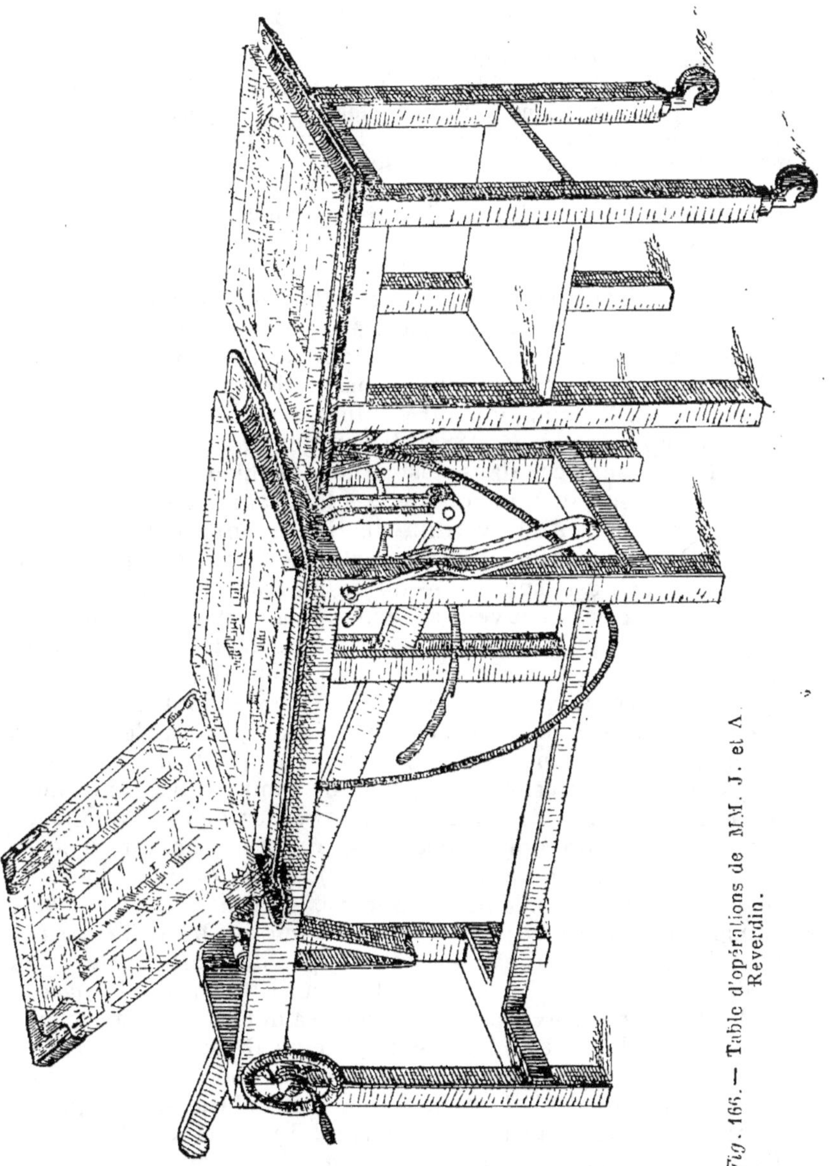

Fig. 166. — Table d'opérations de MM. J. et A. Reverdin.

duits dans un réservoir par des gouttières en zinc. Le nettoyage en est facile, par suite de la facilité avec laquelle on la démonte.

Cette table se compose de deux parties distinctes qui, réunies, forment un meuble, de 2^m de longueur, pour les opérations dans lesquelles le patient est complètement étendu. En enlevant la partie inférieure, il reste une table de 1^{m}30, avec dossier incliné et appui pour les pieds, destinée plus spécialement aux opérations qui intéressent les membres inférieurs ou la région périnéale. Le revêtement de verre de cet appareil et son démontage facile rendent la désinfection absolument sûre et rapide. Cette table a été établie avec le concours de M. A. Stutzmann, fondeur à Genève, 1887 (Voir *Fig*. 166).

Nous préférons pourtant à ces différents modèles ceux de MM. Mariaud et Poupinel, sauf peut-être pour certains cas d'intervention sur la tête ou les membres supérieurs, et encore !

Nous devons citer, en outre, parmi les appareils de l'invention de la Maison Demaurex, un *appareil de contre-extension pour pansements* (1882), très ingénieux, qui doit rendre de notables services dans les salles de chirurgie et qui peut s'appliquer à un lit quelconque ; — le *fixateur* de la mâchoire inférieure du Dr A. Reverdin, destiné à empêcher le malade d'avaler sa langue pendant l'anesthésie chirurgicale ; — un *flacon d'anesthésie* spécial ; — un *pulvérisateur à débouchoirs*, dont les deux becs peuvent se déboucher instantanément sans interrompre la pulvérisation ; — le *pulvérisateur de poche de M. J.-L. Reverdin*, à réservoir en caoutchouc ; — les *pinces à forcipressure aseptiques de M. J. Reverdin*, dont les entailles des mors sont remplacées par des ondulations qui s'emboîtent exactement ; — la *pince du Dr Ruel*, construite de façon à ce que, une fois fermée, elle empêche de comprendre l'extrémité de la pince dans la ligature, ce qui est obtenu en terminant les deux mors par un bout olivaire ; — un grand nombre d'*écarteurs* de modèles divers ; — le *greffotome du Dr Reverdin*, sorte de couteau lancéolaire concave, servant à détacher et à transporter les greffes ; — la *pince en cœur de M. A. Reverdin*, fenêtré d'un côté, qui saisit les tissus par de larges surfaces et diminue ainsi les chances de déchirure (1882) ; — le *passefil de F. Demaurex* pour la ligature double des vaisseaux, sorte d'aiguille de Deschamps formée de deux pièces glissant l'une sur l'autre, 1883 (Voir *Fig*. 167 et 168) ; — le *couteau à conducteur du Dr A. Reverdin*, pour les débridements, qui est terminé par une sorte de petite gorge lui permettant de glisser sur un trocart sans risquer de dévier, 1887 (Voir *Fig*. 169) ;— le *passe-drain du Dr A. Reverdin*, 1888 (Voir *Fig*. 170) ; —

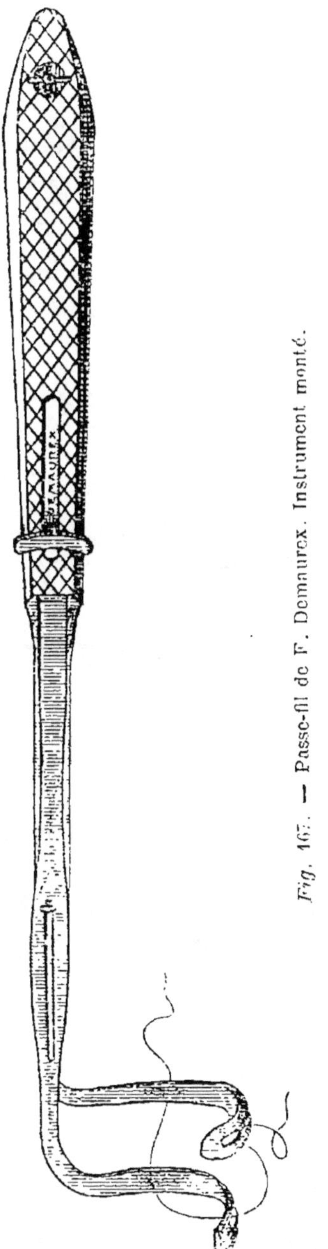

Fig. 167. — Passe-fil de F. Demaurex. Instrument monté.

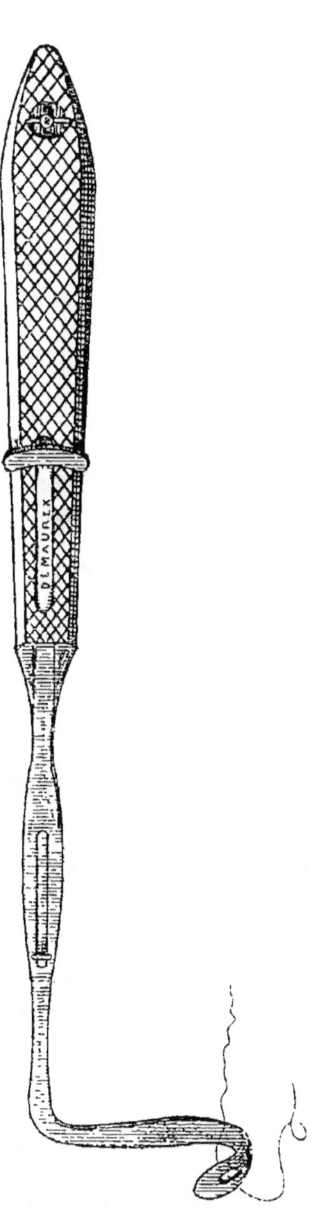

Fig. 168. — Passe-fil de F. Demaurex. Pièce principale de l'instrument.

le *passe-séton pour vétérinaires*, construit sur un principe analogue et se démontant, 1888 (Voir *Fig.* 170); — le *perforateur*

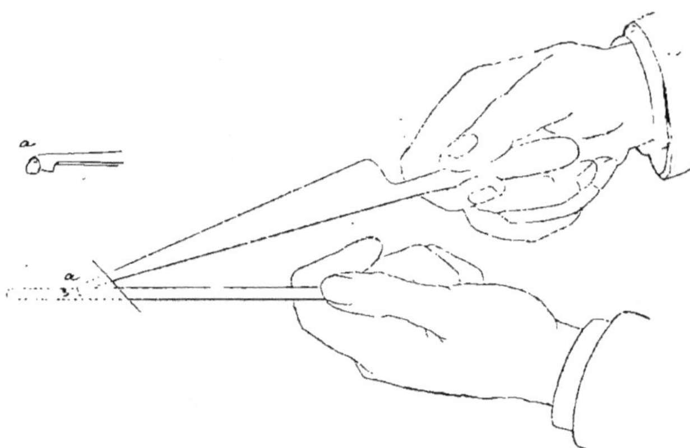

Fig. 169. — Couteau à conducteur du D' A. Reverdin.

à os *du D' Gérard* (de Berne), entièrement métallique, facile à démonter et à désinfecter, et dont l'engrenage se trouve à

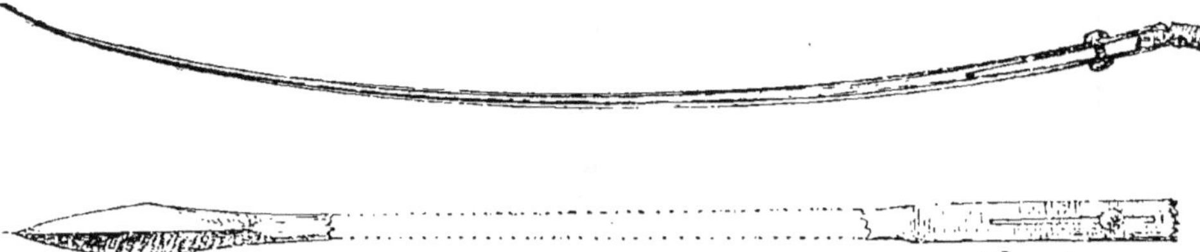

Fig. 170. — Passe-drain du D' Aug. Reverdin; — Passe-séton, pour vétérinaires, se démontant.

l'extrémité opposée à la mèche ; ce qui permet d'éviter les oscillations, la main tenant l'instrument très près de cette

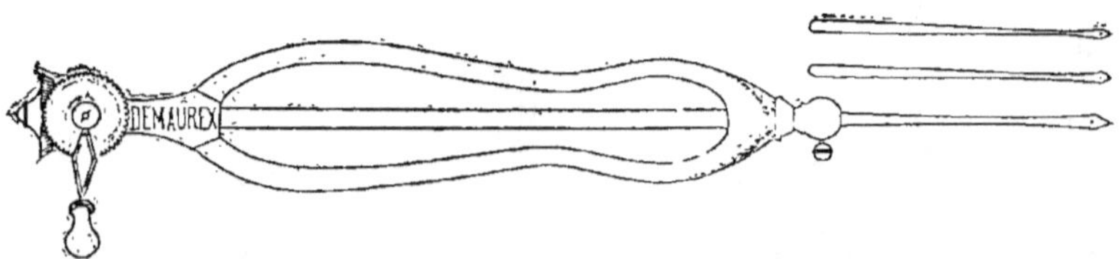

Fig. 171. — Perforateur du D' Gérard (de Berne).

dernière (Voir *Fig.* 171); — la *scie rotative de F. Demaurex*, pour couper les appareils plâtrés (Voir *Fig.* 172), analogue à celle de Collin, mais permettant d'enlever facilement les débris d'étoffe, etc., qui gênent souvent le maniement de l'instrument,

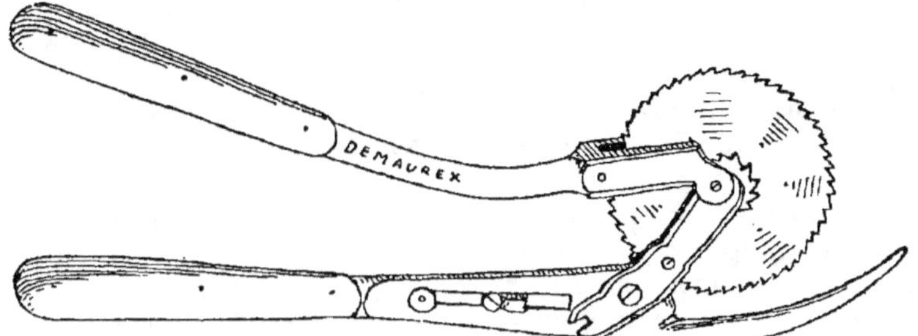

Fig. 172. — Scie rotative de Demaurex pour appareil plâtré.

1886 ; perfectionnement très utile et dont les externes des hôpitaux comprendront bien l'importance.

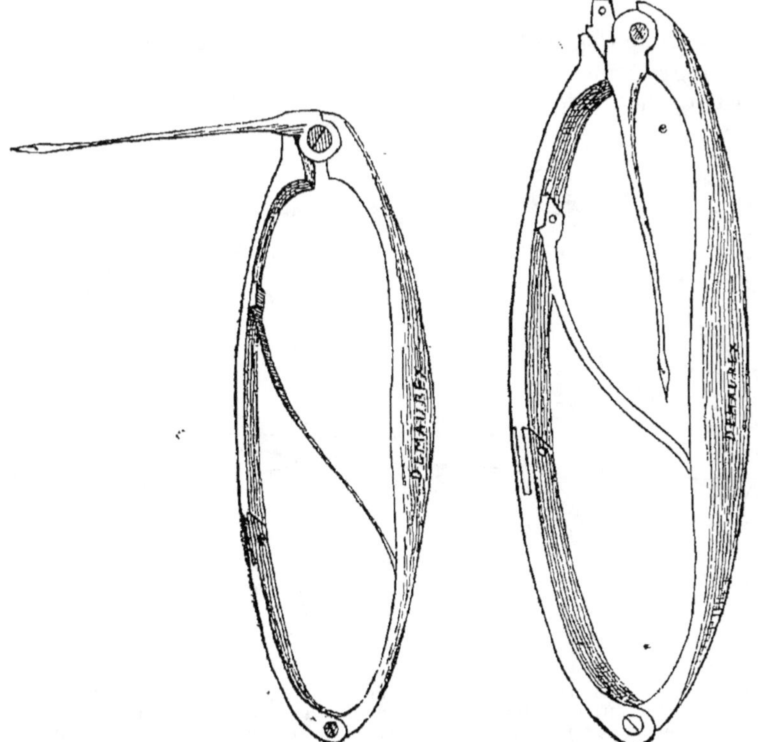

Fig. 173. — Aiguilles pour sutures ordinaires, pouvant se replier pour être mises dans la poche ou dans une trousse. — Instrument à moitié ouvert et instrument fermé.

Il faut insister d'une façon spéciale sur les aiguilles de M. Demaurex. Il y a là de nombreux modèles de celles de M. J. Reverdin ; l'un d'eux est tel que l'aiguille peut se replier pour être mise dans la poche ou dans une trousse, 1887 (Voir *Fig. 173*).

A citer aussi l'*aiguille pour suture profonde;* — *l'aiguille du Dr de Mooij* (de Devanter, Pays-Bas), dont le chas est placé de manière à ne pas permettre à l'aiguille de s'accrocher dans les tissus ; et dont un modèle, dit pour médecins militaires, a le manche remplacé par un anneau dans lequel on peut passer le doigt. — Nous avons encore remarqué la *seringue du Dr Ducellier* pour l'aspiration et les injections. Le trocart traverse le corps de pompe et le piston, et l'appareil forme une seule pièce ; ceci permet de faire l'aspiration et l'injection sans laisser entrer l'air.

2° Spécialités.

La *Gynécologie* n'est pas moins bien représentée que la chirurgie générale. Citons, entr'autres, *le dilatateur du Dr A. Reverdin pour irrigations utérines,* suffisant pour le lavage de

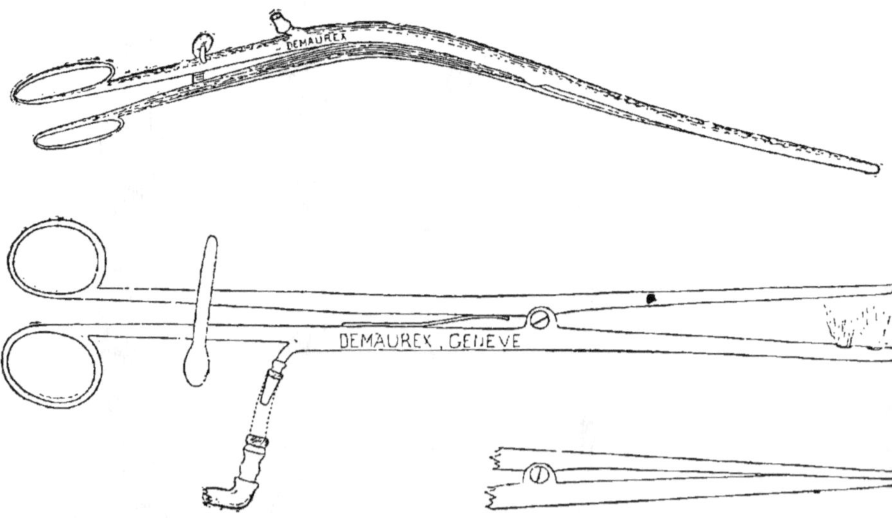

Fig 174. — Dilatateur-irrigateur de la cavité utérine de M. le Dr Reverdin. En haut, instrument fermé ; au milieu, instrument en place et fonctionnant ; en bas, mode de terminaison des branches, instrument fermé.

l'utérus, au dire de son inventeur (Voir *Fig.* 174). On peut le munir de la crémaillère à ressort de Demaurex qui s'emploie

d'une seule main, en appuyant avec un doigt ; avec cette crémaillère on ne risque pas de fausser les branches des pinces

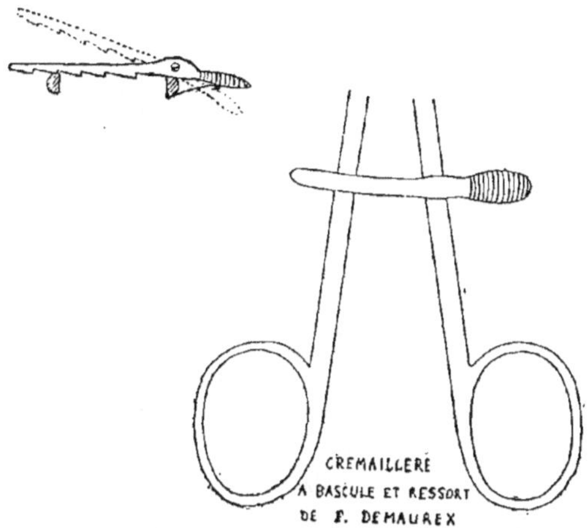

Fig. 175. — Crémaillère à bascule et à ressort de F. Demaurex.

(Voir *Fig.* 175). C'est un ingénieux mode de fermeture pour
les instruments à deux branches que nous signalons aux fabri-

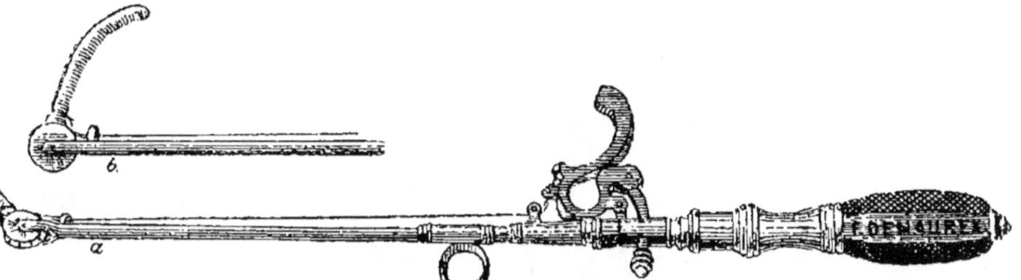

Fig. 176. — Curvateur intra-utérin du Dr Vulliet, pour redressement de
l'utérus.

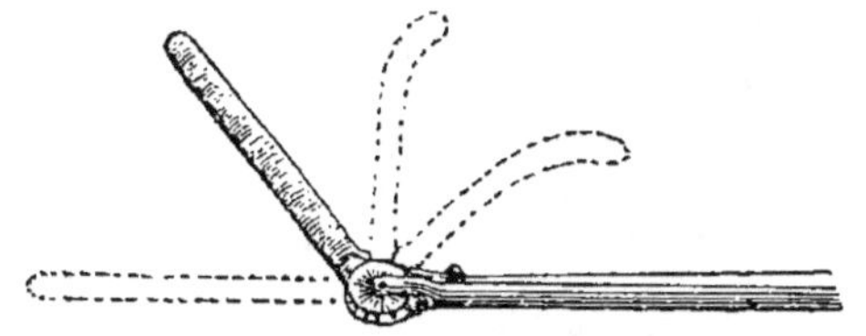

Fig. 177. — Mécanisme du curvateur de M. le Dr Vulliet.

cants français. A rapprocher de ce dilatateur, le *Curvateur
intra-utérin du Dr Vulliet* (1885), pour le redressement de

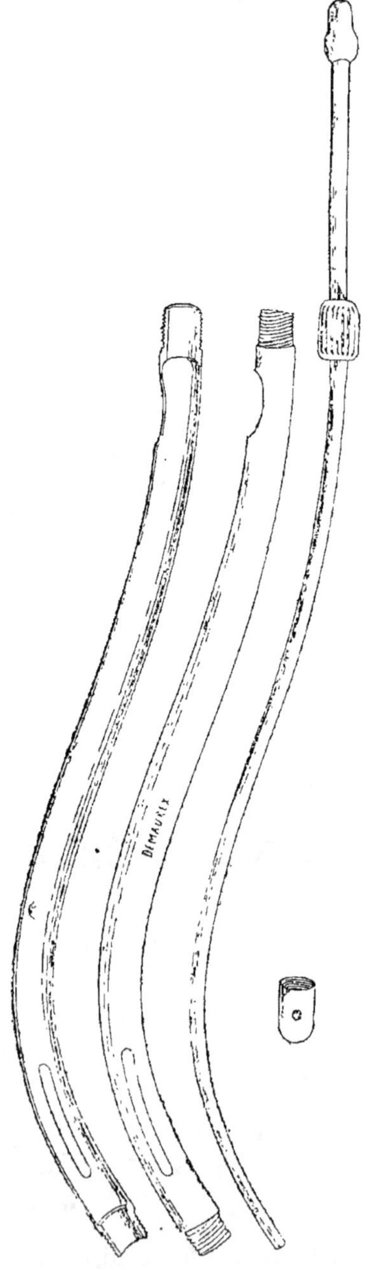

Fig. 178. — Sonde intra-utérine de F. Demaurex.

l'utérus (Voir *Fig*. 176 et 177), plus ou moins analogue à celui de M. le Pr Trélat, que nous avons déjà figuré ; — *la pince en fer à friser de Reverdin*, destiné à saisir les ligaments larges, dont l'un des mors cylindrique s'emboîte dans l'autre creusé en gouttière pour le recevoir ; — la *Sonde intra-utérine à double courant d'après de Frische, modifiée par F. Demaurex* (Voir *Fig*. 178). L'orifice de sortie des liquides est en dehors du vagin. La partie extérieure de la sonde est composée de deux valves qui peuvent se démonter pour faciter la sortie du tube intérieur et le nettoyage (1889).

Nous devons nous borner à cette énumération ; il nous faudrait autrement retranscrire en entier le catalogue de la maison Demaurex et, à chaque ligne, citer les noms de MM. Reverdin, qui sont à la tête d'un arsenal chirurgical vraiment extraordinaire. Il est donc inutile de revenir sur la vitrine spéciale de M. A. Reverdin.

Avant de terminer ce qui a trait à la section suisse, mentionnons *l'appareil à stériliser le lait des nourrissons de M. Egli-Sinclair* (de Zurich). Les biberons sont trempés dans l'eau chaude ; l'air se dilate, on ferme alors le vase avec une pince *ad hoc* et le lait se conserve ainsi très convenablement. — M. Ullman (de Zurich) a exposé aussi un *dynanomètre*, à mécanisme intérieur caché, facile à manœuvrer et bien en main.

IV. — SECTION AMÉRICAINE.

Aux Etats-Unis, nous devrions, d'après le catalogue, ne signaler ici que deux noms pour les instruments de chirurgie proprement dits : la *Maison Roy et C°* et la *Maison Schott*. Nous avons le regret de dire que c'est déjà beaucoup d'honneur leur faire que les citer.

Pour cette section, dans les Groupes Divers, au rez-de-chaussée, nous n'avons absolument rien trouvé, sauf des *tournures hygiéniques*, qui n'ont rien de chirurgical, de même que des *appareils de gymnastique de chambre* (Howard). Voyant notre embarras, le gardien nous a fait monter au 1er étage du Palais des Arts Libéraux. Là, nous avons été un peu plus heureux. Cependant, nous n'avons vraiment à mentionner que la maison *C.-A. Frees*, de New-York, une des plus importantes — mais comme *Orthopédie* — des Etats-Unis Nous en dirons cependant quelques mots ; encore ne sera-ce pas pour louer outre mesure les appareils exposés. Comme pour la plupart des autres instruments de cette section américaine, cette vitrine se trouve dans le *Palais des Arts Libéraux*, au 1er étage, au-dessous de la grande salle des pianos et du côté de la rue du Caire. Elle attirera l'attention par la jolie coloration rose tendre que présentent les membres artificiels exposés. Nous y signalerons entr'autres une *jambe artificielle*, bien construite, très ingénieusement combinée comme articulation, mais moins élégante que celles de M. Mathieu et à mécanisme assez complexe. Les bras artificiels n'ont rien de remarquable. Les béquilles ont une forme un peu spéciale, et possèdent le fameux *sabot en caoutchouc pour béquilles* inventé par M. Mariaud. Nous avons déjà dit ailleurs ce que nous pensions de cette transformation de l'invention du fabricant français. Peut-être y a-t-il eu coïncidence dans la découverte ? En tous cas, cela prouve qu'il s'agit d'une idée bonne, puisque deux industriels se sont donnés la peine de la réaliser à très peu d'intervalle (1). — Pour être un peu complet, nous citerons, à côté, *des irrigateurs vaginaux en caoutchouc* ; — *The Obelisk* (support en caoutchouc pour l'épine dorsale) de la Maison *Farrington* (de Boston) ; — une petite *trousse*, par trop rudimentaire de la Maison Schott ; — quelques misérables *dents artificielles*, etc., etc. Nous n'insistons pas, car cela n'en vaut vraiment pas la peine. — Nous préférons terminer cette revue en recommandant au visiteur de chercher dans les environs de petites photographies de *Bellevue's Hospital* de New-York. Il y verra comment sont organisés les services chirurgicaux aux Etats-Unis, comment les instruments que les Américains n'ont pas cru devoir exposer sont journellement employés, quels aides les chirurgiens ont sous la main et il en sortira rassuré sur le sort des opérés. Quelle propreté, quelle simplicité, quelle asepsie on doit obtenir là-bas !

D. — Appréciation des Expositions étrangères.

Quand on vient de parcourir les diverses expositions des Sections Etrangères, on est frappé de ce fait : c'est que, quoi qu'on en dise encore, la *coutellerie chirurgicale française* est réellement la première du monde.

Certainement, pour la fabrication courante nous sommes en tête du peloton; mais c'est surtout par les perfectionnements, que nous trouvons sans cesse, que nous occupons le premier

---

(1) Voir *Maison Mariaud* et la figure du sabot de béquille, qui y est annexée.

rang. Certes, à l'étranger, on fait vite et d'une façon suffisante tous les instruments utiles. Tout est bien, quand il faut rester dans le domaine de l'industrie pure. Mais, en France, en plus de la machine-outil et de l'homme-machine, nous avons l'artiste, là comme partout. En Amérique, en Angleterre, l'artiste disparaît devant l'ouvrier payé à l'heure qui doit fabriquer avec le rendement maximum, pour assurer une vente à meilleur marché. Mais, heureusement encore, en coutellerie chirurgicale comme en prothèse et en orthopédie de luxe, personne ne peut lutter avec nous. Il est impossible de comparer ces instruments grossièrement travaillés, lourds, sans la moindre apparence, aux produits si finis de nos maisons françaises; ce serait vouloir mettre en parallèle l'œuvre d'un rapin..., d'avenir si vous voulez, avec le bagage artistique d'un Meissonnier. On nous pardonnera donc de dire, tout fier de notre gloire, que l'art du coutellier et de l'orthopédiste n'est encore, hors de chez nous, que dans la seconde enfance.

CHAPITRE II.

BANDAGES. — ORTHOPÉDIE ET PROTHÈSE. — ART DENTAIRE. — INDUSTRIE DU CAOUTCHOUC. — OCULARISTES. — HERBORISTES, etc. — MATÉRIAUX DE PANSEMENTS. — VUE D'ENSEMBLE SUR L'EXPOSITION DES DIVERS INSTRUMENTS DE CHIRURGIE.

Les objets dont nous allons parler dans ce chapitre sont presque tous renfermés dans les vitrines de la grande salle de la Classe XIV (la seconde). Quelques-uns, il est vrai, sont dans les Sections Étrangères ; mais, sur ceux-ci, nous n'insisterons guère, ayant déjà indiqué plus haut la place qu'ils occupent. Nous nous bornerons, en les mentionnant, à les comparer aux produits français analogues.

Ce qui domine, dans la seconde salle de la Classe XIV, ce sont les vitrines des *Bandagistes*, puis celles des Industries se rattachant à l'*Art Dentaire* ; nous devrons donc insister davantage sur ces expositions. Il y a aussi, à côté des bandages ou au milieu d'eux, de nombreux appareils d'*Orthopédie*. D'autre part, l'*Industrie du Caoutchouc* est assez largement représentée dans cette classe. A citer encore les Expositions des *Herboristes* (Irrigateurs, Biberons), des *Ocularistes*, etc., etc., les *Matériaux de pansements et l'Électricité médicale*(1). Tant de matériaux d'étude sont accumulés dans cette salle que nous commettrons certainement dans notre énumération de gros oublis. Qu'on veuille bien nous pardonner, car il a fallu nous borner. Nous avons choisi parmi les vitrines celles qui nous ont paru devoir mériter plus spécialement l'attention.

---

(1) Nous reporterons à dessein l'étude de l'*Électricité médicale* aux Instruments de précision.

I. — BANDAGES. — APPAREILS ORTHOPÉDIQUES
ET PROTHÉTIQUES EN GÉNÉRAL.

Nous aurions voulu dire quelques mots des *Bandages*, mais vraiment c'est par trop délicat. Citer des noms et copier des catalogues feraient croire à des intentions que certes on ne manquerait pas de nous reprocher. D'ailleurs, Messieurs les Bandagistes n'ont pas produit des inventions bien remarquables depuis 1878. Certainement leur travail est meilleur, plus fini ; certainement il y a un progrès sensible dans la fabrication. Mais que nous importent ces superbes bandages, tapissés de peluche ou de soie rose, trop ouvragés, trop brillamment décorés d'arabesques d'argent ! Ils ne nous intéressent vraiment pas, quoiqu'ils étonnent le public qui passe, même l'intelligent. Ce sont là des appareils construits uniquement pour la parade au Champ-de-Mars. Même parmi les Parisiennes de race, qui pourtant, on le sait, tiennent aux beaux « dessous », on aurait peu de chances de rencontrer des dames qui aient à se servir de pareils bijoux (1). Quant aux hommes, ce n'est certes point par là qu'ils doivent désirer briller. Ces chefs-d'œuvre ne peuvent donc servir que d'enseigne, qu'à attirer l'œil sur le nom de la maison.

Les vitrines de MM. *Raynald, Lacroix, Wickham, Quatrebard, Creusot, Jourdan,* contiennent pourtant une variété de bandages qu'on connaissait à peine en 1878 ; nous devons donc la signaler. Il s'agit des bandages employés par certains chirurgiens *après la cure radicale des hernies,* appareil dont l'importance de la fabrication est liée d'une façon manifeste aux progrès de la chirurgie moderne. Certes, d'autres bandagistes exposent des produits qui sont loin d'être inférieurs à ceux de ces principales maisons et sur lesquels il faudra jeter un coup d'œil. Mais, comme il ne s'agit pas ici d'une entreprise de publicité, nous renvoyons le lecteur aux plus récents Bottins, aux *Echos* des grands journaux politiques (voire même le *Figaro*), comme à la quatrième page des journaux populaires.

Signalons par contre les efforts de certains bandagistes de province qui, à Lyon (*Maison Achard-Milhet*) et à Bordeaux par exemple, fournissent des objets de première qualité, et une maison de Toulouse (*Maison Badin*), qui a su, grâce au

---

(1) A vrai dire, les bandages exposés par la Maison Drapier ne sont que des bijoux..., c'est-à-dire des objets de luxe absolument inutiles. Des bandages d'aspect plus sérieux n'auraient pas déparé cette vitrine.

soin qu'elle apporte à sa fabrication, s'assurer la clientèle de sept ou huit départements limitrophes et trouver un débouché d'une notable importance dans toute la partie septentrionale de l'Espagne. Il n'y a plus de Pyrénées...., même pour les bandages toulousains ! Ces succès commerciaux sont d'autant plus méritoires qu'en province il est fort difficile de trouver de bons ouvriers dans cette industrie.

Encore une fois il nous paraît inutile de nous appesantir davantage sur ce point, car la plupart du temps le seul mérite d'un bandage, surtout pour ceux de l'Exposition, revient à la couturière. Mais nous voudrions ajouter un correctif. La plupart des médecins ne veulent s'occuper ni d'orthopédie ni de chirurgie herniaire ; et voilà pourquoi cette spécialité tombe parfois en des mains inexpérimentées. C'est là un bien grand tort. Il faut s'y intéresser à tout prix, pour diriger la fabrication de l'industriel dans tel ou tel sens, pour avoir une autorité suffisante qui permette de lui donner un conseil et de ne pas se laisser imposer tel ou tel modèle, sous prétexte qu'il est joli et bien ouvragé. Le médecin devra se moquer des arabesques que nous signalions à l'instant, refuser énergiquement tout ornement superflu. Jusqu'où la coquetterie va-t-elle se nicher ! — Le fabricant, qui semble par trop oublier que le bandage s'adresse surtout aux pauvres, hernieux par profession, devra savoir que pour avoir un bon bandage il suffit d'un bon ressort, d'une bonne pelotte et pas d'autre chose. Le médecin, qui tient à rester dans son rôle, devra donc étudier le mode d'articulation de la pelotte et du ressort ; il comprendra dès lors l'ingéniosité de l'articulation de ces deux parties, grâce au mécanisme de la noix, qui permet d'obtenir d'utiles inclinaisons de la pelote sur la tige. Ce qu'il faut surtout, c'est que le bandagiste ne puisse pas lui donner une leçon. Le médecin devrait avoir assez d'amour-propre pour ne pas se mettre en état de la recevoir.

La plupart des bandagistes ne se bornent pas à la fabrication des bandages ; beaucoup s'occupent en même temps d'*Orthopédie*. D'autres industriels, par contre, ne construisent que des appareils prothétiques ou orthopédiques. Nous citerons parmi ces deux catégories d'exposants, qu'il est impossible de séparer, les Maisons *Bruyge, Guyot, Le Gonidec, Richard Van Schoor*, etc. Nous n'y insistons pas, car l'Orthopédie de nos grandes maisons de fabrication est de beaucoup supérieure. Comme nous l'avons dit déjà, ce sont simplement des maisons de commerce et l'invention ne brille guère en ces lieux.

II. — ART DENTAIRE ET APPAREILS DE PROTHÈSE FACIALE.

Dans ce paragraphe, nous devons faire de suite une division importante, car nous y traiterons de deux points spéciaux :
1° *Des instruments et des matériaux qui servent aux dentistes et à ceux qui fabriquent leurs instruments.*
2° *Des applications de l'art dentaire à la prothèse buccale et faciale,* autrement dit de la *Chirurgie dentaire appliquée.*

1° *Instruments pour dentistes.*

Les instruments qu'emploient les dentistes comprennent d'une façon générale les *fauteuils* et les *tours à fraiser les dents,* puis les *instruments d'acier* ou instruments proprement dits. Les matériaux dont ils ont besoin sont constitués surtout par les *dents artificielles,* les *pièces de caoutchouc* et les substances pour appareils de prothèse bucco-faciale, etc.

Jadis, pour ces matériaux et ces instruments, nous étions, il faut bien l'avouer, complètement tributaires de l'étranger; il n'y a pas longtemps qu'en France, on n'avait encore, à ce point de vue, que des produits tout à fait inférieurs. L'Angleterre et l'Amérique nous inondaient; aujourd'hui il n'en est plus tout à fait ainsi, surtout depuis la création et le développement si remarquable des Ecoles Dentaires de Paris (1).
A l'heure actuelle, pour les daviers, mais pour eux seulement, nous en sommes encore aux modèles américains, quoiqu'on ait essayé de les transformer un peu en leur donnant le nom de Daviers franco-américains (Lüer). Qu'on se reporte à la vitrine de la maison Gray (Angleterre) et à l'Exposition des Etats-Unis pour s'en convaincre. Cependant les produits des maisons américaines ne viennent plus en France ; ce qui explique pourquoi beaucoup de ces dernières n'ont pas exposé. Il en est de même pour les Dents artificielles, où nous ne sommes pas encore passés maitres (Maisons *Claise, Gallay, Goddé, Contenau et Godart* (or spécial pour aurification). Pour les fauteuils, les tours à fraiser, les appareils à vulcaniser, les accessoires divers, il faut regarder les vitrines

---

(1) On trouvera d'ailleurs, à la Classe XIV, l'exposition de la principale Ecole dentaire.

de *M. Simon* et surtout celle de *MM. Nicoud* jeune, *Wirth*, et de l'ancienne maison *Billard* (Heymen-Billard aujourd'hui); à citer tout particulièrement les *tours* de cabinets et d'ateliers, dits Tours *Bergstrom,* à mouvement continu et accéléré, actionnés par une pédale et fonctionnant seul pendant le temps nécessaire à toute opération, c'est-à-dire 7 à 8 minutes au moins.

Tous ces fabricants fournissent désormais des produits qui valent ceux de l'étranger. Ils ont même l'avantage de les livrer à un prix plus modique ; mais ils n'en sont pas moins les serviles imitateurs des Américains. Pas la moindre idée nouvelle dans ce genre d'instruments. Il nous faut bien conclure que, comme dentistes, nous ne sommes peut-être pas les premiers et que, comme fabrication, nous n'avons pas le mérite de l'invention, en général du moins.

2° *Prothèse bucco-faciale et Chirurgie dentaire appliquée.*

Où notre supériorité éclate à nouveau, c'est quand l'artiste peut intervenir d'une façon quelconque, c'est quand il s'agit d'appliquer à tel ou tel cas donné les résultats acquis par les études odontologiques. Là nous triomphons avec les vitrines de MM. *Préterre* (de Paris) et *Ch. Martin* (de Lyon).

M. Préterre a l'honneur d'être venu le premier, mais M. Martin l'a désormais dépassé. M. Préterre, du premier jet, créa la *prothèse bucco-faciale post-opératoire;* M. Martin, avec les conseils de la plupart des chirurgiens de l'École de Lyon, a prouvé récemment, ce qui est un progrès notable, qu'on pouvait obtenir de très beaux succès avec la *prothèse anté-opératoire,* ou plutôt appliquée au moment même de l'opération. Il a montré par des faits cliniques qu'une pièce prothétique pouvait être tolérée 14 mois et plus par les tissus. Il a pu même amener devant le jury des malades traités de la sorte. Nous n'insisterons pas ici sur toutes les variétés de restaurations bucco-palatines ou nasales qu'il a tentées. Il faut étudier à loisir son exposition pour se rendre compte du fini de ces nez artificiels qui trompent même les gens prévenus et de l'élégance de ces reconstitutions dentaires ou maxillaires. Pour montrer à quel degré de perfection peuvent arriver les fabricants de nez artificiels, M. Verneuil raconte souvent avec humour l'anecdote suivante : Un jour, il fait asseoir, au milieu des étudiants, à l'une de ses cliniques, un jeune homme porteur d'un nez artificiel et fait une leçon sur la rhinoplastie.

« Une preuve du talent de nos fabricants, Messieurs, ajoute-t-il à un moment donné, c'est que personne d'entre vous ne s'est douté jusqu'à présent que dans la salle il y a un auditeur qui porte un de ces nez artificiels ! » Tout le monde de regarder le nez de son voisin ! On ne reconnut le nez du mutilé que parce que son visage se mit immédiatement à rougir et que son nez seul resta d'une pâleur désespérante ; ce fut ce qui le trahit !

M. Martin, à propos d'un cas, d'ailleurs publié dans le *Progrès médical* par M. le Pr Poncet (de Lyon) (1), a construit

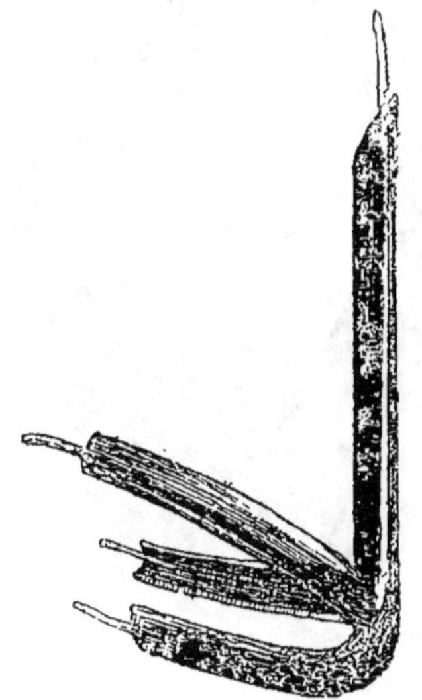

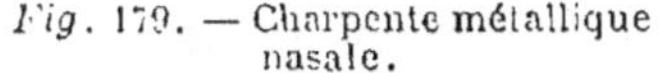

Fig. 179. — Charpente métallique nasale.

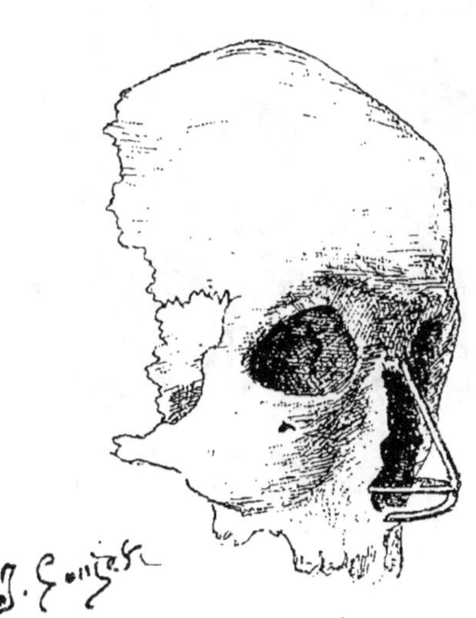

Fig. 180. — Charpente en place.

une charpente métallique artificielle en platine destinée à supporter les lambeaux d'une rhinoplastie. Cette charpente, large de 6 millimètres environ, descendait suivant la direction de la crête du nez sur une longueur de 4 centimètres et se terminait en haut par une pointe étroite de 1 millimètre, haute de 5 à 6. Une autre lamelle, également terminée par deux pointes, coupait perpendiculairement la première. Les trois pointes formaient les trois pieds de la charpente et étaient destinées à s'implanter dans le squelette voisin. L'opération réussit pleinement comme on peut s'en assurer par les

(1) Voir *Progrès médical*, n° 43, 23 octobre 1886.

dessins ci-joints. Un tel nez vaut bien mieux que les plus beaux nez artificiels ! (*Fig.* 179, 180, 181, et 182). — Or cette idée d'appliquer un appareil prothétique nasal pour soutenir le lambeau nasal appartient bien à M. Martin ; nous espérons qu'on lui en saura gré, car cette méthode est applicable dans bien d'autres cas.

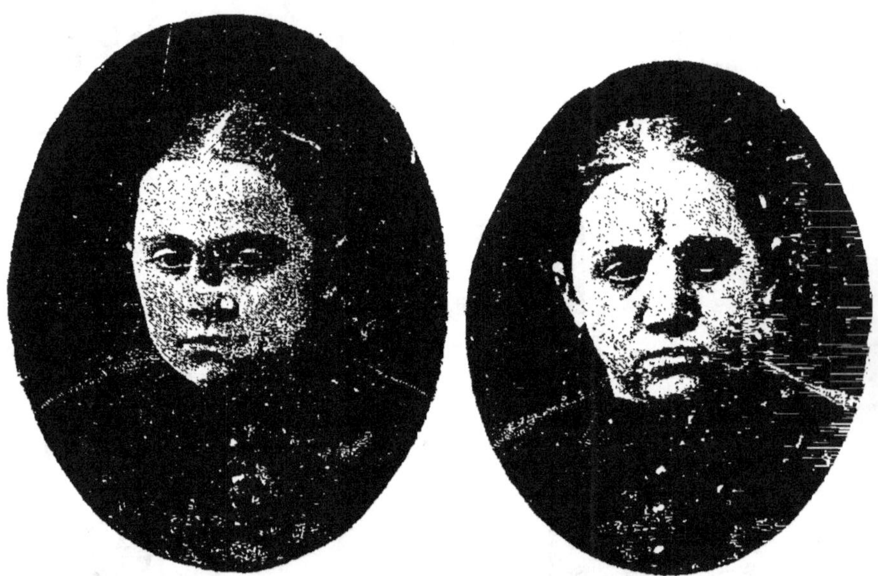

<table>
<tr><td>Fig. 181. — Avant l'opération.</td><td>Fig. 182. — Après l'opération.</td></tr>
</table>

Grâce à ces deux procédés de prothèse, on peut dire que maintenant les méthodes d'autoplastie simple ont des indications de plus en plus restreintes, pour le nez tout au moins. Pour la voûte palatine, il n'en est peut-être pas tout à fait de même, malgré les perfectionements apportés par M. Préterre à la construction de ses obturateurs palatins.

III. — OCULARISTES. HERBORISTES. FABRICANTS DE BIBERONS.

1º *Ocularistes.*

Nous insisterons à peine ici sur l'industrie des Ocularistes, c'est-à-dire sur l'exposition des fabricants d'*yeux artificiels.* C'est par trop spécial et, à moins d'entrer dans des détails techniques trop longs à décrire, nous ne pourrions être qu'ennuyeux. Qu'il suffise de citer les vitrines des maisons les plus renommées : Maison *Coulomb* (successeur de M. A.-P. Boissonneau fils), qu'il ne faudra pas confondre théoriquement avec la Maison *Coulomb-Boissonneau fils,* de date plus ancienne, déjà récompensée à des expositions antérieures, ni même avec la Maison *Robillard (Eug.)* (ancienne Maison A. Boissonneau père) médaillée aussi. En voilà une complication ! Comment s'y reconaître au milieu de tous ces succédanés de l'antique Maison Boissonneau ! Mais ici, ce n'est pas comme pour certains magasins de nouveautés: en pratique, on peut confondre presque sans inconvénient. C'est dire que les produits soumis à l'appréciation du public se valent ou à peu près. Citons encore les yeux en émail des Maisons *Liskenne* et *Wagner*; et n'oublions pas que, dans la Section Suisse, on verra aussi un certain nombre d'appareils de prothèse oculaire provenant de la Maison *Schoen* (de Bâle).

2º *Herboristes.*

a). *Irrigateurs.* — Sous ce titre, nous signalerons les principales fabriques d'instruments vulgaires se rattachant à la médecine usuelle, par exemple les *Irrigateurs* et les fabriques de *Biberons.* Il serait impossible de nous arrêter sur les autres objets de ces vitrines , par exemple sur ceux de la *Brosserie* pour l'Hydrothérapie (Maison Regnier), etc., sans allonger outre mesure cette revue. Rappelons que la fabrication Eguisier, si célèbre, est représentée aujourd'hui par la maison *Tollay et Leblanc.* Mais nous devons avouer que les modèles à parois illustrées et à peintures sur émaux nous laissent un peu froid, malgré l'antique renommée de la maison-mère, universellement connue par l'extension de son commerce dans toutes les parties du globe. Nous n'aurions voulu voir dans la Classe XIV que les modèles en cuivre ou en nickel ; il aurait fallu reléguer les bijoux de boudoir à la Classe de la Parfumerie.... ou ailleurs.

b). Biberons. — On jetera un coup d'œil plus attentif sur les nombreux modèles de *Biberons* exposés. A citer, en première ligne, le biberon *Brédeville et Palurel*, à col large, d'une construction très simple, très facile à stériliser en le faisant bouillir, et d'un prix extrémement modique. Il est à prise d'air et sans tube. — Puis vient le biberon *Lelièvre*, sans tube également, tout en verre, d'un usage très commode. Les autres modèles sont moins faciles à stériliser, partant moins recommandables; le fameux biberon *Robert*, les biberons *Grandjean* (biberons à soupapes) leur sont inférieurs. Il était important de signaler à l'attention des médecins les modèles cités en première ligne, car le lait est déjà assez difficile à maintenir pur, pour que les biberons ne contribuent pas, par leurs imperfections et leurs défauts de construction, à l'altérer davantage. Désormais, il ne faut plus accepter ces longs tubes en caoutchouc qui conduisent le lait de la bouteille à la téterelle; il faut raccourcir le tube, à un tel point qu'il n'y en ait plus, qu'il ne reste que la téterelle; encore cette dernière doit-elle être facilement nettoyable, c'est-à-dire facile à inverser, à retourner en doigt de gant, pour permettre d'enlever les détritus qui s'accumulent dans sa cavité. Ces biberons-modèles seront certainement moins élégants que les anciens; tant mieux. En Hygiène on recherche l'utile avant l'agréable. On nous pardonnera d'insister autant sur ces détails, quand on se rappellera quels produits toxiques peut engendrer du lait mal surveillé et altéré.

IV. — INDUSTRIE DU CAOUTCHOUC APPLIQUÉE A LA FABRICATION DES INSTRUMENTS DE CHIRURGIE OU DES APPAREILS CHIRUR- GICAUX.

Jusqu'à ces dernières années, la France était tributaire de l'étranger et surtout de l'Angleterre pour les industries qui sont basées sur le travail du caoutchouc. Bien entendu, nous ne pouvons, même aujourd'hui, où l'acclimatement a pourtant fait tant de progrès, faire pousser les arbres à caoutchouc sur notre sol ou même sur celui de nos colonies ; mais nous savons désormais travailler le caoutchouc brut (1) que l'étranger nous envoie en abondance.

Il faut le répéter, car, depuis 1878, des progrès notables ont été faits dans ce sens, et nous possédons des maisons qui savent faire avec le caoutchouc des produits manufacturés aussi bons et plus élégants même que ceux que nous étions obligés jadis de demander à nos voisins. C'est là encore un des caractères les plus intéressants de l'Exposition de 1889.

1° *Tissus élastiques.*

Citons d'abord, pour l'industrie des *Tissus élastiques,* les Maisons *Gamichon* et *Dorigny.* Cette fabrication était incon- nue chez nous il y a quelques années à peine. Or ces industriels rendent les plus grands services aux fabricants d'instruments de chirurgie, qui ne sont plus obligés de faire leurs achats à l'étranger. On doit donc leur savoir gré, au point de vue pa- triotique, des efforts qu'ils ont fait pour perfectionner leur outillage et obtenir de bons produits. Ces tissus élastiques en caoutchouc tressé servent à une foule d'usages domestiques et médicaux (ceinture, genouillère, bande d'Esmarch (à rejeter d'ailleurs), ventrière, bas à varices, etc.) (2).

---

(1) Voir à ce point de vue le Chapitre qui traitera des Sciences Chimiques et Pharmaceutiques.

(2) On trouvera, à la Section de Chimie, des renseignements sur les *Tissus rendus imperméables à l'aide du caoutchouc.*

2° *Instruments et appareils en Caoutchouc.*

Sans revenir ici sur la *Maison Galante* et l'exposition de M. *Schœnfeld*, dont nous avons déjà parlé plus haut pour le *caoutchouc vulcanisé* et le *caoutchouc durci*, nous devons citer maintenant les principales vitrines de la deuxième salle de la Classe XIV, qui renferment des *instruments* ou *des appareils en caoutchouc*. Certains fabricants, comme MM. Galante, sont capables de fournir n'importe quel appareil de caoutchouc; par exemple, les Maisons *Gauthey et Haussmann* (fort belle vitrine), *Berguerand fils, Bognier et Burnet*. D'autres, au contraire, sont spécialisés davantage, ne font guère que des instruments de chirurgie *en caoutchouc souple* ou *en caoutchouc durci*. Ils fabriquent aussi les *instruments en gomme élastique*. Ces industriels, qui s'adonnent principalement à la *fabrication des sondes* de diverses sortes, sont : MM. *Vergne, Thillier, Rondeau, Eynard* et *Richefeu*, etc. La maison la plus importante est celle de M. Vergne.

On trouvera dans toutes ces vitrines, au centre de la salle, des collections superbes, artistement rangées, contenant trois sortes de produits : a) *instruments en caoutchouc vulcanisé*; — b) *instruments en caoutchouc durci ou ébonite*; — c) *instrument en gomme élastique* (ces derniers ne sont guère que des sondes). Nous n'insistons pas sur les deux premières catégories d'instruments dont nous avons déjà parlé à propos de l'exposition Galante; mais quelques mots sur ces sondes en gomme élastique ne seront peut-être pas inutiles.

Instruments en gomme élastique. — On sait qu'une sonde en gomme élastique se compose de deux parties bien distinctes : 1° une trame de soie formant squelette; 2° un enduit spécial en gomme recouvrant cette soie tressée. On peut rendre la soie facilement aseptique par une immersion suffisamment prolongée dans les solutions antiseptiques (sublimé, etc.); mais il n'en est plus de même du vernis. Et les fabricants en sont encore à chercher un enduit capable de ne pas s'altérer dans ces conditions. Quand ils l'auront trouvé, nous aurons presque la sonde idéale.

Avant de terminer cette courte revue des instruments de caoutchouc par l'énumération des principales nouveautés, nous voudrions insister sur un fait bien connu des praticiens de la campagne ou des médecins de marine qui voyagent dans les pays chauds, à savoir la difficulté de la conservation des sondes. Elles se cassent très facilement ou s'altèrent notablement dans la plupart des cas. Certaines maisons ont tenté de parer à cet inconvénient par des procédés spéciaux de fabrication (Maisons Eynard et Richefeu, Vergne); il paraît qu'elles y ont pleinement réussi. C'est aux personnes qui sont en mesure de tenter l'expérience de nous affirmer si, réellement, les nouvelles sondes ainsi vantées sont aussi bonnes que l'on veut bien le dire.

MAISON VERGNE.

Nous tenons à insister sur la vitrine de l'une des principales maisons fabriquant les sondes uréthrales pour montrer à nos lecteurs ce qu'on a construit de nouveau dans ces derniers temps. Voici la liste des articles les plus récents qui sont exposés dans la vitrine de M. Vergne, dont la maison date de 1865.

1° *Sondes en gomme sans cul-de-sac;* ces sondes offrent les qualités suivantes : facilité d'un nettoyage complet (asepsie);plus de facilité dans l'introduction par la confection de l'œil. Il y en a de toutes formes et de toutes dimensions.

2° *Sondes à yeux multiples,* tissées, spécialement construites pour être laissées à demeure après hémorrhagies ou dans le cas de catarrhes vésicaux. On trouvera ci-joint la figure de la

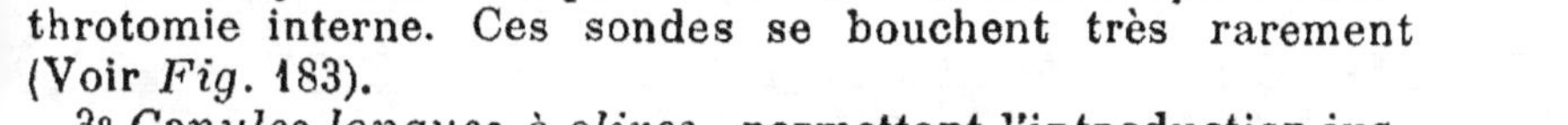

Fig. 183. — Sonde à bout percé avec yeux latéraux du Pr Guyon.

sonde à bout percé avec deux yeux latéraux, dont M. le professeur Guyon se sert pour mettre à demeure après l'uréthrotomie interne. Ces sondes se bouchent très rarement (Voir *Fig.* 183).

3° *Canules longues à olives,* permettant l'introduction jusqu'au-dessus de la prostate.

4° *Bougies filiformes à extrémité souple,* pour les rétrécissements infranchissables ; elles ont la résistance voulue, tout en ne pouvant pas faire de fausse route. Ces bougies ont été construites sous la direction de notre maître et ami, M. le Dr Bazy.

5° *Sondes et bougies à extrémité vésicale blonde,* c'est-à-dire à extrémité plus souple. Cette sonde pénètre mieux dans tous les cas. La bougie, plus résistante dans la partie antérieure, dilate également mieux les rétrécissements (Voir *Fig.* 184).

6° La *sonde utérine à double courant du Dr Porach*, consti-tuée par un tuyau d'apport percé à son extrémité de deux orifices. L'un est extérieur, l'autre établit une communication avec le conduit de retour, de façon à assurer l'issue du liquide, lorsque l'orifice extérieur est oblitéré par son contact avec la

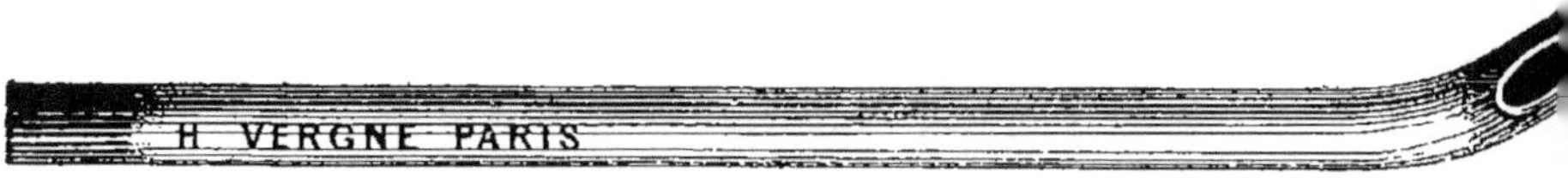

Fig. 184. — Sonde à béquille à portion souple.

paroi de l'utérus. L'orifice extérieur est d'ailleurs plus volumi-neux que l'orifice de la communication, de façon que le liquide ne suive cette dernière voie que dans le cas d'oblitération de la première. Le conduit qui assure le retour du liquide n'est pas fermé comme dans la plupart des autres sondes à double courant ; il est ouvert et transformé en un canal suivant la modification conseillée par Delore. L'arrivée du liquide par le

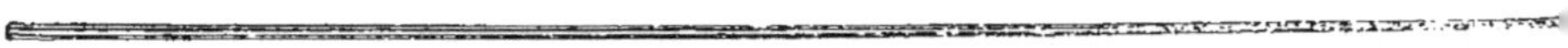

Fig 185. — Bougie en baleine à bout olivaire.

tuyau d'apport, se faisant par un conduit cylindrique, est ob-tenue avec le maximum possible de quantité et de pression du liquide. Ces instruments sont fabriqués en tissu de soie recou-vert de gomme et sont très souples.

7° La *bougie en baleine à bout olivaire* (*Fig.* 185).

8° Les *sondes en soie* ayant la souplesse du caoutchouc ;

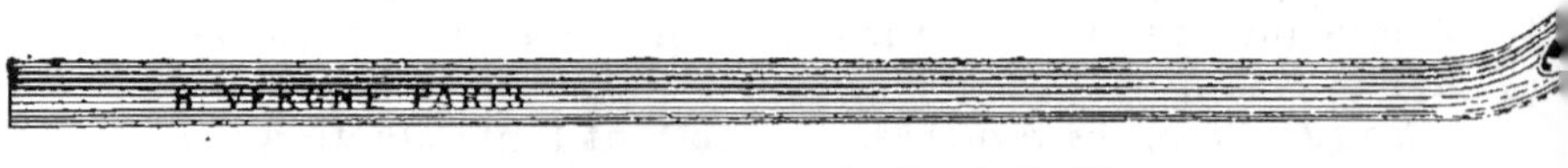

Fig. 186. — Sonde à béquille du Dr Thompson.

leur introduction est très facile et leur diamètre intérieur plus grand.

9° Une *sonde à béquille du Dr Thompson* (*Fig.* 186).

10° Une *sonde olivaire* à extrémité souple (Voir *Fig.* 187).

On verra aussi dans cette vitrine des sondes conservées de-puis douze ans, ayant encore les mêmes propriétés que les neuves.

A signaler, comme nouveautés d'une assez grande importance, quoiqu'un peu anciennes cependant : 1° l'addition de la
petite olive à l'extrémité des sondes coniques ; — 2° l'invention des sondes remplies de grenailles de plomb ; — la *canule
à lavement de M. le Dr Reliquet*, à extrémité souple (modèle

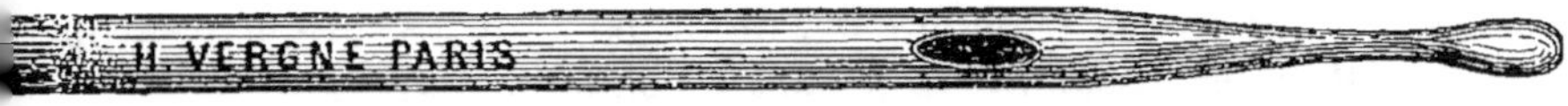

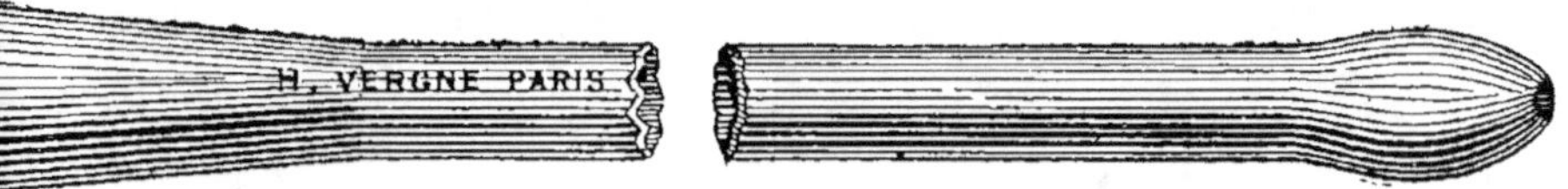

Fig. 187. — Sonde à bout olivaire.

Vergne). Cette canule (*Fig.* 188) est souple sans pouvoir se
plier, terminée par une olive d'un diamètre de 12 millimètres ;
par son pavillon évasé, elle peut se fixer sur tous les tubes
d'irrigateur. Son olive et son degré de souplesse lui permettent
de glisser facilement dans les replis de l'intestin.

Fig. 188. — Canule à lavement de M. le Dr Reliquet, à extrémité souple.

Toutes ces sondes en caoutchouc, souples ou rigides, de
M. Vergne, sont fabriquées d'une façon telle que leur rupture
ne peut se produire. Pour les sondes en gomme, il emploie de
la soie et le coton tissé d'une façon particulière. Quant à la
composition de la gomme, M. Vergne est toujours, comme ses
concurrents, à la recherche d'une matière pouvant résister aux
urines ammoniacales et aux désinfectants quels qu'ils soient ;
toutes les sondes de M. Vergne résistent à l'eau bouillante, sans
s'altérer, pendant trois minutes environ. Ce n'est peut-être pas
suffisant pour obtenir une asepsie parfaite ; mais il faudrait le
prouver, ce qui n'a pas été encore fait, à ce que nous sachions.

En résumé, aujourd'hui, on demande pour les sondes en
gomme une détérioration minimum pendant leur séjour dans
les voies urinaires et pendant la saison chaude ou dans les
pays chauds, quand elles restent en contact les unes avec les
autres ; puis la possibilité de les rendre aseptiques par un
moyen quelconque et de les y maintenir à l'aide d'un séjour
constant dans des solutions antiseptiques. Les modèles actuels

ne réalisent certainement pas ces conditions d'une façon suffisante. MM. les fabricants sont donc priés de chercher dans ce sens. Il faut toutefois reconnaître que certains d'entre eux sont déjà arrivés à certains résultats. C'est ainsi que M. Vergne prétend avoir trouvé un enduit gommeux spécial capable de résister pendant longtemps aux urines ammoniacales. Pour le prouver, il montre avec conviction une sonde qui serait restée trois mois et demi dans un urèthre, sans trop se déformer et sans trop perdre de sa solidité.

V. — MATÉRIAUX DE PANSEMENTS.

Produits antiseptiques.

Jusqu'à ces dernières années, il faut l'avouer, nous étions tributaires de l'étranger et en particulier de la Suisse allemande (usine de Schaffouse) pour les matériaux de pansements modernes et les produits antiseptiques. Il y a quelques années encore, pour avoir de la gaze phéniquée, du catgut, du makintosh, etc., nos fournisseurs habituels à Paris étaient obligés de s'adresser hors de France pour satisfaire à nos demandes.

Aujourd'hui, heureusement, — et c'est là certainement un des meilleurs côtés de l'Exposition de la Classe XIV — il n'en est plus ainsi. Nous avons à Paris et dans le Midi des industriels qui sont capables de nous fournir des produits de première qualité, en lesquels on peut avoir entière confiance. Ces grandes maisons préparent tous les matériaux de pansement et l'on peut s'adresser à elles en toute sécurité ; mais il y a aussi des industriels moins connus, qui peuvent fournir de préférence telle ou telle substance. Ils méritent eux aussi d'être encouragés, parcequ'ils sont susceptibles de rendre de réels services à la pratique chirurgicale, et parce que peu de personnes osent se risquer dans de telles industries, à débouché si difficile.

C'est le cas, par exemple, pour un produit difficile à bien préparer, pour le *Catgut*. Nous citerons surtout, comme fabricant de catgut, la *Maison O. Bing*, rue Payen, quai de Javel (il y en a peu d'analogues en France), qui sait désormais préparer de toutes pièces ce produit si utile, que nous devions jadis faire venir d'Angleterre. Ce catgut est très solide, très bien confectionné ; on en voit de toutes les dimensions dans la modeste vitrine de M. Bing. — Citons aussi la *Maison Boussenot* pour ses éponges préparées et comprimées.

Les grandes maisons françaises dont nous parlions tout à l'heure, sont, en dehors de l'exposition de *M. Froger*, procédés Weber et Thomas (étoupes désinfectées pour le service de santé militaire), et de MM. Moris (ouate de tourbe), les deux fabriques suivantes : *La Fabrique internationale des objets de pansements de Montpellier*, dirigée par *M. Challandes*, et la *Maison Desnoix*, de Paris, qui, une des premières, a permis d'avoir en France ces produits antiseptiques. Espérons que bientôt, la concurrence aidant, d'autres industriels se lanceront dans cette voie. Les chirurgiens n'auront qu'à y gagner. Nous n'insistons pas davantage, car nous retrouverons plus loin ces expositions à la Section des sciences chimiques et pharmaceutiques.

VI. — VUE D'ENSEMBLE SUR L'EXPOSITION DES INSTRUMENTS DE CHIRURGIE EN GÉNÉRAL.

A. — Appréciations générales.

Les conclusions générales à tirer de cette belle Exposition des Instruments de Chirurgie de la Classe XIV, des autres salles mentionnées et des Sections Etrangères, exposition sur laquelle nous avons trop longuement peut-être retenu l'attention, peuvent être résumées sous les trois chefs suivants, ainsi que nous le faisait remarquer notre vénéré maître, M. le Pr Verneuil, président du jury pour la distribution des récompenses à attribuer à cette catégorie d'exposants, au cours de diverses visites faites au Champ-de-Mars, pour montrer aux élèves de sa clinique le travail parfois si artistique de nos fabricants. Cette exposition montre : 1° notre *affranchissement vis-à-vis de l'étranger*, et cela d'une manière complète, pour la fourniture et les premiers travaux de certaines matières premières, en particulier du caoutchouc et des substances utilisées pour les appareils de prothèse dentaire, ainsi que nos *progrès dans l'art dentaire ; —* 2° notre *supériorité manifeste dans la fabrication des instruments de chirurgie,* du moins par rapport aux nations ayant exposé au Champ-de-Mars. Il paraît même, au dire des gens compétents, que l'Allemagne — qui s'est abstenue — reste encore loin derrière nous, à ce point de vue, tout chauvinisme mis à part ; — 3° la *façon vraiment artistique dont nos fabricants* comprennent la construction des instruments de prothèse chirurgicale, dentaire ou autre, que chaque jour nous leur demandons. Ce côté *artistique* est encore bien plus marqué pour les expositions d'anatomie pure, d'anatomie clastique, de modelage anatomique, de dessin appliqué aux sciences biologiques, etc., à un tel point que ce serait une transition toute trouvée pour passer du Palais des Arts libéraux dans celui où l'art le plus pur a trouvé asile, c'est-à-dire au Palais des Beaux-Arts. M. le Pr Verneuil n'a pas oublié de mettre ce point en relief auprès de M. le Président de la République, quand ce dernier est venu visiter la Classe XIV.

Si la Classe XIV a si bel aspect, cela tient aussi à un fait qu'il nous faut mettre en relief à cette place : nous voulons

parler de la difficulté des admissions à la Classe XIV. En effet,
on n'a autorisé à exposer que les fabricants qui ont fait vraiment preuve de travail et de talent. C'est en bonne partie à cette
cause qu'est due la supériorité réelle de la Section de Médecine et de Chirurgie, puisqu'on n'a pris que le dessus du
panier. Nous tenons à le dire pour montrer que les industriels
non récompensés — on ne peut pas médailler tout le monde —
le sont déjà par le seul fait de leur admission.

Ajoutons encore que nous sommes très réellement à l'avant-garde du progrès, puisque chez nous, autant qu'ailleurs et
davantage peut-être, on s'efforce sans cesse de construire des
instruments en rapport avec les exigences de la chirurgie
moderne. Les Anglais n'en sont-ils pas encore, nous l'avons
vu, aux manches en bois rayés et guillochés et autres dispositifs, aux instruments lourds, grossiers et sans élégance, qui
ne sont que des nids à microbes. Leurs fabricants sont des
industriels avant tout. Quant aux Allemands, dans bien des
cas, ils nous copient d'une façon mal déguisée..., quand ils ne
nous volent pas ouvertement. Qu'on ne vienne donc plus dire
que nous sommes encore, sur ce point, tributaires de l'étranger. Jusqu'à la préparation des produits antiseptiques de
Montpellier qui éclipse celle de Schaffouse ! Le Champ-de-
Mars est ouvert à tous ; qu'ils s'y rendent ceux qui ne voudront point ajouter foi à nos descriptions, si écourtées pourtant, et à nos appréciations, à leur avis, trop enthousiastes.

B. — Conduite à tenir lors d'une prochaine Exposition.

En terminant nous voudrions indiquer une réforme à faire.
Elle nous paraît utile, à moins que l'on ne veuille considérer
une Exposition que comme un vaste bazar. Pour la Classe XIV,
comme pour les autres, il nous semble qu'on n'aurait dû
exposer que les inventions qui ont été faites de 1878 à 1889,
et mettre de côté celles qui, représentant, en quelque sorte,
une exposition rétrospective, sont antérieures à la dernière
Exposition universelle. Concevoir autrement la disposition
des vitrines où les objets sont soumis à l'appréciation et à
l'admiration du public, c'est peut-être le meilleur moyen
d'obtenir des effets pittoresques ; mais c'est sacrifier par trop,
véritablement, l'utile à l'agréable. D'ailleurs, il ne faut pas
oublier que les expositions rétrospectives, en général, ne peuvent être entreprises que par des industriels disposant de capitaux énormes ; si, désormais, l'abondance des matières est
une raison suffisante de récompense (sous le fallacieux pré-

texte qu'on a contribué ainsi à assurer le succès de l'Exposition !), la valeur personnelle de chaque exposant disparaît complètement devant l'importance des capitaux dont il dispose. Dans ces conditions, les récompenses distribuées ne sont plus que des trompe-l'œil.

Etant donné pourtant l'intérêt des Expositions rétrospectives, il y aurait un moyen de tourner, ce nous semble, la difficulté. Ce serait, pour chaque industrie, de ne faire qu'une seule Exposition rétrospective, à laquelle contribueraient tous les fabricants qui en manifesteraient le désir et qui se syndiqueraient pour la circonstance. Ceci d'ailleurs a déjà été fait et n'aurait qu'un but louable : mettre sous les yeux du visiteur l'évolution totale d'une industrie donnée, c'est-à-dire, pour ce qui nous concerne, celle des Instruments de Chirurgie. Les récompenses ne seraient accordées que d'après la valeur de la dernière production décennale de chaque maison. Dans cette exposition rétrospective, sans distinction de nationalité, on ferait plusieurs classes où les spécialités seraient représentées. De cette façon, l'Exposition, en montrant les produits de la fabrication étrangère à côté des nôtres, rendrait de réels services. On verrait ainsi, facilement, dans quelle voie il faudrait s'engager pour trouver mieux et à meilleur compte. — A bon entendeur, avis, si du moins, dans dix ans, nous pouvons encore faire mieux et plus grand qu'en 1889.

Marcel BAUDOUIN.

CHAPITRE III

LES INSTRUMENTS DE PRÉCISION.

Il y aurait un livre complet à écrire sur le sujet que résument ces deux mots. En effet, les instruments de précision appliqués à l'étude médicale de l'homme procèdent de toutes les sciences exactes sans exception ; il n'est pas jusqu'aux appareils d'observation météorologique qui n'aient été appliqués à l'enregistrement de phénomènes normaux et anormaux qui se passent dans l'espèce humaine. D'autre part, les sciences médicales ne comportent plus de limites ; toutes nos connaissances sont l'objet à chaque instant d'inventions utiles, en ce qui concerne les matériaux anatomiques, physiologiques, hygiéniques, pathologiques, qui constituent notre domaine. On conçoit par conséquent que si, prenant comme point de départ la dernière Exposition universelle (1878), nous voulions examiner à fond toutes les acquisitions instrumentales du savoir médical jusqu'en 1889, nous dépasserions les limites de ce modeste Guide.

Nous nous proposons simplement, en parcourant le champ des bâtiments consacrés à la Médecine et à la Chirurgie (Classe XIV, 2ᵉ salle), aux Instruments de précision proprement dits (Classe XV), à l'Enseignement supérieur (Classe VIII), et aussi ailleurs, de signaler à ceux de nos confrères, que cette visite peut intéresser, les vitrines où nous avons distingué :

A) les *Appareils de Physiologie* et d'*Électricité médicale* ;

B) les *Appareils d'Optique médicale* ;

C) les *Appareils d'Histologie* ;

D) les *Instruments de Précision*, se rattachant de moins près aux sciences médicales.

GUIDE MÉDICAL.   12

En effet, nous citerons, à la fin de cet article, quelques instruments qui se rapportent à l'astronomie, la sténographie, la géodésie, etc., et que le médecin doit connaître.

Tous constituent, suivant nous, des points de repère de la plus haute valeur pour l'histoire des sciences. Nous n'avons d'ailleurs pas la prétention de faire ici une sélection sans appel, encore moins de déconsidérer ceux des honorables fabricants dont nous ne parlerons pas. Il ne s'agit pas ici d'un jugement définitif, mais d'un catalogue raisonné. Nous tenons uniquement à présenter quelques indications, en guise de jalons. Aux mécaniciens de profession à être complet.

I. — EXPOSITION FRANÇAISE (*Classes XIV, XV, etc.*)

A. — Instruments de Physiologie et d'Électricité médicale.

L'exposition des Instruments de Physiologie et d'Électricité médicale est, comme toujours, éparse de ci de là. Il faut courir un peu partout, dans le Palais des Arts libéraux, voire même à la Galerie des Machines. Encore une fois, c'est le désordre le plus complet; nous allons essayer d'y remédier.

I. — INSTRUMENTS D'ÉLECTRICITÉ MÉDICALE.

Tous les *Instruments d'électricité médicale* devraient être réunis, comme nous l'avons déjà dit, à la Classe XIV (2e salle). Nous ne devrions pas avoir à tenir compte, en effet, de ceux qui se trouvent à la Classe LXII (Electricité), puisqu'ils proviennent des mêmes maisons qui ont exposé à la Section de médecine et de chirurgie. Or, il n'en est pas ainsi, et c'est à la Galerie des Machines (Section de l'Electricité) qu'il faudra aller étudier ces Instruments. C'est fort regrettable, mais nécessaire.

Si le nombre des maisons sérieuses ressortissant de cette spécialité est fort restreint — il y en a trois — la qualité de leurs productions est telle que le médecin doit s'attarder un instant pour étudier leurs instruments de construction récente.

L'électricité médicale au Champ-de-Mars est représentée, en effet, par trois industriels, très bien outillés d'ailleurs. Ce sont MM. Gaiffe, Chardin et Trouvé.

Tous les médecins, qui s'occupent d'électro-thérapie, connaissent bien ces trois maisons. Ils en trouveront deux (Gaiffe, Chardin) à la Classe XIV : la première à l'extrémité de la deuxième salle en se dirigeant vers la Classe XV ; la seconde au milieu environ de cette même salle, près des pièces anatomiques. Dans le petit espace qui est réservé à chacune d'elles, ils ne verront que les principaux appareils, d'un usage commun en électro-thérapie; s'ils veulent faire une visite complète, ils devront se rendre à la Classe LXII (Electricité), au Palais des Machines. Confondant dans une même description les deux expositions de ces maisons, nous ne signalerons ici que les modifications introduites récemment dans les instruments fabriqués dans leurs ateliers respectifs. — Quant aux inventions de M. Trouvé, on ne les apercevra qu'à la Galerie des Machines.

En ce temps, où l'électricité médico-chirurgicale revient à l'ordre du jour, grâce à l'emploi de méthodes précises, à la vulgarisation des connaissances électriques et au perfectionnement des appareils, il importe d'y insister un peu, car tout médecin, sauf peut-être à Paris, à cause de la spécialisation, doit connaître ce que l'on a fait de nouveau en cette branche, la plus utile pour lui peut-être des sciences physiques.

On sait que l'électricité médicale a plusieurs sources ; aussi énumérons-nous successivement pour chaque maison les instruments qui les constituent et qui méritent, par leur nouveauté, une mention de quelques lignes. Nous suivrons l'ordre ci-dessous :

1° *Machines électro-statiques.*

2° *Electromoteurs chimiques* ou *générateurs hydro-électriques,* ou *Piles.*

3° *Appareils d'induction* ou *faradiques,* qu'on divise en *volta-faradiques* et en *magnéto-faradiques.*

4° Ces sources étant connues, nous citerons ensuite les *Instruments spéciaux* (appareils d'exploration, de mesure, etc., etc.), et les *Accessoires,* qui servent à utiliser l'électricité produite.

I. — MAISON GAIFFE.

Nous rappellerons seulement l'ancienneté de la *Maison Gaiffe*, une des premières qui, à Paris, ait fourni aux médecins des instruments réellement pratiques, construits exclusivement en vue de l'usage médico-chirurgical, et nous décrirons de suite les appareils que nous recommandons à nos lecteurs.

1° — *Les Machines électro statiques* que fournit cette maison ne nous arrêteront pas. Ce sont là, en effet, des instruments un peu spéciaux, relativement peu employés en médecine, et que M. Gaiffe ne fabrique pas d'une manière particulière. Citons seulement les modèles de *Machine Carré*, de *Woos*, de *Piche*, etc. La *Machine de Woss* est une de celles qui sont en vue aujourd'hui.

2° — Pour les *Générateurs hydro-électriques* ou *Piles*, ainsi que pour les appareils résultant de leurs assemblages (*Batteries voltaïques*) et leurs accessoires, nous serons moins bref.

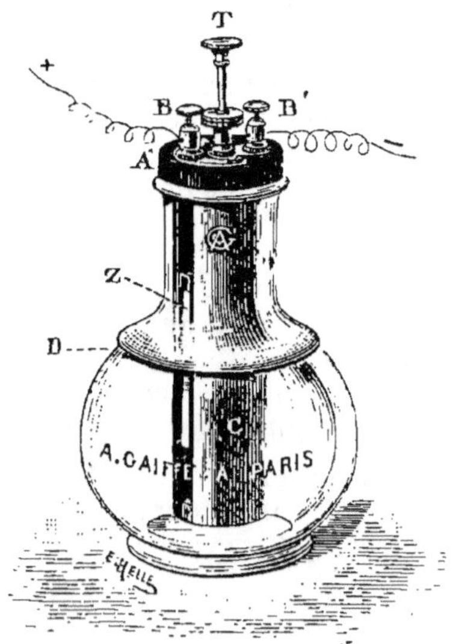

Fig. 183 — Pile au bichromate de potassium (Modèle A. Gaiffe). — *Légende :* A, Couvercle en ébonite ; — B, B', Serre-fils ; — C, Charbon ; — Z, Zinc ; — D, Flacon de verre ; — T, Tige à coulisse pour faire plonger le zinc dans le liquide, quand on veut que la pile fonctionne.

a). Parmi les nouvelles *Piles*, après avoir rappelé le *couple de A. Gaiffe* au bioxyde de manganèse, créé en 1878 pour les besoins médicaux, nous attirerons l'attention sur le nouveau

Couple au Bichromate de Potassium de M. Gaiffe (1878), dit
Pile-Bouteille. Cette Pile a l'avantage de pouvoir être plus
facilement entretenue que l'ancien modèle et ses réparations
sont moins dispendieuses. La figure ci-jointe (Voir *Fig.* 189)
montre de quelle façon elle est construite. Rappelons seulement que toutes les pièces constituant ce couple peuvent être
facilement remplacées, que le cylindre de charbon (C) est moulé
d'une seule pièce, et enfin qu'il n'y a pas de virole pour fixer,
au goulot, le couvercle à vis en ébonite (A).

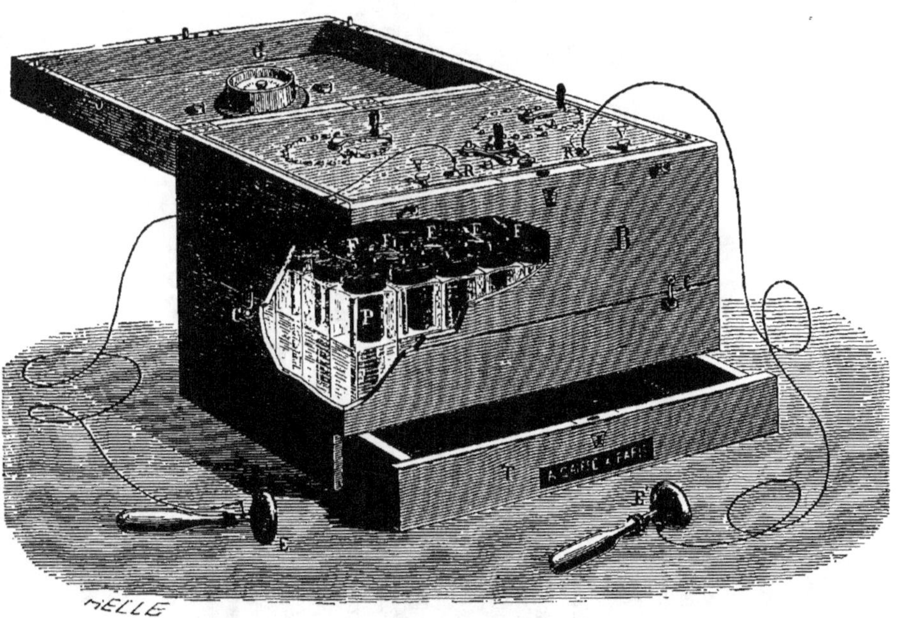

Fig. 190. — Batterie à collecteur double (Modèle de Gaiffe pour les hôpitaux). —
Légende : P, Pile ; — B, Boîte ; — G, Galvanomètre.

b). Nous citerons ensuite, comme exemple de *Batteries* voltaïques, trois modèles d'ailleurs bien connus des médecins.
La *Batterie à collecteur double*, très employée dans les hôpitaux à Paris, composée de couples au bioxyde de manganèse
et au ZnCl², et munie d'un collecteur double, d'un galvanomètre et d'un interrupteur pour produire les chocs voltaïques.
Nous donnons ci-joint (Voir *Fig.* 190) le dessin d'une batterie
portative de 24 couples. — A côté, on verra, à la Classe XIV,
une batterie construite spécialement pour cabinet de médecin,
sous l'aspect d'un meuble de chêne, en forme de pupitre. La

Figure 191 représente ce meuble, ouvert, pour une batterie de 24 couples.

Les deux instruments dont nous venons de parler servent surtout à l'électrisation des malades. Le modèle suivant est destiné au contraire, d'une façon toute spéciale, à actionner

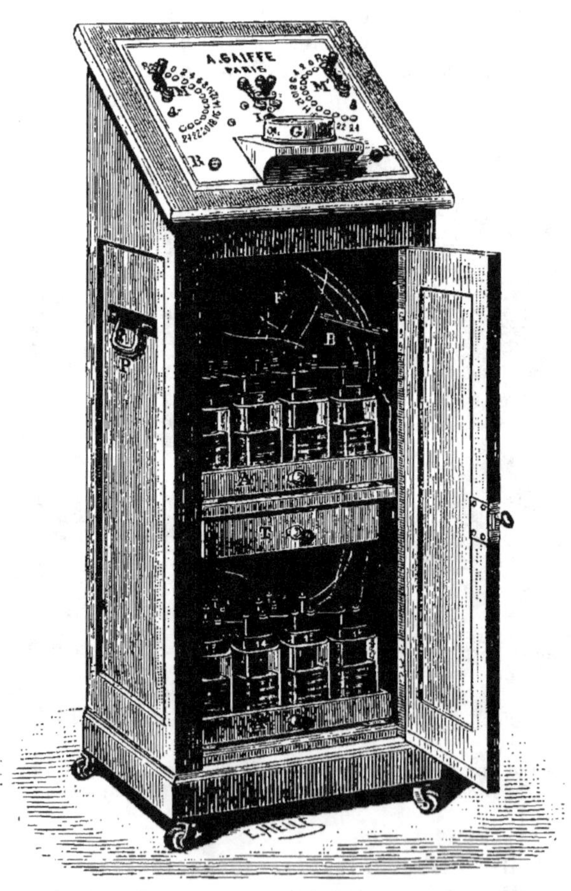

Fig. 191. — Batterie de cabinet (Modèle A. Gaiffe). — *Légende :* G, Galvano-mètre ; — M, M', Collecteurs ; — T, Tiroir ; — A, Piles ; — R, Bornes.

des *galvano-cautères*. Il est vrai qu'il peut servir aussi aux diverses applications du courant continu (éclairage électrique vésical, laryngoscopique, etc.). Cette batterie est au sulfate de bioxyde de mercure ; elle est pourvue d'un collecteur double permettant de prendre les éléments de 1 en 1, mais ne possède pas de galvanomètre; on doit donc y ajouter, par exemple, un galvanomètre apériodique, analogue à ceux dont nous parlerons à l'instant. Elle a un interrupteur de courant. La figure ci-jointe représente une de ces batteries (Voir *Fig.* 192).

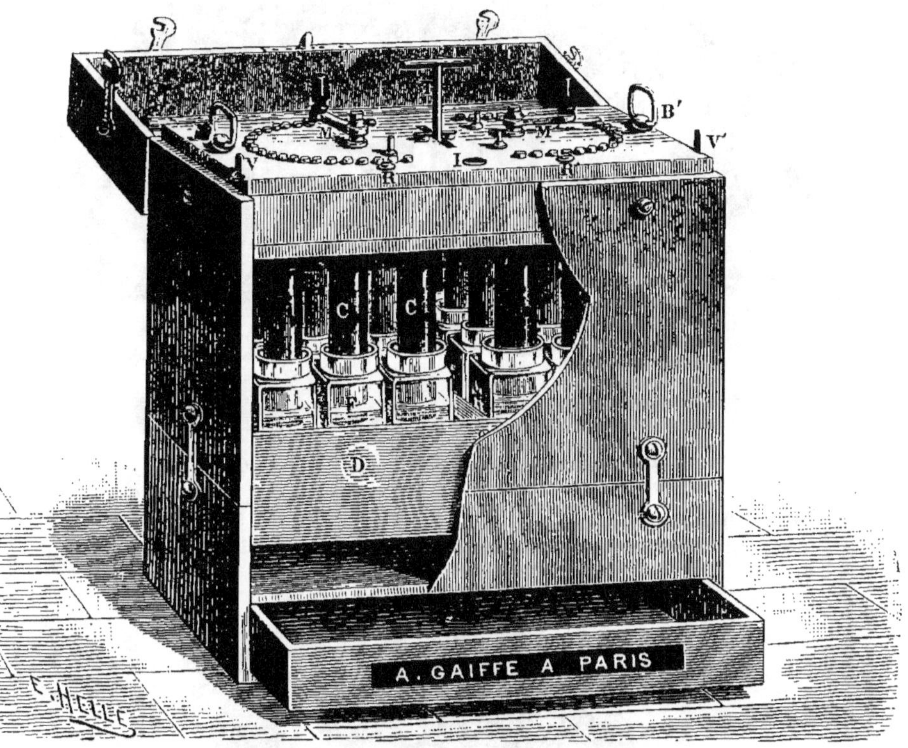

Fig 192. — Batterie à collecteur double, au sulfate de bioxyde de mercure, pour la galvano-caustique.

c). Nous aurions voulu insister sur les *Accessoires* de ces batteries, montrer l'intérêt des *Collecteurs* de Gaiffe, par exemple des collecteurs à double cadran et à pédale; mais, comme nous sommes limité, nous nous bornerons à attirer l'attention sur les *Interrupteurs de courants*, les *Condensateurs* et sur les *Galvanomètres*. La figure ci-jointe (Voir *Fig.* 193) se rapporte à un *Condensateur médical*, muni d'un interrupteur automatique de Marey, donnant 180 à 1,200 intermittences à la minute, et d'une clé que la main peut manœuvrer pour obtenir des simples intermittences. L'emploi de cet ingénieux appareil permet, en thérapeutique, de doser rigoureusement l'énergie électrique utilisée et de provoquer des con-

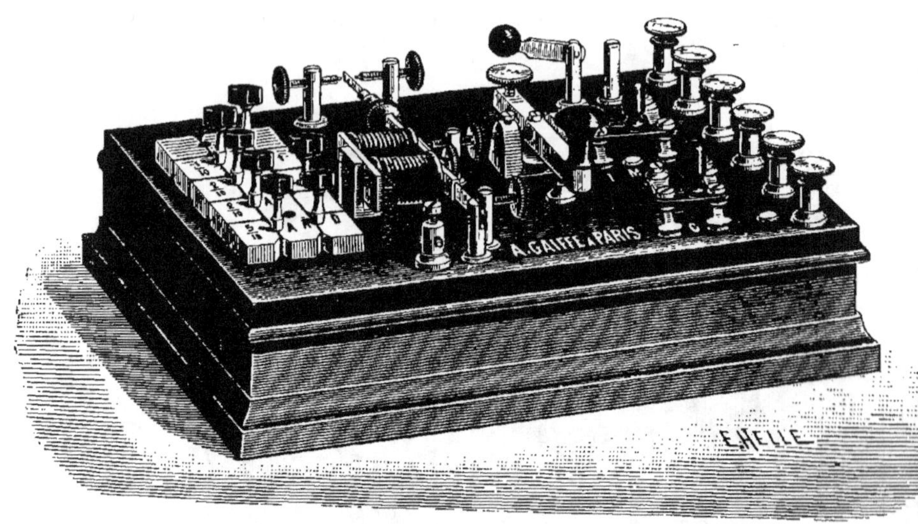

Fig. 193. — Condensateur médical de A. Gaiffe.

tractions musculaires des plus vives avec le moins de douleur possible. Grâce à lui on a des interruptions très régulières.

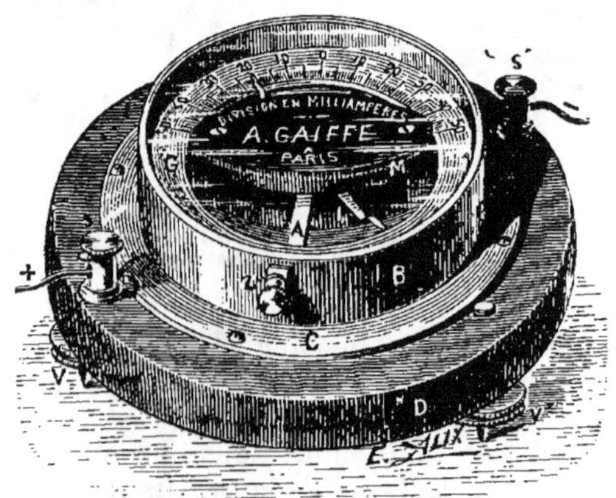

Fig. 194. — Ampèremètre grand modèle, divisé, de deux en deux, en 100 dixmilliampères.

Les Galvanomètres nouveaux de M. Gaiffe remontent déjà à 1881 et à 1885. Dans les anciens galvanomètres médicaux, le

cadran était toujours horizontal, pour éviter les déviations dé-
pendantes de l'état magnétique, comme par exemple dans
l'*Ampèremètre* grand modèle, divisé, de deux en deux, en 100 dixmilliampères (Voir *Fig.* 194); mais le *Galvanomètre* ou *Ampèremètre apériodique* (Voir *Fig.* 195) peut être employé aussi
bien vertical qu'horizontal. Ce modèle est préférable au premier cité, parce qu'il peut être transporté. A citer encore le
Réostat médical, à division décimale, etc., etc.

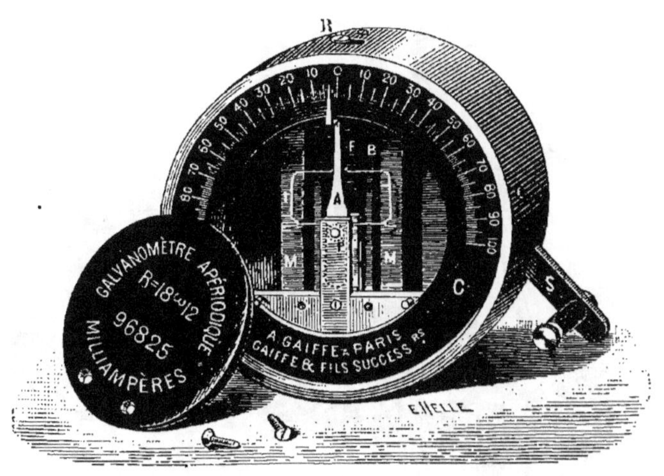

Fig. 195. — Ampèremètre apériodique.

3° — Nous arrivons maintenant aux *Appareils d'Induction.*
Tous ceux dont le médecin se sert sont construits sur le même
type. Parmi les modèles de M. Gaiffe, nous n'avons guère remarqué que celui qui est dû à M. le Dr Tripier; les autres ne
présentent rien de particulier.

a). La plupart des *Appareils volta-faradiques* de cette maison
renferment, dans la boîte qui les contient, une pile au sulfate de
bioxyde de mercure ou au chlorure d'argent. Il y a des modèles
de poche, d'autres plus volumineux, d'autres spécialement
agencés pour la marine, et dans lesquels le liquide excitateur de
la pile doit être de l'eau de mer. Ce sont là de véritables instruments pratiques,—transposables. Ceux qui servent dans les laboratoires ou les cabinets médicaux (type Du Bois-Reymond) sont
construits sur un type un peu différent : les bobines glissent
l'une dans l'autre et peuvent s'écarter assez pour annuler l'induction. Dans ces appareils, la pile est à part. Citons, parmi eux,
le *petit modèle de M. le Pr Ranvier*, transportable en voyage, et

surtout l'*Appareil de M. le D*r* Tripier*, déjà vieux, dont nous parlions à l'instant. Cet appareil à chariot, analogue à celui de Siemens (Voir *Fig.* 196), porte un jeu de bobines à résistances variées (3 bobines). Depuis 9 ans, M. Gaiffe y a ajouté un interrupteur, donnant 30 à 3000 intermittences par minute, et depuis 2 ans, une division expérimentale donnant le rapport des énergies développées par une bobine induite aux différents

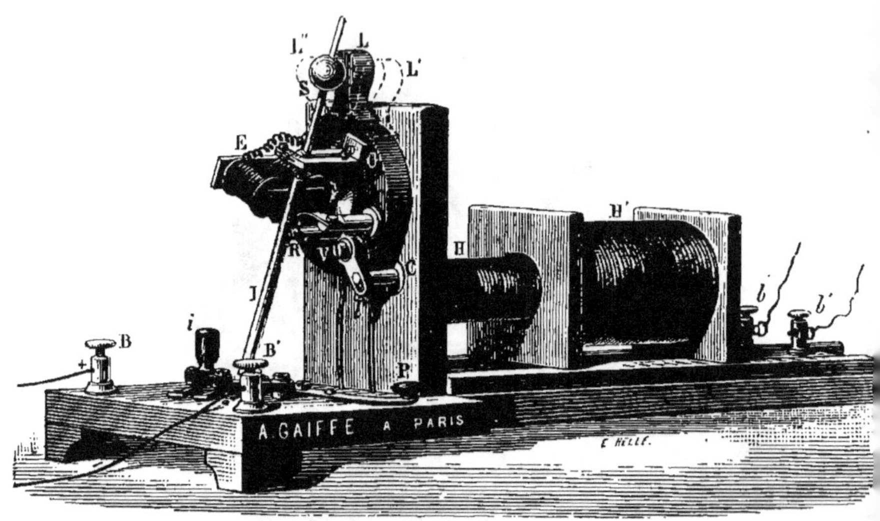

Fig. 196. — Appareil volta-faradique, à hélices mobiles, du D*r* Tripier (Modifications de M. Gaiffe). — *Légende :* L, Interrupteur ; — H, H', Bobines ; etc.

points de sa course. Quelques modifications ont été encore appliquées récemment à cet appareil d'induction, si connu déjà ; mais leur étude nous entraînerait trop loin.

b). Les *appareils magnéto-faradiques* sont de deux types : type Clarke et type Page. M. A. Gaiffe a combiné ces deux systèmes, a pu ainsi réduire notablement les dimensions de ces instruments et a construit un *Appareil à bobines combinées,* d'un prix relativement peu élevé. Mais il a modifié aussi l'appareil de Clarke (Voir *Fig.* 197), en le dotant d'un organe qui sert à la fois de redresseur de courants, d'interrupteur et de modérateur. En 1889, M. Gaiffe a perfectionné encore l'appareil représenté ci-joint en réunissant dans le nouveau modèle les courants de quantité donnés par les gros fils, et les courants de tension donnés par les fils fins.

4° — Parmi les *Appareils d'exploration et les instruments divers* de M. Gaiffe, il faudrait signaler le *laryngo-fantôme* du Dr *Baratoux*, instrument de démonstration pour laryngolo-

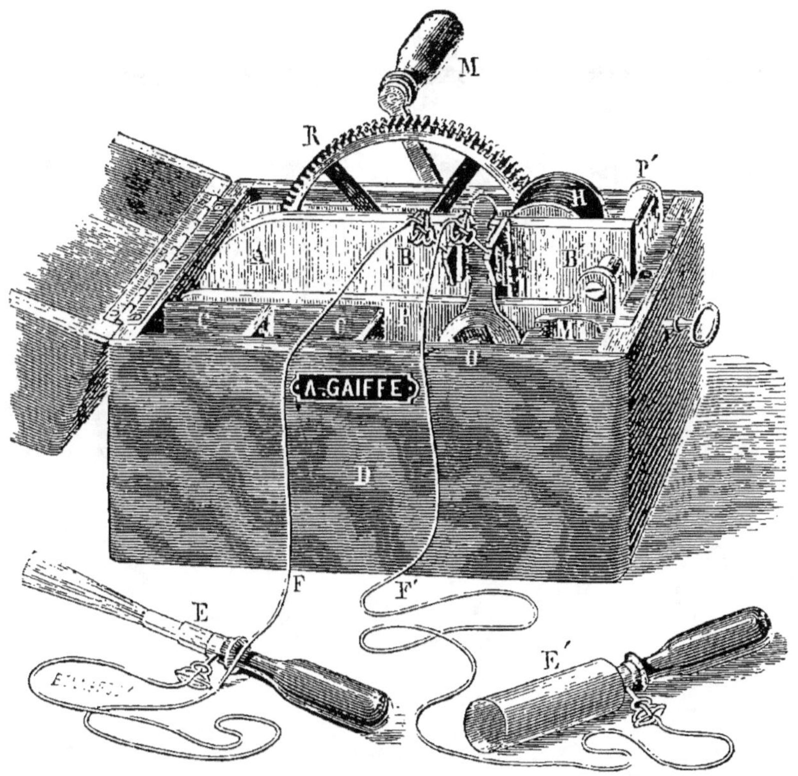

Fig. 197. — Appareil magnéto-faradique de Clarke, modifié par A. Gaiffe.
Petit modèle à fils fins et longs et à courant dans le même sens.

gistes ; — l'*audiomètre* du Dr *Boudet de Pâris* ; — le *sphygmophone* du même médecin, etc. ; mais, parmi les *accessoires* des appareils électriques, nous ne citerons, pour ne pas allonger outre mesure cette revue, que ceux qui servent à l'*Electrolyse des fibromes utérins*, question très à l'ordre du jour aujourd'hui. La figure ci-dessous (Voir *Fig.* 198) représente une série d'*Hystéromètres en charbon*, de 5 mill. à 11 mill., pour l'électrolyse intra-utérine (modèles du Dr Apostoli).

Nous tenons à ajouter, avant de quitter cette maison, que M. Gaiffe est un des premiers, paraît-il, qui en France ait installé une *usine de nickelure et de cobalture;* à l'heure actuelle, où il est urgent que l'on prenne l'habitude de nicke- ler tous les instruments de chirurgie, il nous a paru opportun de rappeler ce fait, à savoir que la *nickelure galvanique*

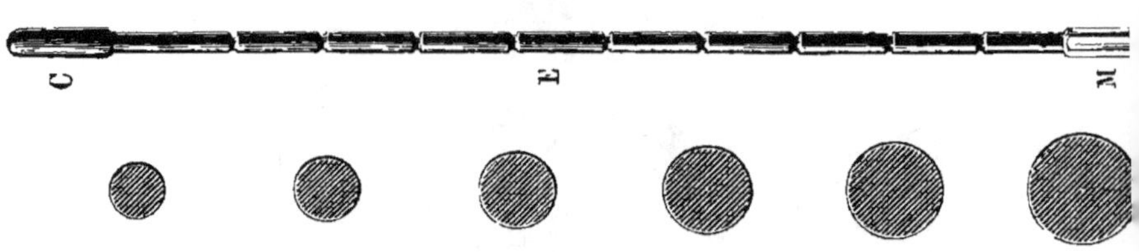

Fig. 103. — Série d'hystéromètres en charbon, pour l'électrolyse intra-utérine.

française a pris naissance sous l'impulsion de la maison dont nous venons de faire connaître les plus élégantes et les plus pratiques inventions.

II. — Maison Chardin.

Fondée depuis 1873, la *Maison Chardin*, grâce à l'initiative hardie de son chef, qui ne craint pas de tenter parfois des modifications vraiment radicales et réussit souvent, a acquis, ces temps derniers, une certaine importance. Elle lutte avec vigueur et succès contre les maisons Gaiffe et Trouvé. On peut dire que le mérite en revient à l'activité et à cette sorte d'instinct artistique que paraît posséder à son insu M. Chardin, puisqu'il prétend ne faire que des choses pratiques. Si nous ne craignions point d'exagérer notre impression personnelle, nous insisterions avec plaisir sur ce côté artistique ; mais ici nous devons rester grave. C'est à la Galerie des Machines (Classe LXII, Electricité), mieux qu'à la classe XIV, qu'on pourra juger, dans une certaine mesure, de cette tendance, en comparant la vitrine dont nous allons nous occuper maintenant avec sa voisine, moins tapageuse, de M. Gaiffe et celle de M. Trouvé.

Pour étudier cette exposition, nous suivrons la même marche que pour la vitrine de M. Gaiffe.

Rien de particulier à dire ici sur les *Machines d'électricité statique;* passons donc de suite aux *Générateurs hydro-électriques.*

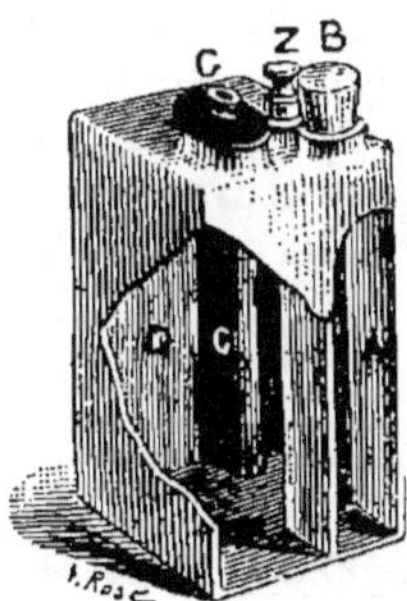

Fig. 199. — Pile de Chardin (modèle n° 3). — *Légende :* A, Compartiment dit Trou du zinc, permettant de mettre le zinc hors de l'atteinte du liquide; — C, Compartiment occupé par le charbon, dont le deuxième C correspond à la partie supérieure; — Z, Zinc; — B, Bouchon de caoutchouc.

1°— a). Parmi les *Piles* nous citerons d'abord le dernier modèle de M. Chardin. Cette pile de Chardin (Voir *Fig.* 199) est d'une manipulation très simple. Dans le dessin ci-joint, la pile fonctionne. Le zinc (Z) est dans le liquide. Si on veut la mettre au repos, le zinc est placé dans un autre compartiment (A) et le bouchon de caoutchouc vient fermer l'orifice des liquides en remplaçant le zinc; ce qui rend la pile étanche. Le charbon (C) peut être facilement remplacé.

Un autre modèle de pile, dite *pile à insufflation*, est aussi dû à M. Chardin ; quoiqu'il soit plus ancien, il est intéres-

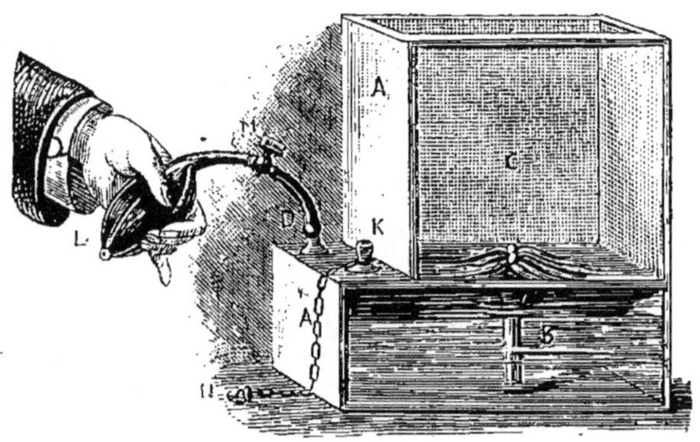

Fig. 200. — Pile à insufflation de Chardin (modèle n° 2).

sant à cause de son principe. La disposition sur laquelle nous devons insister est la façon de faire pénétrer le liquide dans le vase C, où doivent se placer les éléments de la pile. Ceci s'obtient à l'aide d'une poire à insufflation (L, avec robinet M), qui chasse le liquide du compartiment de réserve B dans le vase C. Le transport de cette pile est facile sans qu'on ait à craindre le renversement du liquide (Voir *Fig.* 200).

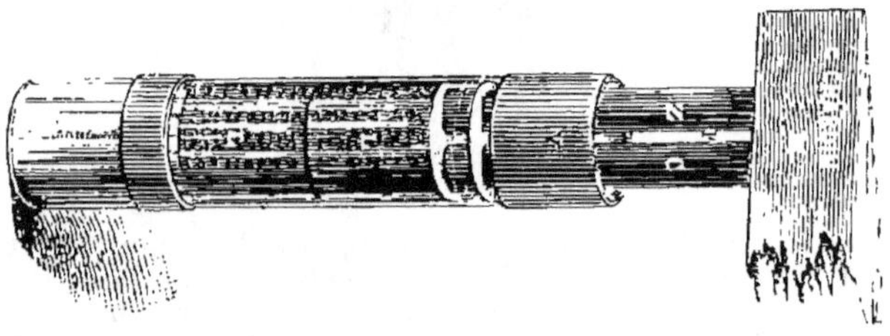

Fig. 201. — Pile à flotteurs de **M.** Chardin.

Nous nous garderons bien d'oublier l'ingénieuse *pile à flotteurs*, dans laquelle l'obturation de la pile est obtenue à l'aide d'un bouchon de liège ou flotteur. Il est facile de se rendre compte du fonctionnement de ce flotteur avec l'aide de la Figure 201, si l'on se rappelle le principe suivant : Etant donnée l'action capillaire des flotteurs contre les parois du verre, cette action leur communique la faculté d'obturer les vases dans une mesure suffisante pour les besoins usuels. Le reste du mécanisme est facile à comprendre. Si l'éprouvette étant soulevée par L, les flotteurs rencontrent un obstacle Z, C, représenté par les zinc et charbon, fixés sous une planchette rigide M, les flotteurs s'enfoncent dans le liquide, qui vient les remplacer pour immerger les éléments et rendre le fonctionnement immédiat. Quand les flotteurs ont retrouvé leur liberté, ils remontent à la surface et reprennent leur rôle d'obturateur. Ces piles sont au bisulfate de mercure.

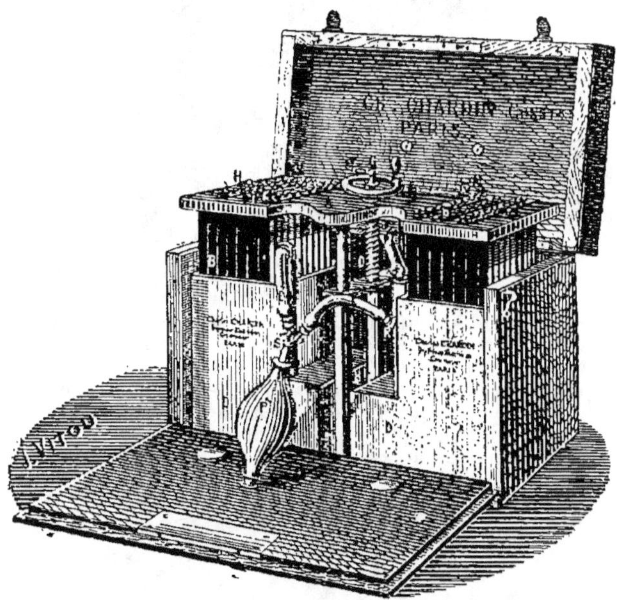

Fig. 202. — Batterie à grand effet, composée de deux éléments à insufflation (Chardin). — *Légende* : A, Planchette portant les éléments ; — B, Eléments zinc et charbon ; — D, Récipients en porcelaine ; — E, Tube de caoutchouc fixé au récipient ; — G, Manivelle ; — H, Anneaux pour enlever tout le système des piles ; — M, Bornes de prise du courant ; — O, Vis obéissant à la manivelle ; — P, Poire de caoutchouc ; — S, Robinet double.

b). Nous devons maintenant citer les appareils où ces piles ont été combinées pour obtenir de grands effets. En ce qui concerne la pile à insufflation, il y a l'*Appareil galvano-caustique portatif à grand effet* (Voir *Fig.* 202). C'est le modèle qui sert

dans les plus grandes opérations et pour la lumière électrique ;
la graduation du courant s'obtient par la manœuvre de la manivelle faisant mouvoir une vis. Elle peut fournir une lumière
électrique suffisante pour l'examen des cavités.—A côté, on verra
l'*Appareil à flotteurs Chardin* (Voir *Fig.* 203), très répandu dans

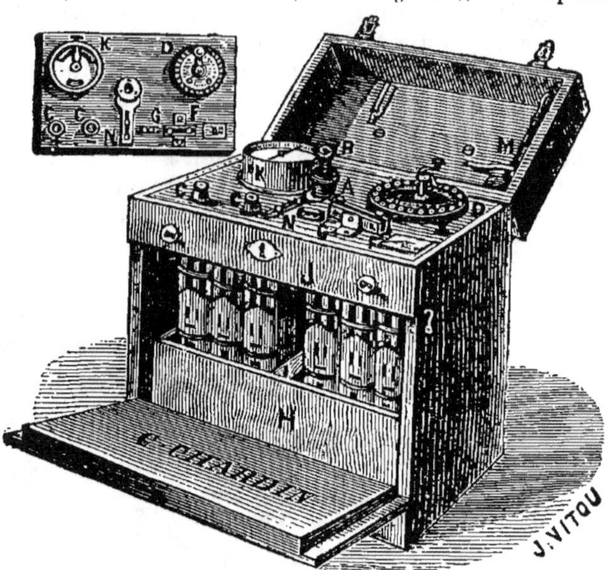

Fig. 203. — Appareil à flotteurs Chardin. — *Légende :* A, Bouton-tulipe
commandant l'arrêt et la marche de la pile ; — B, Bouton-ornement ;
— C, Bornes de prise du courant ; — D, Collecteur ; — F, G, Renver-
seur ; — H, Casier contenant les flacons ; — J, Partie fixe contenant la
planchette supérieure qui supporte tout le système ; — K, Galvanomètre ou galvanoscope tournant sur lui-même ; — M, Ressort supportant les tampons de l'appareil ; — N, Fourchette mobile s'engageant
dans une gorge du bouton.

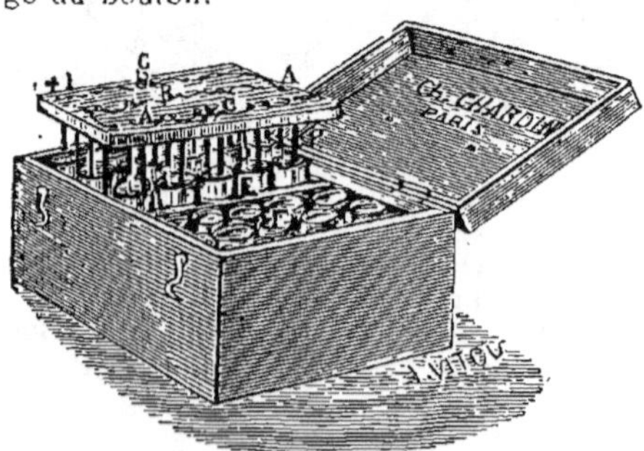

Fig. 204. — Pile au bisulfate de mercure, non transportable, économique.

nos hôpitaux parisiens pour les courants continus utilisés
en clinique. Cet appareil est très ingénieusement combiné et

très pratique pour le médecin. Les piles sont au bisulfate de
mercure. Ceci est le modèle que le praticien doit posséder,
s'il veut avoir un instrument suffisant pour les besoins de sa
clientèle. Mais les malades, qui ne tiennent ni au luxe ni au
transport, peuvent se contenter d'un appareil bien moins coûteux (Voir *Fig.* 204), très analogue, mais qui n'est pas pourvu
de flotteurs.

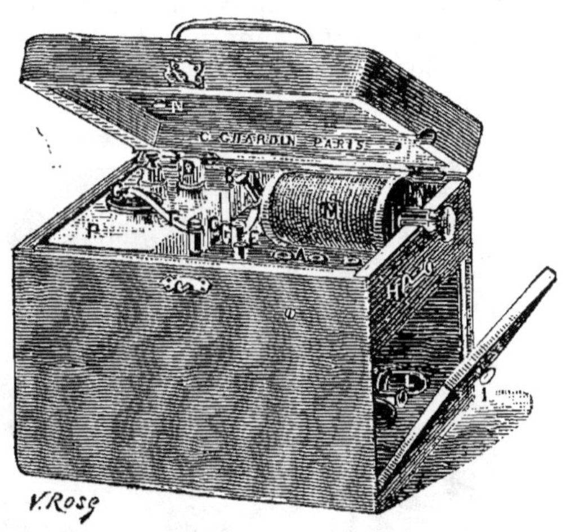

Fig. 205. — Appareil d'induction de M. Chardin (appareil clinique). —
Légende : P, Pile ;— B, Bouton à secousse ;—C, Bouton du trembleur ;
— A, Bornes de prise du courant ; — M, Bobine d'induction ; — F,
Ressort mobile qui réunit la pile à l'appareil ; — L, Accessoires ; —
I, Porte renfermant les accessoires ; — H, Crochet ; — N, Bouton
maintenant le bouchon P en place quand l'appareil est fermé.

2° — Si maintenant nous passons aux *Appareils d'induction
volta-faradiques,* construits là comme ailleurs sur le modèle
ordinaire, la pile seule diffère. Nous avons à signaler des modèles qui doivent leurs qualités précisément à la forme de la
pile employée. Le premier est très portatif (Voir *Fig.* 205),
d'un usage courant ; il possède tous les accessoires ordinaires
de ces instruments. C'est là le complément de l'appareil à courant continu, muni de flotteurs. Tout médecin doit en posséder un de cette sorte, car c'est un instrument vraiment pratique.
Il nous reste à mentionner le grand modèle, qui lui est un
instrument de laboratoire ; c'est *l'appareil électro-physiolo-
gique dit à chariot ou à bobine mobile* (Voir *Fig.* 206). Si, au
point de vue médical, les piles dont nous venons de parler jusqu'ici sont en général préférées par les praticiens à celles des
autres fabricants, il faut avouer que ce dernier appareil ne

détrônera peut-être pas son analogue construit par M. Gaiffe, quoiqu'il paraisse plus simple. C'est que lorsqu'il s'agit de recherches précises, la complexité de l'instrumentation, jusqu'à une certaine limite, bien entendu, n'est pas un défaut si les résultats sont plus nets. Dans un tel milieu, en effet, on les considère vraiment comme des instruments de précision, et on n'en confie pas le maniement au premier venu, comme l'on fait dans les hôpitaux pour les appareils médicaux. La même réflexion s'applique à ce grand appareil d'induction de Trouvé qui est bien préférable, à cause de son bel interrupteur qui fonctionne avec une précision mathématique.

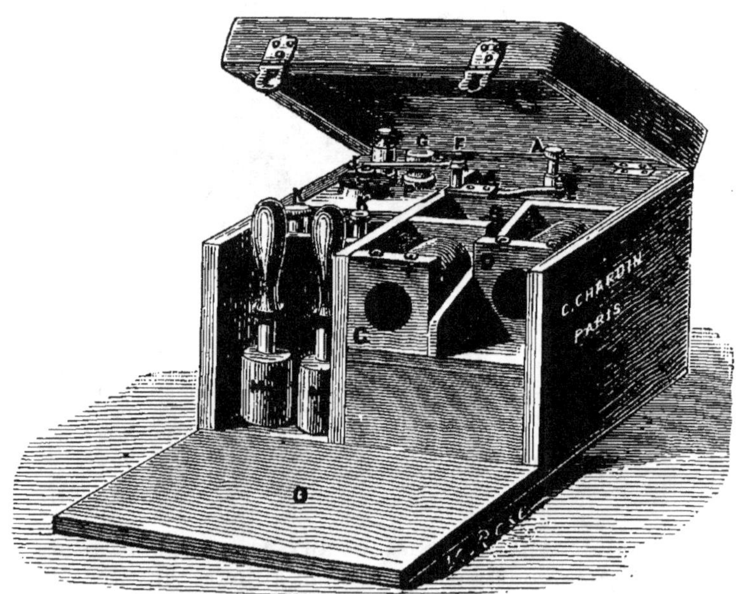

Fig. 206. — Appareil à induction de Chardin pour les recherches de laboratoire. — *Légende* : A, Bouton servant à régler les vibrations du trembleur, en l'abaissant ou l'élevant ; — B, Bobine inductrice fixe ; — C, Bobine induite mobile ; — D, Bobine induite ; — E, Bouton à intermittences volontaires ; — F, Axe de la pièce qui amène dans la bobine le pôle positif du courant ; — G, Bouchon de caoutchouc de la pile ; H, Zinc ou pôle négatif (en place pour le fonctionnement) ; — J, Charbon ou pôle positif ; — K, Godet en caoutchouc destiné à recevoir le bouchon de caoutchouc C de la pile pendant la marche de l'appareil ; — M, Porte-Eponges ; — O, Côte mobile permettant le jeu des divers accessoires.

3° — En ce qui concerne les *Appareils divers et les accessoires,* on verra aussi avec intérêt le *cautère de M. le Dr Danion*

(Voir *Fig. 207*) ; — l'*Uréthrotome du Dr Jardin* (Voir *Fig.* 208) ;
— l'*Epilateur de M. le Dr Brocq* (Voir *Fig.* 209), sorte d'élec-

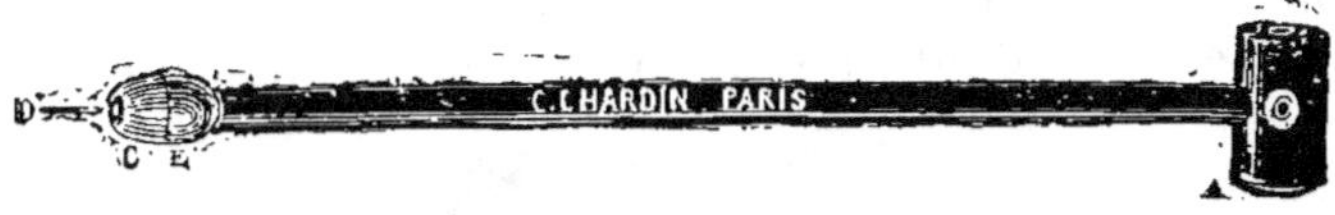

Fig. 207. — Cautère de M. le Dr Danion.

trode-aiguille qu'on introduit dans le canal pileux pour détruire le poil.

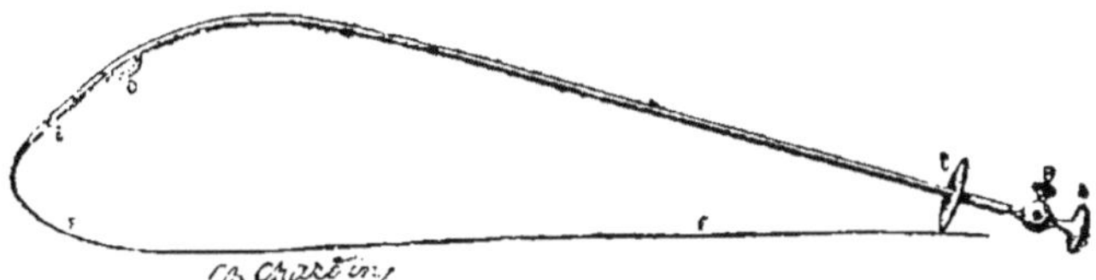

Fig. 208. — Uréthrotome de M. le Dr Jardin.

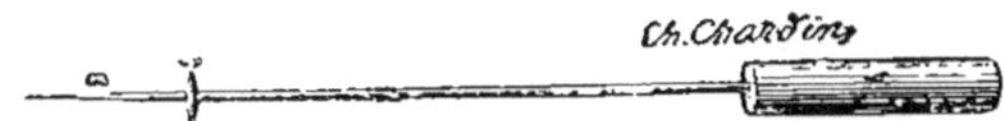

Fig. 209. — Electrode épilatoire de M. le Dr Blocq.

Le petit point C de la figure représente un petit plateau permettant
de limiter l'introduction. Plusieurs aiguilles sont nécessaires, la
racine du poil se trouvant, suivant les endroits, à des profondeurs
diverses ; un très léger fil conducteur relie cette aiguille à l'appareil. M. le Dr Brocq emploie, pour l'aiguille, le pôle positif du
courant, le pôle négatif étant tenu dans la main. *Le courant utilisé est de 25 milliampères au maximum.* Quoique au premier
abord cette opération paraisse délicate et longue, on peut aisément
extraire 40 poils à l'heure. Cette méthode peut rendre, paraît-il,
bien des services au médecin, souvent embarrassé en présence d'une
cliente soucieuse de faire disparaître l'emblème d'un autre sexe.
Nous le souhaitons ! Nous en sommes même convaincu, depuis que
nous savons que « M. Chardin a reçu la visite de dames turques
qui ont donné à cette application toute l'importance d'un avenir
nouveau, les procédés épilatoires qu'elles emploient les exposant
infailliblement à de fréquentes récidives et à de nombreux accidents épidermiques ! ! »

N'oublions pas l'*Excitateur de l'estomac*, construit par M. Chardin, qui ressemble un peu à celui de M. Bardet, construit par Galante ; mais il en diffère en ce sens que son extrémité A s'applique directement sur les parois stomacales, sans qu'il soit nécessaire d'interposer une nappe liquide (Voir *Fig.* 210) ;

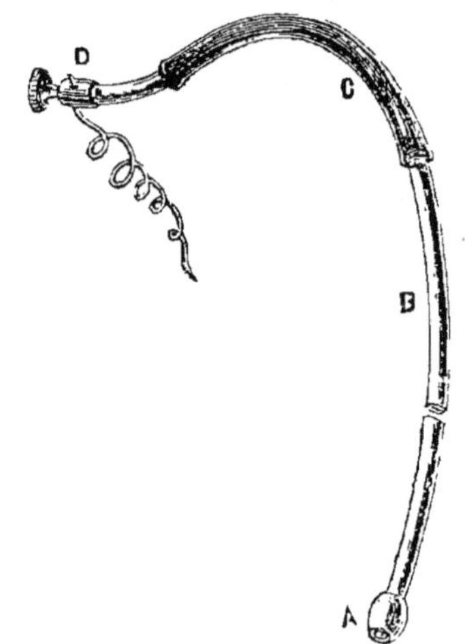

Fig. 210. — Excitateur de l'estomac.

— l'*Excitateur vaginal* bi-polaire en argent pour l'application des courants d'induction (Voir *Fig.* 211) dont le petit modèle ci-joint a été construit spécialement pour les vierges.

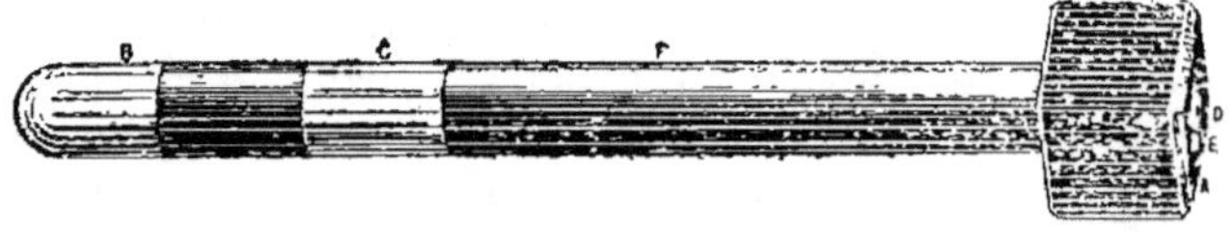

Fig. 211. — Excitateur vaginal bi-polaire, en argent pour vierge (petit modèle).

Nous allons enfin citer ici un grand nombre de petites *pièces qui servent à utiliser l'électricité produite* par les diverses sources dont nous avons parlé.

D'abord, le *Miroir rotatif du Dr Luys pour la fascination* (Voir *Fig.* 212), qui se compose de trois parties : d'un moteur A enfermé dans la boîte, des ailettes B-C et d'un verrou d'arrêt F. Le moteur se compose d'un mouvement d'horlogerie A, se remontant avec une clef E, qui actionne un système à double pignon donnant à deux arbres verticaux B et C un mouvement égal et de sens contraire. On remarquera que, parmi les ailettes, l'une est percée d'un trou cylindrique, elle se met sur l'arbre en cuivre C ; l'autre est percée d'un trou carré, elle se met sur l'arbre supérieur en fer B. La mise en marche et l'arrêt instantanés sont obtenus avec la fourchette F qui opère en frottant sur l'arbre principal C.

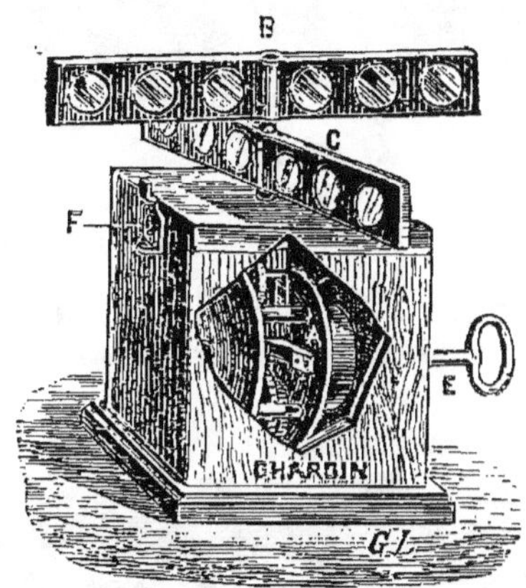

Fig. 212. — Miroir rotatif du Dr Luys.

En ce qui concerne l'*Électrolyse*, il ne faut pas oublier un certain nombre d'électrodes nouveaux : un *Hystéromètre du Dr Apostoli* (Voir *Fig.* 213) pour l'électrisation des fibromes utérins. Cette figure représente deux types de l'instru-

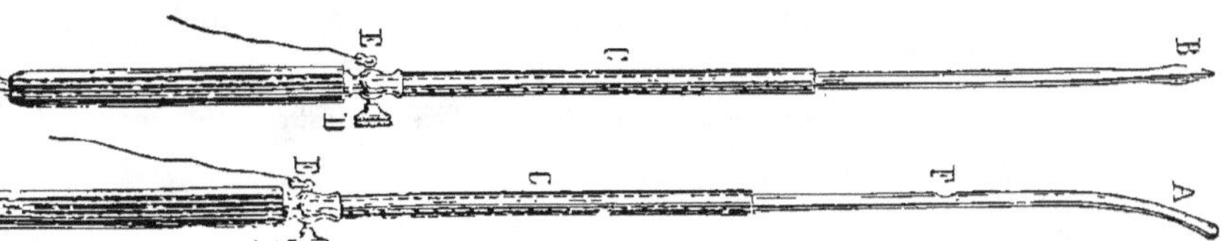

Fig. 213. — Hystéromètres du Dr Apostoli pour électriser les fibromes utérins.

ment. La partie C est un isolateur qui sert à limiter l'action caustique. Le bouton E maintient l'appareil à la longueur que l'on a déterminée. Cet instrument est tout en platine. La lance B sert à reproduire des ouvertures accidentelles pour l'application du courant.

En ce qui concerne les accessoires pour *Galvano-caustique* thermique, nous devons citer brièvement la *grande anse galvano-caustique*, pour grandes opérations (tumeurs, polypes utérins, ablations de la langue, du col utérin) (Voir *Fig.* 214); — la *petite anse*, spéciale pour les opérations moins importantes, que l'on peut manœuvrer d'une seule main (polypes

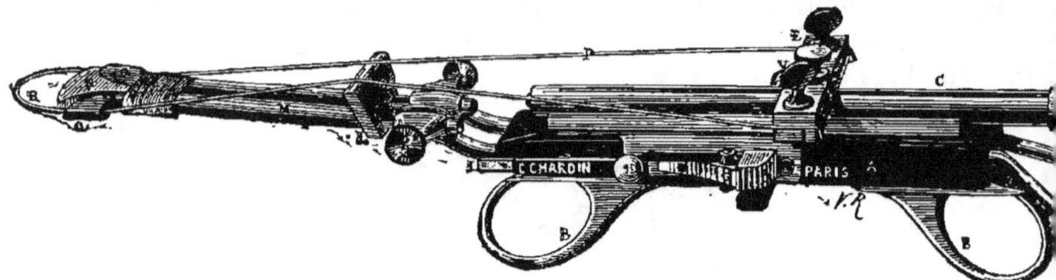

Fig. 214. — Grande anse galvano-caustique.

du nez, de la gorge, etc.); — Enfin le *manche porte-cautère* (Voir *Fig.* 215), qui peut servir dans tous les cas.

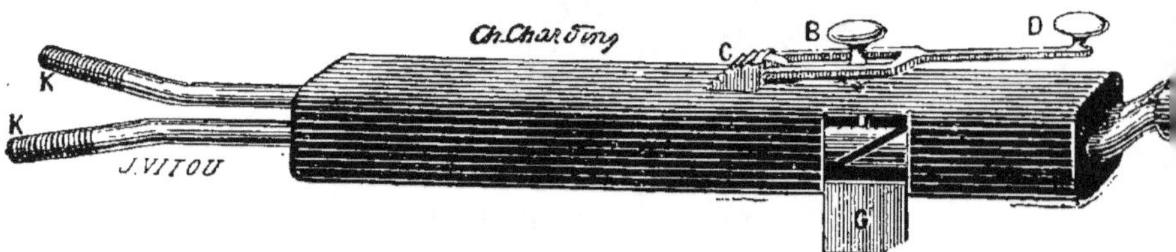

Fig. 215. — Manche porte-cautère.

Le prolongement du point où s'établit le courant par la pédale D permet de rapprocher la main de l'opérateur du point opéré, et diminuer en même temps l'effort à produire pour établir cette communication. Le verrou C, qui peut être animé d'un mouvement horizontal, permet d'établir la communication une fois pour

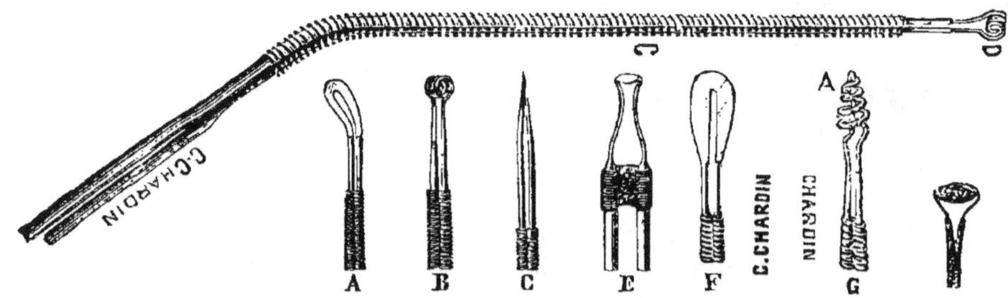

Fig. 216. — Têtes de cautères (modèles variés).

toutes, ce qui dispense l'opérateur d'occuper un doigt pour le même résultat. Une petite ouverture fermée par un petit guichet en ivoire G, permet de voir le système intérieur, de le comprendre et de le nettoyer au besoin.

Enfin, on devra jeter un coup d'œil sur les nombreux modèles de *têtes de cautères* qu'a construites M. Chardin. Nous en reproduisons ci-joint un certain nombre. (Voir *Fig. 216*).

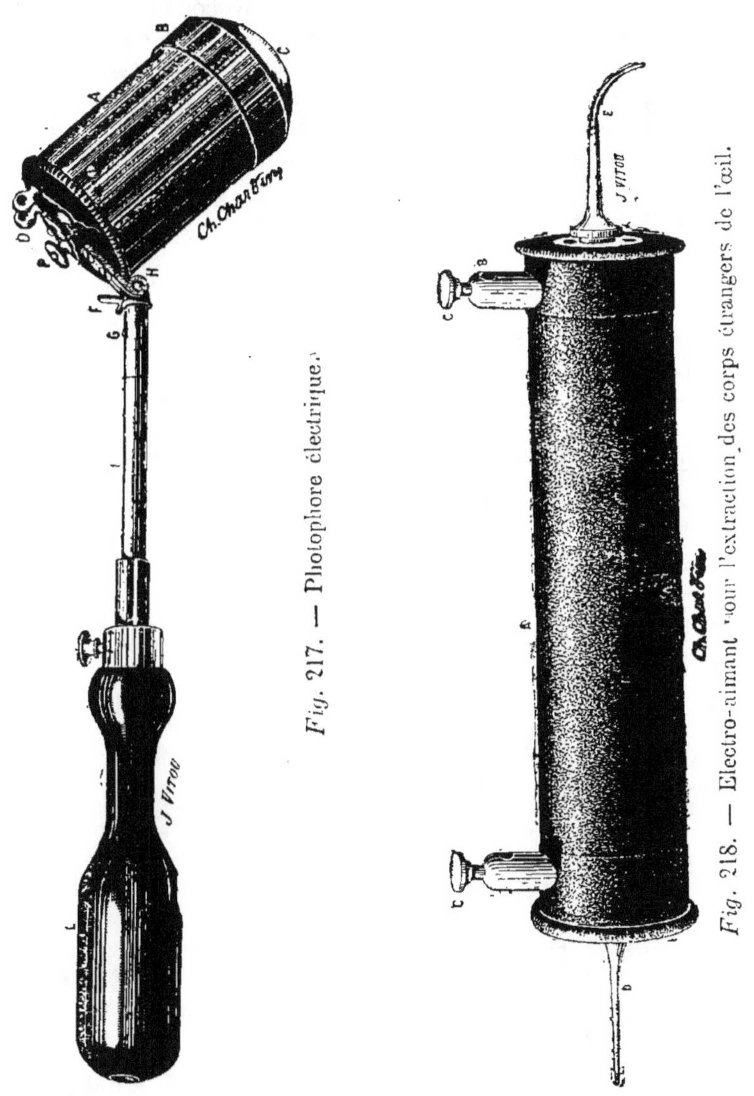

Fig. 217. — Photophore électrique.

Fig. 218. — Electro-aimant pour l'extraction des corps étrangers de l'œil.

L'éclairage électrique est représenté ici par un *Photophore* qui ne nous paraît pas très pratique (Voir *Fig*. 217) et qui ne vaut pas mieux que ceux des autres fabricants.

Pour terminer cette longue énumération, signalons l'*Électro-aimant pour l'extraction des corps étrangers de l'œil.* (Voir *Fig.* 218). Cet électro-aimant à extrémités variées permet l'extraction facile des corps étrangers ; le courant peut être fourni par des pile-bouteilles ou par des appareils à galvanocaustique ; il doit dans tous les cas prendre sa source dans des piles de quantité, le fil de l'électro étant fort gros et la longueur des pointes diminuant dans une forte proportion l'aimantation initiale.

III. — MAISON TROUVÉ.

Depuis longtemps la *Maison Trouvé* est célèbre pour ses instruments d'électricité médicale. Il n'y avait pas d'ouvrage, il y a quelques années, traitant de cette branche de la physique, qui ne citât déjà à chaque page le nom de cet ingénieux constructeur, connu même au théâtre pour ses jolis bijoux électriques. Aujourd'hui, s'il a été surpassé par ceux qui n'ont pas craint de se cantonner presqu'exclusivement dans les applications de l'électricité à la médecine et à la chirurgie, ses piles, ses appareils d'induction, les instruments spéciaux de son invention, sont cependant toujours très utilisés (surtout à l'étranger); ils ont d'ailleurs été modifiés et perfectionnés. On connaît, entr'autres Trouvailles (il y a des noms prédestinés!), la plus typique et la plus artistement construite, à notre point de vue, l'*Explorateur électrique de M. Trouvé.* D'ailleurs nous reviendrons bientôt sur les inventions de ce constructeur, que nous réservons à dessein pour la fin de ce chapitre.

Une remarque tout d'abord. Nos lecteurs auront été fort étonnés sans doute de ne point trouver l'exposition de M. Trouvé à la Classe XIV, à la place qu'elle devait occuper, à côté de celles de MM. Gaiffe et Chardin. Ce qui les consolera, c'est qu'ils n'auront été qu'étonnés : quant à nous, qui avons dû chercher longtemps dans l'immense Galerie des Machines (immense n'est point ici trop fort) les petits chefs-d'œuvre de M. Trouvé, nous demeurons inconsolables, car nous ne comprenons pas encore cette incompréhensible lacune. Il est vrai qu'à la Classe LXII (Electricité) l'espace accordé à M. Trouvé est voisin d'un moulin à farine et que ce dernier se charge de défendre, mieux que ne l'aurait fait le gardien de la Classe XIV, ses instruments si délicats contre l'attaque des poussières atmosphériques en les recouvrant d'une poudre blanche impalpable! Encore un exposant mécontent! Mais que M. Trouvé ne se chagrine pas; il n'est pas le seul et l'on ne sait quel est le coupable en cette affaire.

Nous n'avons pas à insister ici sur l'ingéniosité de ces petits dispositifs électriques imaginés par M. Trouvé dans mille occasions diverses. Nous devons nous borner aux instruments médicaux ; mais nous tenions à citer toutes ses nombreuses inventions pour montrer dans quel sens il cherche sans cesse, avec plus de prédilection ; ce sont elles en effet qui ont fait surtout connaître cet habile ingénieur au grand public. Pour ses dernières, nous renvoyons aux comptes rendus de l'Académie des Sciences ou aux journaux de science pure.

1° — a). Nous n'arrêterons pas l'attention sur les *Piles de M. Trouvé*. On les connaît. Mais, avant de passer aux appareils d'induction, signalons en quelques mots son *Appareil galvanocaustique*, représenté sur la figure ci-jointe (*Fig.* 219) avec ses principaux accessoires, manche interrupteur avec couteau, etc., qui peuvent être placés dans une autre boîte que la pile.

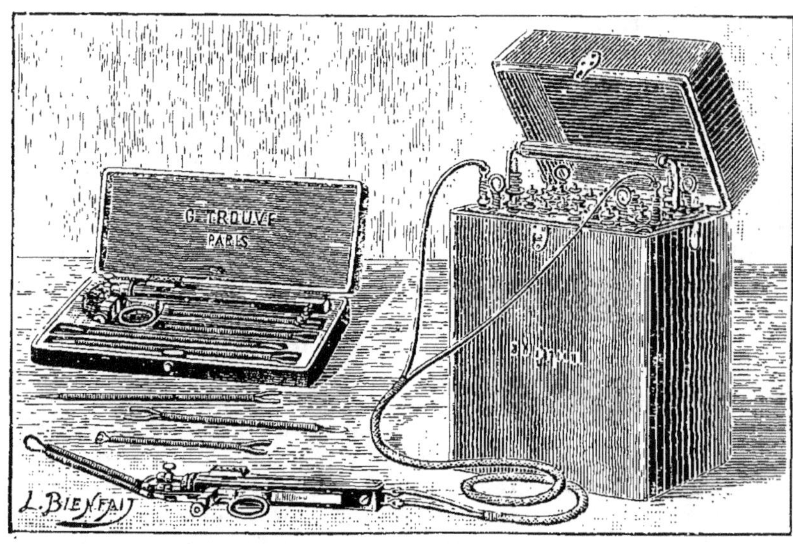

Fig. 219. — Appareil galvano-caustique de M. Trouvé.

b). — Le *nouvel interrupteur de M. Trouvé*, à interruptions mathématiquement régulières, doit être cité avec une mention spéciale (Voir *Fig.* 220). On le verra à l'Exposition au milieu des autres instruments de ce fabricant. Le schéma ci-joint permettra de se rendre compte facilement de son fonctionnement (Voir *Fig.* 221). L'explication de ce schéma et la description de cet instrument, qui a le grand avantage de donner des interruptions indépendantes d'une source électrique, nous entraîneraient trop loin ; nous préférons nous borner à cette simple mention (1). Cet interrupteur a été ajouté au *grand Appareil*

---

(1) On en trouvera d'ailleurs la description à l'article *Electrothérapie* du Dʳ Dechambre.

d'induction à chariot, représenté par la figure ci-dessous
(Voir *Fig.* 222), qui comprend un ancien modèle de l'interrup-

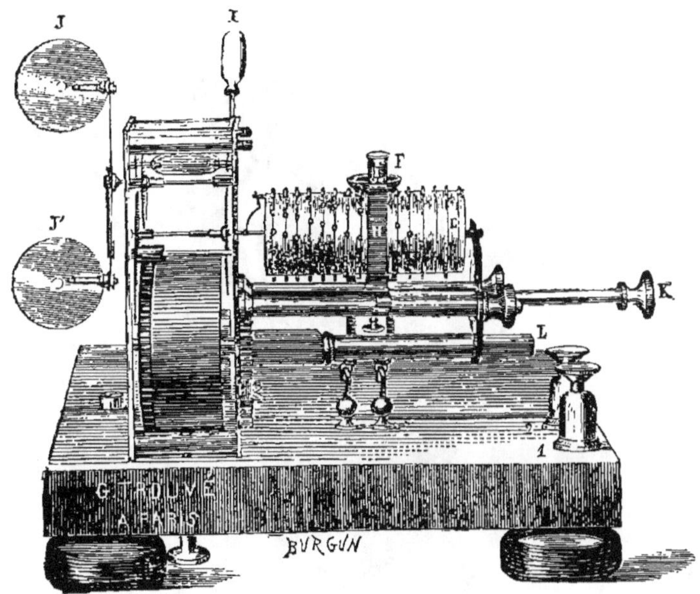

Fig. 220. — Nouvel Interrupteur de M. Trouvé. — *Légende* : 1, 2, Bornes
pour les réophores ; — J, J', Volant du mouvement d'horlogerie qui
actionne le cylindre ; — E, Cylindre à touches interruptrices ; —
H, Stylet interrupteur.

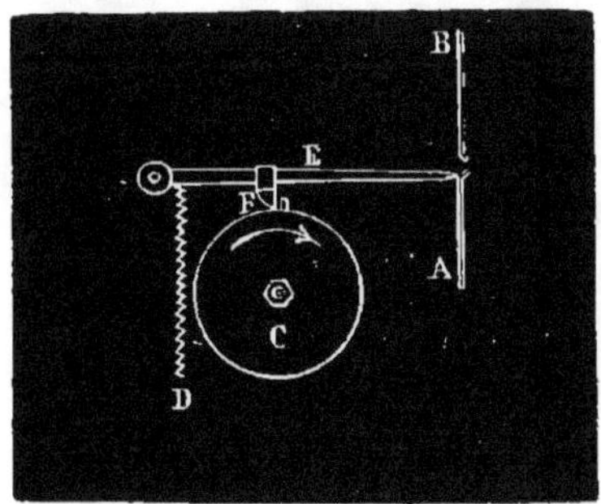

Fig. 221. — Schéma de l'interrupteur Trouvé. — *Légende* : D, Ressort ;
— C, Cylindre ; — E, Stylet interrupteur ; — F, Touche interruptrice.

teur (K) Trouvé. Il suffit de citer aussi cet instrument connu ;
car, en ce qui concerne les appareils d'induction, on n'a pas

dans ces dernières années, de modification à enregistrer, véritablement capitale. M. Trouvé a construit récemment pour un
médecin un grand appareil d'induction, dont la glissière se

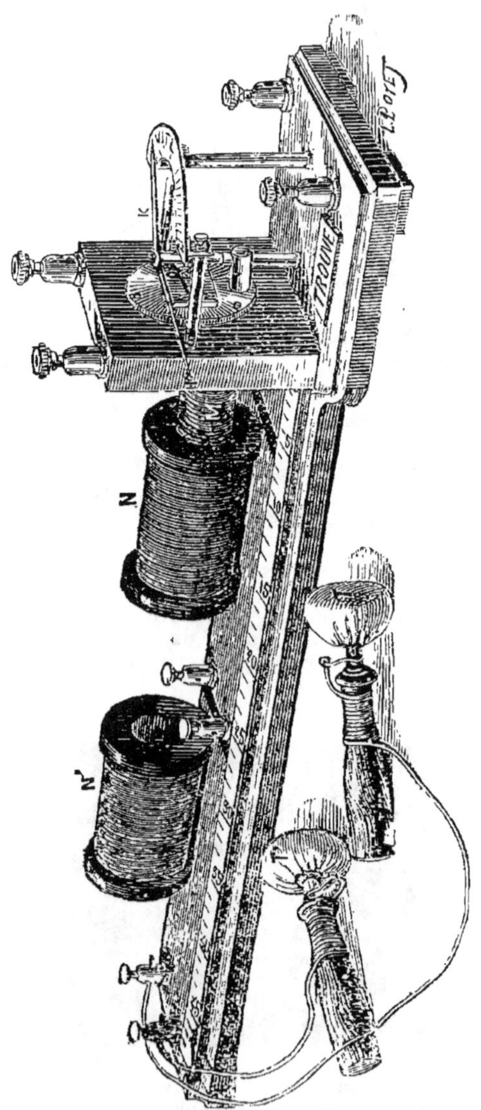

Fig. 222. — Appareil d'induction à chariot de M. Trouvé (ancien modèle
pourvu de l'ancien interrupteur). — *Légende* : K, Ancien interrupteur
Trouvé ; — M et N, Bobines inductrice et induite ; — N', Bobine
induite de rechange à fil plus fin que N.

plie et qui peut être portatif. Dans les nouveaux appareils, il ajoute à la règle graduée (simple point de repère) une autre règle où le physiologiste trace ses graduations électriques lui-même.

C'est le moment de rappeler qu'au dernier *Congrès international des Electriciens*, à Paris, M. Trouvé a montré un très élégant *moteur électrique* construit récemment. (Voir *Fig.* 223).

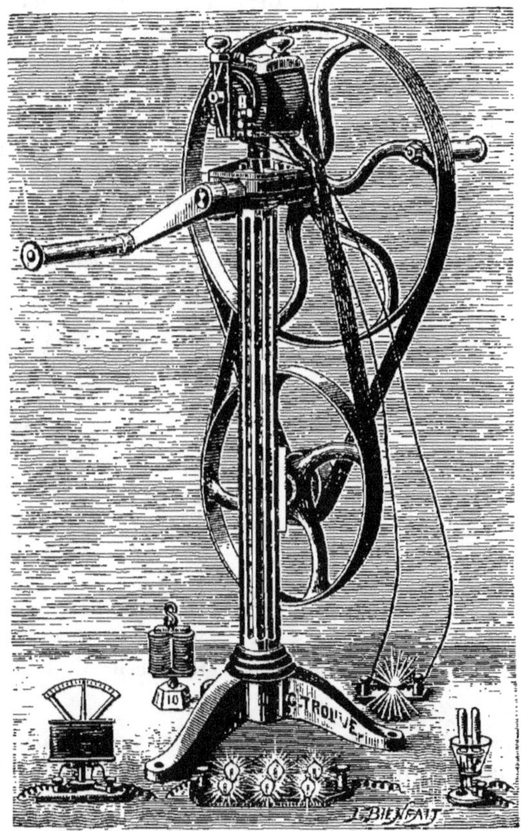

Fig. 223 — Moteur électrique avec manège de M. Trouvé.

Grâce à ce moteur, fait à la demande d'un médecin, et exigeant seulement le concours de deux hommes à la fois, on a une source très constante et très importante d'électricité. La quantité d'électricité produite est telle qu'avec cet appareil on peut soulever un poids de 10 kilogrammes, faire fonctionner une demi-douzaine de lampes à incandescence de dix bougies chacune, ou bien les divers appareils dont un médecin est susceptible de se servir dans son cabinet (*électrolyse, galvanocautérisation*, etc.). Il peut actionner une machine d'électricité statique, placée dans une chambre voisine, etc. Ceci est très important, car on sait combien il est désagréable pour le malade d'être placé sur une de ces machines qu'un homme fait marcher directement. Cet appareil est certainement préférable, pour ce cas du moins, aux moteurs à gaz, qui dégagent trop de vapeur d'eau (ce qui altère rapidement les machines d'électricité statique, par exemple, dans les hôpitaux), ou bien aux moteurs à eau. D'ailleurs il n'est pas bien facile d'employer ces derniers dans certaines villes où la pression d'eau est faible. Nous devons avouer pourtant que le moteur à gaz, dans d'autres cas, est très suffisant, à notre avis, pour avoir une source d'électricité de moyenne importance. Pour s'en assurer, il suffit d'aller visiter, à Levallois-Perret, l'installation électrique si nouvelle du dispensaire Péreire, qui mérite toutes nos félicitations et que nous décrirons sous peu ailleurs.

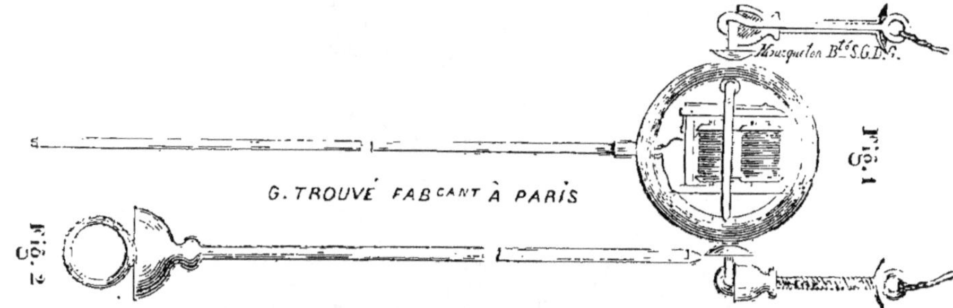

Fig. 224. — Explorateur électrique de M. Trouvé.

2° — Passons maintenant aux appareils électriques, construits par M. Trouvé, pour faciliter le diagnostic et l'extraction des corps étrangers métalliques qui ont pénétré dans l'organisme. Tout le monde connait son *Explorateur électrique* et ses *Instruments pour extraire les balles*, dont nous reproduisons ici les figures (Voir *Fig.* 224 et 225); aussi n'y reviendrons-nous pas. Il suffit de répéter qu'ils ont servi, bien des fois déjà, à reconnaître la présence des balles dans diverses régions du corps. Nous désirons plutôt retenir un instant l'attention sur la façon si élégante, dont M. Trouvé put un jour, dans le service de M. Polaillon, à l'aide d'instruments variés et spéciaux, diagnostiquer sûrement la présence d'une fourchette, que le palper épigastrique ne pouvait faire reconnaitre dans l'estomac d'un bateleur. C'est à ce propos que M. Trouvé construisit une *Sonde œsophagienne exploratrice*, sur le modèle de son ancien stylet explorateur, avec sonnerie électrique. La sonde d'abord construite était souple ; comme elle pénétrait diffici-

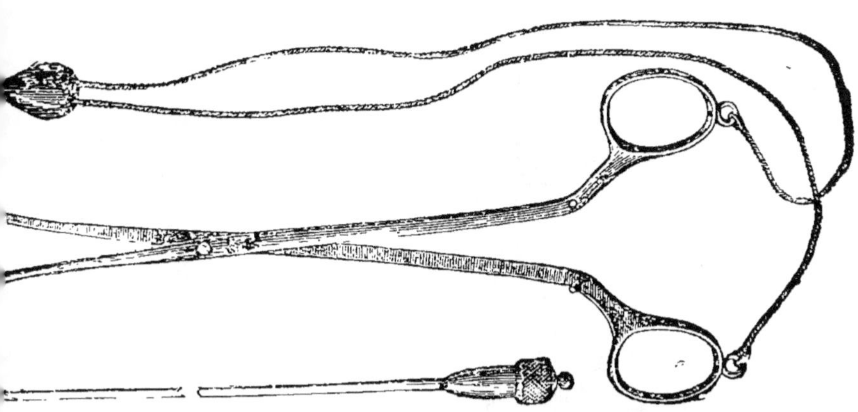

Fig. 225. — Instruments pour extraire les balles dont la présence est reconnue électriquement.

lement, M. Trouvé, pour imiter l'introduction œsophagienne du sabre que ce saltimbanque répétait journellement sur les places publiques, en fit une rigide qui entra sans encombre. A peine fut-elle dans l'estomac que la sonnerie annonça le contact d'un corps métallique. La figure ci-dessous (Voir *Fig.* 226, 2) représente le schéma de cette sonde œsophagienne électrique. L'électro-aimant, — qu'on le remarque, — a été très ingénieusement placé dans l'olive qui termine la sonde.

M. Trouvé, toujours à propos de ce cas, voulant pousser la démonstration plus loin, put affirmer l'existence d'une fourchette dans l'estomac : 1° à l'aide du système d'aiguilles astatiques représentées ci-dessous (Voir *Fig.* 226, 1); 2° à l'aide d'un gros électro-aimant qui, appliqué sur la région stoma-cale, soulevait et attirait la fourchette de façon à la faire saillir sous la peau du ventre. L'emploi des aiguilles astatiques avait été très simple, puisqu'il avait suffi d'approcher de l'estomac l'é-prouvette de verre qui les renferme pour les voir s'y livrer à une danse effrénée. La réussite de cette expérience prouvait, en outre, qu'on avait affaire à une fourchette de fer et la façon dont ces aiguilles se disposaient, quand elles étaient placées

près de la région stomacale, indiquait même la direction intra-
cavitaire du corps étranger (1).

M. Trouvé pense qu'avec un électro-aimant assez puissant
(on en a aujourd'hui qui peuvent soulever plusieurs kilogrammes) actionnant une sonde œsophagienne électrique spécialement construite, on pourrait peut-être extraire un corps étran-

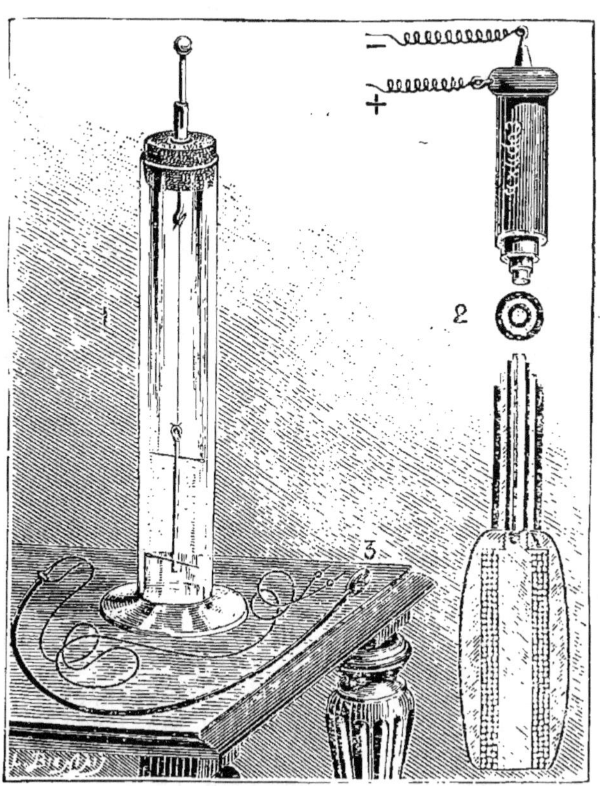

Fig. 226. — 1, A gauche, système d'aiguilles astatiques de M. Trouvé; —
3, Sonde œsophagienne électrique exploratrice; — 2, Schéma des
détails de la construction de cette sonde.

ger en fer de la cavité stomacale, comme on enlève un morceau d'acier enfoui dans le globe oculaire. Cela serait d'autant
plus facile pour une fourchette, par exemple, que l'électro-

(1) Voir *Académie de Médecine*, 24 août 1886.

aimant la prendrait toujours par un bout et précisément par celui qui correspond au manche. Reste à savoir si l'on pourrait avoir une force électro-motrice suffisante pour attirer la fourchette et pour assurer entre elle et la sonde une adhérence capable de surmonter la résistance du cardia. Il paraît que des expériences faites sur les animaux ont montré que la chose n'était pas impossible.

Restons encore dans le domaine de la chirurgie pour signaler la *petite fraiseuse électrique de M. Trouvé* (Voir *Fig. 227*).

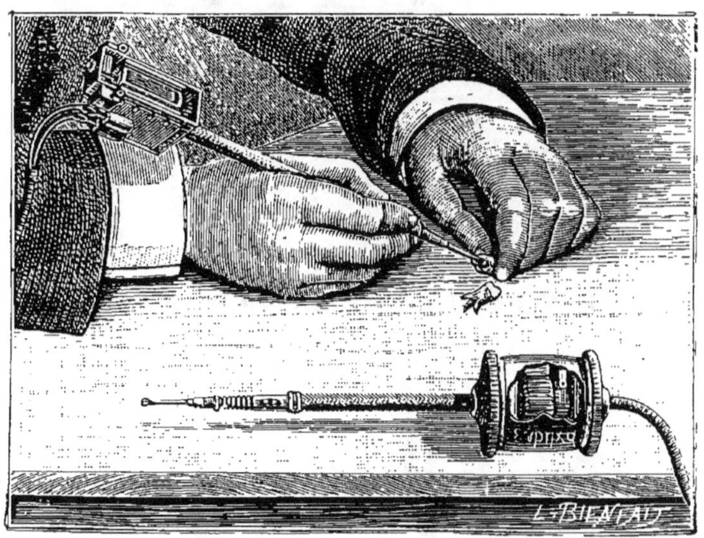

Fig. 227. — Fraiseuse électrique de M. Trouvé.

On sait qu'il est très-ennuyeux dans la trépanation et dans les opérations où il faut faire des sutures osseuses, d'avoir à manier des instruments auxquels on est obligé d'imprimer des mouvements de rotation assez rapides. C'est pour cela qu'ont été inventés le trépan, le politrytome de M. Péan (Mathieu), l'appareil à volant d'Aubry, les tours à fraiser des dentistes (en particulier le modèle Bergstrom), etc., etc. M. Trouvé a eu l'idée fort originale de construire des fraiseuses qui marchent à l'aide de l'électricité. Tout l'appareil électrique est placé à l'extrémité du manche de la fraiseuse. Avec quelques perfectionnements, cet instrument deviendra pratique. Si pour les chirurgiens, qui sont soumis aux dures nécessités de l'asepsie, il ne peut avoir qu'un emploi restreint, les dentistes, au contraire, sont susceptibles d'en retirer les plus grands avantages.

Au point de vue de l'éclairage électrique, appliqué à la médecine ou aux sciences, nous citerons l'appareil dit *Photophore*

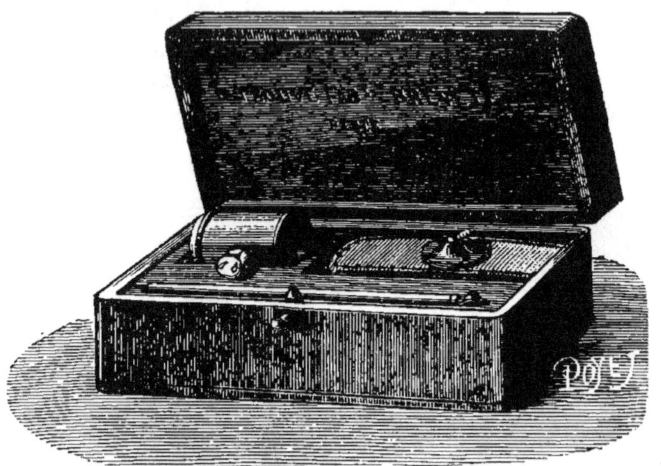

Fig. 227. — Photophore électrique dans son écrin.

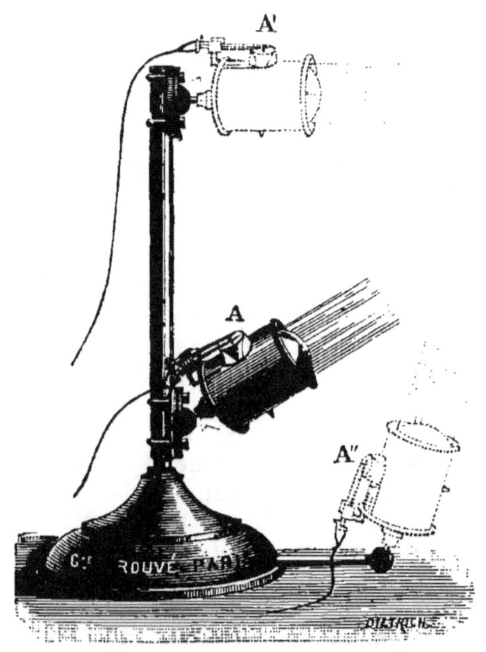

Fig. 228. — Photophore sur pied de MM. Hélot et Trouvé, pour micrographie et micro-photographie.

frontal, qui permet l'examen des différentes cavités du corps humain (oreilles, larynx, etc.). On connaît cette petite lampe à incandescence, si légère, qu'on peut fixer sur le front à l'aide d'une courroie ; et qui peut tourner dans tous les sens, s'élever et s'abaisser, de telle sorte que l'opérateur peut diriger le faisceau lumineux là où son regard doit se porter. A côté, n'oublions pas le *Photophore électrique de MM. Hélot et Trouvé*, représenté dans les deux figures ci-jointes. La première le montre dans son écrin (Voir *Fig,* 227) ; dans la seconde (Voir *Fig.* 228) il est monté et prêt à servir. Cet instrument, employé dans certains laboratoires, permet d'opérer des dissections très fines, en éclairant vivement les préparations. On appréciera le petit volume de ce photophore et son maniement facile ; il peut servir encore à la photographie microscopique des animaux inférieurs. M. le Pr de Lacaze-Duthiers l'a présenté il y a quelques années à l'Académie des Sciences, ainsi qu'un *Appareil d'éclairage pour les liquides pour les laboratoires*. Ce dernier, comme le photophore, a été construit pour les laboratoires de Zoologie maritime. En même temps, nous signalerons à l'attention des professeurs, l'*auxanoscope électrique*, qui permet d'obtenir des agrandissements de dessins et de photographies, sans avoir recours à des clichés transparents, et qui est en quelque sorte une lanterne magique pour les corps opaques. Grâce à lui, on peut projeter des minéraux, des insectes vivants ou morts, et même des pièces anatomiques naturelles ou artificielles très grossies, sans altération des détails ni des couleurs (1885).

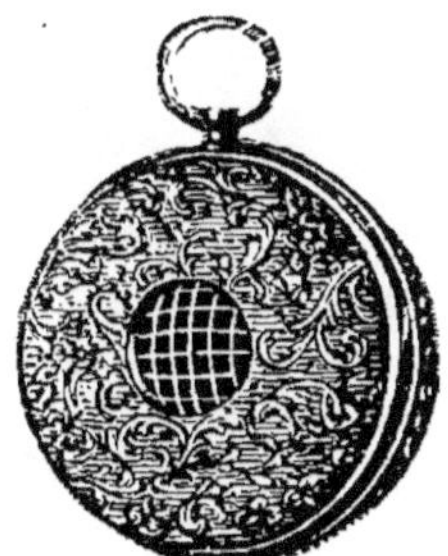

Fig. 229. — Sirène de M. Luys pour l'hypnotisation.

En terminant, citons une petite invention de M. Trouvé, qui, celle-là, n'a rien d'électrique. Il s'agit de la *Sirène de M. Luys* (Voir *Fig.* 229), construite dans le but de produire un bruit très strident d'une façon absolument instantanée, afin de surprendre les personnes hypnotisables et de les endormir à l'instant. Cette sirène, qui fournit des sons rappelant un peu ceux de certains *cri-cri*, jadis célèbres sur les grands boulevards, peut être montée sur une canne ou sur tout autre objet ou même en breloque. Nous lui souhaitons un grand avenir! il est probable qu'elle l'obtiendra, mais en dehors du monde médical.

Si nous ne devions nous borner, nous nous laisserions entraîner à citer bien d'autres inventions très curieuses d'une maison qui sait dignement soutenir l'honneur d'un nom désormais universellement connu ; bornons-nous à faire remarquer que M. Trouvé est encore celui de nos fabricants qui essaie le plus de trouver des instruments ou des méthodes pour perfectionner le diagnostic à l'aide de l'électricité. En cela, il a bien mérité de la Chirurgie.

IV. — MAISONS DIVERSES.

Si le médecin qui s'intéresse aux progrès si rapides de l'Électricité parcourait avec soin la partie de la Galerie des Machines réservée à cette étonnante industrie, il trouverait très probablement encore de ci de là quelques appareils qui l'intéresseraient certainement. Nous l'engageons donc à faire cette visite. Quant à nous, en outre des belles vitrines de MM. Trouvé, Gaiffe, Chardin, nous devons nous borner à citer M. *L. Bonetti,* qui expose une *Machine électro-statique.* Cet instrument de physique, qui peut être appliqué à la médecine, est un des derniers modèles construits (genre Wimshurst). Elle fonctionne très bien à l'Exposition et donne de forts jolies étincelles, même avec un temps humide. Un petit moteur à gaz ou autre peut actionner cette machine, ce qui est commode, dans les hôpitaux par exemple. — Au point de vue de l'électricité médicale, on cite parfois la *Maison Bréguet.* Sa renommée a été très exagérée dans cette spécialité, dont elle ne s'occupe pas ; en réalité c'est en Électro-physiologie qu'elle a vraiment encore une certaine notoriété. Nous en reparlerons donc au chapitre suivant. Rappelons toutefois qu'on trouvera dans son exposition une importante *Machine électro-statique* (genre Wimshurst). On y verra aussi quelques appareils intéressants au Palais des Machines ; nous n'y insistons pas, car ceux qui nous intéresseraient sont tous connus depuis longtemps. — Une note en terminant pour la *Maison Ferdinand Carré,* qui fabrique aussi des machines électro-statiques.

II. — INSTRUMENTS DE PHYSIOLOGIE.

On peut dire sans exagération qu'il n'y a qu'une vitrine au Champ-de-Mars où il y ait réellement une exposition de véritables Instruments de physiologie. Elle se trouve dans la Classe XV, c'est-à-dire dans le Palais des Arts Libéraux, au milieu des autres instruments de précision. C'est celle de *M. Verdin* (1).

S'il est vrai qu'à la Galerie des Machines nous trouverons plus tard la microscopique vitrine de la *Maison Bréguet*, jadis si célèbre ; s'il est vrai que dans différentes classes (2), à l'Enseignement supérieur en particulier, il y a de ci de là des instruments de physiologie, nous n'en étudierons cependant d'une façon détaillée que l'élégante vitrine de M. Verdin. C'est la seule qui soit, en effet, vraiment bien fournie de véritables instruments de construction récente.

Mais avant d'entrer dans des descriptions détaillées, qu'on nous permette de formuler, ici, comme pour les instruments de chirurgie, quelques critiques méritées.

Pourquoi avoir placé les Instruments de physiologie de la maison Bréguet dans la Galerie des Machines? Comment veut-on, en procédant ainsi, que le visiteur puisse les comparer sérieusement avec ceux de M. Verdin? A la rigueur, nous comprenons qu'on tienne à avoir, au centre de l'exposition de la Classe VIII, des instruments de précision pour la classe où les laboratoires de recherches (Enseignement supérieur) ont élu domicile. Mais pourquoi vraiment les laisser s'égarer et se perdre au milieu des puissants dynamos, des énormes volants, des milliers de lampes à incandescences et des kilomètres de câbles électriques, ces délicats instruments du Pr Marey? C'était aux organisateurs à protester énergiquement si la maison Bréguet ne voulait point scinder son exposition.

---

(1) Nous laissons de côté, bien entendu, tous les Instruments de Physiologie qui sont du domaine de l'Electricité et dont nous venons de parler.

(2) Nous rappelons que quelques fabricants d'Instruments de Chirurgie (Mariaud, Galante, etc.) construisent quelquefois des Instruments de Physiologie. Le lecteur est prié de se reporter à chacune de ces Maisons.

Chemin faisant, nous nous permettons encore une autre critique qui a rapport à la composition du jury des récompenses de la Classe XV. Comment veut-on que seuls des astronomes, des fabricants d'instruments de géodésie, etc., puissent juger de la valeur d'instruments exclusivement employés dans des recherches du domaine des Sciences Biologiques, à savoir de microscopes, d'instruments de physiologie, etc. Il nous semble qu'on aurait dû adjoindre aux savants qui font partie de ce jury, et dont la valeur est incontestée, un homme qui aurait consacré sa vie aux sciences biologiques. Un de nos maitres, professeur de la Faculté de médecine, aussi savant histologique qu'habile physiologiste, aurait certainement rempli ces fonctions avec une compétence toute spéciale. On n'y a pas songé. — En un mot nous regrettons qu'un biologiste, un médecin vraiment spécialiste, n'ait pas été choisi comme membre titulaire du jury de cette Classe XV, où il y a pourtant beaucoup d'instruments qui ressortissent des sciences biologiques ou médicales.

I. — MAISON VERDIN.

Parmi les instruments exposés dans la vitrine de M. Verd'n. nous ne remarquerons que ceux qui sont du domaine : 1º du *Laboratoire de Physiologie* ; 2º ou de la *Clinique médicale* ; laissant de côté à dessein tout ce qui regarde l'électricité dont nous avons déjà parlé et l'optique dont nous nous occuperons bientôt. Nous les décrirons un peu au hasard, comme ils se présentent à la Classe XV.

1º Instruments pour les Laboratoires de Physiologie.

Après la grande *machine à anesthésier* de M. Paul Bert, modifiée par M. Dubois, l'appareil qui attire le plus l'attention

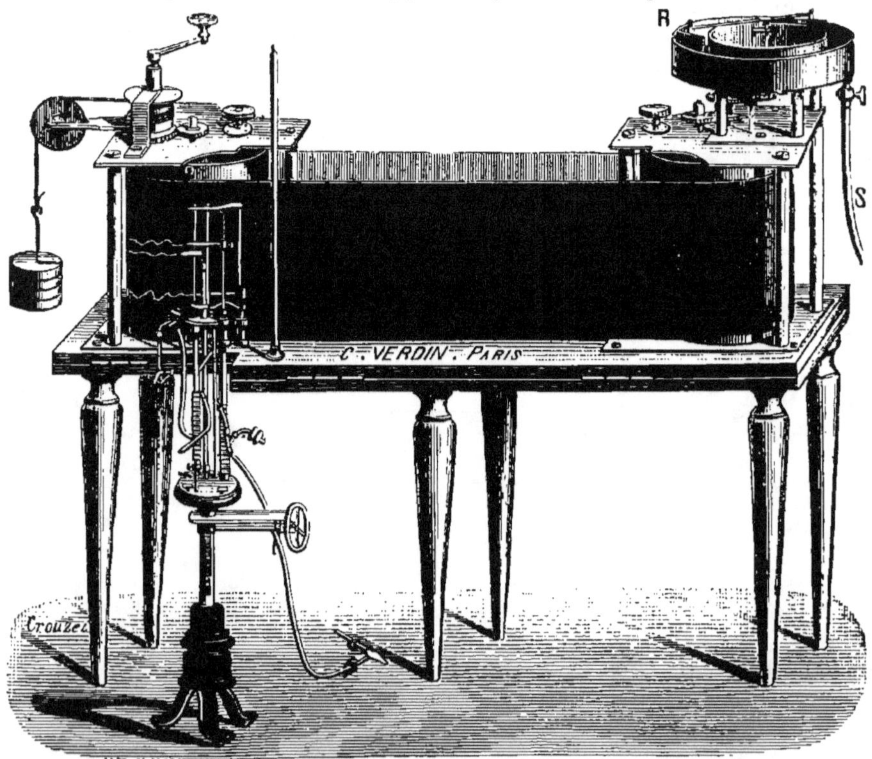

Fig. 230. — Enregistreurs à poids de M. le Pr Marey.

par son volume dans la vitrine Verdin, est l'*Enregistreur à poids du Pr Marey*. Nous donnons ci-dessus la figure d'un modèle déjà ancien (Voir *Fig.* 230), sans le décrire ; nous nous réservons, en effet, de parler des instruments de ce genre quand nous serons arrivé à l'exposition de la Maison Bréguet, qui vient d'en construire un nouveau modèle complet et plus considérable. Mentionnons toutefois que M. Verdin a installé récemment un grand enregistreur à poids dans le laboratoire de l'Hôtel-Dieu; ce dernier appareil est plus perfectionné que celui que nous figurons ici. Il faut en rapprocher les *appareils enregistreurs*, de dimensions moins colossales, dont on se sert com-

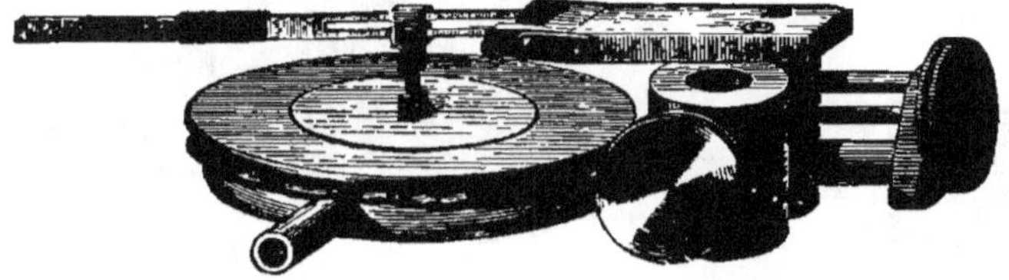

Fig. 231. — Tambours à levier du Pr Marey.

munément dans les laboratoires de clinique médicale. — Ces instruments sont pourvu d'un cylindre, d'un mouvement d'horlogerie avec régulateur Foucault. On en verra un bel exemplaire dans la vitrine de Verdin, à côté de jolis *tambours* à levier du Pr Marey (Voir *Fig.* 231), et dont le cylindre peut être

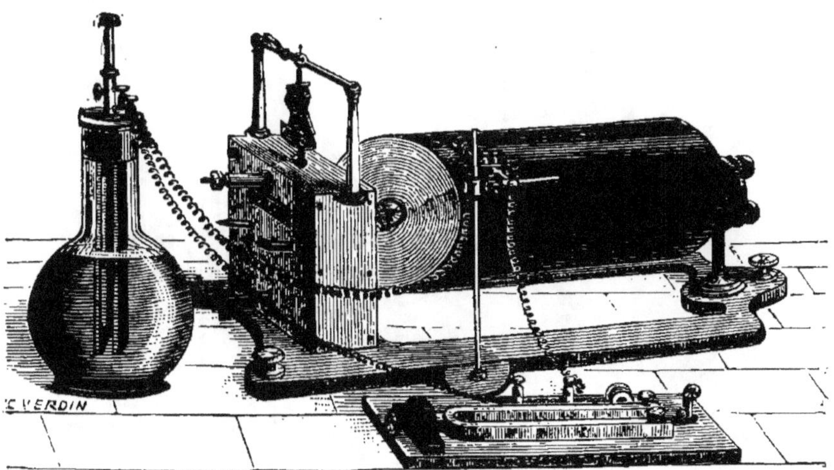

Fig. 232. — Chronographe du Pr Marey.

animé d'un mouvement extrêmement lent ; de cette façon cet appareil peut servir à étudier l'écoulement biliaire ou salivaire, puisque un tour de cylindre peut durer *une heure*. Il est vrai que le même cylindre peut faire un tour en 5 minutes ou en un quart d'heure.

Le *Chronographe électrique* de *M. le P*^r *Marey* devra attirer aussi l'attention. L'appareil figuré ci-dessus est mis en vibration par un diapason de 100 v. D. par seconde ; il est aussi pourvu d'un mouvement d'horlogerie avec régulateur (Voir *Fig. 232*). — M. Verdin a modifié légèrement le *signal électro-*

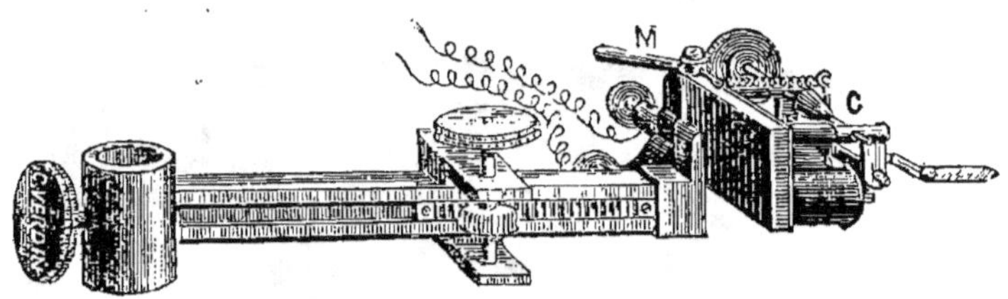

Fig. 233. — Signal électrique de M. M. Desprez (modification Verdin).
Légende : C, Cone qui donne le maximum d'amplitude au style ; — M, Manette qui donne la tension au ressort antagoniste devant vaincre l'attraction de l'ouverture par les pôles de l'électro-aimant.

magnétique de *M. Marcel Desprez* (Voir *Fig. 233*), dont il obtient le réglage de la plume inscrivante d'une façon un peu différente ; — *l'interrupteur à roues dentées de M. le P*^r *Marey*

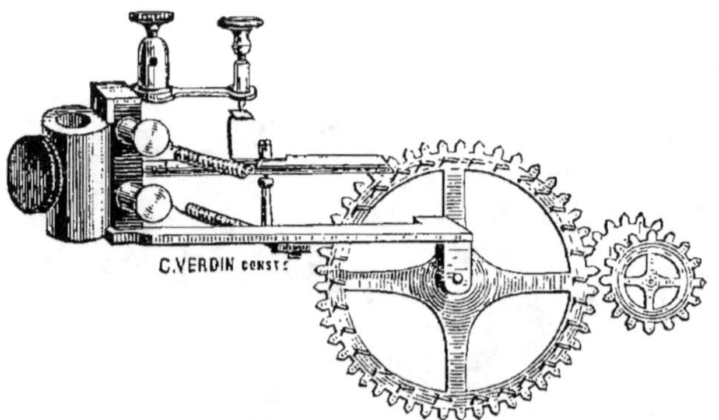

Fig. 234. — Interrupteur à roues dentées du Pr *Marey. — Légende :*
L'interrupteur est en rapport avec une paire de roues d'entraînement fixée à l'extrémité de l'arbre du cylindre enregistreur.

(Voir *Fig. 234*), en amenant d'une façon précise les contacts électriques et en permettant d'obtenir de 1 à 30 interruptions successives ou à intervalles choisis.

M. Verdin construit un *métronome enregistreur* spécial. avec ou sans sonnerie, pouvant donner la valeur du temps par

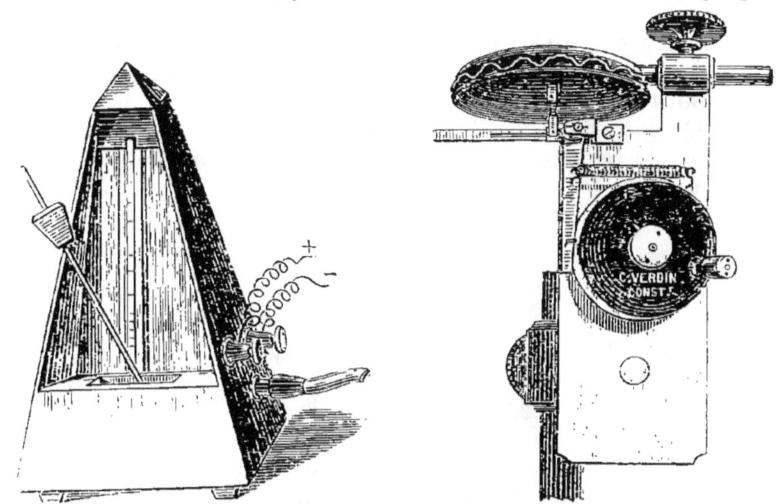

Fig. 235. —Métronome enregistreur de Verdin.

Fig 236. — Appareil de Donders, pour la vérification des tambours à levier.

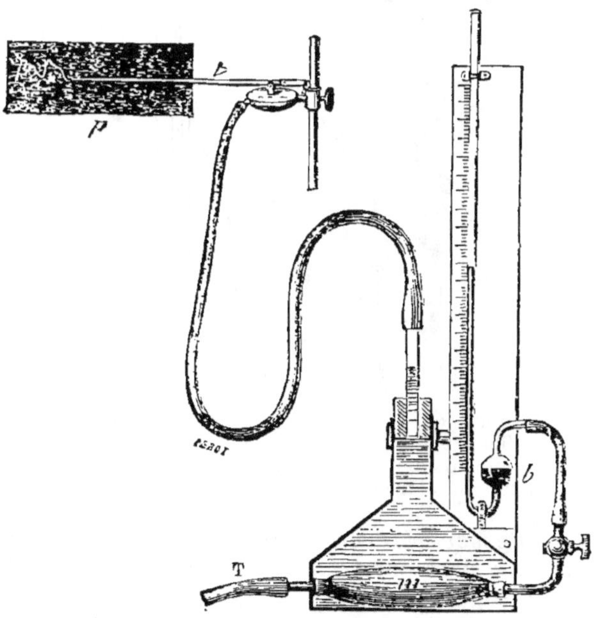

Fig. 237. — Manomètre métallique du Pr Marey.

transmission d'air ou par l'électricité (Voir *Fig.* 235) avec signal électrique.

Dans la vitrine de ce fabricant on trouve, en outre, un certain nombre d'instruments bien conditionnés, exécutés avec soin et un certain fini, qu'on n'est pas habitué à rencontrer dans les laboratoires. Il est vrai qu'il s'agit d'une vitrine d'Exposition ! Ce sont l'*appareil de Donders*, pour la vérification des tambours à leviers (Voir *Fig.* 236) ; — le *manomètre métal-*

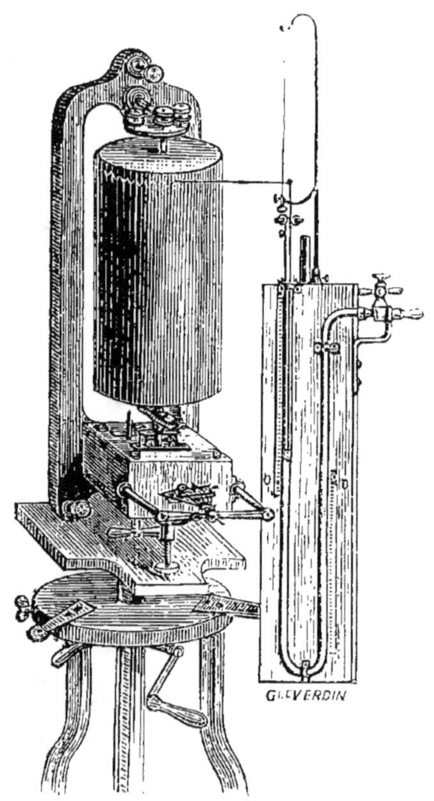

Fig. 238. — Figure qui contient : à droite, K, Hémodynamomètre de Ludwig, modifié par Verdin ; — à gauche et en haut, un cylindre enregistreur avec mouvement d'horlogerie, verticalement placé ; — en bas et à gauche, un support à crémaillère.

lique du professeur Marey (Voir *Fig.* 237) fournissant les indications, d'une part par transmission d'air, à l'aide d'un tambour à levier (*p*) et, d'autre part, par une colonne mercurielle placée devant une règle mobile (*m, b*) ; — enfin l'*hémodynamomètre de Ludwig*, modifié par M. Verdin (Voir *Fig.* 238, à

droite). Cet appareil inscrit les oscillations de la colonne san-
guine au moyen d'une colonne de mercure qui supporte une
tige d'aluminium coulissant entre deux galets, de façon à ce
qu'elle reste bien verticale. Son extrémité inférieure est pourvue d'un cylindre d'ébonite taillé en cône reposant sur le mercure. Son extrémité supérieure est formée d'un stylet inscripteur. Un archet mobile avec crin maintient le contact du cylindre enregistreur avec ce stylet. Enfin le robinet à trois voies
permet d'enlever dans l'appareil le carbonate de soude placé
entre le sang et le mercure.

Comme appareils que M. Verdin a récemment modifiés, nous
citerons encore l'*Explorateur du cœur du chien* (Voir
Fig. 239), constitué par deux tambours mobiles, montés sur un

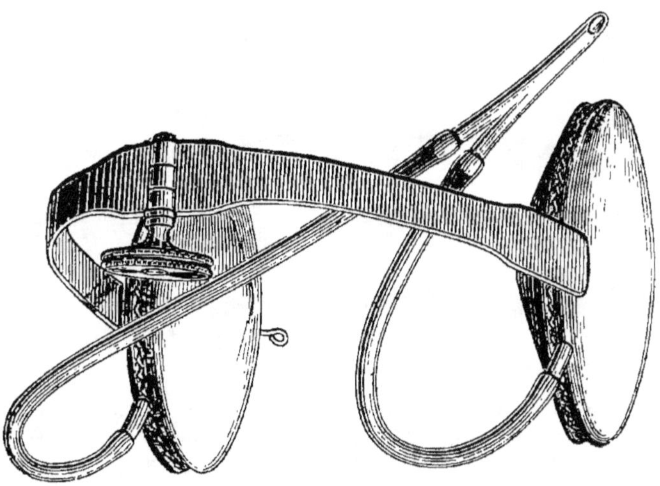

Fig. 239. — Explorateur du cœur du chien.

ressort, et pouvant s'adapter à des thorax de volume variable ;
— la *pince cardiaque* pour le cœur de la grenouille de M. Marey ; — le *myographe à transmission de M. le professeur Marey*, etc., etc.

Parmi ceux qu'il construit et qui sont d'une importance
plus minime, nous avons remarqué l'*appareil du Dr Caliburcès* (Voir *Fig.* 240), pour la démonstration du rôle des
cils vibratils ; — la *presse avec ampoule de caoutchouc* non
extensible, utilisable dans un certain nombre d'expériences sur
les pressions (Voir *Fig.* 241), etc., etc.

Il nous faut maintenant signaler un certain nombre d'*accessoires*, par exemple des *séries de canules* en métal nickelé,

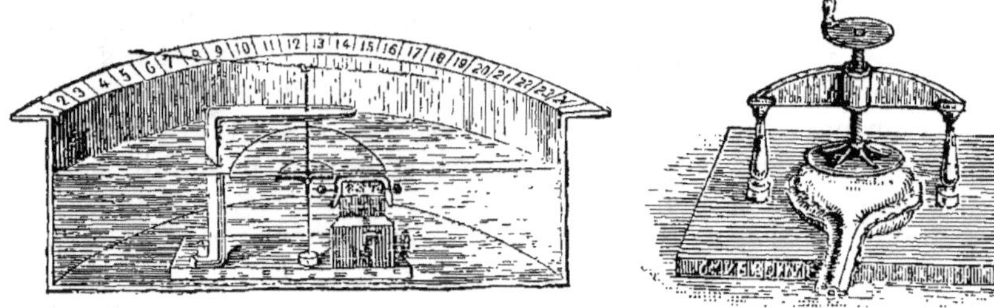

Fig. 240. — Appareil du Dr Caliburcès.

Fig. 241. — Presse avec ampoule de caoutchouc.

servant aux études sur la circulation ou la pression artérielle (Voir *Fig.* 242); — la *canule en verre* pour artères (Voir

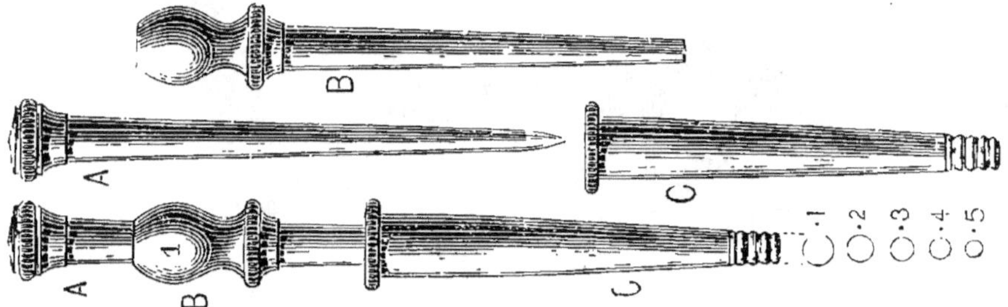

Fig. 242. — Canules pour artères. — *Légende* : C, Extrémité à introduire dans l'artère ; — A, Pièce qui facilite l'introduction de la canule dans le vaisseau ; — B, Pièce pour établir la communication avec le manomètre, A étant enlevée.

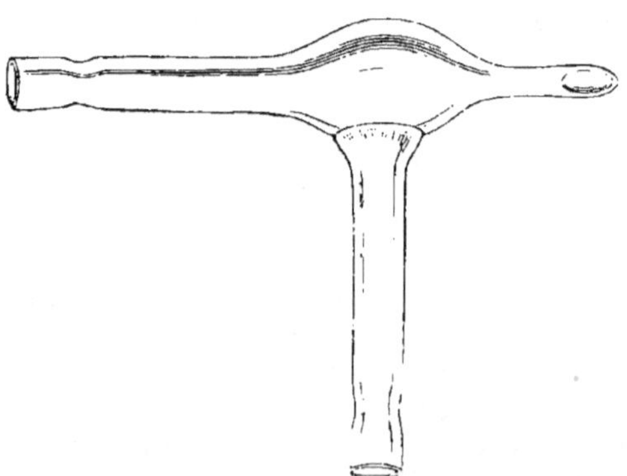

Fig. 243. — Canule en verre.

Fig. 243); — la *canule à fistule biliaire* de M. le Dr Dastre
(Voir *Fig.* 244); — la *canule à fistule gastrique* de M. le D^r

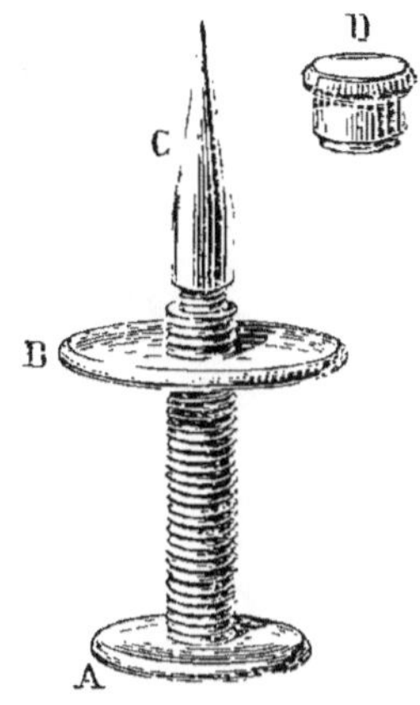

Fig. 244. — Canule à fistule biliaire du Pr Dastre.

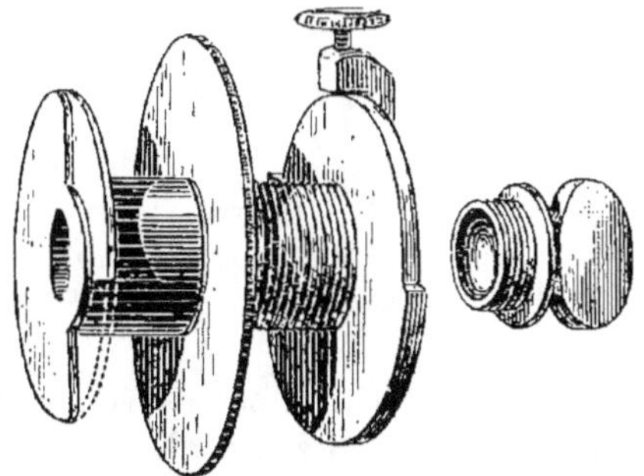

Fig. 245. — Canule à fistule gastrique du Dr Laborde.

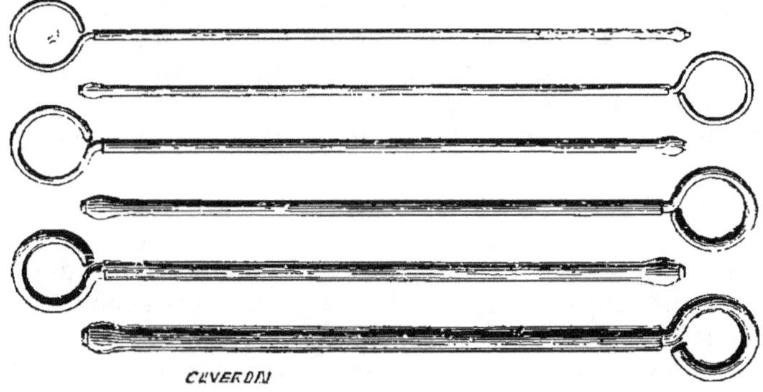

Fig. 246. — Canules salivaires à olive.

Laborde (Voir *Fig.* 245); — une série de *canules salivaires*, avec olive à l'une des extrémités (Voir *Fig.* 246); — une *canule* et un *collecteur salivaire* pour l'inscription de l'écoulement de la salive à distance (Voir *Fig.* 247); — dans un autre genre,

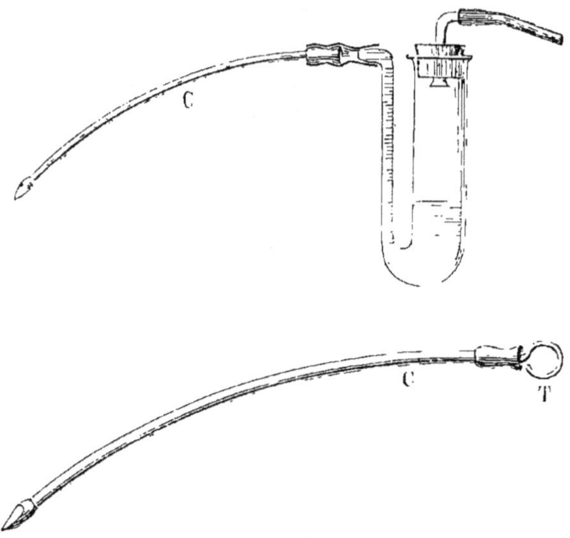

Fig. 247. — Canule salivaire et collecteur salivaire. — *Légende :* C, Canule ; — T, Mandrin de la canule. — Le collecteur est le tube en U placé au-dessus.

une *muselière* (système Verdin), pour entretenir la respiration artificielle chez le chien, et dans laquelle l'air passe par les narines, pour éviter la trachéotomie (Thèse de M. le Dr Piot) ; pour l'anesthésie, il suffit de substituer la pièce portant une éponge imprégnée de chloroforme à celle qui amène l'air par un tube de caoutchouc ; — une *muselière pour lapins* (système Verdin) ; — des *appareils pour la contention du chat* (expériences sur le cerveau, etc.) ; — des *canules* pour la respiration artificielle chez les animaux (lapins, cobayes, etc.).

2° Instruments pour la Clinique médicale proprement dite.

Sans revenir sur les Enregistreurs dont nous avons déjà dit un mot, et qui sont susceptibles de rendre les plus grands services, citons le *polygraphe portatif de M. le Dr Marey*, de nombreux modèles de *sphygmographes*, et arrivons enfin à des instruments plus nouveaux, les *sphygmomètres*, destinés à mesurer d'une manière suffisamment précise la pression artérielle chez l'homme à l'état normal et pathologique. On sait que, jusqu'au moment où le Pr Basch (de Vienne) inventa son sphygmomano-mètre, la mesure de la pression artérielle était un problème que des hommes comme nos maîtres, MM. Marey et Potain, dé-claraient bien difficile à résoudre; on connaît aussi la modi-fication de cet instrument due à M. le Pr Potain et réalisée par M. Galante (1). C'est donc le moment de signaler ici d'une façon spéciale les *Sphygmomètres de M. Blocq et de M. Verdin.*

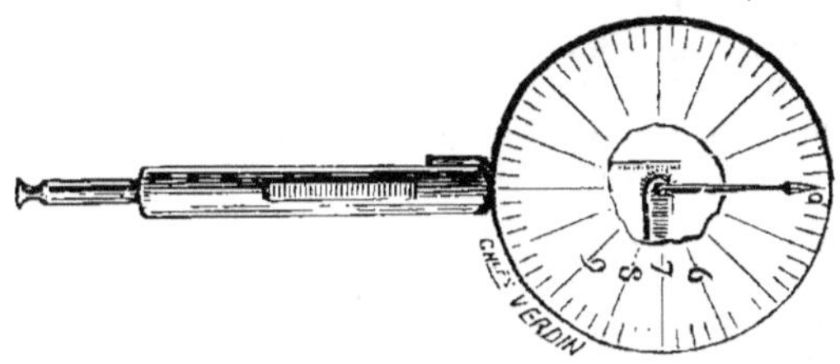

Fig. 248. — Sphygmomètre de M. le Dr Blocq.

Nous sommes heureux d'avoir pu nous procurer le cliché de ces deux instruments; mais il faudra quand même aller les examiner à la Classe XV. Le *Sphygmomètre de M. Blocq* a été décrit déjà (1); nous nous bornerons à en donner un court aperçu:

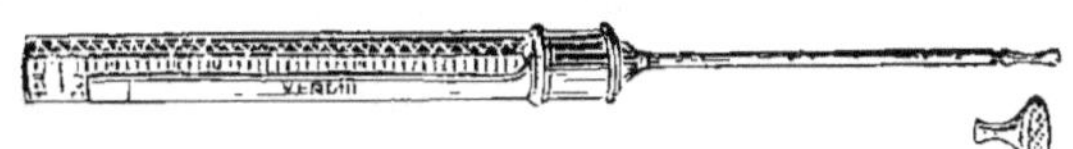

Fig. 249. — Sphygmomètre de M. Ch. Verdin.

C'est un instrument qui est destiné à mesurer l'effort nécessaire pour écraser les battements du pouls radial chez l'homme. Il se compose d'un petit cylindre de cuivre contenant un ressort-boudin qu'actionne une tige centrale terminée à une de ses extrémités par un patin perpendiculaire, au moyen duquel s'exerce la pression sur le pouls. L'autre extrémité est soudée à une crémaillère engre-nant avec un pignon. Une aiguille fixée à ce pignon marque, sur un cadran circulaire, les déviations produites par les pressions exercées sur le patin qui termine la tige centrale, pressions trans-mises au ressort-boudin.—On gradue l'appareil en grammes par le procédé suivant. Tenant le cylindre à la main, on appuie le patin

---

(1) *Arch. de Physiologie,* juillet 1889.
(2) *Société de Biologie,* 28 janvier 1888.

sur le plateau d'une balance, après avoir placé sur l'autre des poids variés. Pour un poids déterminé, 500 grammes par exemple, l'équilibre de la balance nécessite une certaine dépression du ressort et, conséquemment, une déviation de l'aiguille sur le cadran du *sphygmomètre*. On marque 500 au point où l'aiguille s'arrête et l'on agit de semblable façon pour 200, 300, 1000, 1500 grammes, etc., etc. On trouvera la façon d'employer cet instrument dans les comptes rendus de la *Société de Biolologie* (*Fig.* 248).

Le *Sphygmomètre de M. Verdin*, construit sur un principe à peu près analogue, présente sur celui de M. Blocq, l'avantage de coûter moitié moins cher ; il a la forme d'un porte crayon, et par cela même paraît plus facile à manier. Il a été présenté il y a quelques semaines seulement à la *Société de Biologie* (Voir *Fig.* 249).

Le *Spiromètre de M. Verdin* est un instrument tout en métal, et semble d'un usage commode. C'est une caisse de 0,45 + 0,25, + 0,18 centim., munie d'un tube par où l'on souffle et d'un cadran dont les aiguilles se remettent en place à la main dès que l'expérience est faite (*Soc. de Biologie.* 1er juillet 1887).

M. Verdin a transformé le Dynamomètre de Duchenne, de Boulogne, en *Dynamographe*, en lui appliquant le système de transmission à air. Cet appareil est très employé au laboratoire de M. Charcot, à la Salpêtrière, pour l'examen des hystériques —Ce fabricant a aussi construit, pour M. Rosapelly, un *explorateur du mouvement des lèvres ; — un diapason médical*, à manche en ébonite ; — le *microstéthoscope* de M. Boudet de Paris ; — le *myophone* du même auteur, etc. — *Le myographe clinique de M. Verdin* est aussi à voir ; son tambour est mobile dans tous les sens, ce qui permet d'examiner un point quelconque d'un muscle.

Il nous reste à parler du *Chronomètre électrique de M. d'Arsonval*, véritable instrument de précision s'il en fut. Cet instrument répond à un besoin de la clinique des maladies nerveuses, et a pour but de mesurer très simplement et directement la vitesse de l'agent nerveux ; cette vitesse a été évaluée pour la première fois par M. Helmholtz à l'aide de la méthode graphique (cylindre enregistreur recouvert d'un papier enfumé avec diapason chronographe). M. Marey avait déjà simplifié la méthode, mais son procédé, excellent dans un laboratoire, est absolument inapplicable au lit du malade. L'instrument de M. d'Arsonval est basé sur un tout autre principe; il donne directement sur un cadran la mesure cherchée, exprimée en centièmes de seconde à la façon d'un chronomètre à pointage.

Il se compose essentiellement d'un mouvement d'horlogerie qui, grâce à un régulateur d'une disposition nouvelle, dû à M. Ch. Verdin, imprime à un axe une vitesse de rotation uniforme de un tour par seconde. Cet axe se termine par un petit plateau. En face, et sur son prolongement, se trouve un second axe, muni également d'un plateau, et qui traverse un cadran divisé en 100 parties égales. La seconde extrémité de cet axe porte une aiguille se mouvant sur le cadran divisé; les 2 axes sont absolument indépendants tant qu'un courant électrique suffisamment intense passe dans le petit électro-aimant placé derrière le cadran divisé. Cet électro, rendu actif, attire le petit plateau en fer doux qui termine le second axe. Supposons, au contraire, qu'on rompe le courant, le plateau de fer, grâce à un ressort antagoniste, se précipite sur le plateau terminant l'axe du mouvement d'horlogerie. Les deux axes font corps instantanément et l'aiguille se meut sur le cadran divisé à raison d'un tour par seconde. Pour mesurer un espace de temps très court il suffit, en effet, de l'arranger de façon à ce que le début du phénomène rompe le courant et à ce que sa fin le referme. Au moment même ou le phénomène se produit, l'aiguille part à raison de 1 tour par seconde (puisqu'elle fait corps avec le mouvement d'horlogerie qui tourne d'une façon continue). Pour connaître la durée exacte du phénomène on n'a qu'à lire le nombre de divisions parcourues par l'aiguille: on a ainsi le temps exprimé en centièmes de seconde. On peut avoir *le millième*, si on le désire, en donnant au mouvement d'horlogerie une plus grande vitesse.

Il suffit d'avoir vu fonctionner cet instrument si précieux pour en comprendre l'importance dans l'étude de la sensibilité à l'état normal ou pathologique.

Nous avons un regret à exprimer en terminant. M. Verdin avait l'intention de fouiller dans le stock des vieux instruments qu'il collectionne et de nous offrir une sorte d'*exposition rétrospective* des Instruments de précision en rapport avec la Physiologie et les choses de la médecine. On aurait vu, de cette façon, et cela d'une manière frappante, les progrès accomplis. Malheureusement il n'a pu y parvenir. L'espace trop restreint qu'on lui a accordé si parcimonieusement à la Classe XV ne lui a pas permis de mettre à exécution cette excellente idée. C'eût été pourtant une exhibition pleine d'intérêt. Espérons que, la prochaine fois, il sera peut-être plus favorisé par MM. les membres du Comité. A rapprocher de ce que nous avons déjà dit à propos de l'Exposition rétrospective des Instruments de Chirurgie.

II. — Maison Bréguet.

A la Classe XV, il n'y a comme instruments de physiologie, que l'exposition de M. Verdin. C'est regrettable, car la comparaison avec la *Maison Bréguet*, qui jadis avait une si grande renommée, n'est possible qu'à la condition de gagner la Galerie des Machines. C'est là, que dans une toute petite vitrine, ayant à peine un mètre carré, on pourra voir perdus, à l'une des extrémités de la Classe d'Electricité, les instruments de recherches physiologiques construits par la maison Bréguet.

Ils sont fort peu nombreux et ne brillent même pas par le fini de leur fabrication. On ne les dirait pas sortis des mains d'ouvriers parisiens et surtout des ateliers que dirigea avec tant de talent et de savoir l'infortuné Antoine Bréguet. La Maison paraît avoir abandonné à d'autres concurrents cette spécialité, pour se lancer dans l'électricité industrielle. Il y a cependant dans la vitrine la plupart des *appareils de physiologie* dont se sert M. le Pr Marcy, au Collège de France ; des *sphygmographes, des polygraphes, des explorateurs divers;— appareils électriques de M. Marcel Desprez ;— chronographe de M. Marey ; — le cardiographe de MM. Chauveau et Marey*, etc., etc. — Nous n'insistons pas davantage, car nous n'avons pas vu dans cette vitrine d'instruments réellement nouveaux, sauf un grand *Appareil enregistreur*, de création toute récente, dont nous pouvons ébaucher une courte description, grâce à la complaisance du chef d'atelier de la maison Bréguet. Nous regrettons de ne pouvoir en donner le dessin.

Le *grand appareil enregistreur*, construit par la maison Bréguet, a été exécuté, pour la première fois, pour le laboratoire de M. le Pr Hayem, sur les indications de M. le Dr Roussy. Le premier exemplaire fabriqué est à la Faculté de médecine ; le deuxième est visible à l'Exposition, à l'un des coins de l'exposition Bréguet, à la Galerie des Machines (Classe LXII, Electricité). Cet appareil est fixé sur une table; il est pourvu d'une bande qui a 100 mètres de longueur sur 25 centimètres de large. La vitesse de progression de cette bande est variable; elle peut aller de 20 centimètres à 1 mètre à la minute. L'appareil est pourvu d'une pendule qui marche pendant 15 jours et indique les heures, les minutes et les secondes. Il enregistre le temps à l'encre, pour se rendre compte de la durée de l'expérience tentée ; le tambour possède un levier-inscripteur à l'*en-cre*, disposition tout à fait nouvelle. Jusqu'ici on n'avait pas pu obtenir ce perfectionnement ; l'encrier, dans cet appareil, se trouve au centre du mouvement. Il y a, comme annexe, un manomètre à mercure ou un kymographion de Fick. Un commutateur, en forme de manette circulaire, permet d'obtenir des excitations de durée variable. On peut en obtenir de 1 à 60 par minute. Il y a aussi un inscripteur qui enregistre les abcisses. C'est là un très bel instrument que les·physiologistes verront avec plaisir.

Il est regrettable que la maison Bréguet n'ait que ce modèle nouveau à présenter. Il est vrai qu'il mérite l'attention, en raison de son bon agencement. Pour des appareils aussi compliqués, il est difficile d'obtenir une marche bien régulière des différents rouages, ce qui est indispensable pourtant.

III. — Instruments spéciaux : les Phonographes.

On voit, par les deux chapitres qui précèdent, que l'*Électricité médicale* et la *Physiologie* n'ont pas produit, pendant la période décennale qui vient de s'écouler, de grandes inventions. À peine trouvons-nous à mentionner quelques modifications d'ordre technique, d'une réelle importance toutefois, dans l'Électricité médicale proprement dite ; à peine avons-nous quelques trouvailles nouvelles, d'apparence assez modeste, à citer en Physiologie. Aussi, en raison de cette pénurie relative, avons-nous cru intéressant de donner ici la description de deux instruments de précision, ceux-là bien nouveaux, quoiqu'ils aient, aujourd'hui du moins, assez peu de rapports avec les sciences médicales. L'un pourtant a déjà été utilisé à ce point de vue, et c'est ce qui nous engage à ne pas craindre d'ennuyer le lecteur, en signalant leur originalité et leur valeur respective. Nous voulons parler du *Phonographe Edison* et du *Graphophone de S. Tainter*, qu'on pourra voir, à l'Exposition, à l'une des extrémités de la Section américaine. Ces appareils nous serviront de transition entre les instruments électro-physiologiques et ceux qui sont dits plus spécialement instruments de précision.

1. — *Phonographe de M. Edison.*

Son application aux Sciences médicales.

On peut voir aussi, dans la Galerie des Machines, au milieu de l'exposition de la Maison Edison, le phonographe de cet illustre inventeur. Sans précision plus grande dans nos indications, le visiteur trouvera facilement cet instrument ; s'il désire se rendre compte de son fonctionnement, il lui suffira de jeter un coup d'œil dans cet immense hall pour savoir où diriger ses pas ; il n'a qu'à se rendre là où brille, même en plein jour, un grand nombre de lampes à incandescence Edison.

Nous ne décrirons point ici les récents perfectionnements apportés par cet ingénieur à son phonographe. Nos lecteurs, que ce sujet intéresse, n'ont qu'à se reporter aux descriptions

publiées récemment dans la plupart des journaux de science (1),
et notamment à celle publiée dans la *Revue scientifique* par
M. Ch. Richet. Nous voulons uniquement, dans ce Guide, indiquer les quelques applications, non seulement possibles, mais
déjà réalisées du phonographe à la Clinique médicale. On peut
dire que le phonographe actuel de M. Edison est un instrument,
sinon aussi pratique que le téléphone, du moins d'un maniement presque aussi commode que le Cardiographe de Marey,
par exemple. Dès aujourd'hui il doit donc être classé dans la
catégorie des instruments de laboratoire, et peut, le cas
échéant, dans des mains exercées, être utilisé pour des
recherches cliniques, il est vrai délicates, mais qui ont du
moins une importance évidente au point de vue de la science
pure.

M. Mount Bleyer, de New-York (1) a eu, en effet, l'idée d'employer cet instrument pour enregistrer les signes physiques ou les
bruits qui se produisent dans la région cardiaque ou dans les poumons, soit chez l'homme sain, soit chez les malades. Inutile, n'est-
il pas vrai, de faire ressortir l'importance et l'intérêt de l'utilisation
du phonographe dans de pareils cas. C'est le seul moyen d'entendre
à nouveau, après un mois, une année et bien davantage, les bruits
que l'on a antérieurement perçus. L'instrument remplace ainsi
d'une façon merveilleuse notre mémoire des sons, des bruits, mémoire si faible, si peu développée chez beaucoup d'individus et
même chez bien des médecins. N'est-ce pas la meilleure manière
de se rendre compte, d'une façon précise, mathématique même,
des modifications survenues dans ces bruits, partant des changements dans l'état des parties où naissent les vibrations sonores enregistrées par l'instrument.

Voici comment a procédé dans ses expériences M. Mount Bleyer,
d'après le *Medical Record* de New-York. Le phonographe est
placé sur une table devant l'expérimentateur ou le malade. Un instrument, de la forme d'un tube acoustique, est appliqué par sa
base sur la région précordiale ou toute autre région à ausculter ;
son sommet est mis en communication, à l'aide d'un tube, avec le
cylindre du phonographe qui est mis en mouvement avant l'application du cornet acoustique sur la poitrine. Il suffit, à la fin de
l'expérience, de parler soi-même dans le phonographe pour inscrire
sur le cylindre les bruits de la région qui vient d'être examinée
(cœur, poitrine, etc.). — Pour la reproduction des sons conservés, il n'y a rien de plus simple. Un stéthoscope est mis en communication avec l'instrument et les bruits sont alors parfaitement

---

(1) *C. R. de l'Acad. des Sciences*, 23 avril 1889, et *Revue
scientifique* (4 mai 1889, n° 18), *Nature, Cosmos*, etc. Voyez aussi
Tribune médicale, n° 12, 23 mai 1889, p. 182.
(2) *Scalpel*, p. 298, 26 mai 1889.

entendus et facilement appréciés. M. Bleyer a réussi à faire entendre ces bruits, dans un but d'enseignement, à un certain nombre d'auditeurs, en utilisant une trompette métallique et un stéthoscope microphone.

2. — *Graphophone de S. Tainter.*

Ses applications à la Médecine.

Le phonographe d'Edison a un inconvénient : il exige un moteur électrique, ce qui en complique singulièrement l'usage. Dans un instrument analogue, mais qui a fait et qui fait moins de bruit, présenté à l'*Académie des Sciences* dans une des séances de cette année, par M. Summer Tainter, sous le nom de *Graphophone*, ce moteur électrique est remplacé par un mécanisme à pédale, comparable à celui des machines à coudre et grâce auquel on obtient sûrement un mouvement fort régulier de 180 à 190 tours à la minute. En réalité, scientifiquement parlant, ce graphophone n'est qu'un perfectionnement, très sérieux il est vrai, du phonographe d'Edison ; mais, en pratique, et, à notre point de vue tout particulièrement, c'est presque un instrument nouveau, tellement il est simplifié. Il est aussi visible à la Section américaine. Nous en donnons ci-dessous une description beaucoup trop brève, mais aussi exacte que possible, en insistant seulement sur les modifications propres à cette sorte d'appareil, moins connu que le phonographe Edison.

L'appareil se compose de 4 parties : 1° l'enregistreur ; 2° le système d'entraînement du cylindre ; 3° le répétiteur ; 4° le système moteur et régulateur de vitesse. 1° L'ENREGISTREUR des vibrations sonores est, non point une couche de cire blanche, comme dans les anciens phonographes, mais un cylindre de carton enduit d'une composition noire spéciale. Ce cylindre est monté sur une branche horizontale qui reçoit le mouvement d'un système moteur particulier. On peut facilement embrayer ou désembrayer l'appareil à l'aide de deux boutons. C'est sur ce cylindre de carton que s'inscrivent les vibrations de l'air à l'aide d'une *petite lame coupante* fixée sur la *lame vibrante en mica*. 2° L'inscription se fait sous forme d'un sillon à peine visible à l'œil nu, sur une ligne spirale, grâce à un SYSTÈME SPÉCIAL D'ENTRAINEMENT DU CYLINDRE, qui le fait avancer devant le stylet inscripteur d'environ 26 millimètres par minute. L'écart entre les différentes parties de la ligne spirale est suffisant, et on peut environ fixer 1000 mots par cylindre. 3° L'APPAREIL DE RÉPÉTITION se compose d'une *pointe d'acier* mince qui suit d'une façon précise le sillon d'inscription, et qui est placée à l'extrémité d'un petit *levier d'ébonite*. Au milieu de ce levier s'attache un fil fixé d'autre part au centre d'un *disque de celluloïd* très mince, ayant de 10 à 20 millim. de diamètre. De cette sorte, ce disque de celluloïd reproduit les vibrations enregistrées, lesquelles sont communiquées à la membrane du tympan de l'auditeur, grâce à des tubes en caoutchouc pourvus d'ampoules qu'on introduit dans le conduit auditif externe. 4° Le MOTEUR, dont nous avons déjà parlé, est muni d'un régulateur de vitesse à force centrifuge.

Cet instrument diffère du phonographe proprement dit en ce sens qu'il ne reproduit pas à haute voix la parole et les divers bruits; mais, pour nous, qui n'en pouvons faire qu'un instrument de laboratoire, transportable au lit du malade, cet inconvénient ne nous intéresse pas; il est amplement racheté par la perfection obtenue dans la répétition des bruits et par la facilité que l'on a, avec le graphophone, de ne pas altérer le sillon d'enregistrement malgré un emploi souvent réitéré (1).

Elle paraîtra peut-être exagérée à nos lecteurs cette marque d'estime que nous donnons à ces phonographes, d'autant plus que les sciences médicales ne peuvent utiliser ces instruments que dans une mesure très restreinte. Ils nous pardonneront quand ils voudront bien songer qu'il s'agit là de l'impression des bruits et de la parole, c'est-à-dire une découverte d'une importance presqu'aussi grande que celle de l'imprimerie, — qui n'est que l'impression de l'écriture, — d'une découverte qui fait mentir un proverbe presqu'aussi vieux que le monde. Comme on l'a dit, le phonographe étonne encore plus ceux qui sont en mesure de le comprendre bien, que ceux qui ne peuvent en avoir qu'une idée fort approximative.

Marcel BAUDOUIN.

---

(1) Le Graphophone se loue en Amérique 200 francs par an et chaque cylindre enregistreur coûte 15 centimes pièce. C'est un peu cher; malgré cela on le préfère déjà, de l'autre côté de l'Atlantique, aux machines à écrire dans les maisons de commerce où l'on a à dicter un courrier très long.

B. — Instruments d'Optique médicale proprement dite.

Les Instruments qui concernent l'*Optique médicale* sont surtout placés dans des vitrines des Classes XIV et XV, c'est-à-dire dans la Section de Médecine et de Chirurgie et dans la Section des Instruments de Précision.

Pour guider le lecteur dans cette excursion, nous parcourerons donc les diverses salles de ces deux expositions. Nous traiterons d'abord des *Instruments d'Ophtalmologie*, puis des *Instruments d'Histologie*.

I. — INSTRUMENTS D'OPHTALMOLOGIE. (1).

1° *Classe XIV*.

a). 1re *salle*. — Dans la première salle de la Classe XIV, comme nous l'avons déjà signalé, (2), à côté des noms de Mathieu, Collin, Galante, etc., nous ne trouvons que celui de la *Maison Crétès*.

I. — MAISON CRÉTÈS.

Depuis vingt années, l'opticien Crétès réalise les inventions et les modifications proposées par M. de Wecker. Nous détacherons, de l'ensemble de son exposition, quelques instruments des plus intéressants.

Ces instruments dont nous allons parler sont des créations de la maison et non des copies ou des adaptations ; ils doivent leur succès aux soins apportés à leur exécution.

L'Ophthalmoscope de M. Landolt est une modification de la marche des disques par la suppression d'une des tiges du disque blanc et l'adjonction d'un bouton au disque noir, ce qui permet de faire passer sans interruption tous les numéros de chaque série.

---

(1) Nous prions le lecteur de ne pas oublier que nous avons déjà signalé un certain nombre d'instruments rentrant dans cette catégorie, en étudiant les vitrines des fabricants d'Instruments de Chirurgie proprement dits (Voir *Maisons Galante, Luer, Dubois, etc.*).

(2) Voir page 2.

Cet instrument est aujourd'hui très répandu dans le monde médical (Voir *Fig. 250*).

L'*Astigmomètre de MM. de Wecker et Masselon* est destiné à reconnaître et mesurer l'astigmatisme par le reflet, que produit,

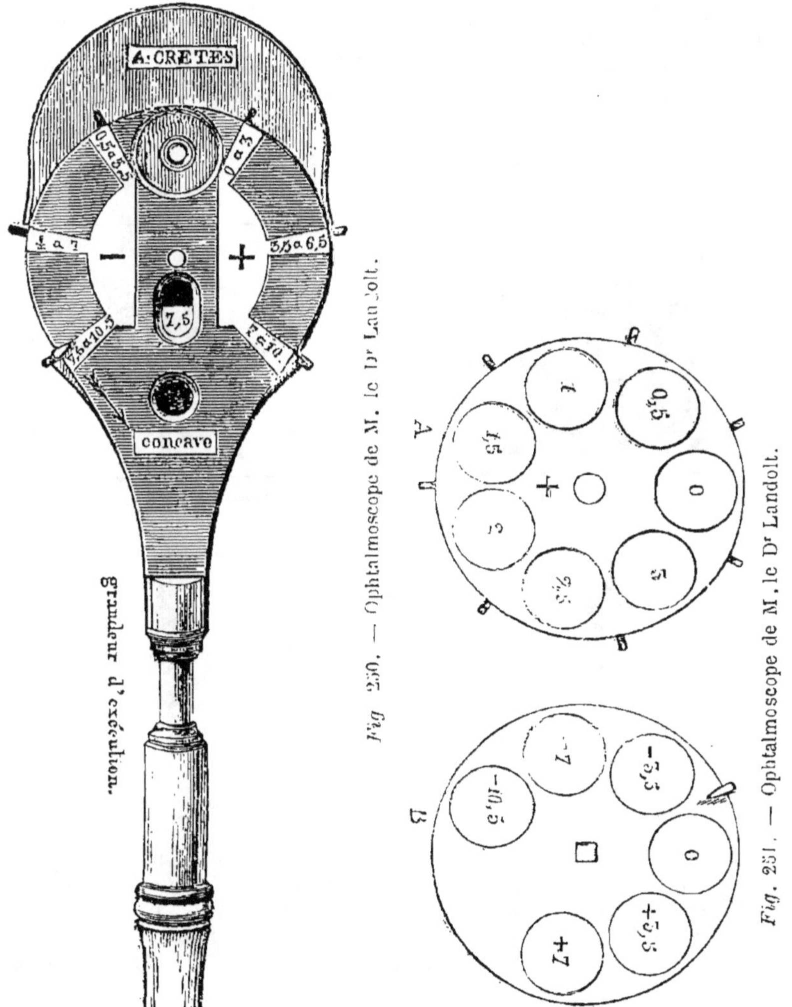

Fig. 250. — Ophtalmoscope de M. le Dr Landolt.

Fig. 251. — Ophtalmoscope de M. le Dr Landolt.

sur la cornée, une figure carrée noire bordée d'un liseré blanc ; l'examinateur, se plaçant à 20 centimètres de l'examiné et regardant par le centre de cette figure, aperçoit sur la cornée un reflet de la forme d'un carré régulier, si l'œil est régulièrement sphérique ; mais s'il est de forme irrégulière le reflet deviendra losangique. En tournant sur son centre la figure carrée, on trouvera une position suivant laquelle ce reflet prendra la forme d'un rectangle dont le plus grand côté correspondra au plus grand rayon de courbure de la cornée ; l'examinateur se rendra compte de la déformation et de son degré en approchant de l'œil examiné un petit tableau représentant une série de rectangles, dont les petits côtés vont en diminuant de grandeur et correspondent à une correction par des verres cylindriques de 1 à 10 dioptries, moyen jusqu'ici employé pour corriger cette asymétrie (Voir *Fig.* 252).

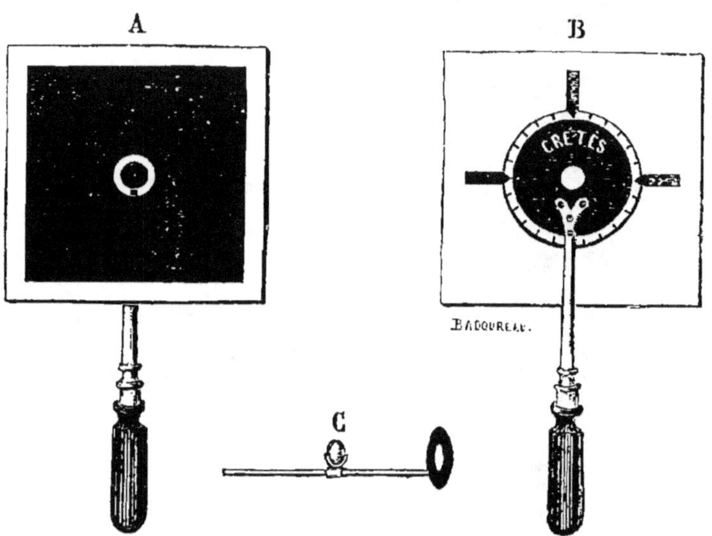

Fig. 252. — Astigmomètre de MM. de Wecker et Masselon.

Le Kératoscope enregistreur. — Malheureusement le moyen précédent laisse quelque prise à l'erreur, car il faut une sorte de virtuosité pour se servir de l'instrument précité, dont le reflet mesure à peine 4 millimètres de côté, alors surtout que les différences de correction, d'une dioptrie à l'autre, ne varient pas de plus d'un demi à un quart de millimètre. Retournant pour ainsi dire complètement la question, M. Crétès a transformé le grand carré réflecteur en un rectangle ; il lui a suffi pour cela de faire glisser les côtés du carré au moyen d'une double vis ; on obtient ainsi, comme résultat de correction sur la cornée examinée, une image toujours carrée ; cette correction s'indique alors non sur la cornée, mais sur l'instrument, où elle se mesure à l'aide d'une division placée en arrière (Voir *Fig.* 253).

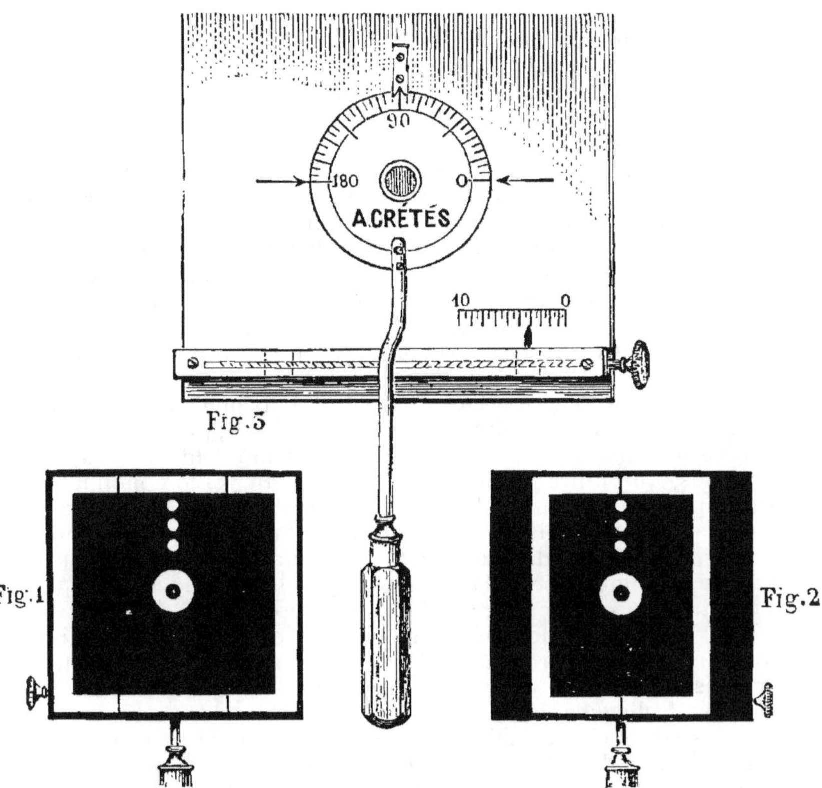

Fig. 253 — Kératoscope enregistreur de M. Crétès.

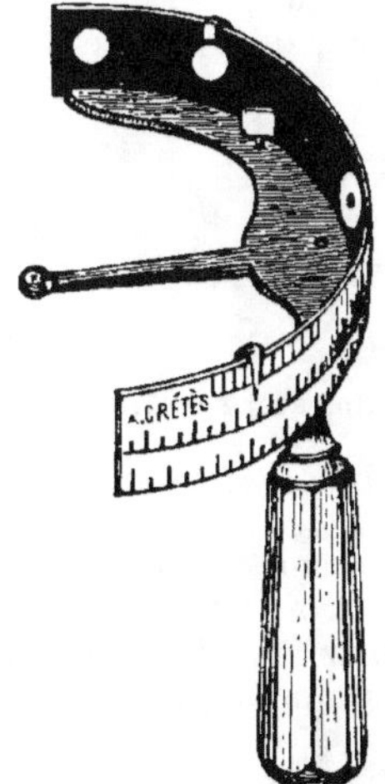

Fig. 254. — Arc kératoscopique de Masselon.

L'Arc kératoscopique de Masselon, pour la mesure du kéra-tocone, du diamètre pupillaire et du strabisme, est un instrument qui se compose d'une lame demi-circulaire portant, à sa face externe trois échelles pour les différents usages, à la face interne une bande noire munie d'un disque central blanc perforé ; à 60° de chaque côté, un disque blanc fixe et deux disques blancs mobiles qui se meuvent sur l'arc ; le tout est porté par un manche. — 1° Pour mesurer le kératocone, le patient étant placé près d'une fenêtre à laquelle il tourne le dos, poser la tige de l'instrument sur la pommette au-dessous de l'œil à observer, placer les deux disques mobiles au zéro de l'échelle kératoconométrique et regar-der par le trou du disque central ; si la cornée a une courbure régulière on verra cinq reflets équidistants, tandis que, s'il y a déformation conique, les disques mobiles seront plus rapprochés du centre de la cornée ; on mesurera cette déformation en reculant du centre aux deux extrémités les disques mobiles, jusqu'à ce qu'on aperçoive les cinq reflets équidistants ; à ce moment on lira, sur les échelles, un chiffre indiquant le numéro du verre combiné qui corrige approximativement la déformation. 2° Pour la mesure du diamètre pupillaire, l'instrument et le patient étant disposés comme ci-dessus, l'image du disque central se formant bien au milieu de la pupille, déplacer vers la droite et vers la gauche les disques mobiles jusqu'à ce que leurs reflets soient coupés en deux par les bords de la pupille ; derrière l'arc on lira, en dixièmes de milli-mètres, la mesure cherchée. 3° Pour trouver l'angle de déviation du strabisme, placer dans la coulisse une bande de carte noire portant trois disques blancs équidistants, ajuster un petit miroir sur un des trous de la tablette en face de l'œil sain, et inviter le malade à fixer dans ce miroir une image venant de l'horizon ; puis, regardant par l'encoche au-dessus du disque central, glisser la carte jusqu'à ce que l'image de ce disque soit bien au milieu de la pupille de l'œil dévié ; à ce moment, lire sur la division le nombre de degrés parcourus, qui sera celui du strabisme observé. (*Fig.. 254*).

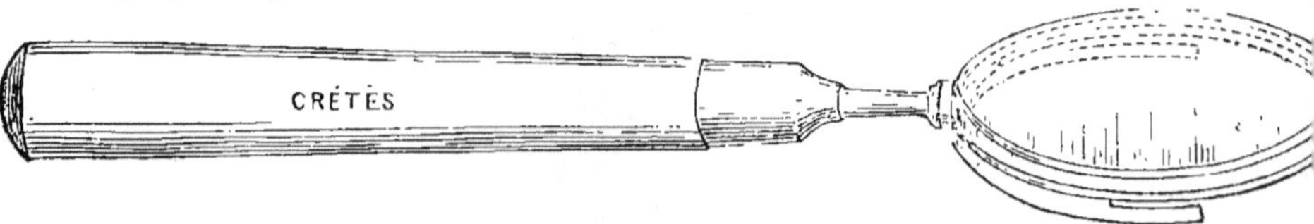

Fig. 255. — Ophtalmoscope de Helmholtz-Wecker.

L'Ophtalmoscope de Helmholtz-Wecker est une modification de l'instrument primitif d'Helmholtz ; on a supprimé la boîte de cuivre qui renfermait les trois plaques réfléchissantes et ajouté une rainure destinée à recevoir un verre de la série ordinaire des boîtes d'oculistes, pour examiner à l'image droite la pupille sous un faible éclairage et constater les altérations des centres nerveux (*Fig. 255*).

Le *Prisme mobile de Crétès*, à *angle variable*, sert à mesurer toute déviation des lignes visuelles et aussi l'angle métrique sur une division tracée par le Dr Landolt d'après les principes de Nagel. Deux prismes de 15° chaque sont superposés dans une monture tournante ; quand ils sont à base opposée ils se neutralisent : 15 — 15 = 0. Quand ils sont à bases additionnées ils se doublent : 15 + 15 = 30. En faisant tourner les verres, au moyen du bouton qui parcourt la coulisse, on obtient une série de déviations de 0 à 30°. M. le Dr Landolt a utilisé cette faculté pour mesurer l'angle de convergence ou angle métrique, cette unité métrique représente la direction des deux lignes visuelles qui, de chaque œil, fixent un objet situé à 1 mètre et forment l'angle métrique ; il sert aussi à mesurer l'amplitude de convergence de chaque sujet pour les différentes distances, etc. (Voir *Fig.* 256).

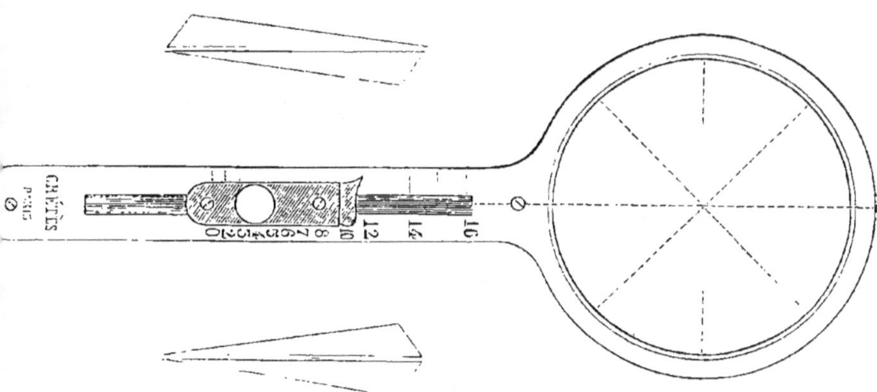

Fig. 256. — Prisme mobile.

Le *Périmètre enregistreur et imprimeur de Crétès.* — Depuis de longues années on a essayé d'inscrire le résultat des recherches de la périmétrie du champ visuel sur l'arc employé à cet usage ; des mécanismes très compliqués ont été construits sans beaucoup de succès. Cette fois on peut obtenir, sur une petite feuille placée au centre de l'arc, l'impression en chiffres du nombre de degrés parcourus par le point mobile qui sert à mesurer la périphérie du champ visuel. Pour arriver à ce but, le curseur portant le point mobile est fixé à une réglette, elle-même armée de chiffres en relief en rapport avec les degrés de division de l'arc. Pendant qu'on fait glisser le curseur, un des numéros de la réglette se présente devant une petite fenêtre pratiquée au centre de l'instrument ; un léger mouvement de pression en arrière imprime le chiffre en question sur une feuille disposée d'avance ; l'examen terminé, on ouvre la boîte qui contient cette feuille, elle est marquée de chiffres semblables à ceux employés dans les télégraphes, chiffres qui sont la représentation exacte des arrêts des curseurs aux différents points de recherche. Le mécanisme, très simple, est entièrement caché pour ne pas gêner le regard du patient soumis à l'examen.

Chromatoscope du Dr Ribeiro-Santos (de Bahia). — Rechercher le *scotome* central pour les couleurs dans les cas d'ambliopie nicotinique, tel est le but de cet instrument. Il se compose d'un disque rotatif recouvert de papiers de couleurs, monté entre deux lamelles ; les couleurs apparaissent par une ouverture de 12 millimètres à une distance de 5 centimètres ; c'est là le point de fixation. On place l'instrument à 0,25 centimètres de l'observé, qui regarde le point coloré s'il s'agit d'un examen central, ou fixe la croix, s'il s'agit d'un examen périphérique (Voir *Fig.* 257).

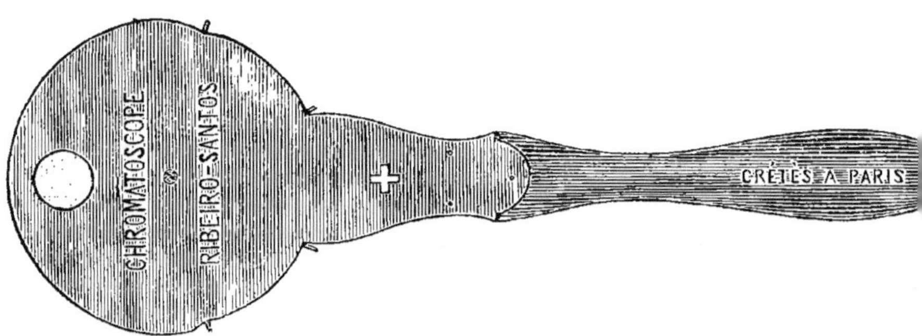

Fig. 257. — Chromatoscope du Dr Ribeiro-Santos.

Un *petit appareil* très simple, pour examiner *rapidement le sens chromatique*, a été imaginé par Crétès. Il est basé sur la perception des reflets de couleurs complémentaires ou ombres colorées déjà employés par le Dr Stilling. Cette expérience exigeait jadis un outillage compliqué : volet plein percé, bougie latérale, écran, etc... Une petite boîte qu'on peut tenir à la main porte à sa face inférieure deux ouvertures : devant la première, on place un verre coloré qui vient former au fond de la boîte un reflet de la couleur du verre en question ; devant cet écran se dresse une tige formant ombre ; cette tige est disposée de telle façon que, grâce à l'éclairage fourni par la seconde ouverture de la boîte, son ombre s'ajoute à la surface éclairée par le verre coloré. Or, cette ombre apparaît de la couleur complémentaire de celle du verre coloré aux yeux des personnes dont le sens chromatique est intact, tandis que les dyschromatropes ne voient pas de différence de coloration. Pour pratiquer cet examen, il faut se placer devant une fenêtre et recevoir une lumière franche, du ciel, des nuages, etc... On peut aussi se servir d'une lumière artificielle intense, près d'un bec de gaz, pourvu que la lumière pénètre dans la boîte par les deux ouvertures.

L'Appareil du Dr Maréchal (de Brest) a été imaginé pour l'examen des candidats à l'Ecole Navale. Cet appareil se compose de deux fanaux réduits : le premier, celui de l'examinateur, contient une série de verres colorés montés en segments dans un disque et passant derrière un diaphragme à ouvertures variables destinées à simuler les distances ; l'examinateur tourne le disque et propose au candidat une couleur qu'il doit, non pas nommer, mais copier à la muette en actionnant le second fanal qu'on met à sa disposition ; celui-ci, garni d'un disque portant des verres colorés semblables à l'autre, est actionné par des cordons de 2 mètres de long que le candidat tient en ses mains.

L'examinateur questionne ensuite le candidat en lui présentant devant l'ouverture large du fanal des verres en demi-cercle colorés diversement. Il peut ainsi témoigner de la bonne ou mauvaise qualité du sens chromatique du sujet qui lui est soumis.

b). Salle. — Dans la deuxième salle nous passerons rapidement devant la vitrine des fabricants d'yeux artificiels, dont nous avons déjà parlé précédemment (1). Nous rappellerons simplement ici les noms de ceux qui se sont surpassés : *MM. Robillard, E. Boissonneau, Odile Wagner, H. Liskenne.* — A côté de ces yeux artificiels, il faut citer, dans la vitrine *Roulot, l'échelle optométrique de M. le Dr Parinaud*; le choix des caractères a été soumis par l'ophtalmologiste de la Salpêtrière à une judicieuse critique.

II. — Maison Choquart et Peuchot.

Tout à côté est l'exposition de *MM. Choquard et Peuchot*, résultat de l'association d'un mécanicien éprouvé et d'un ingénieur distingué, travaillant depuis dix ans déjà à produire des chefs-d'œuvre d'ingéniosité mécanique et d'exactitude optique. On sait que l'optique médicale repose sur la détermination précise de la réfraction des milieux de l'œil, de leur degré de transparence individuelle, de l'amplitude d'accomodation, de l'activité de chacun des muscles de l'œil, de la fonction de la rétine à l'égard de la lumière et de ses divers modes, de même qu'en ce qui concerne les couleurs, etc. L'art des fabricants est de tenir compte des exigences scientifiques et de donner une forme pratique à l'instrument : c'est ce qu'ont fait ces industriels.

Voici des types d'instruments d'une réelle valeur, à l'appui de notre précédente appréciation :

L'Ophtalmoscope à réfraction du Dr Parinaud est composé de deux roues qui permettent d'obtenir la série complète de 0,50 à 20°, concaves et convexes. Ces séries s'obtiennent par la mise en mouvement d'une roue placée à la partie inférieure, et qui en-

---

(1) Voir p. 165.

traine une roue supérieure : la progression s'obtient donc automatiquement. Les verres ont un diamètre de 0,008 mill. et sont montés dans les roues sans aucune portée, c'est-à-dire qu'aucune partie de métal ne les limite ; toute la surface est utilisée, ce qui fait, qu'à la rigueur on peut se servir de cet ophtalmoscope comme d'un optomètre. Deux miroirs, l'un de 25 cent. de foyer et l'autre de 8 cent., servent à la réflexion.

L'Ophtalmoscope à réfraction de M. le Dr GALEZOWSKI ne comporte qu'une seule roue, à double rangée de verres concentriques. Les verres convexes, formant une série de 1 à 15 dioptries, sont placés au centre ; les concaves vont de 10 à 25 et sont placés à la périphérie ; un mouvement de haut et de bas permet d'amener chaque série devant l'ouverture par laquelle regarde l'examinateur. Cet instrument fournit donc une série de verres très complète, les miroirs présentent des particularités qui ont de grands avantages sur les autres modèles. L'appareil, en effet, contient deux miroirs

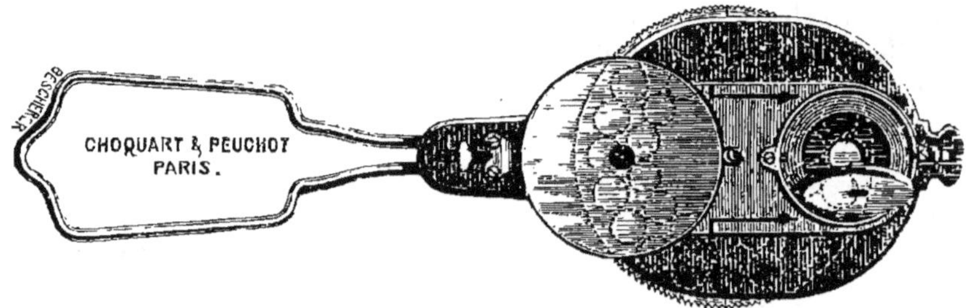

Fig. 258. — Ophtalmoscope de M. le Dr Galezowski.

montés sur une plaque modèle ; cette plaque pivote sur son centre, ce qui permet de présenter chacun des miroirs en avant de la roue. Le premier de ces miroirs sert à l'image renversée et a 25 cent. de foyer ; l'autre, d'un diamètre de 0,016 cent., a 8 cent. de foyer et sert pour l'image droite ; l'observateur peut lui donner l'inclinaison qu'il désire et peut le tourner à droite ou à gauche, selon la position de l'œil examiné (Voir *Fig.* 258).

Le Chromatoptomètre et Photoptomètre de MM. COLARDEAU. IZARN et Dr CHIBRET est destiné : 1° à la constatation du daltonisme pour tous les groupes de couleurs complémentaires : 2° à la mesure empirique du dégré d'intensité de cette affection. Il est fondé sur la production simultanée de la polarisation chromatique de deux images circulaires tangentes et de couleurs toujours complémentaires. On peut, par la simple rotation des différentes pièces de l'instrument, obtenir les résultats suivants : 1° faire varier les nuances dans toute la gamme des couleurs ; 2° modifier simultanément le degré de saturation des deux nuances, depuis le blanc le plus pur jusqu'à saturation complète; 3° modifier à volonté l'intensité lumineuse de chacun d'elles séparément. — L'appareil se compose : 1° d'un nicol (objectif) polarisateur ; 2° d'une lame rectangulaire de quartz taillée parallèlement à son axe optique.

Elle est d'une épaisseur toujours bien définie (celle qui correspond à la teinte sensible dite de second ordre et que les constructeurs sont toujours sûrs de retrouver ; 3° d'un analyseur bi-réfringent (oculaire) donnant les deux images complémentaires de l'ouverture circulaire qui placée devant le polarisateur à l'entrée de l'instrument est destinée à limiter le champ. Des repères permettent toujours de placer initialement la section principale de l'analyseur parallèlement à l'axe optique de la lame et à 45° du polarisateur. Dans cette dernière position les deux images sont blanches. Si, au moyen d'un dispositif convenable, on vient à incliner d'un angle mesurable sur un limbe ; la lame autour de son axe optique la lumière la rencontrant obliquement en traverse une épaisseur croissant avec l'inclinaison. Il en résulte que la teinte de chaque image passe par toute la gamme des couleurs (toutes choses égales d'ailleurs). Étant donnée une position déterminée de cette lame correspondant à deux nuances complémentaires bien définies, si l'on tourne l'analyseur, les deux images se lavent simultanément de blanc et deviennent tout à fait blanches lorsque la rotation atteint 45°.

On a ainsi le moyen de constater 1° par le mouvement de la lame, si le patient est capable de confondre deux nuances complémentaires ; 2° par celui de l'analyseur jusqu'à quel degré de saturation cette confusion a lieu. Enfin, si, à l'origine, le polariseur a été tourné de façon à faire avec l'axe optique de quartz un angle compris entre 0° et 45°, l'intensité lumineuse de l'une des deux images est affaiblie d'une façon variable avec cet angle jusqu'au point de pouvoir devenir nulle ; cette condition paraît être indispensable dans certains cas où le patient pourrait accuser une différence qui tiendrait à l'éclat et non à la couleur.

« Avec le gypse, la variation des teintes de chaque image considérée individuellement se produirait trop rapidement pour se prêter à une mesure facile ». Les repères étant disposés pour que les deux images soient blanches et d'égale intensité, on engage le sujet à regarder dans l'instrument en visant un nuage ou un mur blanc. A la question : voyez-vous deux images semblables? il ne peut répondre que oui et témoigne par cette réponse qu'il voit bien ce qu'il doit examiner ultérieurement. Reprenant l'instrument, l'observateur dévie de la quantité minime le repère de l'oculaire et par suite les images commencent à être faiblement colorées. Le sujet reprend l'instrument et est invité à y regarder de nouveau en faisant tourner lentement le quartz jusqu'à ce que les deux images lui paraissent de même coloration. Les deux images étant toujours complémentaires et également éclairées, un daltonien seul peut les voir de même coloration. Si l'observé ne peut dans cet examen à aucun instant voir les deux images de même teinte, l'examen est terminé et négatif pour un degré. Reste toutefois la possibilité d'une achromatopsie, c'est-à-dire d'une absence de perception d'une des extrémités du spectre, vice qui aurait échappé dans le précédent examen. Pour rendre ce défaut manifeste, il suffit de ramener le repère de l'oculaire au point où les deux images sont blanches, puis, de tourner de 30 ou 40 degrés le polariseur. Dans ces conditions, le sujet, s'il est atteint d'achromatopsie, au lieu de voir une image blanche et une image grise, verra une différence de couleur là où il n'y a qu'une différence d'intensité lumineuse ; il appellera vert par exemple le champ clair, et noir le champ foncé. En effet, s'il est aveugle pour le rouge, le blanc doit lui sembler vert puisqu'il voit dans le blanc toutes les couleurs excepté le rouge, dans la complémentaire du rouge, le vert. Ainsi donc, en trois examens, dont deux n'exigent que quelques secondes, le troisième moins d'une minute, en deux minutes en tout, on peut affirmer qu'un sujet ne confond à aucun degré deux couleurs et qu'il les perçoit toutes. Dans le cas de confusion de deux couleurs complémentaires, on augmente la saturation par la rotation de l'oculaire ; l'angle formé par l'oculaire avec le reste du système donne alors une mesure numérique et empirique de la confusion en fonction de la saturation. La rotation du quartz donne en même temps le nom des couleurs confondues.

Il existe un chromatomètre, celui de Rose, qu'un examen superficiel pourrait faire considérer comme analogue à celui de MM. Colardeau, Izarn et Dr Chibret. Les deux appareils diffèrent profondément, tant comme construction que comme principe et comme application. Le chromatomètre de Rose est constitué par : un nicol, un diaphragme, un prisme bi-réfringent, un quartz, un nicol. Le chromatomètre de MM. Colardeau, Izarn et Dr Chibret se compose des mêmes éléments moins un nicol. En outre le quartz au lieu d'être taillé perpendiculairement à l'axe est taillé parallèlement à cet axe, et en résulte qu'au lieu d'utiliser la polarisation rotatoire on se sert de la polarisation chromatique. Enfin Rose éteint les couleurs en les obscurcissant. MM. Colardeau, Izarn et Dr Chibret les lavent de blanc tout en conservant la même intensité lumineuse. Rose mesure donc le sens chromatique en fonction du sens lumineux ; cet appareil au contraire ne mesure que le sens chromatique. Ce sont ces différences qui ont permis, avec un instrument plus simple, d'obtenir des indications plus exactes et plus rapides.

Rose, du reste, n'avait en vue que des examens physiologiques, tandis que MM. Colardeau, Izarn et Dr Chibret se sont proposés de construire un instrument clinique. Ils y ont réussi. La disposition même de la forme de l'instrument en est une preuve immédiate. Il s'agit simplement de mettre entre les mains du sujet à examiner une lunette légère qu'on lui fait tenir à l'aide d'une bague On fait passer sous ses yeux, sans qu'il le sache, sans surtout qu'il voie le procédé, toute la série des couleurs conformément aux principes qui viennent d'être exposés. en imprimant les mouvements voulus à l'oculaire ou à l'objectif de la façon la plus simple. Un double cadran vertical et horizontal rend compte à l'observateur de la réalité et de la nature des phénomènes. Une notation très simple résume l'observation. M. Chibret a eu l'idée pratique de dresser le tableau exact du mode de procéder et de indications fournies par l'appareil, de sorte qu'il n'est besoin d'être ni ophtalmologiste, ni physicien, pour exécuter une chromaptométrie ou une photoptométrie parfaite. Son petit tube devient, grâce à ces précautions, un instrument partout et toujours utilisable.

Le *Chromatomètre du* Dr GALEZOWSKI sert pour la recherche du daltonisme ; c'est une échelle portant des verres de couleurs. Cette échelle comprend les couleurs principales acceptées par Chevreul pour la construction de ses cercles et de ses gammes de couleurs. Ces gammes ou colonnes se suivent dans l'ordre des couleurs du spectre. Chaque couleur peut être prise séparément ou bien avec sa complémentaire.

La *Lunette* UNGER, lunette d'essai, se fait sur deux modèles. Le premier, dont la figure est ci-contre, est à écartement fixe ; les deux yeux, pour la détermination de l'astigmatisme, sont mis en mouvement séparément par des vis placées à la partie inférieure. Le second possède en plus, à sa partie supérieure, une vis de droite et de gauche destinée à assurer l'écartement pupillaire convenable (Voir *Fig.* 259).

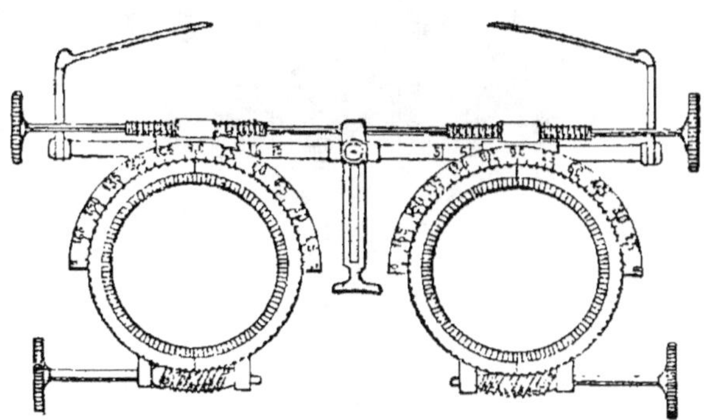

Fig. 259. — Lunette Unger.

La *Lunette d'essai du* Dr CHIBRET réunit, quoique le volume en soit assez restreint, toutes les mesures nécessaires à la prescription des lunettes. Les verres Cylind peuvent tourner avec la bague qui les porte par un frottement doux ; l'écart pupillaire et l'écart temporal sont fournis par 2 vis indépendantes et pour chacune d'elles une graduation en millimètres donne très exactement les dimensions. Le nez, grâce à un pignon, peut monter et descendre ; lorsque la partie mousse touchant à la figure est sur la ligne médiane, une graduation marque zéro ; au-dessus et au-dessous de ce point une division nous donne la hauteur que devra avoir le nez dans la lunette qu'il convient de prescrire au sujet examiné.

L'*Optomètre du* Dr JAVAL se compose de deux roues montées sur pied, l'une portant les verres sphériques, convexes et concaves, et l'autre les verres cylindriques, également concaves et convexes. Un mouvement de rotation imprimé aux disques amène chaque numéro de verres devant deux œilletons, situés l'un à droite et l'autre à gauche, suivant l'œil que l'on examine. Chaque verre cylindrique est porté par une bague munie à sa périphérie d'une roue dentelée ; un pignon unique imprime à tous ces verres un mouvement dans leurs cadres respectifs qui déplace les axes des cylindres, d'après les indications des divers méridiens kérato-cristalliniens de l'œil en observation ; un cadran, divisé en degrés permet de suivre l'inclinaison de l'axe, grâce à une aiguille dépendant du pignon qui commande les cylindres. L'appareil peut être surmonté d'une échelle de Snellen sur verre dépoli. En pro-

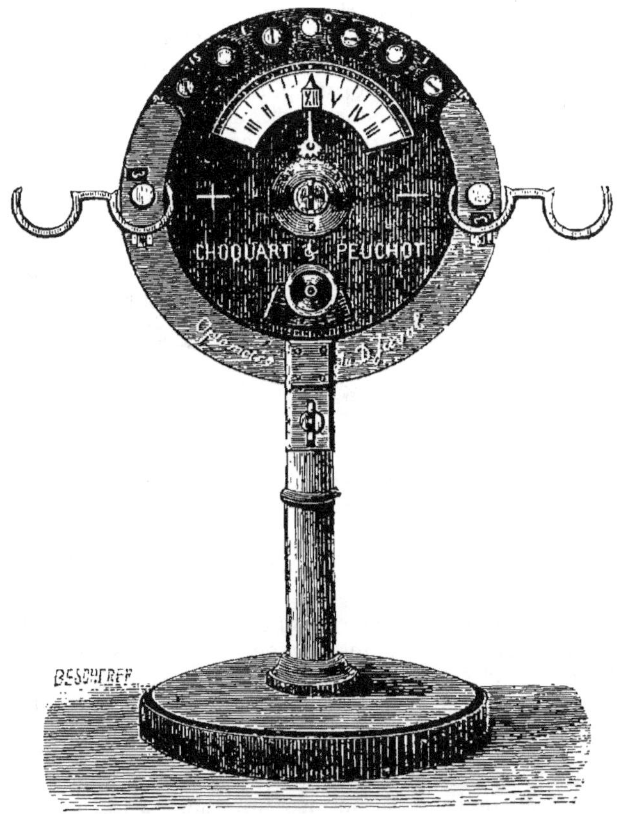

Fig. 260. — Optomètre de M. le Dr Javal.

jetant l'image dans une glace on augmente la distance des caractères, d'après les exigences de l'optique et de l'ophtalmologie. Cet instrument remplace avantageusement la boîte de verres ; en quelques instants l'observateur a choisi les lunettes qu'il faut à son malade (Voir *Fig.* 260).

Le *Périmètre* du Dr JOQS présente un très grand avantage, c'est sa légèreté; tout en conservant la grandeur de l'arc qui a 30 cent. de rayon. Il est constitué par une plaque de métal cambrée portant deux cavaliers pour les couleurs, l'un de droite, l'autre de gauche. A la partie externe de l'arc, une division de 10 en 10 cent.; au centre, une tige avec bouton mousse que l'on appuie sur le bord de l'orbite ; en arrière, un cadran propre à l'orientation, suivant les différents méridiens. Le tout monté sur un manche. Poids total de l'instrument :

Le *Miroir à foyer variable* du Dr PARENT se compose : 1° d'un miroir plan, en acier, pivotant et incliné à 35° ; 2° d'un bras articulé muni de deux lentilles + 25° et — 25°. Lorsque les deux lentilles sont en contact (1re position), leur effet dioptrique est nul et le miroir agit comme un miroir plan ; lorsqu'elles sont éloignées l'une de l'autre de 1 cent. (2e position), leur effet dioptrique est de 13° environ sur la lumière incidente et le miroir plan se transforme en un miroir concave d'un peu moins de 8 cent. de foyer. De la 1re position à la seconde on obtient, avec un double bouton, portant un pignon qui commande à une crémaillère, toute toute la série des miroirs concaves depuis 1 catoptrie jusqu'à 13 catoptries. Le bras articulé avec ses lentilles est lui-même pivotant de sorte qu'on peut examiner, sans embarras, alternativement, l'œil droit et l'œil gauche du patient.

M. PARENT a fait fabriquer par la même maison ses *Ophtalmoscopes à réfraction*, munis non seulement d'un disque pour les verres sphériques convexes, d'un disque supportant les verres sphériques concaves, mais d'une série indépendante de *verres cylindriques concaves* à l'aide desquels l'oculiste corrige pendant son examen à l'image droite le méridien astigmate le plus réfringent et détermine ainsi exactement, par la superposition des verres, en s'adressant exclusivement à la méthode objective, la combinaison des lunettes qui convient à chaque cas particulier. La rotation des cylindres est obtenue aujourd'hui, dans le modèle le plus récent, dont l'invention appartient à MM. Choquart et Peuchet, par une roue à crémaillère qui commande à l'ensemble de verres de cet ordre et les fait mouvoir dans leur orbe d'après un mécanisme semblable à celui que nous avons signalé à propos de l'optomètre Javal ; de cette manière on les oriente d'après l'axe qu'impose le plus ou moins de netteté des branches horizontales et verticales des vaisseaux du fond de l'œil ; l'oculiste doit les voir à travers le verre également nettes ; à ce moment il a devant son œil le cylindre voulu et l'orientation convenable de l'axe de ce cylindre. Est-ce à dire que ces instruments dispensent de l'achat d'une *boîte de verres*. Pas absolument parce qu'il est incontesté que les verres qui corrigent réellement l'amétropie des malades, sont ceux dont l'association binoculaire est supportée sans accidents par le patient et qui lui montrent nettement des caractères typographiques à la distance voulue, le médecin tenant compte en même temps de ce qui reste à son malade d'acuité visuelle. Mais on n'a plus besoin que d'une boîte de verres simples, tandis que l'optomètre Javal en contient une série complète. Quand on a déterminé les défauts de

chaque œil, on place dans l'œilleton libre de la lunette surajoutée
(Voir *Fig.*) celui ou ceux des verres qui conviennent à l'autre
œil et l'on s'assure ainsi des effets binoculaires. Nous recommandons, en ce qui nous concerne, les boîtes en bois dans lesquelles
les verres sont insérés entre des échelles tout en bois ; chacune de
ces échelles porte sur le montant des bandes métalliques ; on y lit
l'inscription des numéros des verres. C'est le spécimen exposé
dans la vitrine dont nous nous occupons maintenant.

Nous n'avons pas encore parlé de l'*Ophtalmoscope binoculaire* parce que, suivant nous, les deux modèles inventés par
M. Giraud-Teulon sont rien moins qu'aisés à manier. Les conditions d'éclairage et d'adaptation de l'instrument du regretté savant
français constituaient de bien grosses difficultés. La sensation
du relief des organes du fond de l'œil était avec eux difficile à
obtenir. Ce qu'on obtenait de mieux, c'était, en interposant une
forte lentille contre l'ophtalmoscope et l'œil obscurci, et en s'éloignant à une assez grande distance, l'attraction subjective du
globe oculaire entier, qui vous apparaissait comme isolé dans l'espace en avant de la tête du patient ; on eût dit un gros globe
de cristal au sein duquel on distinguait nettement les milieux successifs de l'organe ; on percevait leurs épaisseurs respectives et,
dans le lointain, on saisissait les dessins du fond de l'œil, de sorte
qu'on se procurait, par ce procédé, la représentation fantasmagorique des lésions cornéennes cristalliniennes, hyaloïdiennes, et
surtout des plans verticaux occupés par ces taches, corps flottants ou autres corps étrangers. C'était réellement merveilleux, à
raison de la différence des colorations inhérentes à chaque organite normal ou pathologique. En se rapprochant, il fallait faire
de grands efforts d'accommodation et d'équilibre entre les faisceaux
lumineux incidents, les faisceaux lumineux réfléchis et les faisceaux d'éclairage projetés dans l'appareil oculaire, pour arriver à
un examen parfait. M. Giraud-Teulon avait compris ce vice. La
preuve c'est qu'il y a deux ans il « délivra », comme il le disait lui-même, l'instrumentation dont il était l'auteur, de « la nécessité de
recourir pour l'éclairage de l'œil à la lumière d'une source latéralement placée et réfléchie ensuite suivant l'axe de l'organe à
observer ; il supprima le miroir réflecteur et les difficultés qui
accompagnaient son maniement. Il lui suffit d'intercaler, entre les
deux rhomboèdres chargés de fournir les sensations synergiques
à chacun des yeux de l'observateur, un *foyer de lumière électrique* totalement isolé de façon à ce que les rayons en soient
uniquement projetés dans l'œil du malade en observation. L'événement répondit à son attente et le modèle de MM. Choquart et
Peuchot sera utilisé avec fruit par celui de nos confrères qui ne
reculera pas devant le maniement d'une source électrique et d'une
lampe à incandescence.

Enfin, plusieurs fois des élèves nous ont souvent demandé quel
est l'*œil artificiel* qui leur rendrait le plus de services quand ils
désirent s'exercer à la *pratique ophtalmoscopique*. Celui de
M. Parent nous semble remplir bien des conditions. On le rend

en un tour de main mathématiquement myope, ou hypermétrope :
on l'arme à sa guise de pupilles de plus en plus petites, on lui
impose tous les fonds normaux ou pathologiques ; enfin un jeu de
verres cylindriques à axes déterminés et changeants à la volonté
de l'observateur en fait *ad libitum* un œil astigmate dans un
ordre et suivant une espèce exactement définie. On fera ainsi une
épreuve féconde de l'ophtalmoscope à réfraction et de tous les
modes d'amétropie (pratique et théorie) ; on passera par toutes les
gammes de la dioptrique, de la catoptrique, des verres correc-
teurs, des lunettes. Mais on n'oubliera pas que les linéaments de
la physique brute doivent être subordonnés à la physiologie et
qu'en présence d'un œil vivant il faut avant tout tenir compte de
la réaction et de l'amélioration, du bien-être réel du malade.

Il faudrait encore citer l'exposition de la *Société des Lunetiers* (Okermans, Poircuitte, Alépée et Cie).

2º — *Classe XV.*

Dans la 2e salle de cette Classe, c'est-à-dire dans la dernière
du rez-de-chaussée du Palais des Arts libéraux, en allant de
gauche à droite et en réservant un dernier coup d'œil pour
les travées centrales, nous rencontrons d'abord la *Maison
Laurent*, où les savants n'auront à considérer que son grand
Focomètre (foyers, rayons de courbure s'inscrivant mathématiquement d'eux-mêmes à l'aide de cet appareil).

Puis M. *A. Goudeaux* nous soumet un nouvel *Ophtalmomètre Javal*. On sait que le savant professeur de la Sorbonne
cherche depuis longtemps les moyens de détermination expérimentale de la courbure réelle de la cornée, afin de remédier
d'emblée aux anomalies objectivement constatées sur tel ou
tel méridien de cette sphère. Il a produit son ophtalmomètre
optique, instrument corrigeant exactement les images que font
sur le miroir cornéen de l'individu examiné des mires qui
constituent les ailes du tube correcteur. En voici un modèle
moins compliqué, moins chargé de combinaisons optiques.

3º — *Classe VIII* (Enseignement supérieur).

Dans cette Classe l'ophtalmologiste n'a qu'un endroit à s'arrêter : c'est au *Laboratoire d'Ophtalmologie de la Sorbonne*.
Il trouvera là les divers instruments de M. le Dr Javal. Citons
les principaux : l'*optomètre à curseur ;* — le *stéréoscope* et le
contrôleur de la vision binoculaire de Rulf ; — l'*ophtalmomètre de M. le Dr Javal* ; — le *stéréoscope à charnière de
M. le Dr Javal*, etc.

En poursuivant notre visite, nous rencontrerons bientôt un autre instrument sur lequel nous devons insister un peu. C'est le *nouvel Ophtalmomètre de MM. Leroy et R.Dubois*, qui date de l'an dernier. Ce dernier instrument, bien moins lourd, bien moins incombrant que celui de Javal et Schiœtz, en diffère en ce que, au lieu de mesurer directement l'image réfléchie sur la cornée de l'œil examiné, on rend la grandeur de l'image réfléchie constante, et l'on mesure la grandeur de l'objet variable suivant chaque cas. Cette modification permet de lire directement sur la règle qui porte les extrémités mobiles de l'objet le résultat cherché. On connaît donc immédiatement la courbure des méridiens de la cornée considérée. — Un mot encore pour l'*appareil de Boudréaux* destiné à l'étude générale de l'optique.

Nous **avons** déjà suffisamment sacrifié à l'Ophtalmologie pour ne pas élargir davantage le cadre de notre revue des instruments utiles à connaître pour les oculistes. — Cependant nous devons encore accorder droit de cité à l'*Exposition rétrospective des Instruments d'optique médicale et d'ophtalmologie scientifique*, collectionnés avec une compétence remarquable et savamment groupés par M. Gillet de Grandmont.

II. — Instruments d'histologie.

Les Instruments d'Histologie que nous avons à mentionner sont exposés, les uns, en très petit nombre d'ailleurs, à la Classe XIV (2e salle), les autres, la plupart, à la Classe XV; quelques-uns enfin se trouvent à la Classe VIII.

1°. — *Classe XIV.*

A la Classe XIV, nous trouvons déjà la *Maison Nachet*, qui, une des premières a construit en France le microscope scientifique sous l'impulsion du professeur Robin. Cette vitrine nous frappe aussi par une étincelante boîte de verres à l'usage des oculistes. Nous y distinguons, de plus, le *Microscope hématologique de M. Hayem*, adapté aux besoins de la clinique médicale. Mais ce qui nous charme plus particulièrement, c'est un bijou, constitué par un *nouveau microtome à glissière sur plan d'agate*, propre à exécuter automatiquement des coupes à l'alcool.

2°. —. *Classe XV.*

La Classe XV est, on le conçoit, bien mieux fournie, puisque c'est là que sont rélégués les instruments de précision.

Nous distinguons d'abord le cadre de *M. Dumaige*, où l'on voit un *cercle mesureur* et surtout un *microscope Vignal*. Mais consacrons plusieurs minutes au *microtome Rocking automatique à bascule*, perfectionné par MM. *Henneguy* et *Vignal*. Cet arrêt est justifié par plusieurs motifs ; la multiplicité des coupes exige une grande rapidité d'exécution en matière de micrographie, mais il ne faut pas perdre en précision ce qu'on gagne en célérité. Choisissons donc des instruments remplissant cette double condition.

Une partie de cette remarque s'appliquerait à l'Electrologie scientifique. — Aussi ne nous en voudra-t-on pas de signaler ici, en même temps, les *galvanomètres*, les *vélocimètres*, la grande *bobine de Ruhmkorff*, le *Ohm Legul*, l'*ampère-étalon Pellat* du voisin de M. Dumaige, M. Carpentier.

Il faudra ensuite s'arrêter quelque temps devant la seconde exposition de *M. Nachet* à la Classe XV. Les microscopes

A. Nachet (nous sommes dans les travées médianes de cette salle), notamment le grand modèle de M. le Pr de Lacaze-Duthiers, destiné à la photographie micrographique instantanée, placé dans un vaste écrin réunissant tous les organes et accessoires d'un microscope complet, sont très dignes d'attention. Nous connaissons par expérience les avantages et les inconvénients de l'instrumentation micrographique de l'initiateur français ; nous savons également qu'il a réduit les inconvénients au minimum, et que, par suite, les avantages se sont trouvés augmentés d'autant. Mais nous n'ignorons pas non plus que les ornements de fabrication optique de tous ces microscopes restent l'estampille d'une maison, et que c'est la raison pour laquelle, dans un laboratoire, on est astreint à se procurer une *série de systèmes optiques* de plusieurs fabricants; à soumettre tel genre ou tel ordre de coupes successivement à l'examen de plusieurs systèmes. C'est pour cela qu'on a dû adopter la vis universelle !

MM. *Verick* et *Stiassnié* sont particulièrement réputés à juste titre pour leurs *objectifs à grands angles d'ouverture*, objectifs donnant des grossissements puissants, sans altérer exagérément l'éclairage. Ils ont les premiers chez nous construit *l'appareil condensateur Abbé*, et les *objectifs à immersion homogène dans l'huile.* Ils ont perfectionné *l'hématimètre* ou *compte-globules Malassez* et l'hématoscope ou *hémochromomètre* du même auteur. Enfin ils ont lancé les *microtomes mécaniques* et fait beaucoup pour la *photographie microscopique.*

On se trouvera bien de passer d'emblée à la *Maison Bezu-Hausser et Cie* (ancienne Maison Prazmowski), après avoir vu la Maison Nachet et la Maison Verick, à titre de comparaison. Ses appareils de *photomicrographie*, sa collection *d'objectifs à sec et à immersion*, son micromètre, son oculaire binoculaire, son *microspectroscope*, son appareil de *polarisation micrographique* méritent d'être signalés ; nous devrions même les détailler davantage.

3º. — *Classe VIII.*

A l'Enseignement supérieur, nous avons à signaler la *Maison Ross* (de Londres), remarquable par son *grand microscope inclinant*, chef-d'œuvre de mécanique et de combinaisons optiques, qui porte son éclairage avec lui sous la forme d'une petite lampe à essence; la tige qui supporte cette lampe est munie de plusieurs organes propres à modifier l'intensité lumineuse, à l'approcher et à l'éloigner. Nous avons comparé les tubes de grossissement des jeux d'oculaires et d'objectifs des diverses maisons connues, et ce n'est pas sans quelque stupeur que nous avons enregistré un grossissement de dix mille à l'aide de l'objectif à foyer de 1/25 de pouce (anglais) et de l'oculaire F ; la gradation suivante n'est pas moins surprenante par la combinaison des différents objectifs et de l'oculaire F : on note successivement les pouvoirs amplifiants de 1.600, 2.000, 2.400, 3.200, 4.000, 4.800, 6.000, 10.000. La même perfection progressive, au double point de vue mécanique et optique, se retrouve dans les appareils de photographie et les longue-vues de cette maison.

Les *microscopes* de M. *Watson et fils* (de Londres) sont aussi précieux par la double circonférence graduée dont est armée la platine, par leur condensateur Webster, et par leur baquet d'immension destiné à l'étude du développement des Infusoires.

M. *Pillischer* (de Londres) installe sur les platines de ses microscopes des charriots présentant des mouvements en des sens divers ; de petites pinces articulées, fort délicates et fort précises, servent à la préhension de telles ou telles parties de la préparation.

C. — Instruments de Précision divers.

(Médecine et Sciences proprement dites).

Les Instruments de Précision, dont nous allons maintenant dire un mot, n'ont que très peu de rapport avec les sciences médicales pour la plupart ; mais un médecin pouvant s'y intéresser, nous avons cru utile d'en dire quelques mots. On les trouvera presque exclusivement à la Classe XV et à la Classe VIII.

1° — *Classe XV.*

En entrant dans la Classe XV, on jettera d'abord un coup d'œil sur les *planches dessinées à baguettes et à ressorts de M.Senée.* — Continuant notre route, nous tomberons d'abord en pleine Astronomie. Au centre de cette salle, le service géographique de l'armée nous offre pour un instant son théodolite-boussole, ses cercles géodésiques rigoureux, ses pendules reversibles inversables de Deforges, son grand cercle azimuthal. Majestueux dans son écrin de verre, s'élève le grand cercle méridien de Gautier destiné à Buenos-Ayres. Puissants et imposants font cortège à ces merveilles mathématiques les grands instruments astronomiques de A. Bardou. Enfin la machine à calculer de Bollei complète cet ensemble en ce qu'elle procède de combinaisons de même ordre.— Entrons ensuite dans la salle suivante, la plus grande et la dernière du rez-de-chaussée, et tournons, suivant notre méthode, de gauche à droite, réservant aux travées centrales notre dernier coup d'œil.

M. Laurent présente son *grand polarimètre à lumière jaune,* son *grand saccharimètre à lumière ordinaire* et son *saccharimètre à projections ;* aux opticiens de profession, il offre ses appareils de minéralogie cristallographique mensurateurs d'angles dièdres, sans lesquels les types morphologiques demeureraient inanalysables. Admirons les qualités des niveaux, théodolites, règles à calcul, et types de mètres de la Maison Guyard et Canary ; des baromètres anéroïdes compensés de Mme veuve Périllat ; des réfractomètres Amagat, des saccharimètres à franges (dosage de l'alcool et de l'extrait sec de vins),de l'appareil de Norremberg avec microscope polarisant;

chez *M. Duboscq*, nous n'avons pu nous arracher à la démonstration par projections de tous les phénomènes de la polarisation. Les microtélescopes de *M. Rivage*, exposés quelques mètres plus loin, nous complètent en quelque sorte cette étude des phénomènes lumineux, et viennent, de concert avec les instruments trigonométriques de M. Sanguet, avec le cathétomètre et la machine à diviser la ligne circulaire de Perreaux, qui ont élu domicile dans l'intervalle, nous rappeler comment les mêmes notions, avec des utilisations différentes, étaient capables de fécondes découvertes (Voir à la section de ce Guide intitulée *Anthropologie* l'*Appareil du professeur Bénédikt*, de Vienne (1).

Le contrôleur des rondes de Trenta, la chambre claire pour architectes, dessinateurs, peintres de Moreau, le pantographe de J. Conte, le pyromètre à spires de MM. Damaze et Simoni, les applications de la capillarité à la météorologie de E. Delahaye forment autant d'ingénieux organes que nous livrons à la méditation de chacun, suivant l'état de ses connaissances et la direction de ses pensées. Nous voudrions décrire les théodolites et niveaux géométriques de Boissel, les compas de A. Guérineau, les miroirs, loupes et lentilles de Gekliffe et Simon, mais ce serait vraiment dépasser les bornes de ce guide ; nous signalerons, faute de pouvoir nous étendre, l'éclimètre à pendule et le goniomètre de poche de Marcel, ainsi que les compas pour spirales de la maison Penent, les lentilles et miroirs de Benoist et Berthiot, les thermomètres, aréomètres, densimètres et autres instruments de précision en verre si savamment gradués par l'habile ouvrier du Collège de France, M. Baudin, les aréomètres thermiques de Langlet, la règle géodésique monométallique de Huetz, les instruments de topographie automatique de Peigné.

On passera ensuite devant les vitrines Dumoulin-Froment (*compas d'épaisseur* de haute précision), Tavernier-Gravet (niveau, boussoles nivelatrices, tachéomètres officiels, règle à calcul de Mannheim, télémètre de Gautier). Ce sont autant d'inventions précieuses que celles de M. Berthélemy : niveau à bulle d'air indépendant, appareil indicateur de la température à distance, goniomètre, diastinomètre Sanguet. A voir aussi les expositions Deleuil (balances de précision); — Foulon et Quentin (compas, pantographes, etc.); — Bourdon (anémomètres enregistreurs); — Balbreck (théodolite à deux lunettes

---

(1) Manuel technique et pratique d'Anthropométrie crânio-céphalique, par M. BÉNÉDIKT et P. KERAVAL. — Paris, in-8, 1889. Lecrosnier et Babé, éditeurs.

avec boussole); — L. Payen (arithmomètre); — Lorieux (sextant Fleuriais avec micromètre Lugeolet, cadran Lorieux) qui nécessiteraient de longues pages. — *M. Ducretel* l'instrumentiste physicien si estimé, offre à glaner mille produits à des spécialistes divers; nous avons été captivé par les appareils que voici : Photographie directe des étincelles et des effluves électriques sans objectifs; — Machine électrique de Wimshurst; — Rhéostats; — Boussoles des tangentes et des déclinaisons; — Galvanomètre d'essai; — Electromètres; — clefs à double inversion; — Appareil de Dufet; — Microscope polarisant pour mesurer les angles formés par les axes optiques; — Bangyroscope de Gilbert; — Bobines de résistance en pont de Wheatstone; — Grande bobine Ruhmkorff à étincelles de 50 centim. de long; — Enregistreurs des signaux optiques. - *M. Duboscq* nous a également rempli d'admiration pour son photopolarimètre Cornu, son collimateur et sa lunette Cornu, son phosphoroscope Becquerel, son réfractomètre Jamin, son spectrophotomètre Crova. — M. Golaz, en exposant les appareils à chaleur spécifique, à mesurer les tensions de vapeur, des densités des gaz, des coefficients de dilatation gazeuse, de Régnault, le calorimètre de Favre, l'hygromètre Alluard, l'enceinte calorimétrique Berthelot, nous a rappelé les gloires de la science de notre pays. — M. Weirlein dissipe par ses appareils toutes les obscurités dont on charge souvent à tort la cristallographie.

Quant à M. Secrétan, nous sommes habitué à ses tours de force. Son télescope de 16 centim., son magnifique miroir parabolique et son équatorial à double lunette, ajoutent encore à sa renommée. Chez M. A. Picart, nous avons surtout distingué le goniomètre Wollaston avec collimateur Maillard, d'après la disposition Wyroubow.

Ce que nous avons à prendre dans les balances Collot et fils ce sont les appareils de précision, notamment un type à pesée rapide avec portée de 200 grammes, sensible à 1/10.

Nous signalerons le Chercheur de Comètes de Morin et Gensse, les lanternes de projection de Molteni et les projecteurs électriques à double étage de M. Lavane.

Revenons maintenant à la *Maison Lütz* pour terminer cette longue énumération.

MAISON LUTZ

Nous croyons utile de mettre sous les yeux de nos lecteurs les instruments suivants de la *Maison Lutz* en raison de leur importance et de la nouveauté de quelques-uns.

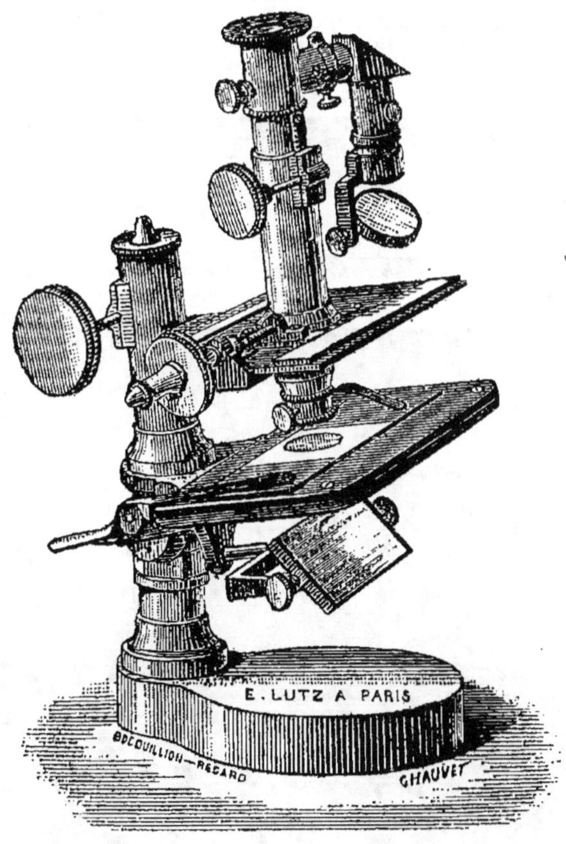

Fig. 261. — Hématospectroscope du D\u1d63 Hénocque (grand modèle).

Le grand *Hématospectroscope d'Hénocque* a la forme d'un microscope inclinant. La colonne de support est surmontée au-dessus de son articulation d'une tige à laquelle sont fixés : en bas, un miroir éclairant rectangulaire, un peu au-dessus une platine, à l'étage supérieur le spectroscope (Voir *Fig.* 261).

Le spectroscope est constitué par un instrument d'optique à vision directe et à échelle spectrométrique disposée dans un tube latéral. Un petit mât circulaire, placé au-dessus de l'échelle, permet de l'éclairer dans toutes les positions. La fente se règle au moyen d'un mouvement tournant du segment annulaire inférieur auquel sont fixées les deux lames du diaphragme, ou bien par une vis latérale. Ce spectroscope se visse sur un plateau composé de deux plaques de laiton superposées glissant l'une sur l'autre, ou plutôt sur la lame supérieure de ce plateau. Cette lame se meut sur sa partenaire par l'action d'une vis sans fin à tige horizontale (déplacement latéral du spectroscope indiqué par un vernier en fractions de millimètre). Le déplacement du spectroscope en hauteur s'effectue par la vis micrométrique de la tige.

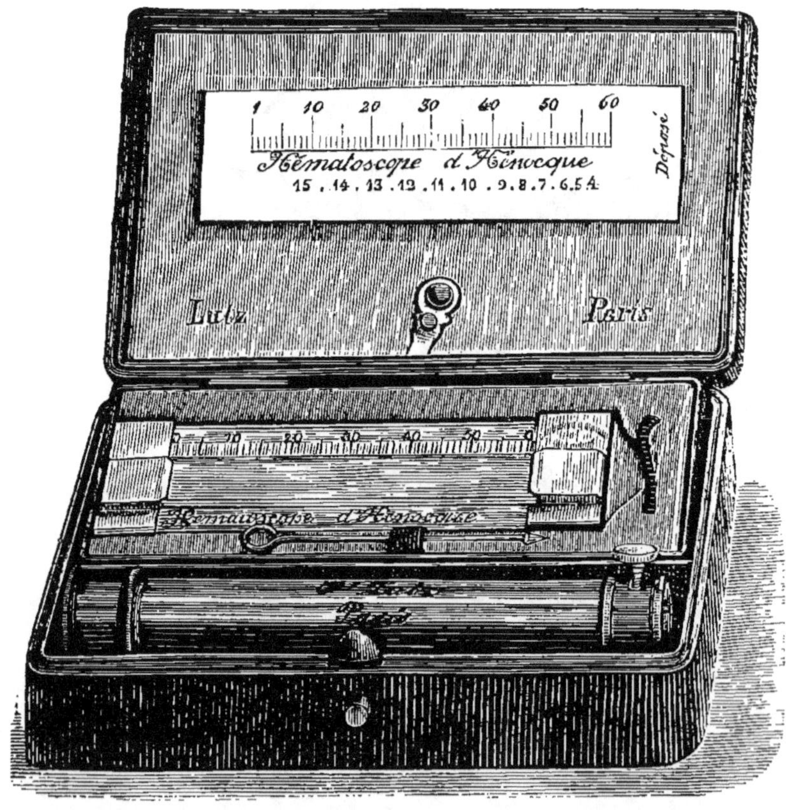

Fig. 262. — Hématospectroscope du D͏ͬ Hénocque (modèle clinique).

L'*Hématospectroscope* (*modèle clinique*) se compose d'un hématoscope de verre à vision directe, d'un hématoscope d'émail, d'une aiguille et d'un *hématospectroscope à vision directe* (Voir *Fig.* 262).

L'hématoscope à vision directe est formé de deux lames de verre (Voir *Fig.* 263) d'inégale largeur, superposées de façon à ce que, maintenues en contact à l'une de leurs extrémités, elles s'écartent, à l'autre extrémité, d'une distance de 300 millièmes de millimètre, limitant ainsi un espace prismatique capillaire. La position des lames est assurée au moyen de deux agrafes en laiton nickelé, supportées par la lame de verre inférieure et formant deux coulisses dans lesquelles la lamelle supérieure est introduite à frottement doux. Une échelle graduée en millimètres est gravée sur la plaque inférieure ; elle s'étend de 0 à 60 millimètres. Si l'on fait pénétrer du sang entre les deux lames, celui-ci forme une couche dont l'épaisseur varie de gauche à droite entre 0 et 300 millièmes de millimètre (*micra*). On mesure l'épaisseur de cette couche au niveau de chaque division de l'échelle ; chaque longueur de 1 millimètre correspondant à 5 millièmes de millimètre ; autrement dit, la pente de la lamelle supérieure étant de 5 millièmes de millimètre pour 1 millimètre, il suffit, pour calculer l'épaisseur en millièmes de millimètre ou *micra*, de multiplier le chiffre de l'échelle par cinq.

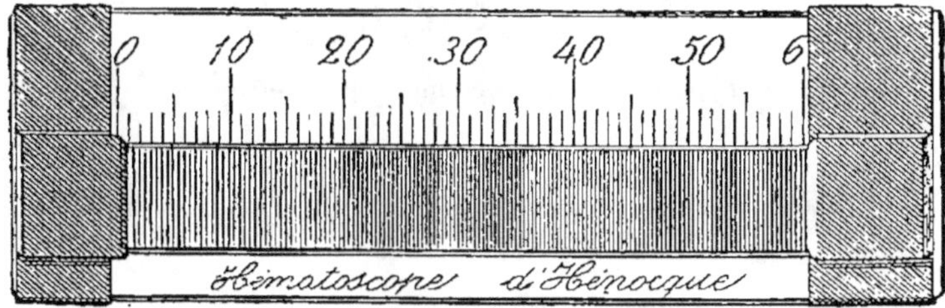

Fig. 263. — Hématoscope à vision directe.

Lorsqu'on introduit du sang entre les deux lames, en en déposant quelques gouttes sur la tranche inférieure, ce liquide pénètre par capillarité et s'étend en couches d'une épaisseur graduellement progressive, de sorte que la coloration, nulle à 0, devient rougeâtre, rouge, carminée et de plus en plus intense vers 60. En d'autres termes, le sang forme une teinte progressivement plus foncée de gauche à droite. Il est évident que la teinte doit être d'autant plus foncée que le sang contient une plus grande quantité d'oxyhémoglobine. De là la mesure comparative.

L'étude *diaphanométrique* du sang s'obtient par la superposition de l'hématoscope que nous venons de décrire à une *plaque d'émail* que l'on voit appendue à la face interne du couvercle de la boîte. Quand on superpose l'hématoscope chargé de sang à la plaque d'émail, la partie peu épaisse et peu colorée du sang laisse lire les lettres et les chiffres, mais les uns et les autres disparaissent dans la partie épaisse et plus colorée ; il est manifeste qu'on lira d'autant plus de lettres et de chiffres que le sang sera moins chargé de matière colorante ou oxyhémoglobine.

L'*Hématospectroscope à vision directe* est le gros tube couché dans l'écrin. Ce que nous avons dit de l'hématospectroscope (grand

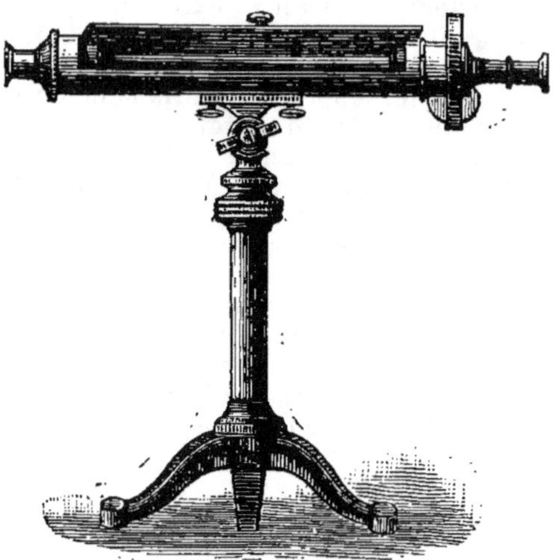

Fig. 264. — Diabétomètre pour médecin.

modèle) permet de se rendre compte de ce qu'est le modèle simplifié. L'*Aiguille hématoscopique* occupe la position intermédiaire

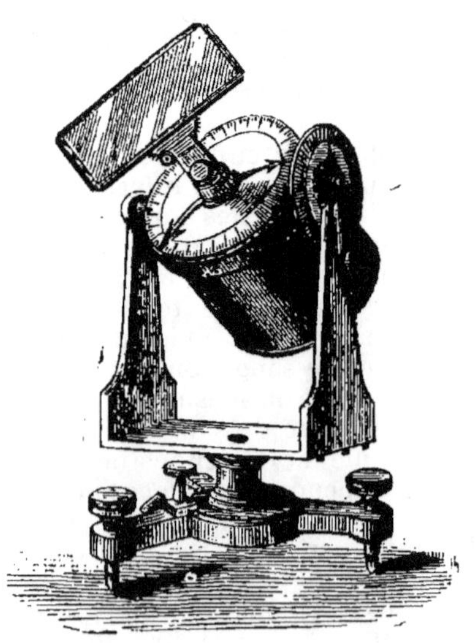

Fig. 265. — Héliostat de M. Janssen à mouvement d'horlogerie (petit modèle pour laboratoire).

à l'hématoscope de verre et à l'hématospectroscope. C'est une lancette minuscule portant un talon qui en limite la pénétration dans les tissus. Le médecin la dissimule facilement entre les doigts ; comme elle est dorée ou nickelée, elle peut être trempée dans un liquide antiseptique, ou plutôt être flambée à la lampe à alcool.

Citons encore ici, pour mémoire, le *Diabétomètre pour médecin*, (Voir Fig. 264) ; — l'*Héliostat de M. Janssen*, à mouvement d'horlogerie (Voir Fig. 265) ; et passons à l'*appareil*

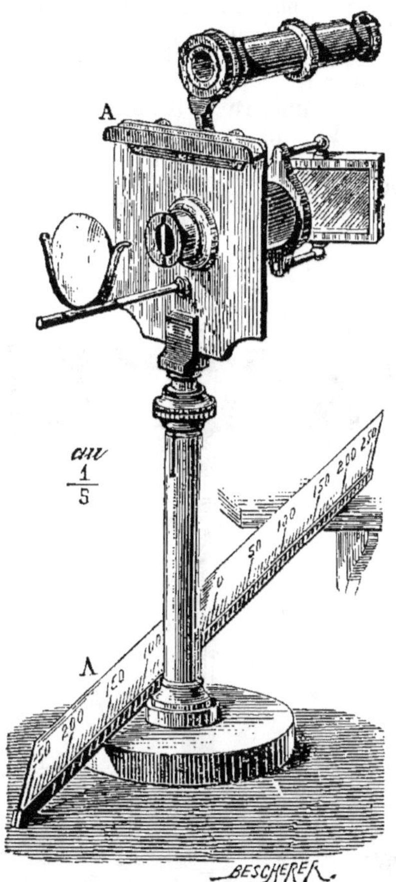

Fig. 266. — Appareil de M. le Dr d'Arsonval pour la lecture des déviations galvanométriques.

du *Dr d'Arsonval pour la lecture des déviations galvanométriques*, qui est représenté dans la Figure 266. Cet instrument se compose d'un pied à coulisse terminé par une plaque carrée portant tout un système optique : 1° un miroir plan qui peut se diriger dans tous les sens et renvoie la lumière provenant d'une source quelconque (une bougie sur le dessin) ; 2° d'un diaphragme circulaire coupé en deux par un fil vertical (réticule) ; 3° d'une lentille convergente ; 4° d'une échelle transparente divisée en millimètres. — On place la lentille à la même hauteur que le miroir du galvanomètre et à son foyer (1 mètre environ) on éclaire vivement le réticule placé entre le grand miroir et cette lentille. Le miroir du galvanomètre donne une image réelle, très nette de ce fil, image qui vient se former sur l'échelle transparente au-dessus d'une des divisions. Inutile de se mettre dans l'obscurité pour faire cette lecture. Pour avoir une sensibilité beaucoup plus grande, M. d'Arsonval remplace le fil réticule par une échelle divisée sur verre en 1/20 ou 1/50 de millimètre et il substitue à l'échelle transparente un microscope. Le miroir du galvanomètre (qui est travaillé *ad hoc*) donne une image très nette de cette échelle qu'on grossit à l'aide du microscope. A l'aide de ce dispositif, la sensibilité n'a pas de limites.

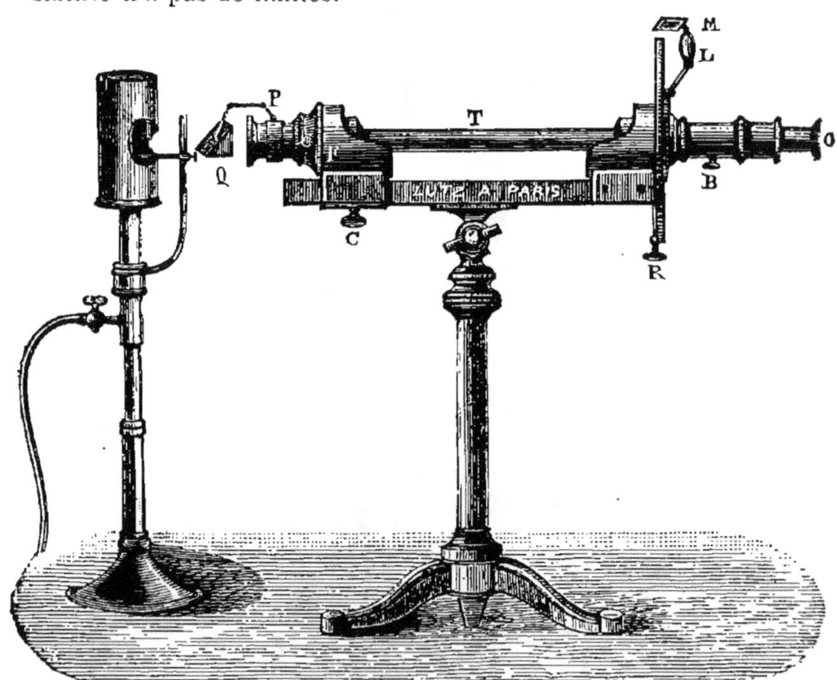

Fig. 267. — Saccharimètre a lumière blanche et a franges noires.

Le Saccharimètre à lumière blanche et à franges blanches (Voir *Fig.* 267), se compose essentiellement : d'une lunette de Galilée O servant d'oculaire ; — d'un polarisateur prisme de Nicol ; — d'un analyseur de Foucault et d'un quartz Sénarmont, modifié de façon à pouvoir obtenir des franges extrêmement nettes et très déliées. Sur le cadran sont gravées deux graduations : l'une en demi-degrés, l'autre en centièmes de sucre ; chacune de ces graduations possède son vernier respectif sur une alidade à mouvement prompt. Une loupe L'mobile pour la mise au point, permet de lire les divisions qu'éclaire un miroir M. Le bouton F donne plus ou moins d'ouverture à la fente à travers laquelle pénètrent les rayons lumineux. On règle l'instrument en amenant, au moyen du bouton R, le zéro du vernier bien en correspondance avec le zéro de la division ; puis, après avoir réglé, pour son œil, la lunette O, on manœuvre ensuite le bouton B, de manière à ce que les deux franges se confondent en une même ligne droite verticale.

L'observation de liquides à pouvoir rotatoire gauche n'exige pas d'autre opération, parce que la graduation est faite à gauche aussi bien qu'à droite du zéro. Cet instrument fonctionne avec les lumières les plus diverses. Le pétrole est cependant préférable. Le prisme Q permet de prendre la lumière de côté et donne une image très nette de la flamme en produisant le parallélisme des rayons lumineux qui pénètrent dans le saccharimètre.

2° — *Classe VIII.*

Montons maintenant au premier étage, et, côtoyant la galerie située du même côté que la Classe XIV, gagnons l'extrémité opposée à la salle du rez-de-chaussée, que nous venons de quitter, en prenant soin de ne pas changer de côté. Nous arrivons ainsi, environ aux deux tiers de notre course, à la Classe VIII, que nous parcourerons en nous conformant aux indications en exergue au-dessus des salles. Nous nous arrêterons seulement aux vitrines qui nous semblent renfermer les instruments dont nous nous occupons. Ici, nous marcherons un peu sans ordre, parce que ces vitrines sont elles-mêmes disséminées çà et là.

Nous apercevons d'abord, dans celle de la Maison *Clarkson* (à Londres), un très beau type de *télescope ;* nous avons aussi devant nous un beau *réfractomètre.*

M. *Dallmeyer* (de Londres) expose une immense lunette méridienne. Nous recommandons aux visiteurs l'étude attentive de la salle dans laquelle les laboratoires du Collège de France, de la Sorbonne et de la Faculté des sciences de Paris ont groupé leurs appareils originaux. Nous ne pouvons passer, en effet, sous silence les documents à l'appui de notre activité scientifique. Nous nous plaisons à citer le *spectro-saccharimètre répétiteur*, le *microtome à bascule* (modèle de voyage), le stréphoscope universel Guy, le planigraphe Darboux et Kœnigs. La vérité me force aussi à reparler de *J. Duboscq :* cette fois, c'est un magnifique *appareil de projection microscopique* qu'il convient d'examiner et que nous conseillons de comparer à la lanterne microscopique de Watton ; l'appareil de démonstration géométrique de la réfraction se trouve placé ici.

Une vitrine renferme les merveilles suivantes : 1° une *lunette azimuthale* de 108^{mm} d'ouverture de P. Gautier, qui est destinée à l'observatoire de Besançon ; 2° un *objectif photographique astronomique* de 0,62^{mm} d'ouverture, construit par Mauton pour l'observatoire de Mende ; 3° un *objectif astronomique* de 0,60^{mm}, destiné à l'équatorial Condé de Paris, par Henry.

Seul et d'une éloquente animation se dresse l'appareil de Darboux et Kœnigs qui trace en courant dans sa cage le mouvement d'un corps solide autour de son centre de gravité (herpolhodie de la théorie de Poinsot).

L'actinomètre de l'observatoire de Paris et le thermomètre de Voisin, présentés par *M. Alvergniat*, le coquet assortiment des accessoires micrographiques de *M. Cogit* s'imposent à l'œil et à l'observation.

Encore quelques pas et nous aurons terminé notre tâche. Ce sont *MM. Duboscq* et *Lutz* qui ferment la marche. Le diasporamètre de Rochon, le microscope de projection pour les corps placés horizontalement et l'héliostat de Silbermann appartiennent au premier. Au second le nouveau saccharimètre à lumière blanche et à franges noires, qui supprime les disques colorés d'une unification si fatigante pour l'observateur, les hématospectroscopes de Hénocque, etc., que nous avons étudiés.

3°. — Est-ce à dire que nous avons terminé ? Malheureusement, pour le lecteur, il n'en est rien. Une sorte de sous-classe ou plutôt de groupe nous offre, sinon à glaner, du moins à puiser quelques idées sur l'Enseignement primaire et secondaire. Elle est intitulée *Matériel scientifique*. Tout médecin n'est-il pas doublé d'un pédagogue ? La Maison A. Picart, M. Noé, l'exposition du Bureau des longitudes, celle de la Société d'initiative pour la propagation de l'Enseignement scientifique, par l'aspect, rentrent dans ce cadre.

Quand nous aurons doublé le cap de l'*Anthropologie* et que passant devant les instruments de Topinard et Broca nous aurons rencontré à l'angle terminal de la galerie, près de la balustrade, le cathétomètre optique craniométrique du professeur Benedikt, nous croirons notre tâche terminée pour l'Exposition française.

II. — EXPOSITION DES SECTIONS ÉTRANGÈRES.

A. — Dispositions générales.

La salle du Palais des Arts libéraux dans laquelle se trouve la plupart des instruments de précision, n'est pas la seule à abriter les appareils dont nous nous occupons. Chacune des galeries qui se trouvent en avant du Palais des Machines, contient ou plutôt devrait contenir, perdus dans la masse d'objets divers d'un ordre tout différent, des instruments d'optique, de physique, de micrographie, etc. Cependant bien des sections sont vides à notre point de vue. Tâchons cependant de découvrir ce que nous cherchons et faisons de notre mieux.

B. — Enumération des Expositions Étrangères.

I. — PAYS-BAS.

Nous voici dans les Pays-Bas ; signalons sur notre droite les *compas-verniers* de toutes longueurs de M. Rey de la Combaz.

II. — SUISSE.

En Suisse, nous ne pouvons oublier, toujours du côté droit, l'exposition du professeur *Eternod* (de Genève) et sa tournette microscopique à plusieurs fins. Deux grandes vitrines attirent notre regard ; elles se font face. On y trouve les appareils de physique obligatoires pour les écoles primaires supérieures, qui méritent la sollicitude de quiconque s'intéresse au perfectionnement intellectuel.

Nous avons déjà arpenté beaucoup de terrain sans rien découvrir quand, dans une section nouvelle de la Suisse, comprise entre l'Italie, les Etats-Unis et la Russie, le flair nous met sur la piste de la *Société genevoise pour la construction des instruments de physique*. C'est la droite de la salle qu'occupe cette vitrine. Nous y distinguons une grande lunette méridienne, un beau piézomètre, un superbe cathétomètre. A côté, la Maison *Usteri-Reinacher* (de Zurich), également remarquable par ses instruments de précision. Dirigez-vous à gauche. Voici Kern et Ce (d'Aarau) avec son compas précis, (tachygraphomètre, théodolite nivelateur) ; — Amsler-Laffon (de Schaffhouse), avec ses planimètres types ; — Coradi (de Zurich) avec son pantographe d'une rigoureuse exactitude.

III. — RUSSIE.

Si, parvenu maintenant dans la section russe, nous parcourons la salle qui s'offre à nous, de droite à gauche, nous avons le plaisir d'admirer les *machines dynamo-électriques* de Rejchman, les *intégraphes* d'Abdanah-Abakanowicz, les *microbiomètres* de Forstetter. Nous regrettons de n'y pouvoir consacrer plusieurs pages ; mais nous l'avons déjà dit : il s'agit d'un guide et non d'un traité.

IV. — AUTRICHE-HONGRIE.

La galerie à droite, perpendiculaire au Palais des Machines, étant visitée, prenez celle qui le côtoie, celle qui regarde en un mot la tour Eiffel. Au milieu des trésors de l'Autriche-Hongrie, on a peine à percevoir M. Jos. Nemetz (de Vienne) dont les *balances de précision* ne sauraient être passées sous silence ; la *balance vacuum* du professeur Krusper exige une longue visite. C'est au fond et dans un angle à droite que vous trouverez ces instruments.

Mais quittez-les et prenez à gauche ; vous êtes chez *C. Reichert*, le fabricant précieux de *microtomes* et de *microscopes*. Sa riche exposition est tout entière à analyser. On y distingue, à côté d'instruments complètement armés : une *vis micrométrique* parfaite, une *platine mécanique*, qui dispense l'observateur de porter la main sur sa préparation, un *diaphragme-iris*, à trou variable et gradué, deux types d'*appareils microphotographiques*, le *saccharimètre* d'Ultzmann, directement utilisable ou adaptable *ad libitum* à un microscope quelconque, le *spectropolarimètre* de E. de Fleischl, l'*hémomètre* de de Fleischl, la *platine chauffante* de Schultze, un *compas* pour mensurations exactes de 0.01 à 8 mill., trois *espèces de microtones automatiques*, un petit appareil propre à l'*inclusion* des préparations de la *paraffine* et à la section microtomique, enfin de *nouveaux objectifs apochromatiques* qui, de concert avec de *nouveaux oculaires de compensation*, corrigent totalement les aberrations chromatiques et sphériques.

P. KERAVAL.

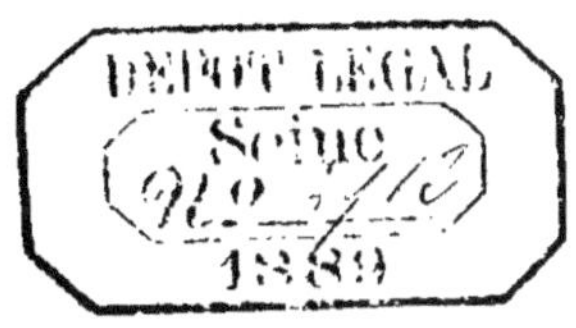

DEUXIÈME PARTIE

Anatomie et Sciences qui s'y rattachent

Expositions Française et Etrangère.

CHAPITRE PREMIER

PIÈCES , DESSINS ET PHOTOGRAPHIES ANATOMIQUES.

(Anatomie Humaine, Normale et Pathologique).

Il n'y a pas, à proprement parler, d'Exposition spéciale d'*Anatomie*, et l'on comprend pourquoi il ne peut y en avoir. Il aurait fallu transporter au Champ-de-Mars un véritable Musée, comprenant les pièces anatomiques naturelles préparées depuis dix ans et ayant la prétention de montrer quelque chose de nouveau. Quoique les découvertes en Anatomie soient difficiles à faire, il y aurait toujours eu trop d'exposants! Et, d'autre part, le bon public, qu'aurait-il pensé de toutes ces exhibitions d'os et de chairs meurtries et traînées.... dans l'alcool, la glycérine ou autre liquide conservateur, lui qui crie comme un damné et pousse des cris d'horreur devant les plâtres de la Classe XIV. On s'est donc borné à organiser une Exposition destinée à montrer les progrès des *Industries, plus ou moins artistiques d'ailleurs, qui se rattachent plus ou moins directement aux Sciences Anatomiques en général. Ce sont ces Arts libéraux* que nous essaierons de faire connaître au lecteur, en le conduisant devant les vitrines du Champ-de-Mars, où les objets qu'ils produisent ont été rassemblés.

On peut classer ainsi ces diverses industries artistiques :

I. — *Pièces Anatomiques : artificielles et naturelles.*
II. — *Dessins, gravures et photographies Anatomiques.*

I. — a) Les *Pièces, anatomiques ou anatomo-pathologiques, artificielles* sont destinées à servir à l'enseignement secondaire et supérieur ou à perpétuer le souvenir et l'image de certaines dispositions exceptionnelles des animaux et de l'homme. Ce sont, en général, des *Moulages*, faits avec des substances variées. Parmi les personnes qui s'occupent de la préparation de ces pièces, on doit faire deux catégories :

1° Les unes n'ont qu'un but: faciliter l'enseignement des sciences anatomiques. Celles-ci s'attachent peu à la reproduction rigoureusement exacte des objets qu'elles fabriquent. Le type en est la *Maison Auzoux*. Ce n'est presque que de l'industrie.

2° Les autres, au contraire, travaillant pour les véritables savants, les musées scientifiques, etc., n'ont qu'une ambition : reproduire la nature dans tous ses détails, avec le plus d'exactitude possible ; c'est de l'*Art naturaliste* au plus haut chef, et là encore nous sommes les maîtres incontestés. Ces modestes artistes, qui ont nom *Baretta*, *Talrich*, etc., en sont les représentants les plus autorisés. Ce sont à la fois des Mouleurs fort habiles et des Peintres de talent.

b) *Pièces anatomiques naturelles.* — Nous avons déjà fait ressortir pourquoi il n'y en avait point d'exposées, ou à peu près, à la Classe XIV ; mais, pour être exact, nous devons citer la vitrine de *M. Paulier*, la seule qui existe en ce genre, et l'exposition de *M. Bourgogne*, un peu spéciale (préparations microscopiques); bien entendu, à l'enseignement supérieur, cette Exposition est un peu plus riche, mais pas beaucoup (*Sappey*, etc.).

II. — En ce qui concerne la reproduction sur papier des pièces anatomiques, il faudrait faire certaines distinctions que nous résumons dans le tableau ci-dessous :

A. *Beaux-Arts :*

 1° Art du Dessin et de la Gravure (Karmanski, etc.).
 2° Aquarelles (Méheux, Perdrizet, etc.).
 3° Peinture vraie (Voir au Palais des Beaux-Arts).

B. *Photographie et tous les procédés qui en dérivent.*
Nous réservons cette dernière forme de représentation
pour un chapitre spécial, car elle a tout l'attrait d'une
nouveauté qui, pendant ces dix dernières années, a fait
des progrès considérables.

Nous étudierons au début les Expositions d'*Anatomie
Humaine*, en parcourant d'abord l'Exposition française,
puis les diverses Sections étrangères.

I. — EXPOSITION FRANÇAISE (*Classes* XIV et VIII).

L'Exposition française d'Anatomie se trouve au Champ-de-Mars, en deux endroits différents : 1° à la Classe XIV, à la section de médecine et de chirurgie; 2° à la Classe VIII, à l'enseignement supérieur.

A. — Classe XIV.

I. — PIÈCES ANATOMIQUES.

C'est au milieu de la 2ᵉ salle de la Classe XIV qu'on trouvera l'*Exposition des Pièces Anatomiques*. Il sera facile de la découvrir, là où nous l'avons signalée déjà (1). On se souvient qu'elle a été fort convenablement dissimulée dans une grande cage de bois noir.

A. — *Pièces Anatomiques artificielles.*

1° *Maison Auzoux.* — Les pièces des successeurs de M. Auzoux se trouvent aujourd'hui dans tous les lycées. Elles sont indispensables, on peut le dire, pour les cours d'histoire naturelle faits dans l'enseignement secondaire ; mais, qui plus est, quelques-unes même peuvent être très utiles aux étudiants en médecine. Nous n'insisterons pas sur ces préparations, dont beaucoup nous ont servi il y a déjà longtemps. Nous signalerons seulement celles que nous croyons de récente création : Une *moitié de tête de grande dimension; — Une main deux fois grandeur naturelle; — Un Boa constrictor* de 2 mètres de long ; — *L'anatomie complète* (comme type) des *Reptiles; — La moelle allongée ; — Le péritoine et ses rapports avec les viscères de l'abdomen.*

---

(1) Voir Premier Fascicule, page 3.

2° *M. Tramond.* — A gauche, en entrant dans la salle, il y a une grande vitrine : c'est celle de M. Tramond. A la partie supérieure de la vitrine se trouvent de nombreuses reproductions en cire des maladies externes de l'œil ; au-dessous, plusieurs pièces qui se rapportent à l'anatomie normale du globe oculaire. Ces pièces agrandies permettent de se rendre un compte assez exact des rapports des différents milieux du même organe. M. Tramond a exposé plusieurs pièces pour l'étude de quelques nerfs dont la dissection est difficile (grand sympathique, nerfs crâniens). Ces pièces sont en partie artificielles, en partie naturelles. Tout le squelette de la pièce est naturel. La conservation du.squelette naturel dans ces préparations est un point important à signaler, car il assure une exactitude des rapports que l'on ne saurait obtenir sur les pièces artificielles.

Signalons encore quelques pièces intéressantes : Un cas de grossesse double où les deux œufs sont accolés, mais où les placentas sont complètement séparés. Un bulbe en plâtre, construit sur les indications du Professeur M. M. Duval. Ce bulbe est découpé en tranches sur lesquelles les cordons nerveux ont été peints en couleurs différentes. — Un bassin artificiel de femme. Ce bassin a été fait avec une pâte spéciale qui permet de lui faire subir immédiatement et très facilement toutes les modifications de formes que l'on observe dans les bassins viciés. Nous pensons que cette préparation pourra rendre des services dans les Ecoles d'Accouchement, qui ne possèdent pas encore de collections de bassins viciés.

Mentionnons en terminant un cadre qui renferme des reproductions de l'œuf de la Poule à divers degrés de développement. Les pièces qui représentent les stades un peu avancées du développement sont très réussies, et donnent une bonne idée du développement de l'allantoïde, de la résorption de l'albumine au-dessous de l'embryon, etc. Nous reviendrons sur ces préparations à propos de l'exposition de M. Deyrolle, qui renferme des pièces analogues.

3° *M. Baretta.* — Nous avons déjà beaucoup dit sur l'exposition de M. Baretta. Tous les médecins connaissent les pièces en cire de M. Baretta ; tous ont vu la superbe collection de l'hôpital Saint-Louis. Nous tenons à répéter que M. Baretta est arrivé à rendre les différentes teintes de la peau, tant à l'état normal qu'à l'état pathologique, avec la plus grande exactitude. — Une de ses pièces a trait à la partie postérieure du dos d'un sujet dont la peau présentait cette propriété curieuse qui lui a valu le nom de *peau dermographique*. M. Baretta a tracé les lettres de son nom sur la peau; cette reproduction est très belle et donne une idée très exacte de la réalité. Signalons encore une main qui porte l'étiquette *scrofulide végétante* et provient du service de M. le professeur Fournier ; — un exemple de *dermatite exfoliatrice de la main et de l'avant-bras ; —* des cas nombreux de *psoriasis* et d'*icthyose ;* — un cas d'*hydroa*, où les bulles sont très exactement reproduites. Enfin une maladie de création nouvelle, c'est-à-dire un cas d'*exanthème antipyriné*, observé dans le service de M. le Pʳ Grancher.

4° *M. Talrich.* — M. Talrich est un émule de M. Baretta, mais il est moins spécialisé que ce dernier. M. Talrich a de fort jolis moulages. Nous signalerons en particulier deux pièces faites pour le laboratoire de médecine légale de la Morgue : 1° *Brûlures de la face et du cou produites par l'acide sulfurique ; —* 2° *Plaies de la tête ;* — puis le *buste d'un nègre* qui a des tumeurs du cou. — Sous une cage en verre, à droite de la vitrine, M. Talrich a exposé une grande pièce en cire. C'est une assez jolie femme blonde (très peu vêtue !) : à côté d'elle une étiquette porte ces mots : « 1ᵉʳ accès d'Hystérie ». Cette femme est une déclassée..., presqu'à tous les points de vue, mais au moins au nôtre : elle n'a rien pouvant lui donner le droit de figurer à côté de pièces scientifiques; sa place est dans un de ces musées forains, qui portent, pour certains cabinets, la mention : « Visibles pour les hommes seulement. » Dans les premières pages de ce Guide, on a déjà dit ce que le monde médical en pensait (1).

B. — *Pièces anatomiques naturelles.*

1° *M. Paulier.* — Tout à côté de l'exposition de M. Méheux, dont nous parlerons bientôt, est une vitrine qui appartient à M. le Dʳ Paulier. M. Paulier a trouvé un procédé qui lui a permis de suivre à l'œil nu le trajet des fibres nerveuses dans le cerveau. Il est absolument impossible, à la distance où se trouvent ces pièces, de voir ce que M. Paulier a voulu montrer. Tout au fond de la vitrine il a placé, en outre, quelques moulages de cerveaux

---

(1) Voir Premier Fascicule, page 3.

en plâtre. Nous croyons qu'il aurait mieux valu ne pas exposer au Champ-de-Mars des pièces de ce genre, qu'on ne peut apprécier que dans un laboratoire.

2° *Maison Bourgogne.* — M. Bourgogne possède une grande vitrine, pleine de préparations microscopiques d'une facture très élégante. Malheureusement, comme ces préparations ne sont pas accessibles, nous ne pouvons pas en dire davantage. Nous sommes persuadé cependant que la Maison Bourgogne justifie encore aujourd'hui son ancienne réputation. Nous signalerons en particulier des coupes du *cerveau du mouton.* Ces coupes, faites les unes dans le sens longitudinal, les autres perpendiculairement au grand axe du cerveau, comportent toute la surface de section.

II. — DESSINS ANATOMIQUES EN GÉNÉRAL.

Nous avons dit qu'il s'agirait, dans ce chapitre, de Dessinateurs, Graveurs, Peintres, Aquarellistes, spécialisés dans les reproductions anatomiques. — Nous ne parlerons pas de la gravure, parce que cette gravure ne présente rien de particulier et n'est même pas représentée ; ni de photographie, sur laquelle nous reviendrons plus tard.

1° *M. Karmanski.* — M. Karmanski a exposé un cadre renfermant quelques-uns de ses derniers dessins. M. Karmanski est trop connu pour que nous parlions de lui et de ses œuvres. C'est un dessinateur des plus habiles, qui sait rendre très exactement ce qu'on lui fait voir dans un microscope. M. Karmanski a illustré un grand nombre d'ouvrages, et en particulier récemment le grand Traité d'Anatomie pathologique de M. Lancereaux. Nous en reparlerons à l'article de la librairie médicale, mais il s'est surtout spécialisé pour les dessins anatomiques (coupes microscopiques, etc.)

2° *M. Perdrizet.* — M. Perdrizet présente, à côté de M. Karmanski, 4 ou 5 aquarelles. C'est un jeune aquarelliste qui fera très bien quand il aura l'habitude du dessin scientifique, un peu différent du dessin artistique. M. Perdrizet a illustré un Traité de Gynécologie qui paraîtra prochainement et qui est appelé, croyons-nous, à un grand succès.

3° *M. Méheux.* — M. Méheux a exposé aussi, dans une série de châssis mobiles, un assez grand nombre de jolies aquarelles. M. Méheux est le dessinateur de l'hôpital Saint-Louis. Nous ne saurions trop engager les médecins qui s'occupent de Dermatologie à feuilleter ses châssis, où ils retrouveront des représentations fidèles de nombreuses affections cutanées et syphilitiques. Tous ces dessins, exécutés par M. Méheux, appartiennent à des maîtres de l'Ecole de Saint-Louis. Le procédé employé par M. Méheux est le suivant : On fait d'abord une photographie de la région ou de la pièce que l'on veut reproduire. Le cliché obtenu peut servir à tirer des épreuves positives sur papier sensible, comme dans la photographie ordinaire ; mais on se rend très bien compte qu'il serait impossible de peindre sur une pareille photographie, parce que le papier ne se prête pas à l'aquarelle, et puis parce qu'il peut y avoir des parties très noires que le peintre n'arriverait pas à faire disparaître sous les couleurs. Le cliché sert à obtenir une épreuve très légère sur un papier particulier qui a la double propriété d'être sensible et de se prêter à l'aquarelle. L'épreuve ainsi obtenue, si légère qu'elle soit, assure une exactitude parfaite du dessin et il ne reste plus qu'à le peindre. En somme, ce sont des *photographies aquarellées*, et ce procédé a une certaine analogie avec la façon dont M. Tramond fait ses pièces anatomiques artificielles.

Nous ne signalerons aucun de ces dessins en particulier; ils méritent tous d'être vus, et peuvent rivaliser avec ceux des grands atlas de Dermatologie de Duhring, de Tilbury-Fox, etc. Un des châssis a droit à une mention spéciale : c'est celui qui renferme un certain nombre des planches du *Traité d'Embryotomie céphalique* de M. le P^r agrégé Bar. Dans ce châssis il y a 6 aquarelles qui représentent des *coupes verti-ales de l'utérus* et qui sont tout à fait remarquables. Enfin signalons une photographie assez curieuse : c'est une culture sur plaque du *Bacillus Pflugeri*. On a ensemencé les bacilles en dessinant quelques fleurs sur lesquelles vient se poser un papillon ; au-dessous des fleurs se lisent ces mots : Hommage à M. Pasteur. Le *Bacillus Pflugeri* est phosphorescent, la lumière qu'il émet est assez intense pour impressionner une plaque sensible; la photographie qu'a exposé M. Méheux a été obtenue la nuit avec la lumière émise par la culture. M. Méheux n'est pas seulement un artiste; c'est un homme instruit qui, un des premiers, a parlé de la photographie sans objectif; mais n'insistons pas davantage sur le domaine d'autrui.

B. — **Enseignement Supérieur** (*Classe VIII*).

I. — *Faculté de Médecine.*

M. Sappey a exposé dans une grande vitrine de nombreuses *préparations de vaisseaux lymphatiques injectés au mercure.* Signalons les suivantes: Canal thoracique du cheval, 3 pièces; — canal thoracique de l'homme, 2 pièces ; — les lymphatiques du diaphragme chez l'homme et chez le cheval ; — lymphatiques du pied et de la main, de l'utérus d'un jeune pachyderme ; — lymphatiques des fosses nasales du bœuf. — Dans une seconde vitrine se trouvent des *dessins considérablement agrandis de préparations microscopiques* obtenues par un procédé spécial. Ces préparations ont trait à l'origine des lymphatiques. Dans une note qui accompagne ces pièces, M. Sappey fait remarquer que l'origine des vaisseaux lymphatiques est encore discutée, et il ajoute : « Les préparations microscopiques déposées dans cette vitrine montrent ce mode d'origine dans toute son évidence, dans tous ses détails et ses variétés! » — Dans la même vitrine, quelques dessins des artères, veines et nerfs des ligaments. On sait que les nerfs des ligaments ont été bien mis en évidence par M. Sappey. — Puis une série de dessins de glandes isolées : glandes sudorifères, glandes sébacées, glandes de l'estomac, etc. — Toutes ces préparations ont été faites par le procédé décrit par M. Sappey à l'Académie le 17 juillet 1889. M. Sappey a donné à cette méthode le nom de Méthode thermo-chimique. « Cette méthode a pour objet l'étude des tissus des organes. Elle met en évidence un grand nombre de faits que les autres méthodes ne permettent pas de constater et qui jusqu'ici avaient échappé aux anatomistes. » — Dans une 3ᵉ vitrine, se trouvent des *exemplaires des ouvrages publiés* par M. Sappey.

Le *Laboratoire de Clinique chirurgicale de M. Trélat* contient plusieurs tableaux renfermant des dessins de *coupes de tumeurs.*

M. Cornil a exposé seulement une collection de cultures de nombreux *microbes.*

II. — *Faculté des Sciences.*

M. Dastre a exposé quelques-uns des instruments qui servent à ses expériences de physiologie expérimentale :

Canule gastrique (Voir *Fig.* 245). 1) ; — *Canule à fistule bilaire* (Voir *Fig.* 244) (2) ; — *Sphygmoscope* ; — *Tubes en substance organique pour sutures intestinales.*

III. — *Collège de France.*

1. — *Le Laboratoire d'Histologie* a exposé l'*Appareil pour l'étude des mouvements des cils vibratils du professeur Ranvier* ; — l'*appareil pour montrer la circulation dans le poumon de la grenouille* ; — le *Microtome de M. Ranvier* ; — le *Microtome de M. Malassez* et de nombreux instruments pour les laboratoires d'histologie.

2. — *Le Laboratoire d'Embryogénie* offre un grand nombre de préparations microscopiques de M. le Dr Henneguy, entr'autres des *coupes d'embryons de Salmonides.* M. Henneguy vient de publier sur ce sujet une thèse des plus remarquables.

3. — *Station de Physiologie expérimentale du Parc de Meudon.* — M. Marey, dans une série de châssis mobiles, a exposé un grand nombre de photographies relatives à l'étude de la locomotion, de la marche et de la natation.

Dans une grande vitrine se trouvent les appareils dont s'est servi M. Marey pour ses expériences : *Fusil photographique* ; — appareil *chronophotographique* ; — *odographe* fixe, inscrivant électriquement les déplacements d'un marcheur ou d'un coureur sur une piste ; — *polygraphe* pour inscription simultanée de plusieurs mouvements ; — *myographe* à transmission ; — *sphygmographe* à transmission ; — *semelle dynamométrique* ; — *compas thoracique enregistreur* des mouvements du thorax, de M. Démeny ; — puis une série d'attitudes d'un pigeon pendant la durée d'un coup d'aile, pièces de grandeur naturelle ; etc., etc.

IV. — *Faculté de Médecine de Lille.*

M. Leloir, professeur de Dermatologie, a envoyé de Lille de nombreux *dessins de lésions syphilitiques* et de maladies de la peau ; à côté, quelques moulages de M. Havrez.

---

(1) Maison Verdin, page 223.
(2) *Loc. cit.*, page 223.

C. — Hôpitaux de Paris.

Dans le Pavillon de la Ville de Paris, *M. Luys* expose quelques cerveaux momifiés par un procédé spécial, déjà publié (1).

---

(1) Voir *Congrès de l'Association française pour l'avancement des Sciences*, à Paris, 8-10 août 1889. C. R. in *Progrès Médical*, août 1889, par M. B.

II. — EXPOSITION DES SECTIONS ÉTRANGÈRES.

Nous suivrons, pour les sections étrangères, à peu près l'ordre que nous avons déjà adopté dans les précédents chapitres.

1° *Suisse.*

1. — *M. Laskowski*, professeur d'anatomie à la Faculté de médecine de Genève, est l'inventeur d'un procédé particulier qui permet de conserver les muscles avec leur volume et leur couleur normale. Il a exposé une vitrine qui contient un assez grand nombre de très belles préparations. — M. Laskowski a trouvé également une masse à injection solidifiable que l'on emploie à froid. Les pièces injectées qui sont exposées sont très bonnes, sans atteindre la finesse des injections faites avec les masses de gélatine colorées qui s'emploient à chaud.

2. — *M. Buchi*, de Berne, a construit, sur les indications du professeur *Aéby*, un grand modèle de cerveau où les fibres nerveuses, qui se rendent de la moelle aux circonvolutions et aux ganglions, et celles qui en partent, sont figurées par des cordons de fils de fer peints. Cette pièce nous semble très commode pour l'étude du trajet des cordons nerveux que l'on peut suivre très facilement.

« Ce schéma, ou plutôt ce phantôme, ainsi que l'appelle son auteur, représente l'encéphale et la partie supérieure de la moelle épinière. Le cerveau, y compris le cervelet, a une longueur de 60 centimètres environ et une largeur de près de 50 centimètres. Sa hauteur totale est d'un mètre à 1 mètre 10. Cette pièce est destinée à nous montrer, non seulement les rapports des parties qui constituent l'encéphale, mais encore le rapport des fibres nerveuses du cerveau et du cervelet avec les cellules corticales représentées par de petits renflements ; le trajet de ces fibres qui, parties des cellules, viennent les unes se perdre dans les masses grises centrales, les autres dans le bulbe ; les anastomoses qui unissent les deux hémisphères (fibres transversales du corps calleux) ; enfin, les rapports des faisceaux blancs de la moelle avec le cerveau et le cervelet. Les fibres nerveuses sont figurées par des fils métalliques. Sur cette pièce sont très bien représentées les masses grises centrales (corps opto-striés). L'isthme de l'encéphale avec ses tubercules quadrijumeaux, les pédoncules cérébelleux ne laissent rien à désirer. — Cette pièce, malgré son caractère schéma-

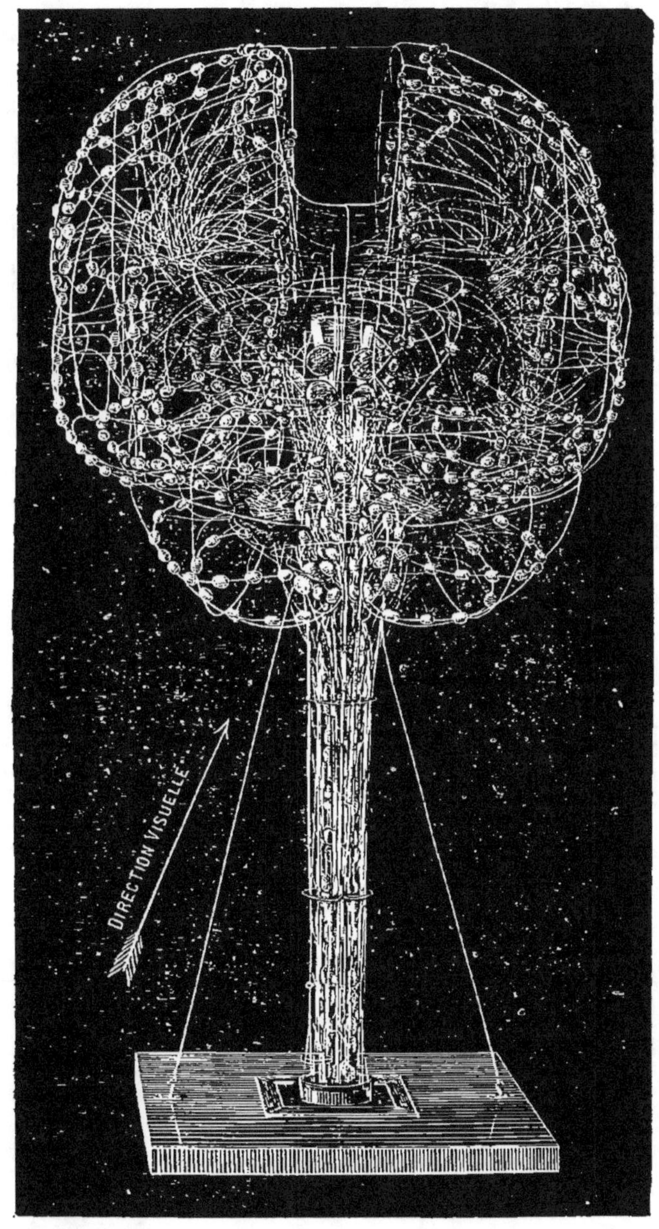

Fig. 268. — Cérébro-phantôme du Pr Aëby (1).

(1) Nous remercions M. le Dr Leblond d'avoir bien voulu nous prêter le chiché de cet intéressant appareil de démonstration (*N. d. l. R.*).

tique, possède une réelle valeur, car elle peut donner aux étudiants, peu familiarisés avec l'anatomie microscopique du cerveau, une bonne idée de la façon dont se comportent les fibres nerveuses cérébrales les unes par rapport aux autres et les rapports généraux qu'elles affectent avec les différentes parties de l'encéphale. La marche des faisceaux blancs dans le bulbe et l'origine des nerfs crâniens sont peut-être les points d'anatomie les plus difficiles à comprendre. En étudiant soigneusement cette préparation, on n'a plus aucune peine à se rappeler le mode d'entrecroisement des cordons latéraux, la formation des pyramides et le trajet ultérieur de ces cordons dans le cerveau. On voit également avec la plus grande facilité la manière dont se comportent, dans le bulbe, le cerveau, les cordons antérieurs et postérieurs (de Burdach et de Goll. » (1) (Voir *Fig.* 268).

3. — A citer aussi, au hasard, parmi les publications de cette section, les *Plans de l'Institut anatomique de Bâle*, magnifique construction (*Vesalianum*), où se trouve aussi l'Institut de Physiologie.

2° *Belgique.*

M. *Delattre*, de Mons, a exposé deux préparations artificielles de cerveau humain. Ces pièces rappellent, par leur composition, celles du *Dr Auzoux* ; ce sont : une main articulée ; un maxillaire inférieur avec le nerf dentaire.

Dans les autres sections, nous n'avons rien pu trouver du domaine des sciences anatomiques pures.

---

(1) *Revue illustrée de Polytechnique et de Chirurgie orthopédique*, 30 août 1889.

CHAPITRE II

PIÈCES ET DESSINS ANATOMIQUES. (*Anatomie Vétérinaire,
Anatomie Comparée et Zoologie Médicale*).

Ce chapitre sera court. Il se rapporte à des objets qui
n'ont pas de connexions très immédiates avec les Sciences
Médicales ; mais, pour être complet et vraiment utile, nous
avons cru que nous devions y consacrer quelques lignes.

En réalité, nous diviserons notre étude en deux articles :

I. — *L'Anatomie vétérinaire.*
II. — *L'Anatomie comparée et la Zoologie médicale.*

I. — ANATOMIE VÉTÉRINAIRE.

Nous l'avons déjà dit, nos Vétérinaires ne paraissent pas,
en ce qui concerne la Chirurgie proprement dite, être radi-
calement encore entrés dans la voie du progrès. L'antisepsie, même dans ses grands principes, a à peine franchi
les portes des Ecoles officielles (Alfort, Lyon, Toulouse).
Les fabricants d'instruments de chirurgie vétérinaire
(*Maison Graillot*) (1) en sont presque au même point, à cet
égard, que vers 1878. Nous n'insistons pas davantage.

En Physiologie et en physiologie pathologique en particulier, il n'en est pas tout à fait de même. Quelques vétérinaires, d'ailleurs de renom, se livrent aux études de
science pure, à des recherches microbiologiques du plus
haut intérêt ! Nous en dirons un mot au cours d'un
article spécial.

Mais ne nous égarons pas et revenons... à nos moutons :
c'est bien le cas de le dire. Quoi qu'il en soit de ces critiques et de ces compliments, comme le faisait remarquer
récemment un de nos confrères, il n'y en a pas moins désormais « autant de différence entre les médecins vétérinaires d'aujourd'hui et les maréchaux d'autrefois, qu'entre
les grands chirurgiens contemporains et les barbiers étu-
vistes du temps passé. »

---

(1) Voir page 139 (premier fascicule).

Pour s'en convaincre, on n'a qu'à parcourir l'Exposition, ou plutôt les Expositions des Vétérinaires, qui occupent sur le quai d'Orsay, dans les *Galeries de l'Agriculture*, une place assez considérable (*Classe 73 ter*, etc.).

Il y a en effet deux principales expositions de l'Art Vétérinaire. La première comprend celles des *Ecoles officielles* (*Classe 73 ter*), relative à l'organisation, aux méthodes et au matériel de l'enseignement agricole. Alfort, Lyon et même la méridionale Toulouse sont là représentées, d'une façon vraiment scientifique. Mais il y a aussi une exposition qui, malgré son caractère un peu moins scientifique, n'en mérite pas moins une mention : c'est celle qu'une *Réunion de Vétérinaires* a formée, pour mettre sous les yeux du public les découvertes et les inventions les plus récentes de l'Art Vétérinaire. Nous allons successivement passer en revue, mais très rapidement, ces deux expositions, en insistant, bien entendu, davantage sur le côté Anatomique. Nous terminerons par une courte note sur quelques objets situés dans le *Pavillon de la Ville de Paris* au Champ-de-Mars.

Nous n'avons rien trouvé de spécial sur ce sujet dans les Sections Etrangères.

A. — Exposition des Écoles nationales Vétérinaires.

Les Ecoles nationales Vétérinaires d'*Alfort* et de *Lyon* sont celles qui ont envoyé à l'Exposition la plus grande quantité de pièces d'une réelle valeur. Nous avons constaté avec regret que Toulouse n'a pas répondu à l'appel avec son enthousiasme habituel. Pour cette fois, le Midi... Vétérinaire ne s'est pas levé en masse.

Nous signalerons seulement ici les principales pièces qui peuvent intéresser les médecins, soit au point de vue de l'Anatomie générale, soit au point de vue de l'Anatomie pathologique comparée.

1° *Ecole d'Alfort.*

Voici les objets que nous recommandons à l'attention des visiteurs. D'abord une pièce qui a trait à la *tuberculose de l'intestin du cheval* ; puis une vitrine qui renferme une série de *corps étrangers divers avalés par des bœufs*, parmi lesquels nous avons remarqué un bas de laine, un morceau de grillage en fer, long de 0^m40 environ et large de 0^m02, un morceau de bois (branche d'arbre) qui mesure

plus de 0^m60 de long. Les pauvres bêtes en sont mortes!
N'empêche que si les animaux devenaient acrobates, ce ne
seraient plus des sabres qu'ils devraient avaler... ni des
fourchettes! Ou alors!... Mais ne cherchons pas trop comment ils pourraient divertir leurs frères et jetons un coup
d'œil sur un bel exemple d'*ostéosarcome du maxillaire du
bœuf*, et sur les *calculs intestinaux* d'un volume parfois
énorme qui peuvent se trouver dans l'intestin de certains
animaux domestiques; l'un d'eux atteint le poids de 10 kilogrammes. A côté, un squelette de chien présente sur les
quatre membres des lésions de *périostite* tout à fait remarquables. Voilà pour l'Anatomie pathologique.

Signalons maintenant comme pièces d'Anatomie normale et comparée : l'*Appareil aquifère de l'estomac du
Dromadaire*; l'*aorte du Cheval*; l'*estomac du Bœuf* : une
collection de squelettes des animaux domestiques, allant
jusqu'à la grenouille..., qui n'a rien pourtant de domes-
tique. — Ajoutons-y une belle collection de parasites des
mêmes animaux dont quelques exemplaires proviennent
de pays étrangers Sénégal, etc.).

2° *Ecole de Lyon.*

A l'École de Lyon, nous verrons d'abord un *ostéosarcome de l'épaule*; — plusieurs pièces *d'arthrite chroni-
que* avec proliférations osseuses extrêmement volumi-
neuses ; — une *ossification de la gaine tarsienne* ; —
enfin plusieurs pièces se rapportant à la Tératologie. Nous
citerons, parmi celles-ci, des *monstres doubles*, très curieux, qui devraient avoir au moins le mérite de faire ré
fléchir le visiteur, non pas sur leur bizarrerie, mais sur
leurs causes et leur signification biologique ; — puis des
cas de *polydactylie* chez le cheval et le porc, faits dont on
comprend l'importance au point de vue des doctrines
transformistes.

Il y a là aussi une série d'*aquarelles* très remarquables
dues à *M. Loubat* ; elles se rapportent à la morve de l'âne,
à la clavelée, à une éruption de horse-pox, à un cas de ra-
chitisme chez le cheval, aux polypes naso-pharyngiens, à
la pneumo-entérite expérimentale.

Quelques *moulages* de pièces anatomiques normales
devront un instant retenir l'attention : elles ont trait à la
rate, au foie, au cœur, etc. On verra deux fragments de
placenta de vache injectés, montrant les cotylédons séparés, fait d'histoire naturelle peu connu de la plupart des

médecins et auquel cependant certains naturalistes ont attribué une importance beaucoup trop exagérée dans l'établissement de la classification des Mammifères.

On devra, bien entendu, si l'on s'intéresse particulièrement aux choses de la biologie, prolonger la visite ci-dessus, presque exclusivement médicale, et la compléter par l'examen de toute cette quantité de photographies, de dessins, de pièces, d'instruments qui montrent à quel point en sont les études dans nos écoles vétérinaires. On jettera par exemple un coup d'œil sur la collection des coupes d'œufs qui montrent l'embryologie du Poulet, si on ne l'a pas déjà vue ailleurs.—L'exposition des pattes de coq et de dindons, qui permet d'apprendre à reconnaître l'âge des volailles, intéressera certainement ceux de nos confrères qui peuvent goûter les joies de la campagne et nos collègues parisiens à l'estomac délicat. Les femmes-médecins pourront faire là des Sciences biologiques... et de la Cuisine à la fois.

Nous engageons vivement les médecins à regarder avec une attention toute particulière les curieuses pièces d'anatomie pathologique des Ecoles de Lyon et d'Alfort. Ce sont là des points de repère, des documents qui permettent de faire de fructueux rapprochements avec les matériaux que nous récoltons chaque jour, dans nos amphithéâtres d'autopsie. Pour nous autres médecins français, qui délaissons absolument, dans nos études, la *pathologie comparée*, une telle visite constitue un moyen facile de compléter une lacune de notre éducation professionnelle. Allons donc voir, au Champ-de-Mars, ces pièces d'un réel intérêt. Il serait à souhaiter pourtant que les étudiants en médecine puissent les revoir ailleurs, après l'Exposition.

B.— Exposition de la Réunion des Vétérinaires.

Nous serons plus bref sur l'Exposition de la Société des Vétérinaires qui ont eu l'excellente idée de rassembler tout ce qui se rapporte à leur art. En effet, si le côté scientifique est représenté ici, il l'est d'une façon moins spéciale encore et, ce qui domine, c'est la partie professionnelle, sur laquelle, on le comprend, nous n'avons pas à insister.

Parmi les *appareils*, nous mentionnerons seulement un biberon, d'invention assez récente, destiné à alimenter les

veaux qui ont le malheur de perdre leur nourrice,
des instruments pour la chirurgie des chiens, des chats,
voire même des perroquets, paraît-il, car nous ne les
avons pas vus. Ces chefs-d'œuvre sont de M. Ducourneau.

Parmi les *pièces anatomiques*, remarquons celles exposées par MM. Morot (Troyes), Flamens (Paris), Lefebvre
(la Ferté-sous-Jouarre), etc....

Nous devons signaler aussi le tableau où un vétérinaire,
M. Bourrel, explique le moyen qu'il préconise pour préserver l'homme de la rage. Voici, d'après un de nos confrères, la description de ce système qui a obtenu, en 1880,
au concours international de Londres, le prix de cent
livres sterling, accordé au meilleur mémoire sur la
prophylaxie de la rage ; en France, il est vrai, il compte
de nombreux adversaires et peu de partisans convaincus.

« M. Bourrel est parti de ce principe qu'une inoculation ne peut
se faire qu'au moyen d'une lancette, d'un aiguillon, d'une pointe
quelconque ; or, dans la mâchoire du chien il y a seize dents acé-
rées et pointues qui dans les cas de rage deviennent autant d'instruments propres à inoculer le virus rabique. Si on émousse ces
dents par le limage, le chien n'est nullement défiguré et peut continuer à prendre sa nourriture, mais il est mis dans l'impossibilité
de causer des blessures dangereuses. Or, le chien, par sa vie libre
et errante, est le plus redoutable agent de propagation de la rage ;
les cas où cette maladie a été communiquée par un chat sont
extrêmement rares. Quant aux herbivores la forme de leurs dents
les rend à peu près incapables d'inoculer le virus. Quant à l'é-
moussement des dents, il est, affirme M. Bourrel, infiniment plus
facile à pratiquer que bien d'autres opérations qu'on laisse faire
dans les campagnes à des gens absolument étrangers à la médecine vétérinaire ! Il suffit d'introduire dans la gueule de l'animal
une sorte de mors, un morceau de bois attaché derrière la tête et
qui maintient les mâchoires écartées. Avec une lime d'acier on
émousse les dents pointues et en quelques instants le chien est
rendu inoffensif. Le procédé est, on le voit, simple et peu coûteux. »

Reste à savoir s'il serait d'une efficacité réelle, même
pour les chiens des villes, car c'est à eux seuls qu'il est
applicable. On coupe bien la queue et les oreilles à ces
pauvres bêtes, dans le seul but de les rendre.... plus jolies ! On peut bien, vraiment, y ajouter l'écornement des
dents, dans le but de les rendre.... absolument inoffen-
sifs. Seulement cela fera, dans le monde du trottoir, une
petite révolution. Le Monsieur qui tond les chiens, coupe
les chats et va-t-en ville devra ajouter sur sa pancarte :

Emousse les dents par mesure d'hygiène et pour le compte de la ville de X.... Ce pauvre court-les-rues deviendrait dès lors un employé du futur Ministère de la Santé publique. Quel avenir pour lui !

C. — Exposition au Pavillon de la Ville de Paris.

(Inspection des Viandes.)

Dans ce pavillon, on parcourera, avec intérêt, un atlas qui contient de très belles *aquarelles* de *MM. Pertus, Bascou*, etc. Ces aquarelles représentent les maladies qu'on observe le plus fréquemment chez les animaux envoyés dans les abattoirs : Cysticerques, Echinocoques, Coccidies du foie, Psorospermies, Sarcosporidies du tissu musculaire. Quelques planches représentent les micro-organismes de maladies contagieuses : charbon, tuberculose, etc., parasites des viandes a odeur de beurre rance (1).

____

(1) Voir dernier *Congrès des Sociétés savantes*, in *Progrès médical*, juin 1889.

II. — ANATOMIE COMPARÉE ET ZOOLOGIE MÉDICALE PROPREMENT DITE.

(Classes VI, VII, VIII, XIV, LXXVI, LXXVII.)

En cherchant bien, à l'Exposition, on trouverait certai·
nement des objets se rapportant à l'Anatomie comparée,
un peu partout, et particulièrement dans les divers pavillons réservés aux Nations Etrangères.

Nous ne chercherons pourtant pas si loin, dans ce domaine, qui par un coin touche à peine au nôtre. Si nous
signalons çà et là quelques vitrines intéressantes, perdues
dans ces coquets bâtiments à l'aspect exotique, que le lecteur soit bien persuadé que nous en laisserons passer un
grand nombre, qui pourtant sont curieuses. Devant nous
borner aux choses de la Médecine, nous n'insisterons donc
que sur les expositions des Naturalistes-préparateurs français, et encore trouverons-nous à peine à glaner dans le
domaine médical pur.

I. — EXPOSITION FRANÇAISE.

A part quelques collections scientifiques envoyées par le
ministère de l'instruction publique, et les maisons déjà
citées au chapitre précédent, nous n'avons à étudier que
les maisons des trois grands naturalistes préparateurs parisiens : *MM. Deyrolle, Eloffe et Temper.*

1° *Maison Deyrolle.*

Les intéressantes pièces exposées par *M. Deyrolle* ne
sont pas toutes réunies dans la même section. La collection
la plus importante occupe une vitrine de la galerie réservée
à l'Enseignement secondaire; mais il y a aussi quelques
pièces très curieuses qui se trouvent Classe LXXVI et font
partie de l'Exposition d'Agriculture.

Parmi ces dernières nous signalons deux Insectes qui
nous rendent des services notoires.

1° Nous citerons d'abord un *Ver à soie.* Cette pièce, en
matière dure, mesure 1ᵐ2) de long. La peau s'enlève d'un

côté de façon à laisser voir la disposition des organes internes. Les glandes séricifères et leurs annexes très grossies peuvent être retirées. La tête est grosse pour montrer les organes de la bouche et les palpes qui jouent un rôle important dans le filage. On sait que la soie ordinaire est sécrétée sous l'état de 2 fils accolés, contigus, sans discontinuité. Ils sont ainsi, bien que les conduits des deux glandes séricipares se réunissent en un seul, formant l'orifice unique de la filière. Les deux fils sont accollés par une matière homogène ; pour dévider les cocons on les place dans l'eau chaude qui ramollit cette matière. La chirurgie ne demande pas seulement au ver à soie les fils de son cocon ; les crins de Florence, si employés aujourd'hui, ne sont autre chose que les tubes séricifères du ver à soie avec leur contenu ; ces tubes desséchés forment un fil très solide et très commode, très facile à stériliser, même par la chaleur, paraît-il.

2° Une *Abeille ouvrière* très grosse. La partie supérieure du thorax est mobile et permet de voir en place l'appareil digestif, le système nerveux, les trachées, etc.

Dans la Galerie réservée à l'Enseignement secondaire, nous signalerons, parmi les pièces de la vitrine de M. Deyrolle : une *oreille*, avec le rocher, la coupe faite dans cet os permet de voir l'oreille moyenne et l'oreille interne ; — Un *œil* dans l'orbite, dont la voûte et la partie externe ont été enlevées, ce qui a permis de figurer les muscles, les nerfs et la glande lacrymale ; — Une pièce montrant les *vaisseaux et nerfs de la langue ;* — Une section des fosses nasales, avec le mode de distribution du *nerf olfactif ;* — Un écorché de 1ᵐ40, qui peut être démonté, comme les pièces d'anatomie clastique.

Dans un cadre vitré, il y a aussi une série de 17 pièces en cire pour l'*étude du développement de l'œuf* de la Poule. Il est très difficile d'obtenir une représentation fidèle des premiers développements de l'œuf, mais les pièces qui se rapportent à des périodes un peu avancées du développement du poulet sont très bien exécutées. Dans un cadre faisant vis-à-vis au dernier se trouvent d'autres pièces pour l'étude de l'Embryologie ; c'est le développement de l'œuf de la Grenouille. On voit la segmentation de l'œuf, le développement du têtard et la transformation du têtard qui a perdu ses branchies en animal adulte. — Citons encore de nombreuses reproductions de systèmes nerveux d'animaux Invertébrés, montrant les dispositions différentes des ganglions et le collet œsophagien.

2° *Maison Eloffe.*

M. Eloffe a exposé de jolis et de très nombreux échantillons de roches et de minéraux, mais peu d'objets qui nous intéressent. Nous signalons, comme particulièrement remarquable, un très beau *squelette de Gorille* et deux individus de la même espèce fort bien empaillés.

3° *M. Temper.*

M. Temper, dont l'étonnante habileté comme préparateur est bien connue, a envoyé à la section de l'Enseignement secondaire de magnifiques préparations microscopiques. Nous signalerons d'abord une collection d'Insectes montés dans le baume. Le squelette chitineux de ces insectes a été rendu transparent et mou, ce qui permet de les monter les ailes et les pattes étalées. Ces insectes sont inclus dans des cellules sans être comprimés et servent pour l'étude des formes, de l'agencement, des modifications, des différentes pièces du squelette. A côté de cette collection, il y a de nombreuses préparations d'Anatomie normale et pathologique. Mais M. Temper est surtout un botaniste, qui possède des collections considérables d'Algues et de Diatomées. Il publie en ce moment *les Algues de France*, en préparations microscopiques, avec la collaboration de MM. Petit et Mauriès, et la collection des Diatomées du monde entier, avec le concours de M. Peragallo. Nous pensons que ces publications auront tout le succès qu'elles méritent et que nous souhaitons à M. Temper, dont nous avons si souvent admiré le talent.

4° Signalons encore à la Classe LXXVI l'Exposition d'un professeur à l'Ecole de Pharmacie, M. *Beauregard.* Ses travaux remarquables sur les métamorphoses des insectes vésicants sont connus de tout le monde. On trouvera là dans une vitrine ces insectes vésicants aux différentes phases de leur évolution anormale, que M. Beauregard est parvenu à débrouiller.

II. — EXPOSITION DES SECTIONS ÉTRANGÈRES.

Nous nous bornerons à quelques indications, d'autant plus que nous avons peu de choses à citer. Encore une fois, répétons que nous n'avons pas pu tout voir.

1° *Japon.*

Au Japon, on jettera un coup d'œil sur une petite vitrine carrée, d'ailleurs bien en vue, quoique peu élégante, envoyée par l'Ecole Vétérinaire de Tokio. Elle contient une collection curieuse des *Parasites de l'Homme et des principaux Animaux Domestiques de ce pays.*

On y remarquera, en outre d'*Ixodes* curieux et de *Strongylus* assez rares, une pièce des plus intéressantes : il s'agit d'un ver dont la forme rappelle celle de la Filaire et qui, logé dans le ventricule droit du cœur d'un chien, passe en partie dans l'oreillette droite et se prolonge dans la veine cave inférieure. Ses dimensions sont considérables.

2° *Bolivie.*

A la Bolivie, il y a une collection d'Ophidiens dont certainement quelques-uns doivent être venimeux. Elle est intéressante, quoiqu'elle provienne de chez un Parisien, M. A. Gouge. Mais l'exposant aurait bien dû déterminer, classer, étiqueter les trésors qu'il possède..., surtout les jolis Lacertiens qui ont un si bel œil pinéal ! Il met le médecin non spécialisé dans un grand embarras. On ne peut pourtant pas emporter au Champ-de-Mars son Duméril et Bibron !

3° *Autriche-Hongrie.*

A la Section Austro-hongroise il n'y a guère qu'une vitrine où l'on trouve des sujets se rapportant à l'Anatomie comparée ; mais elle mérite vraiment plus qu'un seul coup d'œil.

A l'une des extrémités de cette exposition, on trouvera une collection d'animaux divers, injectés, disséqués et conservés dans l'alcool le plus transparent qu'il soit possible de trouver. Elle est due à *M. Fric* (*V.*), de Prague (Bohême).

Il faudra y admirer des squelettes de poissons cartilagineux, des viscères de superbes lézards, dont quelques-uns ont un pinéal si bien visible qu'on aurait grande envie d'y pratiquer quelques coupes.

4° *Russie.*

En restant encore au Champ-de-Mars et en pénétrant dans l'aile gauche du Palais, nous rencontrons d'abord l'Exposition Russe dans laquelle les sciences zoologiques et pharmaceutiques sont un peu représentées. La première exposition qui s'offre à nos regards est celle de *M. Mattheisen*, où, entre autres produits connus, nous remarquons des bocaux remplis de Cantharides de diverses couleurs, de Castoréum, de Musc de Sibérie et enfin de Kakerlaks. Savez-vous ce que c'est que ces kakerlaks, qui ont l'air de jouer un rôle assez important dans la pharmacopée russe? Eh bien, c'est tout simplement la *Blatta laponica* des naturalistes, cousine des plus germaines de notre cancrelas ou cafard indigène. Au dire des anciens auteurs, Dioscoride employait contre l'otalgie l'huile dans laquelle on avait fait bouillir ces intéressants animaux. En Russie, la cuisine et les indications sont-elles les mêmes? Nous préférons l'ignorer, peu désireux de voir ce peu agréable Orthoptère envahir la thérapeutique, comme il l'a déjà fait pour nos maisons.

Louis LAMOTTE.

TROISIÈME PARTIE

Thérapeutique et Pharmacologie

CHAPITRE PREMIER

CHIMIE MÉDICALE ET PHARMACIE.

Pour la Chimie Médicale, ou plutôt pour la Chimie Pharmaceutique, comme pour les autres Sciences, nous passerons successivement en revue les produits exposés dans les différentes sections : dans la Section Française d'abord, puis dans les Sections Etrangères. C'est là le seul moyen de guider les visiteurs au milieu des nombreuses vitrines de Produits chimiques qui doivent attirer son attention. Il aurait peut-être été plus profitable de rapprocher pour l'étude les produits similaires ; mais nous avons dû renoncer à cette manière de faire pour simplifier notre description et rendre vraiment service à celui qui parcourt l'Exposition.

I. — EXPOSITION FRANÇAISE. (*Classe XLV et voisines.*)

A. — Salles réservées aux Produits chimiques d'ordre pharmaceutique ou autre.

C'est dans la Classe XLV que sont exposés la plupart des Produits chimiques et pharmaceutiques d'origine française qui nous intéressent. On la trouvera facilement dans le *Palais des Industries diverses*, c'est à-dire dans ces belles galeries transversales qui précèdent la Galerie des Machines et qui débouchent de chaque côté de la Galerie de trente mètres. Elle occupe la *partie moyenne de l'avant-dernière galerie de gauche*, quand on se dirige du Dôme central vers la Galerie des Machines. Pour y arriver, il suffit de traverser l'Exposition Forestière et celles de la Chasse et de la Pêche. Cette Classe XLV comprend sept divisions principales que nous devons signaler pour mémoire : 1° Les *produits chimiques proprement dits;* — 2° Les *matières colorantes;* — 3° Les *produits pharmaceutiques proprement dits;* — 4° Les *savons et les corps gras;* — 5° Les *couleurs et les vernis;* — 6" Les *caoutchoucs;* — 7° Les *encres d'imprimerie.*

Nous n'avons à nous occuper dans cette classe que de quelques-unes de ces substances, employées en médecine et étudiées par les pharmaciens :

1° Les *produits chimiques d'ordre pharmaceutique,* qui comprendront pour nous les médicaments cristallisés et les alcaloïdes (il est vrai que nous ne parlerons que des nouveaux), etc., etc.; — 2° Les *spécialités pharmaceutiques;* — 3° Les *tissus pharmaceutiques et les produits antiseptiques;* — 4° Les *caoutchoucs,* dont nous dirons seulement quelques mots, comme annexe; — 5° Les *matières colorantes,* employées en Bactériologie, en Histologie, etc.

Mais il ne faut pas oublier que, dans des classes voisines, par exemple les Classes XLIII et XLIV, on peut trouver des produits qui intéressent le pharmacien. On devra donc y jeter un coup d'œil; d'ailleurs, nous indiquerons ce qui mérite la peine d'un regard. Nous ne comprenons pas pourquoi on n'a pas mieux groupé, ici comme ailleurs, ce qui se rapporte à telle ou telle profession, à celle de pharmacien en particulier. C'était facile pourtant, et cela aurait rendu de grands services pour l'étude, sans nuire au pittoresque de l'Exposition. Mais nous ne sommes pas chargés d'expliquer les idées des organisateurs. Bornons-nous à indiquer ce qu'ils ont permis d'exposer dans les vitrines.

B. — Enumération des Produits chimiques et pharmaceutiques exposés.

Nous ne pouvons que louer l'empressement avec lequel les *Pharmaciens* et les *Chimistes français* ont, pour la plus grande satisfaction de l'intelligence et des yeux, répondu à l'appel qui leur a été fait, et apporté les richesses de leur industrie dans le charmant local qui leur était destiné. L'élégance du kiosque central de la XLVe Classe, la richesse de teintes de nos produits colorants, le goût qui a présidé aux expositions particulières, invitent le promeneur profane à venir dans ce coin silencieux se reposer du vertige de la Galerie des Machines et l'obligent à avouer que, tout en étant moins bruyantes, les industries chimiques ne le cèdent point en intérêt aux industries mécaniques, leurs sœurs et souvent leurs filles. Quant aux savants de tous pays, devant ces vitrines remplies des découvertes des Pharmaciens français, ils se voient forcés de confesser que, si les études pharmaceutiques sont en France longues et difficiles, elles savent porter leur fruit pour la plus grande gloire de la patrie.

I. — PRODUITS CHIMIQUES PHARMACEUTIQUES.

(Les médicaments nouveaux.)

A. — Alcaloïdes, etc.

a). Maisons principales.

1° *Maison Tanret.* — Si nous nous plaçons au point de vue purement scientifique, la place d'honneur revient certainement à *M. Tanret.* dont l'exposition, bien que de dimensions et d'apparence modestes, est du plus haut intérêt, à la fois théorique et pratique. A côté du réactif de l'albumine (Liqueur iodo-mercurique) qui n'a pas peu contribué à vulgariser son nom, nous trouvons groupés tous les médicaments nouveaux qu'il a découverts ou isolés et dont, grâce à lui, l'emploi est aujourd'hui devenu courant. Mentionnons d'abord les produits cristallisés qu'il a extraits de la racine de Grenadier, à savoir : la Pelletiérine, la Pseudo-pelletiérine et l'Iso-pelletiérine, les moins désagréables et les plus sûrs des tœnifuges. Même succès en ce qui concerne l'ergot de seigle, dont il est parvenu à isoler des principes cristallins d'une grande activité : l'Ergotinine, dont la dose maxima ne doit pas dépasser un milligramme, et plus récemment (1889) l'Ergostérine. — C'est à M. Tanret que nous devons aussi le moyen de prescrire commodément la caféine en l'associant aux sels de soude ; et ces sels doubles, salicylates et benzoates de soude et de caféine, sont d'excellentes préparations remplissant parfaitement le but de ce médicament cardiaque, si utile quand il faut agir *cito, tuto et jucunde*. Nous n'en finirions pas si nous voulions énumérer tous les services qu'a rendus M. Tanret à la chimie pharmaceutique ; citons néanmoins au nombre de ses découvertes récentes la Vincétoxine, l'Hespéridine, les Hydrazocamphènes A et B, et enfin le Terpinol, dont l'étude lui revient en grande partie.

2° *Maison Adrian*. — Chez *M. Adrian*, dont la vitrine luxueuse fait face à celle de M. Tanret, même abondance de produits nouveaux et intéressants. Nous avons remarqué d'abord les gros blocs d'Hémoglobine Deschiens, dont les cristaux grenats irisés attirent agréablement le regard. Puis vient la foule des alcaloïdes : Cicutine, Arbutine, Daturine, d'un intérêt surtout scientifique ; Aconitine, Esérine, d'un usage déjà plus courant, et surtout la Digitaline Dusquenel et Adrian, réputée la plus pure et la plus active. A signaler aussi le perchlorure de fer portant la marque Adrian, que l'on ne saurait trop recommander à cause de son inaltérabilité et de sa neutralité constante.

3° *Maison Génevoix*. — Dans la vitrine voisine, *M. Génevoix*, directeur de la Pharmacie Centrale, expose également de précieux échantillons alcaloïdiques. Les produits cristallisés des Strychnos (strychnine, brucine) y figurent en belles paillettes colorées. A côté d'elles, la belle couleur jaune de la Pipérine forme avec les élégants cristaux d'Asparagine et de Cocaïne, un ensemble aussi agréable à l'œil qu'intéressant au point de vue pharmaceutique.

4° *Maison Hardy et Gallois*. — En face, *MM. Hardy et Gallois* nous montrent une riche collection d'alcaloïdes, les uns extraits de leurs plantes d'origine, les autres obtenus par synthèse. Parmi les premiers, signalons l'Adonidine, la Strophantine, la Pilocarpine ; parmi les derniers, la Pilocarpine synthétique, un des beaux succès de la chimie pharmaceutique, en ce qu'elle possède, à peu de chose près, les mêmes propriétés physiologiques que son isomère provenant du Jaborandi.

5° *Maison Mialhe*.—*M. Petit*, propriétaire de l'ancienne pharmacie *Mialhe*, a montré que « Noblesse oblige, » et son exposition est des plus intéressantes. Nous y trouvons en effet de beaux échantillons de Cocaïne d'origine synthétique, de Spartéine, d'Isirine, etc. Enfin au-dessus des bocaux de Naphtol, l'Antipyrine Petit, qui, du plus haut rayon, cherche à apercevoir, dans l'angle opposé de la salle, sa sœur ennemie, l'antipyrine du Dr Knorr, représentée par de beaux cristaux préparés par la Compagnie Parisienne des couleurs d'aniline.

b). Maisons diverses.

Près de là et sur la même rangée, signalons les produits de la pharmacie *Darane* dont les alcaloïdes ne laissent rien à désirer, mais disparaissent devant l'intérêt que présentent les jolies cristallisations de ses combinaisons du camphre.

Même remarque pour M. *Fournier* qui expose une intéressante série de combinaisons du chloral, et d'isomères de l'Exalgine, nouvel analgésique découvert par *MM. Brigonnet et Naville*, à la vitrine desquels on peut en voir d'admirables échantillons, cristallisés en blocs ou en aiguilles.

Enfin, sur les confins de la XLIIIe Section (Chasse et Pêche), près de l'Apiol de *MM. Joret et Homolle*, dans un élégant petit parterre de muguet, nous trouvons de jolis spécimens de Convallarine et de Convallamarine, alcaloïdes que M. Langlebert a retirés de cette plante.

B. — Quinquinas.

En raison de son importance, l'industrie des *Quinquinas* réclame une place à part, mais non celle que lui ont accordé les organisateurs de l'Exposition ; car c'est au milieu des produits de chasse et de pêche que nous avons découvert les magnifiques collection d'écorces de Mme veuve *Breton* et de M. *Hoffmann*. Quant aux produits cristallisés, sans compter l'admirable cristal de sulfate de quinine qui figure dans la vitrine de M. *Fournier*, nous les trouvons rassemblés dans les expositions de M. *Taillandier*, de M. *Viennot* et de la *Compagnie d'extraction des Quinquinas*. Moins esthétiques (ce qui ne préjuge du reste pas de leur qualité) sont des produits que vendent en gros *MM. Dubosc* et *Subert* et qui figurent parmi les produits industriels.

C. — Peptones et Diastases.

Non moins instructive que celle des alcaloïdes est l'étude et la comparaison des *Peptones* et des *Diastases* qui figurent en grand nombre dans les vitrines des exposants français. M. *Chassaing* s'est principalement distingué dans les confections de ces dernières et nous offre une collection des plus variées. Près de là, au milieu de précieux échantillons de strophantine, *M. Catillon* expose les peptones qu'il a préparées et qui, unies à la glycérine, constituent un aliment des mieux supportés. Nous avons vu aussi de belles collections de diastases chez *M. Adrian* et *M. Génevoix.*

D. — Produits cristallisés.

Nous commettrions un injuste oubli si nous passions sous silence les différentes industries qui ont, entre autres buts, celui de fournir aux pharmaciens les matières premières qui leur sont nécessaires et principalement les industries chimiques dont l'étude constitue en grande partie le côté esthétique d'une visite à la XLVe Classe. Les indifférents et surtout les indifférentes, qui la traversent, ne peuvent s'empêcher de s'extasier devant la richesse de couleurs et la pureté de formes des cristaux étalés aux vitrines.

L'alun, comme toujours, en pareil cas, vient en tête et de gigantesques échantillons figurent aux expositions de *M. Pommier* et de *M. Noël.* Le chlorate de potasse est dignement représenté chez *M. Pechiney* et *M. Cerckel.* Signalons également de beaux cristaux d'érythrite chez *M. Marquet de Vasselot ;* d'acétate de soude chez *M. Camus ;* de sulfate de chaux chez *M. Labarre ;* de camphre sublimé chez *M. Roques.*

Deux expositions néanmoins méritent une mention toute particulière par leur richesse et leur goût. Dans la première, celle de *M. Poulenc,* un énorme échantillon de bismuth cristallisé attire tous les regards par son volume et sa splendide coloration irisée. Autour de lui, se trouvent groupés dans d'élégantes coupes de superbes aiguilles rouges d'alizarine, de beaux cristaux d'hydroquinone, de quinone tétrachlorée, etc. — Chez *MM. Billault et Billaudeau,* la pièce de résistance est constituée par un volumineux bloc de sélénium. Mentionnons aussi, pour la beauté de leurs formes et de leur couleur, leurs précieuses cristallisations de platinocyanures de potasse, de chaux, de baryte, etc., et leurs nombreux échantillons d'acide osmique pur, en raison de l'utilité pratique de ce dernier produit.

Parmi les autres expositions de produits chimiques utilisés en pharmacologie, citons l'intéressante vitrine de *M. Mourrut,* et celle de la *Compagnie bretonne pour l'exploitation des Varechs,* où nous trouvons de jolis cristaux de bromures et d'iodures.

E. — Extraits divers.

Sans sortir de la XLV⁰ Section, nous trouvons comme formant une transition entre les produits bruts et leur mode d'administration, tout ce qui concerne la fabrication des *Extraits*. La grande préoccupation de cette industrie doit être de ne pas altérer les substances si instables sur lesquelles on opère. Aussi donnerons-nous la préférence aux extraits préparés à froid dans le vide par *M. Grand-val*, ou mieux encore à ceux de *M. Vée*, préparés par congélation et terminés à froid dans le vide. Signalons aussi dans le même ordre d'idées les extraits d'huile de foie de morue de *M. Despinoy*.

F. — Instruments inventés par les Pharmaciens français.
(Exposition rétrospective 1800-1889).

La longue énumération qui précède suffirait déjà à prouver, que sans être accusés de chauvinisme, nous avons le droit d'être fiers de notre pharmacie scientifique. Mais la vérité de cette proposition est encore mieux mise en lumière par la patriotique idée qui a fait réunir dans une vitrine commune toutes les découvertes ou *Inventions des Pharmaciens français de ce siècle*. Nous ne rentrerons point dans les détails, car il faudrait reprendre l'histoire complète de la pharmacie pendant cette période. Nous trouvons là, en effet, au milieu de nombreux ouvrages scientifiques et de produits chimiques sans nombre, les différents appareils ou instruments reconnaissant pour inventeurs des noms français connus. Signalons comme d'un emploi quotidien les densimètres de Beaumé, Limousin, Pinchon, Regnaud ; le spectroscope de Boymond ; l'appareil de déplacement Robiquet ; l'étuve Coulier ; le thermoscope et le régulateur Figuier. Au nombre des instruments utilisés en clinique, nous avons reconnu les uréomètres d'Yvon, de Schmidt et de Boymond ; en toxicologie, l'appareil Borris pour la recherche de l'arsenic, Blondlot pour la recherche du phosphore.

Enfin, saluons dans leurs appareils les noms auxquels on doit les plus belles découvertes chimiques de ces derniers temps : l'étude de l'électrolyse (appareil de Riche), synthèse de l'acétylène (appareil de Jungfleisch), isolement du fluor (appareil de Moissan).

II. — SPÉCIALITÉS PHARMACEUTIQUES (*Modes d'administration des Médicaments*).

Dans ce temps de spécialisation à outrance qui divise et
subdivise toutes les professions en un grand nombre de
genres, d'espèces et de variétés, nous pourrions distinguer
les Pharmaciens de Laboratoire des Pharmaciens d'Officine. Les premiers, que nous venons de passer en revue,
cherchent à enrichir la pharmacopée de médicaments nouveaux ; les autres, plus pratiques peut-être, cherchent à les
faire acheter et absorber par le client sous la forme la plus
avantageuse pour les uns et les autres. Le système est
bien simple ; un médicament nouveau paraît, muni de bons
certificats. Il existe en tant que médicament sauvage, mais
il a besoin d'un protecteur qui complète son éducation ;
d'un parrain qui, lui prêtant l'appui de son nom, lui fasse
faire ses premiers pas dans le monde. Médicament et pharmacien s'en trouvent ordinairement bien ; seul quelquefois le coffre-fort du client proteste un peu ; mais n'importe, car dans aucun autre cas on ne peut mieux reconnaître la vérité de la fable du bon Lafontaine : « Le Renard
ayant la queue coupée. »

A. — Spécialités principales.

Nous serons bref sur cette question des spécialités, plutôt commerciale que scientifique, et nous ne ferons que
signaler, pour les avoir vus aux vitrines, les noms et les
marques bien connus du public et consacrés par de longues années d'existence.

A la pharmacie Fournier le goudron Guyot ; chez
M. Raynal le sirop de Flon ; chez M. Fumouze les marques Raquin, Albespeyres, Lartigues et Banal ; le vinaigre
de Pennès ; les préparations de boldo et le goudron Verne,
etc. Une bonne note néanmoins aux croquettes nutritives
de M. Adrian et à l'extrait de malt Déjardin, qui ont du
moins une valeur gastronomique certaine.

B. — Modes d'administration des médicaments.

Un point nous semble plus intéressant, c'est l'*Etude de
la comparaison des procédés généraux* employés par les

divers pharmaciens pour surmonter la répugnance vraie ou simulée qu'inspire tout médicament à la plupart des malades de la clientèle.

1° *Cachets (Maison Limousin).* — Dans cet ordre d'idées, les plus grands progrès sont certainement dus à M. Limousin, dans la personne duquel la pharmacie parisienne vient de perdre un de ses membres les plus autorisés. Ses *Cachets*, qui permettent l'administration facile des poudres médicamenteuses, des alcaloïdes et de tous les produits solides dont le goût désagréable peut faire reculer le malade, sont parfaits de commodité et de simplicité et remplacent avantageusement la terreur des élèves en pharmacie, les pilules, difficiles à bien faire et dont l'action se rapproche trop souvent de celle des pilules laxatives dites éternelles.

Les *ampoules aseptiques pour injections hypodermiques*, contenant la valeur d'une seringue de Pravaz, et préalablement stérilisées à l'autoclave, constituent un grand progrès ; car, outre qu'elles sont d'un transport et d'un maniement faciles, elles mettent à l'abri des abcès consécutifs au pullulement dans le tissu cellulaire sous-cutané des microorganismes que contiennent presque toujours nos solutions alcaloïdiques.

Signalons aussi, à la vitrine de M. Limousin, ses *Perles* de chloral d'un emploi commode et sûr, et ses échantillons de Candurago, médicament stomachique très employé en Allemagne, mais encore peu répandu en France. Rappelons enfin que c'est à lui que nous devons d'avoir toujours sous la main des *Ballons d'oxygène* pur, qui rendent tant de services aux malades et même aux médecins à bout de formules.

2° *Capsules.* — a). *Maison Mothes.* — A deux pas de l'exposition de M. Limousin se trouve celle de M. Mothes qui a fait pour les médicaments liquides ce que M. Limousin avait obtenu avec ses cachets pour les médicaments solides. Ses *capsules en gélatine* sont, en effet, commodes toutes les fois que le médicament doit être pris à faible dose. Mais l'excès en tout est un défaut, et vouloir tout encapsuler nous semble plus nuisible qu'utile. Des capsules d'huile phosphorée, de térébenthine, de créosote, de santal, très bien ! mais d'huile de foie de morue, d'huile de ricin, cela devient de l'abus. Pour prendre chaque jour une dose suffisante d'huile de foie de morue par ce procédé, il faudrait certainement déglutir toute une boîte de capsules Mothes. Alors qu'arrive-t-il ?

Le malade en prend cinq ou six et croit suivre ainsi un traitement sérieux, bien que ce dernier doive nécessairement rester inefficace. Pour ce qui est de l'huile de ricin, nous nous trouvons enfermés dans le dilemme suivant : Ou les capsules ne renferment que de l'huile de ricin, et prises en quantité insuffisante elles ne purgent pas ;— ou elles purgent, et alors c'est qu'elles ne contenaient pas que de l'huile de ricin. Ces restrictions faites, les capsules de M. Mothes sont néanmoins un progrès considérable, ce que prouve le nombre de ses imitateurs.

b). MM. Le Couppey, Thévenot, Pingeon, etc., ont exposé des capsules très bien préparées présentant les avantages et les inconvénients signalés plus haut.

3° *Perles.* — *M. Clertan.* — Cet abus a, du reste, été évité par le Dr Clertan, dont les *Perles,* préparées par la pharmacie *Fournier* contiennent, sous une mince enveloppe, 0 gr. 10 de médicament solide ou cinq gouttes de médicament liquide. Bien dosées et d'un faible volume, elles peuvent rendre de réels services.

4° *Capsules à deux compartiments.* — Enfin le dernier cri de la capsule, c'est la *capsule à deux compartiments* pour médicaments panachés, que nous voyons près de l'exposition de M. Tanret, entre des perles de térébenthine et des meringues de santonine (on en mangerait !), le tout portant la marque *Maillart et Radanne.*

5° *Granules.* — A deux pas, à droite, des observateurs munis probablement d'une forte loupe ont signalé les *granules* dosimétriques de M. Chanteaud ; nous renvoyons pour l'explication au « *Nouvel Organon* » de M. Burggraeve, ouvrage des plus instructifs et des plus portatifs ! On n'a jamais trop de renseignements.

6° *Pilules.* — Si nous n'avions pas contre les *pilules,* même argentées et surtout argentées, des idées un peu préconçues, nous admirerions volontiers celles qu'ont exposées en leurs vitrines MM. *Berthiot, Delpech* et *Dausse.* Pour des pilules elles sont très jolies; mais pourquoi faut-il que ce soit des pilules ?

7° *Dragées et tablettes.* — Il est vrai qu'auprès d'elles nous voyons, portant les mêmes marques, et non moins engageantes d'aspect, des *dragées et des tablettes médicamenteuses,* dans la confection desquelles l'art du pharmacien s'unit à celui du confiseur pour le grand agrément du malade. Elles ont, du reste, aussi leurs spécialistes : les dragées, *M. Duperron ;* les tablettes, MM. *Chath, Chassevent,* successeur de *M. Colas,* etc. Là encore on ne peut reprocher que la généralisation à outrance et, pour notre part, nous n'avons jamais compris l'utilité, contre les dyspepsies flatulentes, des tablettes de charbon qui nous ont toujours semblé être un non-sens de physiologie thérapeutique.

8° *Pastilles.* — A côté des tablettes, nous pouvons ranger les *pastilles comprimées* qui leur ressemblent d'apparences et d'indications. L'élégante exposition de *M. Garnier* nous prouve qu'il a élevé la compression à la hauteur d'un principe, bientôt suivi dans cette voie par *MM. Rigault* et *Champoteau.*

9° *Teintures concentrées.* — Si, à ces diverss moyens, nous joignons les *teintures concentrées Mouysset,* qui s'administrent commodément par gouttes aux repas, nous aurons épuisé les ingénieux déguisements que prennent les médicaments pour s'introduire par le tube digestif.

10° Pour les autres cavités, tout en déplorant de n'avoir vu à l'Exposition Française aucun moyen commode d'antisepsie vaginale, nous signalerons les *Porte-remèdes Raynal* que l'on peut à sa guise modeler et transformer en boules, en bougies, en suppositoires ou en empreintes de serrures.

11° *Cigarettes médicamenteuses.* — Nous avons gardé, pour la bonne bouche, les *cigarettes médicamenteuses Espic* et *Gicquel* qui chargent leur fumée d'aller jusque dans les dernières ramifications bronchiques porter le bienfaisant remède. Plus fort que ça, mon bon ! Pour les dames qui trouvent que, même par ordonnance de la Faculté, fumer la cigarette est mal porté, il suffit de brûler le papier *Fruneau* pour être à jamais débarrassé de toute attaque d'asthme. « Il n'est même pas nécessaire que le malade en respire la fumée, » dit le prospectus. Après cela, on peut tirer l'échelle.

12° *Appareils pour la fabrication de ces capsules, dragées,* etc. — En Pharmacie, du reste, comme ailleurs, l'intervention de la mécanique commence à simplifier la main-d'œuvre et nous avons pu admirer, Classe LI (Galerie des Machines), les ingénieux appareils que *M. Palou* fournit aux Pharmaciens et qui confectionnent automatiquement : capsules, pilules, dragées, etc., etc.

III. — TISSUS PHARMACEUTIQUES (*Intervention de l'Antisepsie*).

En contemplant le groupe de quatre ou cinq vitrines portant les noms de *Jousse, Grorichard, Fayard, Desnoix, Beslier*, etc., et consacrées à l'exposition des *Tissus pharmaceutiques*, on ne peut n'être pas frappé du contraste qu'elles forment les unes avec les autres, contraste résultant de la révolution qu'a produite dans cette industrie l'introduction de l'antisepsie dans la pratique chirurgicale.

a). *Tissus pharmaceutiques anciens non antiseptiques.*

Chez M. *Jousse* et M. *Grorichard*, l'emplâtre triomphe sous toutes ses formes : emplâtre vésicatoire, emplâtre de diachylon, de Vigo, de ciguë, d'opium, etc. Les petits rouleaux, serrés les uns contre les autres avec cette esthétique régularité qui fait le bonheur et l'honneur de notre corps pharmaceutique, sont si propres, si luisants, si commodes que nous leur jetons en passant le respectueux regard dû aux jolies modes de la veille et des temps passés.

Quant à M. *Fayard*, nous n'avons pas la prétention de vous apprendre rien en ce qui concerne le papier qui porte son nom. Quelle mère de famille, veillant un bébé qui tousse, ne s'est pas posé le dilemme suivant : Fayard ou Wlinsi ? Douce médecine maternelle, inoffensive tant qu'elle ne s'élève pas jusqu'au thapsia inclusivement, en passant par tous les révulsifs au petit pied, papiers Rigollot ou Esménard, à base de farine de moutarde, épithème Desnoix à base d'euphorbe, etc.

b). *Tissus pharmaceutiques antiseptiques.*

1° *Maison Desnoix.* — Ce n'est pas pour contempler ce dernier que devront s'arrêter, devant la vitrine de M. *Desnoix*, tous les visiteurs qui s'intéressent aux progrès de la pratique médicale, mais pour y admirer, bien roulés dans leur imperméable enveloppe, les tissus antiseptiques employés dans les hôpitaux de Paris, et dont l'usage, aujourd'hui presque universellement répandu, permet aux chirurgiens toutes les audaces opératoires. Ce fut M. Desnoix qui, le premier à Paris, vendit des tissus antiseptiques de fabrication française, et le corps médical lui doit une reconnaissance toute particulière pour la constance et le zèle qu'il apporta à la confection et au triomphe du pansement de Lister. Nous l'avons déjà fait remarquer en parlant des Matériaux de pansement, dans le premier chapitre de cet ouvrage (1).

2° *Maisons diverses.* — 1° Nous ne lui reprochons que de s'être arrêté et d'avoir laissé à *M. Beslier* le soin de continuer son œuvre. M. Desnoix, c'est l'antisepsie classique ; chez M. Beslier elle devient romantique. Plus de coton, — de la jute, de la ramée, du lin ; plus de phénol, — du thymol, du salol, etc. Les antiseptiques vont vite.

2° Signalons également, à propos d'antisepsie, la commode cartouche à pansement du *D'Albin Meunier*, bien utile pour un pansement d'urgence, mais qui, peut-être en raison même de sa commodité, pourrait devenir dangereuse, en satisfaisant trop complètement les chirurgiens qu'une demi-antisepsie contente.

3° Pour ce qui est des Produits antiseptiques eux-mêmes, nous les trouvons tous bien cristallisés, au rendez-vous que leur a assigné dans sa vitrine la *Compagnie générale des Produits antiseptiques*.

4° Quant à l'acide phénique et à ses composés, le *D' Déclat* leur a consacré, près de sa seringue à injections hypodermiques, une installation digne de l'intérêt qu'ils présentent. Mais sachons que l'acide phénique vaut mieux que l'emploi que certains en font, fort heureusement d'ailleurs, en chirurgie par trop spécialisée !

IV. — CAOUTCHOUC.

1° *Caoutchouc brut.*

Non loin des tissus médicaux ci-dessus, nous pouvons placer les tissus rendus imperméables par l'emploi du caoutchouc dont l'industrie a été comprise dans la XLV° Classe. Toute une Section, en effet, est réservée aux différents produits qui en relèvent (2).

---

(1) Voir page 173.
(2) Voir page 167.

Chez *M. Ménier*, nous trouvons de jolis échantillons des matières premières telles qu'elles arrivent en France : caoutchouc du Mozambique, du Nicaragua, où M. Ménier en possède de grandes plantations ; gutta-percha en larmes, en bâtons ou en plaques.

2° *Transformations du Caoutchouc dans un but d'ordre médico-chirurgical.*

Puis, nous assistons à leurs diverses transformations.

α). Caoutchouc durci ou ébonite. — Passons rapidement en revue celles qui n'intéressent qu'indirectement la médecine : *l'ébonite* ou *caoutchouc moulé*, durci à la vapeur, dont la malléabilité et l'inaltérabilité en présence des acides rendent l'usage commode dans les laboratoires et dans la confection des instruments chirurgicaux, ne peut néanmoins remplacer comme réservoir le verre ou le métal dont la propreté facile compense la fragilité ou la difficulté d'entretien. Aussi les urinaux, les bassins de *M. Cassassa* et de *M. Decourdemanche* ne seront-ils jamais d'un emploi bien général.

β). Tissus imperméables à l'aide de caoutchouc dissous. — Les tissus rendus imperméables par l'addition de caoutchouc dissous ont été très discutés au point de vue hygiénique. D'aucuns prétendant que les obstacles qu'ils apportaient à la perspiration cutanée rendaient leur emploi plus nuisible qu'utile.

Cette question se pose surtout maintenant que l'industrie française met en circulation des produits dont l'esthétique est à la hauteur de la commodité.

Tant que cet emploi se restreint à protéger contre l'humidité les vêtements des couches profondes et à permettre à leur porteur d'affronter impunément la pluie et la boue, il est difficile, croyons-nous, d'en contester l'utilité. Mais là doit s'arrêter leur usage ; car, en temps chauds et secs, le but inverse est atteint, le tissu imperméable étant une barrière à l'évaporation sudorale. Qu'arrive-t-il en effet ? Sous l'influence de votre vêtement caoutchouté vous avez chaud, d'une chaleur humide et désagréable au possible. Naturellement vous l'enlevez et, l'évaporation se faisant tout d'un coup et absorbant une quantité de calorique considérable, vous êtes exposé à tous les inconvénients pouvant résulter d'un refroidissement brusque. Aussi l'usage du caoutchouc doit-il être soumis aux simples lois de l'osmose.

L'air extérieur est-il plus humide que vous ? le vêtement imperméable devient indiqué. Est-il au contraire plus sec ? cet emploi ne peut qu'être nuisible.

Ces tissus forment une sorte de transition entre la XLVe et la XXXIXe Classes, et nous retrouvons dans les deux les élégants manteaux exposés par *M. Guibal* et *M. Torilhon*. Ce dernier expose également de petites caisses très légères de cellulose comprimée rendue imperméable à l'aide d'un enduit caoutchouté et servant à protéger les aliments contre l'humidité à bord des navires. Ses cuirs-caoutchoucs sont également d'un excellent usage, ainsi que ceux qui servent à la confection des chaussures imperméables, exposés par *M. Hutchinson*.

γ). *Caoutchouc vulcanisé.* — Le caoutchouc vulcanisé est d'un emploi médical plus direct et nous voyons en abondance les poires à injection, les réservoirs à glace, à eau ou à air, aux expositions de *MM. Bapst* et *Hamet, François* et *Grellou, Ratier, Cassassa,* etc. *MM. Brognier* et *Burnet*, dont nous avons déjà parlé à la Classe XIV, se sont spécialisés dans la confection de ces appareils de chirurgie en caoutchouc. Mais leur vitrine ne nous montre pas grandes nouveautés. Tout ce qui y figure, en effet, appartient à l'ancien arsenal : bandes d'Esmarck, ventouses Blatin, poires de Politzer, laveurs, sondes, hystérophores, bonnets à glace, bandages, etc. — Rappelons, en terminant ce paragraphe, que cette question a été longuement traitée au chapitre des Instruments de Chirurgie (Instruments en Caoutchouc), et *Maison Galante* (1).

V. — MATIÈRES COLORANTES.

Avant de quitter la Section française, nous ne pouvons passer sous silence le luxe qu'ont déployé les industriels français dans l'exposition de leurs *produits colorants*. La question n'est du reste pas tout à fait étrangère à la médecine et l'usage croissant des réactifs colorants dans les laboratoires donne à la question une teinte d'actualité !

A ceux qui prônent exclusivement les couleurs d'aniline provenant de la *Fabrique de Bâle*, ou même venant d'Outre-Rhin, nous répondrons en les renvoyant à la ma-

---

(1) Voir pages 132 et 167.

gnifique exposition de *MM. Poirier* et *Delsage*, dont la richesse et le goût sont au-dessus de tout éloge.

Les vitrines de la *Compagnie parisienne des Produits d'Aniline*, celles de *MM. Guinon, Picard* et *Jay*, de *MM. Gillart* et *Cartier*, prouvent également que nous n'avons plus à aller chercher à l'étranger ce que nous avons en abondance chez nous.

Signalons aussi, parmi les matières employées dans les laboratoires, les jolis échantillons d'hématoxyline de *MM. Sordes* et *Huillard ;* les beaux blocs de carmin de *MM. Becker, Lorilleux ;* les intéressants produits extraits de la cochenille, par *M. Pommier*, etc., etc.

II. — EXPOSITION DES SECTIONS ÉTRANGÈRES.

Les produits chimiques d'origine étrangère sont, bien entendu, groupés par nationalités et relégués dans leurs sections respectives. Nous les étudierons en parcourant successivement toutes les galeries réservées aux divers pays, galeries qui se trouvent dans ce qu'on appelle le *Palais des Groupes divers.*

Pour quiconque veut s'instruire en chimie médicale, rien ne peut être plus utile que de visiter avec soin les diverses expositions pharmaceutiques étrangères et de comparer notre pharmacopée à celle des autres nations. Nous serions heureux de pouvoir guider pas à pas le lecteur dans cette étude, mais la longueur du sujet nous oblige à restreindre notre rôle et à nous contenter de planter quelques poteaux indicateurs, les plus rapprochés possible.

I. — AUTRICHE-HONGRIE.

En quittant la XLVe Classe de l'exposition française et en nous dirigeant vers les galeries des Beaux-Arts, nous rencontrons d'abord l'Exposition Austro-hongroise. Mauvais début, car c'est à peine si, dans un coin, entre les microscopes de Reichert et les balances de précision Krusper, noms bien connus dans les laboratoires, nous pouvons découvrir une seule vitrine contenant des produits intéressant plus ou moins directement les sciences médicales : nous voulons parler des Vaselines de *M. Josef Merz* (de Brünn).

II. — HOLLANDE.

Pas beaucoup plus heureux en Hollande d'où, seule, une anonyme *Fabrique de produits chimiques de Rotterdam* nous a envoyé ses produits.

III. — BELGIQUE.

Nous entrons ensuite en Belgique, et là les matériaux ne nous feront pas défaut, car, au centre même de l'exposition belge, un grand espace est consacré aux industries pharmaceutiques et chimiques. — Ces dernières, surtout, sont dignement représentées. Citons, entre autres, les sulfites et les phosphates de *MM. David et Debouche*, de Martin-sur-Sambre ; les produits chimiques de *MM. Meujean et Delettes*, de Liège ; les acides et les sels provenant des usines de Sainte-Marie-d'Oignies, de Moulins, de Risle-Saint-Marc. — Dans un élégant pavillon, *M. Lambotte*, de Bruxelles, nous montre les différents produits de l'industrie de l'étain.

IV. — ANGLETERRE.

En arrivant en Nouvelle-Bretagne, nous retrouvons, parmi les pharmaciens exposants, des noms bien connus même en France. En première ligne, viennent *MM. Burrhougo, Velcome et Cie*, dont les préparations de fer, de quinquina, de malt, etc., ont franchi la Manche. Parmi les produits de *M. Oppenheimer*, nous remarquons des spécialités dont l'Evonyme et l'Anémone pulsatille forment le substratum thérapeutique. Il est intéressant de constater, en passant, l'oubli immérité dont jouissent en France ces deux plantes indigènes. Chez *M. Christy*, rien de spécial, si ce n'est ses capsules vaginales antiseptiques à la gélatine soluble, qui semblent être d'un emploi commode et utile.

Les produits chimiques ne sont pas moins intéressants. Signalons les soufres de *M. Chance*, extraits par un procédé qui lui est particulier, les échantillons de cobalt et de nickel de *M. Wiggin*, la soude ammoniacale *Brunner Moad* et enfin les sels chromiques exposés par *M. Stevenson* et la *Compagnie Eglinton*, dont les beaux cristaux sont très appréciés des amateurs.

A l'Exposition anglaise des Galeries de l'Agriculture, nous trouvons aussi des produits intéressant les sciences médicales, tels que les divers extraits de viande groupés autour du pavillon central du fameux extrait *Liebig*, un certain nombre d'eaux minérales (1), les tissus antiseptiques fabriqués à l'aide de l'acide borique provenant des mines de Sultan Tchaïr (Asie-Mineure). Une mention spéciale à l'extrait fluide de magnésie de *Sir James Murray*, et surtout aux huiles de foie de morue de *M. Hogg*.

----

(1) Voir plus loin au chapitre qui en traite spécialement.

V. — NORWÉGE.

Ce dernier, du reste, pharmacien français de 1re classe, nous offre des produits avec lesquels ne peuvent soutenir la comparaison les nombreuses huiles, brunes ou blondes, qui forment le fonds de l'Exposition pharmaceutique norwégienne. Malgré l'excellence des marques *Irdahl* de Bergen, *Jerwell* d'Adelsund, *Parelius* de Christiania, etc., toutes ces huiles ont un défaut commun résultant de deux imperfections dans leur procédé d'extraction. La première consiste à faire putréfier les foies avant de les traiter, procédé économique, mais dénaturant le produit. La seconde consiste à soumettre l'huile, afin de la rendre plus limpide, à un abaissement considérable de température et à en séparer par filtration les matières qui se précipitent. Le médicament est ainsi mutilé et changé dans sa composition. Le rendement par cette méthode est plus considérable que par celle de M. Hogg, qui traite les foies frais à la température ordinaire ; mais, au point de vue de la qualité, ses huiles sont bien supérieures aux huiles norwégiennes.

VI. — RUSSIE.

Restons toujours au Champ-de-Mars, mais regagnons la section Russe dans laquelle les sciences chimiques sont assez largement représentées. On y verra d'abord la fameuse *Blatta Laponica*, dont on a déjà parlé à la Zoologie, à l'exposition très intéressante de *M. Segall* de Vollna, où nous trouvons, avec des applications médicales diverses, beaucoup de nos plantes indigènes et, en outre, de beaux échantillons de musc et de képhyr. — A deux pas, l'apothéose des laits fermentés de *M. Ségalin*, qui les a introduits dans la thérapeutique, apothéose un peu prématurée peut-être. Que le koumys et le képhyr soient des médicaments utiles, la clinique en décidera ; mais que ce soit des boissons agréables, il faut, pour affirmer cela, avoir le goût d'un cosaque du Don ou le sens dépravé d'une chlorotique.

A la vitrine voisine, si nous en croyons le prospectus, d'intéressantes expériences du Dr *Korab* nous démontrent l'action anti-tuberculeuse de l'Hélénine. Pour cela, l'industriel de Varsovie emploie le mode de réclame bien connu des coiffeurs, qui consiste à montrer le Bacille de la tuberculose, avant et après. « Après» est représenté par un tube de gélatine stérile, gráce à l'addition d'Hélénine, faisant pendant à un autre milieu de culture, « Avant », dans lequel végète une innocente moisissure, pompeusement décorée du nom de bacille de Koch, et qui n'a sûrement jamais fait de mal à personne. – Oh ! Koch, Roux, Nocard, voilez-vous la face !

Près de là, l'exposition de *M. Gimmarinsky*, uniquement composée de crayons médicamentaux : pierre céleste, menthol, sulfate de cuivre, de zinc, nitrate d'argent,, etc. bien rangés dans de petites boîtes et d'un aspect tout à fait séduisant. Signalons également les matières colorantes de *M. Ossovetzky*, les beaux produits cristallisés provenant des mines de cuivre de Laroslaw et appartenant à *M. Nikita Ponizavkin.*

VII. — SUISSE.

L'exposition Suisse, par son importance, l'emporte sur celle des autres nations limitrophes de la France. Elle occupe en effet toute une salle bien remplie et bien ornée.— Si nous faisons abstraction de la splendide vitrine consacrée aux produits de la *Société d'industrie chimique de Bâle*, où nous trouvons de splendides échantillons cristallisés de toutes les matières colorantes dérivant de l'aniline, l'exposition la plus remarquable est celle de *M. Haussmann* (de St-Gall), où nous voyons des capsules, des tablettes comprimées de très bonne apparence, ainsi que des suppositoires et des boules vaginales d'un emploi très commode.

En dehors du vin de pepsine *Coeytaux*, les autres produits sont surtout des élixirs indigènes fabriqués avec des plantes du pays : cognac et alcool de menthe *Gollier* (de Morat) ; élixir suisse *Chauten*, gentiane *Gerber* ; bitter ferrugineux *Dermler ;* ou encore relevant autant de la gastronomie que de la pharmacie, tels que le bouillon concentré *Naumann* (de Winterthur), les produits lactés de *M. Pestalozzi.*

Loin, bien loin, dans la Galerie de l'Agriculture, signalons la farine lactée *Nestlé*, bien connue, invitant au sevrage prématuré et jouant tour à tour le rôle de médicament ou d'aliment, étant l'un et l'autre et peut-être ni l'un ni l'autre.

VIII. — ÉTATS-UNIS.

Aimez-vous les dragées, au point de vue pharmaceutique, bien entendu ? *M. Warner* en a mis partout.
Il en a même tant mis qu'il n'est probablement resté de
places pour les autres ; c'est à cela que se réduit la partie
pharmaceutique de cette exposition, d'autre part si intéressante et si variée.

IX. — PORTUGAL.

Si la pharmacie portugaise ressemble beaucoup, en petit, à la pharmacie française, ce que prouve son exposition
entièrement composée de petites bouteilles bien enveloppées et étiquetées, portant la plupart les noms de spécialités françaises, — les pharmaciens français ne ressemblent malheureusement pas aux pharmaciens portuguais.
Aussi ces derniers, toujours gais, gravent-ils leur portrait
sur leurs produits et nous avons pu admirer les mâles
profils de *MM. Franco Filhos, Bina. — Si MM. Ribeiro
de la Costa, Alvez,* en peuvent mettre autant sur leurs
spécialités, nos sincères salutations à la race portugaise.

X. — ESPAGNE.

C'est peut-être la jalousie qui a empêché les pharmaciens
espagnols d'apporter leurs produits et leurs spécialités.
Le fait est que nous ne trouvons guère chez eux que
quelques eaux minérales plus ou moins purgatives, les
produits antiseptiques du docteur *Cea* et une spécialité, la
Bovina Rincon, médicament de cheval ou plutôt de bœuf,
contre la péripneumonie des bêtes à cornes.

XI. — ITALIE.

Mêmes recherches infructueuses dans le bazar qui sert
d'exposition à l'Italie : à peine là-bas, au fond, dans les
courants d'air, quelques produits chimiques provenant de
la Fabrique lombarde de Milan.

XII. — EXPOSITIONS DIVERSES.

1° Nous pouvons passer rapidement dans la longue galerie parallèle à la rue du Caire ; car l'art pharmaceutique est là très embryonnaire. Citons néanmoins, en *Egypte*, les essences de *Mohamed Amin el Arisara*, non moins remarquables pour leur odeur que curieuses par leur orthographe. — 2° Au *Japon*, les huiles raffinées de poissons. — 3° En *Grèce*, une assez jolie vitrine de spécialités. — 4° Enfin, en *Roumanie*, nous reconnaissons l'influence française, et les produits de *M. Konya* (de Jassy), les capsules de *M. Stoonesen* seraient dignes de porter la marque de fabrique de nos meilleures officines. — 5° Quant aux expositions si luxueuses des *Etats de l'Amérique du Sud*, elles nous intéressent surtout par les belles collections des plantes médicinales indigènes que le lecteur trouvera décrites au chapitre ayant trait à la Matière médicale. Néanmoins beaucoup d'entre elles se distinguent aussi par l'abondance de leurs produits pharmaceutiques, et nous ne pouvons passer sous silence les noms de *M. Quiroga* (Bolivie), de *M. Thomas Chapmann* (Vénézuela), de *MM. Perez et Gutierez* et surtout de *MM. Ibanez et Lamarque* (Mexique). — Enfin le *Brésil* réclame une place à part par le grand nombre de spécialités qu'il nous a envoyées et sur lesquelles nous avons été heureux de lire, à côté des noms de *Heneira* et d'*Olivera*, les noms français de *Lepage*, de *Rouquayrol* et de *Caors*.

Pierre ACHALME.

CHAPITRE II

MATIÈRE MÉDICALE.

Aimez-vous vraiment la Matière médicale? On en a mis partout, excepté toutefois à l'endroit où on s'attendrait à en trouver un peu, à la Classe XLIV et dans les Sections Européennes, pour des raisons que nous devrons dire. En effet, parmi les *Produits pharmaceutiques*, on ne voit figurer ni feuilles de Digitale, ni Casse, ni Séné, ni Chiendent, ni Bourrache, ni aucune de ces excellentes plantes qui font la joie des commères et le plus bel ornement des bocaux des officines : point d'*Uva ursi*, point de Mauve ni de Camomille.

Dans le chapitre qui précède, notre collaborateur a traité longuement et avec des détails suffisants, de la Chimie Médicale Française. Or, en parcourant les mêmes Galeries des Industries Diverses où l'on devrait trouver exposée de belles collections bien fournies de Matière Médicale Française, il n'y a absolument rien ou presque rien à glaner pour nous. Pour notre pays, nous devrons donc être très bref. Nous y ajouterons en même temps ce que nous avons pu découvrir dans l'une des Sections Européennes, la seule où quelques produits soient exposés.

I. — EXPOSITION EUROPÉENNE.

A. — Exposition française.

Si nous voulons visiter les matières premières pharmaceutiques non minérales d'origine française, nous sommes obligé de sortir de la XLVe Classe et de les chercher, çà et là, dans la XLIIIe (Chasse et Pêche), et dans la XLIVe (Produits agricoles non alimentaires).

Nous rencontrons d'abord, dans la première, l'*Exposition des cueillettes françaises*, où nous voyons, au milieu de *graines médicinales indigènes*, de brillants échantillons de Cantharides dont les belles couleurs sont bien utilisées pour l'ornementation de la vitrine.

Sans chercher à comprendre les raisons de cette association, nous trouvons à la XLIVe classe, près des sacs de houblon français, deux intéressantes collections de *plantes médicinales indigènes* : l'une due à *M. La Haye-Viard*, de Montreuil-sous-Bois, fournisseur des hôpitaux de Paris; l'autre moins élégante, mais plus scientifique et plus complète, appartenant à l'*Association des Herboristes français*. Dans la même salle, nous remarquons de beaux échantillons *d'huiles médicinales végétales*, les unes indigènes, les autres fabriquées en France avec des graines d'importation. Ce sont des huiles de pavot, de ricin, etc., portant les marques de *Reggio* et de *Blanc* et *Bourgogne*.

B. — Expositions des Sections Européennes.

Nous n'avons point fait, au beau pays de France, une cueillette abondante, malgré la richesse de notre flore. Nous avons tout tenté pour être, dans les parages de nos frontières, un peu plus heureux. Mais c'est presque en vain que nous avons interrogé les expositions de nos voisins. Nous n'avons trouvé à glaner qu'en Hollande.

Signalons donc, dans cette Section, à gauche près de la porte, dans la grande galerie qui sépare la Belgique de l'Autriche, une très intéressante collection de Plantes médicinales provenant des colonies néerlandaises (Guyane et Java) et appartenant à *M. Gustave Brieglieh*. Là, près d'une belle collection d'écorces et de feuilles de Quinquinas javanais, nous voyons les principaux Insectes nuisibles qui en rendent la culture très difficile, et des échantillons vrais de Cubèbe, de Casse, de Noix Arica, de résines de Copal, de résine Damar, etc. — Le commerce français y figure également et la *Compagnie de représentation de l'Industrie française* nous a envoyé de là-bas de jolis spécimens de Sagou, de Quinquinas et de Cannelle.

On voit que nous avions raison de dire en commençant que les nations européennes avaient été sacrifiées et que leur exposition était insignifiante. Aussi, en raison de l'intérêt assez restreint qu'elles présentent, — une terre vieille comme l'Europe ne produit pas souvent de plantes nouvelles, et, pour toutes ou à peu près, on a déjà essayé, depuis longtemps, de découvrir leurs propriétés médicinales ! — avons-nous cru utile d'insister davantage sur les Produits Végétaux d'origine étrangère et transocéanique, que nous connaissons à peine.

II. — EXPOSITIONS EXTRA-EUROPÉENNES.

(Colonies Françaises et Sections Transocéaniques).

Mais si les plantes médicinales ne sont pas représentées à la Classe XLIV et dans les pavillons des nations européennes au sol si misérable, elles occupent une place relativement considérable dans les Sections des Colonies et les Pavillons des Pays Etrangers..., où poussent les vignes vierges ! C'est une véritable promenade qu'il faut faire à travers l'Exposition, si on veut voir quelles ressources contre les maladies on peut tirer de la nature dans les différentes contrées du globe, où la terre n'est point encore usée !

1° Appréciations générales sur l'Exposition de Matière médicale extra-européenne.

Malheureusement, et pour des raisons que nous ne comprenons pas très bien, l'exhibition des plantes médicinales semble, en beaucoup d'endroits, n'avoir pas été faite pour le public. Les échantillons sont empilés sans ordre et même sans étiquettes lisibles, dans un coin de vitrine, comme si personne ne devait les regarder. A *La Martinique*, par exemple, on voit une série de caisses empilées sur lesquelles il y a des noms de familles (Légumineuses, Rosacées, Crucifères, etc.). Quelques-unes ont le couvercle rabattu et sont remplies de chemises de papier qui semblent contenir des plantes. Voilà, direz-vous, une collection qui paraît belle. — Oui, mais pas moyen de la consulter ! — Pas une table pour poser les feuillets contenant les plantes ; pas une indication, sur les boîtes, de leur contenu. D'ailleurs, *il est défendu d'y toucher !* Pour qui donc alors a été faite cette Exposition ? Pas pour le public, à coup sûr ; car, dans ce cas, il suffisait, pour réjouir ses yeux, de mettre les boîtes vides avec de belles étiquettes ! Comme on ne peut ni les toucher ni en examiner le contenu, on croirait qu'il y a des plantes dedans et ça coûterait moins cher de transport.

Il en est de même dans certaines Sections Américaines. Pas d'étiquettes sur les bocaux, vitrines trop exiguës,

échantillons entassés; on voit que les collections sont
là pour faire nombre devant le jury, mais non pour être
regardées.

Et pourtant il y a des gens que cela intéresse, les médecins, les botanistes, par exemple. Pour ceux-là, l'intérêt
est peut-être purement platonique. Qu'en savent cependant les exposants? S'il plait au médecin d'essayer les
effets des plantes dont il voit devant lui les échantillons,
si le botaniste veut acheter un type qui lui manque, ou
toute la collection d'une famille, les exposants n'y trouve-
ront-ils pas leur bénéfice?

Nous ne parlons pas des droguistes qui peuvent, en
comparant divers échantillons, en trouver certains meilleurs et faire d'importantes commandes. Il paraît cependant que ces considérations sont sans importance pour
beaucoup d'exposants.

En dehors de ces critiques, il faut convenir que l'*Exposition des plantes médicinales étrangères* est assez riche
et très intéressante; c'est ce dont chacun pourra se rendre
compte en parcourant les divers pavillons que nous allons
signaler ici.

2° Énumération des Expositions des Sections non Européennes.

Ces Pavillons se trouvent presque tous au *Champ-de-
Mars*, dans les divers bâtiments construits par les États de
l'Amérique du Sud ou de l'Amérique Centrale. A l'*Esplanade des Invalides*, il n'y a que les Collections venant de
nos Colonies. Elles présentent certainement moins d'intérêt, car nous connaissons mieux ce qu'elles renferment;
mais, pour commencer, nous y consacrerons pourtant un
certain nombre de pages.

A. — Exposition Coloniale de l'Esplanade des Invalides.

Les plus importantes collections se trouvent au *Pavillon
des Colonies;* quelques-unes se trouvent encore dans les
diverses *Sections coloniales.*

I. — PAVILLON DES COLONIES.

Au Pavillon des Colonies, commençons par la collection de l'île de *La Réunion*, située au premier, parce qu'elle est la plus complète, sinon la mieux disposée.

1° *Ile de la Réunion*.

Les nombreux échantillons variés, provenant de cette île, se trouvent réunis sur une étagère occupant un assez large espace au fond de la galerie à droite. Ils sont enfermés dans des bocaux cachetés, mais munis d'étiquettes, indiquant le nom de la plante, son usage, et quelquefois la forme pharmaceutique sous laquelle on l'emploie.

Voici les noms de quelques-uns de ces échantillons :

La *Racine Vaquois* (*Pandanus utilis*) (Pandanées) est un excitant, un aphrodisiaque, qui s'emploie aussi en décoction légère contre les hémoptysies.

Les *Affouches* (*Ficus cordata*) est un diurétique qui rend de grands services dans la chylurie, les hématuries.

La *Fataque malgache* (*Andropogon elegans*) (Graminées) est un sudorifique aromatique, fébrifuge, et très employée dans le pays contre les fièvres intermittentes.

L'écorce de *Tamarin* (*Tamarinus indica*) (Cœsalpinées) est astringente et antiasthmatique.

La *Patte de Poule* (*Todalia aculea*) (Simarubées) est un aromatique dépuratif qu'on donne en bains aux scrofuleux.

Le *Quinquina rouge* (*Cinchona succirubra*) (Rubiacées) est bien connu.

La *Rougette* (*Euphorbia thymifolia*) (Euphorbiacées) constitue un vermifuge assez efficace.

Le *Cadoc* (*Guilandina Bouduc*) (Cœsalpinées) fournit une racine fébrifuge et sudorifique.

Le *Bois de Rempart* (*Secaria eganitida*) (Euphorbiacées) est un dépuratif qui se donne en bains contre la gale.

Les *Rancoules* (*Aleuriles triloba*) (Euphorbiacées) sont les graines de cette plante et constituent un bon purgatif.

Les *Ecorces Benjoin* (*Terminalia mauritiana*) (Combretacées) sont considérées comme un astringent et un sudorifique puissant.

Le *Pignon d'Inde* (*Jatropha curcas*) (Euphorbiacées) fournit une graine qui est un purgatif violent.

L'*Indigo sauvage* (*Cassia occidentalis*) (Cœsalpinées), dont on emploie les feuilles et les racines à cause de leurs propriétés fébrifuges, sudorifiques et dépuratives, est à citer aussi.

Le *Papayer* (*Carica papaya*) (Papayacées) est un stimulant et un vésicant.

Le *Triumfetta glandulosa* (Tiliacées) est regardé comme un émollient.

La *Poudre de bois amer* (*Carissa xylopixon*) (Apocynées) est un fébrifuge.

Le *Bois noir, rouge* (*Accacia Lubbeck*) (Mimosées), astringent, s'administre en gargarisme contre les angines, ainsi que le suivant.

Les *Feuilles Saint-André* (*Pyrethrum indicum*) (Composées). Outre leur pouvoir astringent, ces feuilles sont hémostatiques.

La *Fougère d'or* (*Gymnogrammum aurea*) est une très jolie fougère à feuilles d'un beau jaune d'or.

Le *Vétyver* (*Analhesum muricatum*) (Graminées) est un stimulant détersif, qui s'emploie contre l'asthme et dans le traitement des plaies atoniques.

Le *Margose* (*Momordica balsamica*) (Cucurbitacées) constitue un tonique spécifique des maladies du cœur.

2° *Martinique.*

A l'extrémité de la galerie opposée à celle où se trouve la matière médicale de la Réunion est l'*Herbier de la Martinique*, dont nous avons déjà parlé. Mais, cet herbier ne constitue pas toute l'exhibition de cette île ; on trouve, au rez-de-chaussée du pavillon, à côté du *Rhum Hubbard*, une série de bocaux contenant les principales plantes de l'île, plantes étudiées par MM. Schlagdenhauffen et Heckel. A côté des plantes figurent les alcaloïdes et les produits dérivés qu'en ont tiré les deux savants, ce qui rend cette Exposition très intéressante. Il est à regretter qu'il n'y ait pas, à côté de ces échantillons, un catalogue explicatif des alcaloïdes et de leurs propriétés, car plusieurs sont nouveaux et il ne suffit pas de les voir pour deviner à quoi ils peuvent bien servir. Les principaux sont la *Cascarilline* et la *Colpachine*, produits dérivés du *Polygala oleifera*. Celui-ci fournit aussi des acides palmitique et dipalmitique, une gomme et une résine. — L'*Araucaria excelsa* fournit une essence, une gomme et une résine. Il faut encore citer : la *Kola* (*Ster-*

culia acuminata), dont on extrait la caféine ; — le *Dela-rium senegalense* (Cœsalpinées) qui donne un amidon soluble ; — le *Jequirity vrai* (*Abrus precatorius*) Légumineuses) dont on extrait deux alcoloïdes : l'*Abrine* et la *Jéquiritine*.

3° Non loin se trouve une Exposition digne d'être vue, c'est celle de *M. Natton* (de Paris) ; ses vitrines renferment diverses préparations de *Kola* et surtout des photographies de préparations microscopiques grossies qui sont particulièrement intéressantes.

II. — EXPOSITIONS DES DIVERSES SECTIONS COLONIALES.

En dehors du *Pavillon des Colonies*, il n'y a plus aux Invalides d'Exposition spéciale. On peut cependant remarquer quelques produits en Tunisie et à Taïti.

1° *Tunisie.*

Dans l'aile droite du *Pavillon de la Tunisie* on trouve un certain nombre d'échantillons dispersés au milieu des produits alimentaires. Ils rappellent d'ailleurs la flore européenne et n'offrent rien de spécial. Nous y avons vu, dans les bocaux, la Jusquiame, la Casse, la racine d'Asperge, le Chiendent, l'Armoise, le Fraisier, la Capillaire, le Fenouil, la Sabine, le Cumin, la Morelle, la Tanaisie, l'Eucalyptus, l'Iris, l'écorce d'Oranges amères, la Rue, le Gingembre, le Colombo, la Scille, le Datura, la Salsepareille, l'écorce de Grenade, et la plante chère aux alchimistes, la Mandragore, — La Valériane, la Belladone, la petite Centaurée, l'Aunée, la Mauve, la Bourrache, les baies de Laurier, le Romarin, le Bouillon blanc, qui figurent aussi dans la vitrine, ne méritent pas autre chose qu'une mention ; s'étendre sur leurs propriétés thérapeutiques nous semble tout à fait inutile.

2° *Taïti.*

Pour finir, je citerai, dans le *Pavillon de Taïti*, le *Kava-Kava* et surtout le *Manioc*, plante toxique quand elle est fraiche; utilisable, au contraire, lorsqu'elle est sèche et qui fournit une fécule bien connue de tout le monde sous le nom vulgaire de *Tapioca*.

Il faut, pour terminer l'inspection des collections médicinales, passer maintenant au Champ-de-Mars.

B. — Exposition des Sections étrangères au Champ-de-Mars.

Au Champ-de-Mars, trois collections surtout présentent de l'intérêt ; nous les placerons en tête de cette liste. Ce sont celles de la République de San-Salvador, du Brésil et du Mexique. Tout d'abord il faut citer celle de la République de San-Salvador.

I. — RÉPUBLIQUE DE SAN-SALVADOR.

Cette collection est située dans un petit pavillon spécial à côté du Grand Théâtre. Nombre de plantes sont enfermées dans les vitrines ; les plus spéciales au pays sont les suivantes.

Le *Mirospermum salvatoriense* (Légumineuses) est un arbre de dix à vingt mètres de haut, au tronc foncé, couvert d'aspérités le long desquelles coule une résine improprement connue sous le nom de *Baume du Pérou*. A la coupe le tronc apparaît jaune clair, coupé de cercles concentriques plus sombres, à fibres très serrées. Il exhale une odeur agréable. Les feuilles sont à folioles lancéolées d'un vert sombre, brillantes. Les fleurs blanches ont cinq pétales sessiles, dix étamines courtes. Le calice est à cinq divisions à peine marquées avec un pédicule de un centimètre. Ces fleurs forment des pannicules terminaux. Le fruit est large, aplati, rouge ; son extrémité inférieure contient une graine réniforme, aromatique, blanche, entourée d'un perisperme coriace exsudant une substance balsamique différente de celle que donne l'écorce. Le Baume du Pérou, stimulant très employé dans le monde entier, est aussi très apprécié dans les affections inflammatoires des poumons, dans les bronchites et dans les laryngites aiguës ou chroniques. C'est un important article d'exportation pour le commerce de la République de San-Salvador.

Le *Colpachi* (*Croton pseudochina*), de la famille des Loganiacées, est un arbre assez commun dans le pays ; il possède des propriétés fébrifuges. L'écorce de ce végétal contient une substance amère, soluble et active ; une résine soluble dans l'alcool à 36° ; une matière gommeuse unie à un principe azoté ; un acide particulier qui précipite par le sulfate de fer ; enfin, deux alcaloïdes naturels, la *Colpachine* et la *Colpachoïdine*. On prépare avec cette écorce un élixir, des extraits aqueux et alcoolique et des teintures.

Le *Guaco* (*Mikania guaco*) fournit un principe amer, un extrait gommo-résineux ; il renferme, en outre, de l'amidon, un peu d'acide malique et d'acide phosphorique combinés à la potasse. Les Indiens l'emploient beaucoup contre la morsure des serpents et autres animaux venimeux, et en retirent un réel bénéfice. Il sert aussi comme sudorifique et diurétique dans les affections de la vessie et les fièvres intermittentes.

La *Gratiola abortiva* (Scrofulariacées) croit dans les endroits frais de la République. Ses racines cylindriques sont recourbées, tortueuses et nombreuses. Les feuilles pétiolées ont 25 millim. de large et 10 de long ; elles sont franchement vertes. Les fleurs sont menues, sessiles, d'un violet vif ; le calice est gamosépale, persistant, à cinq divisions, la corolle bilabiée à cinq divisions. Il y a quatre étamines didynames. Le fruit est une capsule à graines nombreuses. C'est un antiabortif ; il est employé contre les hémorrhagies utérines et est considéré aussi comme anti-diarrhéique.

L'*Exostema floribundum* (Quina), dont la collection possède plusieurs variétés, est une plante qui n'appartient pas du reste à la famille des vrais Quinas. Elle contient un principe amer et tonique analogue au quinquina, mais ne contenant pas de quinine.

Le *Calagua erythrarea* (Synanthérées) est assez employé en Amérique et dans quelques pays d'Europe contre l'hydropisie et les affections des reins. C'est un excellent tonique et un bon fébrifuge.

La *Sarsaparilla* (*Smilax*) est très commune en plusieurs endroits de la République. La collection en possède deux espèces à tronc quadrangulaire, à feuilles alternes, pétiolées, à fleurs en ombelle de couleur blanc-verdâtre, à fruits en forme de baies sphériques. La racine renferme une huile particulière, nauséabonde et visqueuse. C'est un sudorifique et un dépuratif.

Le *Riubarbo del pais* (*Iatropa*) est une plante très commune dans les jardins. Elle a des fleurs panniculées et des racines longues. Cette espèce n'est pas purgative, mais seulement tonique.

Le *Mechoacan* (*Convolvulus mechoacan*) (Convolvulacées). Très commun dans le Salvador, on en emploie les racines dont on distingue deux sortes : l'une globuleuse, l'autre fusiforme. Ces racines ont l'intérieur blanc; leur saveur est légèrement âcre. Elle purge moins efficacement que les espèces mexicaines. On se sert de la poudre, de la teinture et de l'extrait ; mais c'est plutôt un remède populaire qu'un remède d'officine.

La *Canafistola* (*Cassia fistula*) est un arbuste verdoyant à très belles fleurs, dont on emploie le fruit comme laxatif. Celui-ci contient du sucre, de la gélatine, de la gomme et des glutines, des matières extractives amères et de l'eau.

Le *Carago* (*Inga insignis*) (Légumineuses), très commun en Salvador, a des fruits qui sont divisés en loges et qui contiennent une graine réniforme, recouverte d'une pulpe noire, sucrée et aromatique, très agréable.

La *Contrayerba* (*Dorstenia*), plante très abondante dans le territoire, a une racine charnue, courte, aromatique et d'une saveur astringente et amère; elle est employée seulement par les gens du peuple.

Le *Cordoncillo* (*Arthanta*) (Pipéracées) est un arbuste de 3 à 4 mètres, à feuilles rugueuses, oblongues, lancéolées, à fleurs blanches insérées à la base du pétiole des feuilles à saveur âcre et piquante. Le tronc rugueux est arrondi. La variété qui figure à la collection est l'*Arthanta longa*. C'est un excitant employé surtout comme condiment.

L'*Orosus del pais* (*Lypia dulcis*) (Verbénacées), très commune, jouit de propriétés aromatiques et toniques.

La *Vainilla* (*Vanilla*) comprend deux espèces : une fine, cultivée, qui pousse abondamment sur les lieux élevés et qu'on nomme dans le pays *Vainillon ;* l'autre, commune, est une espèce de liane à tronc cylindrique sur lequel s'insèrent les racines. Ses feuilles sont lustrées, charnues. Cette variété ne se cultive pas. L'échantillon de l'Exposition a été vendu à des savants, pendant une herborisation dans les bois.

Le *Tempate* (*Jatropa curcas*) (Euphorbiacées) est un drastique violent peu usité. On extrait des graines un acide inodore, insoluble dans l'alcool.

Le *Lombricera a diente di leon* (Synanthérées) croît dans les lieux humides. Les feuilles sont fendues d'incisions profondes. La racine, également creusée de sillons marqués, cylindrique, blanche à la coupe, est astringente et amère. On l'administre en pilules et en tisane.

Le *Tamarindo* (*Tamarindus indica*) est un arbre à frondaison épaisse, haut de 30 à 40 mètres, très large. Son fruit contient des graines enveloppées d'une pulpe sucrée qui agit comme laxatif très agréable. Cette pulpe contient des acides citrique, tartrique, malique, du tartrate de potasse, du sucre, de la gomme, de la gélatine végétale et de l'eau.

Le *Marânon* (*Anacardum occidentale*), dont le fruit produit un acide volatil âcre et visqueux, légèrement amer, est employé contre certaines affections de la peau et contre la carie dentaire. On extrait du fruit une résine noire, possédant des qualités analogues.

Le *Guayaco* (*Guayacum officinale*), dont on emploie l'écorce comme sudorifique et antisyphilitique, fournit une résine qui est peu employée dans le pays. On associe souvent les fruits à la décoction de salsepareille.

Le *Sasafras* (*Laurus sassafras*) (Laurinées) est très commun sur les hauteurs (3.000 pieds). Ses racines aromatiques contiennent un acide âcre et volatil.

Le *Papayero* (*Carica*) fournit une résine et une substance amère qu'on obtient par lixiviation (*Papaïne*). Le fruit du Papayer a une action digestive supérieure à celle de la pepsine animale. La résine se solidifie dès qu'elle s'echappe de l'arbre. Pure et mise en contact avec de la viande ou des matières azotées, elle les attaque et les dissout rapidement, si l'opération est faite à la température de 35° à 40°.

L'*Eucalyptos* (*Eucalyptus*) comprend différentes variétés (*globulus, piperita, resinifera*) qui ont été acclimatées au Salvador et y poussent parfaitement. On emploie l'extrait et l'écorce comme fébrifuge. L'acide essentiel qu'on en extrait (*Eucalyptol*) est désinfectant et antipyrétique.

Le *Quebracho* (*Aspidosperma quebrache*) (Apocynées) jouit depuis quelques années de la faveur des Européens. C'est un antiasthmatique, un anesthésique et un sédatif du système respiratoire ; il peut être préparé sous forme d'extrait.

L'*Epasina* (*Spigelia helminthoïdes*), plante aromatique très commune, contient un principe essentiel très efficace contre tous les vers (même ceux des mauvais poètes ?). Il est de plus tonique.

Le *Cedron* (*Simaba cedron*) (Rutacées) est un arbre très commun sur les côtes, presque inconnu à l'intérieur. On emploie les cotylédons du fruit qui contiennent une substance amère tonique et stomachique. De l'écorce on extrait la *Cédrine*, alcaloïde analogue à la quinine. L'arbre mesure 7 à 8 mètres de haut. Ses feuilles larges alternes sont composées de 20 folioles sessiles, obliques, inégales à la base. La fleur possède un calice et une corolle à cinq divisions de couleur jaune pâle et 10 étamines ; le fruit est ovalaire, volumineux, portant deux gros cotylédons blancs.

Les autres plantes n'ont rien de particulier à la région. Ce sont diverses variétés de *Quinquinas* ; — l'*Hedivigia balsamifera*, dont on tire le Copal ; — le *Polygala seneca* (Ipecacuanha) ; — l'*Amomum Zingiber* (Gingembre), etc., etc.

II. — BRÉSIL.

Située au premier étage du Pavillon du Brésil, cette collection occupe une large étagère située dans l'angle droit de la salle. On y remarque principalement :

Le *Quina da Serra*, variété de quinquina très répandue dans le pays où on l'emploie comme fébrifuge. L'arbre croît dans les lieux élevés et possède une saveur très amère. On en extrait un alcaloïde, la *Viérine*. C'est une poudre blanche, amère, à peine soluble dans l'eau, soluble dans les liquides alcalins, très soluble dans l'alcool, moins dans l'éther. Très tonique et très employée comme fébrifuge, se donne à la dose de 4 à 8 grammes. — L'*Andera anthelmintica* donne une amande vermifuge. — Le *Tecoma leucoxylon*, ébène vert, est employé contre les maladies de la peau. — Le *Peplostegia pisonis*, Convolvulacée grimpante, que les indigènes nomment *ipù*, est un diurétique. — Le *Bignonia caroba* est un dépuratif. — Le *Chicocca anguifugua* (Caïnca) possède une racine purgative et très diurétique. — La *Dorstenia Brasiliensis* est emménagogue. — La *Cuscuta umbellata* est hémostatique. — Le *Simaruba officinalis*, une Rutacée, a des propriétés antidysentériques. — Le *Pereira* (*Geisospermum vellosii*) est une plante qui fournit un alcaloïde, la *Péreirine*, dont l'action fébrifuge est très énergique. — Le *Davilla rugosa* (Dilléniacées) a des feuilles qui servent en décoction comme astringent. — Parmi les *Salsepareilles*, il y a là différentes espèces : *Smilax Syringoïdes, Brasiliensis, Syphilitica, Herriera* et *Japeganga*, cette dernière particulière à la région.

Pour terminer cette nomenclature déjà longue, et qui montre imparfaitement encore combien est riche la Pharmacopée végétale du Brésil, il faut citer le Jaborandi (*Pilocarpus*), le *Sassafras*, les *Quinquinas* et une Légumi-

neuse (*Périandra dulcis*), sorte de Réglisse indigène, très
en faveur contre les maladies des organes respiratoires.

III. — MEXIQUE.

Au premier étage du pavillon, à droite, se trouve une
collection très importante, qui occupe deux étagères accolées au mur : mais beaucoup de bocaux sont placés si haut
qu'on ne peut lire les étiquettes qu'ils portent, encore bien
moins voir et étudier les échantillons qu'ils renferment.
Aucun catalogue n'accompagnant cette collection, il faut
se contenter des noms inscrits sur les étiquettes, dont beaucoup d'échantillons sont d'ailleurs dépourvus. Mais comme
il est interdit d'y toucher, il n'est pas possible de les
étudier.

Voici les principales plantes que nous avons pu reconnaître, avec leur emploi : L'*Ageratum cœlestinum* (Composées), contre les fistules ; — le *Lepachys mexicana*
(Composées), contre les rhumatismes ; — l'*Eupatorium
petiolare* (Composées), tonique, amer ; — l'*Artemisia fili-
folia* (Composées), anthelminthique ; — le *Baccharis phte-
rionoïdes* (Composées), anticatarrhal ; — le *Croton cas-
carilla* (Euphorbiacées), contre la fièvre intermittente ; —
la *Borratia pentaphylla* (Légumineuses), antipériodique,
antinévralgique ; — la *Cassia Brantiana* (Légumineuses),
purgatif ; — le *Datura stramonium* (Solanées), antiasthmatique ; — l'*Asclepias setosa* (Asclepiadées), diapho-
rétique ; — le *Marrubium vulgare* (Labiées), Marrubio ; —
la *Dorstenia barbutilla* et le *Mikania guaco*, contre les
morsures venimeuses. Les autres échantillons nombreux
et probablement intéressants sont absolument inaccessi-
bles à la vue.

Ce sont là les trois collections les plus nombreuses et
les plus intéressantes. Dans les autres, on retrouve à peu
près les mêmes plantes. Il faudra encore visiter le pavillon
de la République Argentine et quelques autres que nous
citons pour terminer.

IV. — RÉPUBLIQUE ARGENTINE.

Cette collection, très nombreuse et très soigneusement
exposée, se compose d'un grand nombre de plantes dont

beaucoup sont nouvelles, mais qui, malheureusement aussi, ne sont accompagnées jusqu'ici d'aucun catalogue explicatif.

V. — PARAGUAY.

Dans la collection assez considérable qui occupe trois vitrines situées dans l'aile gauche du pavillon, on retrouve les plantes nommées dans les collections précédentes. Il faut citer le *Maté* (*Ilex paraguayensis*), arbre particulier à la région qui se rencontre dans la zone du Rio de la Plata. L'infusion des feuilles de cette plante a une saveur astringente plus amère que celle du thé. Le Maté, pris en assez grande quantité, trompe la faim, excite la force musculaire, augmente et renforce les battements du cœur et produit une sensation de bien-être particulière. Il donne de la vigueur, de la lucidité intellectuelle et possède un pouvoir aphrodisiaque marqué. On n'a pas encore isolé de *Matéine*, mais un jour viendra peut-être où cette préparation prendra sa place entre la cocaïne et la morphine, parmi les poisons chers aux chercheurs et chercheuses d'ivresses artificielles.

VI. — URUGUAY.

C'est une très petite collection que celle de l'Uruguay. Elle est exposée dans une vitrine située très haut, de sorte qu'on n'en peut voir aucun échantillon. Ce qu'il y a de plus remarquable, c'est un *Herbier*, déposé sur une table, qui se distingue surtout par l'état de parfaite conservation des plantes. Ce résultat a été obtenu en trempant les plantes dans une solution de sublimé avant de les soumettre à la dessication.

On le voit, dans cette nomenclature, incomplète d'ailleurs, nous avons été des plus sommaires. C'est que dans toutes les collections exposées, il se trouve beaucoup de plantes communes, existant aussi en Europe, et n'offrant, selon nous, aucun intérêt spécial.

Pour éviter des redites fastidieuses, nous avons encore passé sous silence un certain nombre de plantes qui se retrouvent couramment dans tout le territoire du Sud-

Amérique. En tête de celles-ci, il nous faut placer la série des *Quinquinas* dont on trouve dans toutes les sections des échantillons de différentes espèces : *Cinchona Ferruginea, Vellosii, Remijiana, Calisaya*, etc. Vient ensuite la *Coca*, très répandue et très employée par les indigènes comme stimulant.

Le *Jalap*, le *Jaborandi*, le *Gayac*, l'*Eucalyptus*, la *Casse*, l'*Ipéca*, figurent dans presque toutes les collections. Mais leurs effets thérapeutiques sont trop connus pour ne pas nous dispenser d'en parler.

L. Regnier.

CHAPITRE III

LES EAUX MINÉRALES.

Les Eaux Minérales doivent être étudiées en France et à l'Etranger. Nous commencerons bien entendu par aller goûter à nos sources. On doit avant tout être de son temps et de son pays. Nous dirons quelques mots en terminant sur les eaux minérales des pays étrangers qu'on trouve dans les différentes sections du Champ-de-Mars.

I. — EXPOSITION DES EAUX MINÉRALES FRANÇAISES.

A. — Aperçu général sur l'Exposition.

(Son siège, son but et ses desiderata.)

Le Pavillon de l'Exposition des Eaux minérales françaises est situé à l'Esplanade des Invalides, auprès du Palais de l'Hygiène, avec lequel il communique. Il y a là une exposition très complète de nos Eaux minérales.

Beaucoup de vitrines sont d'un très joli coup d'œil. Un grand nombre de stations d'eaux ont surtout l'air de promettre de nombreuses distractions à leurs clients, en exposant des photographies de promenades, de vues, de casinos qu'on peut y rencontrer. Néanmoins un certain nombre ont répondu à l'idée de cette exposition, à savoir : *Faire connaître les propriétés de l'eau, leur contenu et la manière dont elle est administrée.*
Nous devons avouer cependant qu'une chose fort importante pour le médecin, qui en somme doit être surtout intéressé par cette exposition, à savoir : *l'examen compa-*

ratif *des dosages des matières contenues dans les eaux minérales,* a été fait le plus souvent d'une façon sommaire ou incomplète. — *Pougues, la Bourboule, Montbrun-les-Bains* (eau sulfurée calcique) ont exposé des tubes donnant un dosage exact des substances en solution dans leurs eaux par quantité donnée, pour les différentes sources. C'est une idée qu'auraient dû imiter toutes les stations d'eaux. D'autres se sont contentées d'exposer des produits extraits de ces eaux, ou des dépôts formés dans les tuyaux, dans les vases servant à l'administration de l'eau. Dans ce genre de collections de substances, citons: *Vichy,* les *boues de Dax, Tranezaigues, Echaillou, Royat, Luchon, Barèges, Saint-Fortuné.*

Enfin, pour les *expositions des appareils destinés à l'emploi des eaux,* vient en première ligne *Aix-les-Bains,* qui montre de forts intéressantes maquettes renseignant le médecin sur le mode d'administration de ses eaux (douches, bains de vapeur, etc.). — *Luchon* a exposé des tableaux représentant les salles d'inhalation et de douches buccales.

Quelques stations ont aussi bien fait d'exposer des *collections de roches,* à travers lesquels filtrent les eaux, roches qui leur abandonnent leurs parties solubles; mais de là à aller mettre sous les yeux du public un véritable musée de minéralogie et de paléontologie, il y a une nuance. De même, nous nous demandons quelle utilité il y a à nous montrer une *exposition de curiosités,* plus ou moins anciennes, de monnaies romaines, de vases antiques, de statuettes, etc.., comme nous en voyons un exemple à l'entrée. C'est très joli, très intéressant, mais le médecin perd son temps à chercher au milieu de ces choses la propriété thérapeutique de l'eau qu'il vient voir. Si encore il trouvait ce qu'il cherche, il n'y aurait que demi-mal!

B. — Enumération des principales Expositions.

1° *Eaux de Vichy.*

A l'entrée de l'Exposition des Eaux Minérales est placé un pavillon spécial pour la *Société de Vichy,* renfermant aussi les autres eaux dont l'Etat est propriétaire. Cette société aurait bien dû produire les dosages comparatifs de ses eaux ; on y remarque des *échantillons des sels* que celles-ci fournissent, et des quantités de bouteilles de différents types. Nous n'insistons pas davantage, car tout le monde connaît les sources de Vichy, sinon les jolis sites où elles jaillissent.

Un peu en arrière de ce pavillon, à l'entrée même de l'exposition des eaux minérales, il a été établi une corbeille où le public vient déguster l'eau des différentes sources. Nous n'avons pas besoin de dire que les plus consommées sont les moins efficaces.

2° *Eaux de la Savoie et du Dauphiné.*

Aussitôt qu'on a pénétré dans cette exposition, on est saisi d'effroi en se demandant comment on pourra retenir tous les noms de ces sources différentes, et comment on va les cataloguer dans sa trop petite cervelle. Nous prierons le lecteur de nous excuser, si nous ne pouvons le conduire de vitrine en vitrine, pour les examiner l'une après l'autre. Au fond se trouve *l'exposition collective des Eaux de la Savoie*, ce qui n'empêche pas plusieurs des sources d'avoir des vitrines particulières. *Stuggle for life, for ever !* En tête de cette collectivité se présente *Aix-les-Bains*, dont nous avons déjà parlé à propos des réductions des salles de douches et de massage, et de bains à vapeur exposées ; en dehors de cela elle ne nous présente ni dosages ni analyses, mais seulement des échantillons de dépôts fournis par les eaux. Il est certain que le mode d'administration de ces eaux, qui est fort bien fait, agit surtout dans les différentes affections rhumatismales chroniques. Les inhalations de vapeur semblent aussi actives dans les affections des voies respiratoires. Les deux sources d'Aix-les-Bains sont hydro-sulfurées à 46° et contiennent un peu de fer et de manganèse.

Les Eaux de *Brides-les-Bains* sont thermales (36°), ferrugineuses, chlorurées, sodiques. Elles sont purgatives et surtout employées dans les affections du tube digestif, du foie et l'obésité ; pour cette dernière simultanément avec le massage. Dans les vitrines nous apercevons de nombreux dépôts ferrugineux et des échantillons de sels.

Ayant la même action, se trouvent à côté : les Eaux de *Salins de Moutiers* (chlorurées-sodiques fortes, ferrugineuses, thermales, à 36°). On les utilise encore dans les affections strumeuses, et comme reconstituantes. La vitrine de Salins contient des échantillons de carbonates, de sulfates terreux et alcalins, et de sels de fer extraits des eaux.

Les eaux de *Challes* sont sulfureuses et bicarbonatées sodiques, employées dans les affections strumeuses et catarrhales. Nous avons remarqué dans la vitrine une bouteille d'eau conservée depuis 1865, et parfaitement limpide.

L'exposition des Eaux de la Savoie comprend encore : *Marlioz* (sulfureuses sodiques) ; — *Coise* (alcaline, sodo-bromurée) ; — la *Bauche* (bicarbonatée, ferrugineuse), l'*Echaillon* (sulfatées, calciques et sodiques), encore non captée ; — *St-Simon* (alcalines, magnésiennes) ; — *Farelle* (arsenicale, ferrugineuse) ; — la *Boisse* (ferrugineuse, alcaline) ; — *Bonneval* (sulfureuses calciques).

Parmi les Eaux de la Savoie, nous devons encore compter *Evian-les-Bains* et *Thonon*.

Une mention spéciale à *Echaillon-les-Bains* (près de St-Jean-de-Maurienne) qui, à cause de ses faibles ressources, n'a pu faire une exposition très complète, mais qui néanmoins nous a présenté des échantillons des roches (micachistes) au milieu desquelles passent ses eaux.

3° *Eaux d'Auvergne.*

L'Etablissement de la *Bourboule* (Puy-de-Dôme) a exposé un tableau des dosages comparatifs de l'arsenic contenu dans ses eaux avec celui contenu dans les Eaux de *Royat* et dans celles du *Mont-Dore*. Nous voyons que, par litre, l'Eau de la Bourboule contient 0,007 d'arsenic métallique et 4 gr. 938 de résidu salin, enfin des acides libres ou combinés (CO^2, HCl, SO^4H^2). Près de ces dosages sont présentés les dépôts formés par la source de *Fenestre*, et des échantillons de tuf, de granite, de schiste à travers lesquels passent les eaux. C'est une des expositions le mieux faite, le mieux présentée pour le médecin, à notre avis.

4° *Eaux du Bassin du Rhône.*

Une bonne note à *Montbrun-les-Bains* et à *Cambo* qui nous ont enfin montré des dosages de leurs eaux. Les deux sources de Montbrun contiennent par litre : de 0,15 à 0,27 gramme d'acide sulfhydrique libre ou combiné, de 0,018

à 0,03 de sulfure de calcium, enfin des sulfates, des bi-
carbonates de chaux et de magnésie, des chlorures, de
l'alumine, de la silice et de la matière organique bitumi-
neuse. Cambo nous montre les résidus des eaux ferrugineuses et sulfureuses.

5° *Région des Pyrénées.*

La *Société des Thermes de Dax* a installé une exposition fort curieuse, très intéressante au point de vue scientifique. Il y a là toute une collection de boues prises dans
les différents points du département des Landes et des
échantillons des sels extraits des différentes sources de ce
même département. Les Thermes de Dax même comprennent des Eaux thermo-minérales, sulfato-carbonatées,
calciques, des Boues végéto-minérales et des Eaux-mères
salines. Les boues s'adressent aux affections rhumatismales chroniques, et les eaux-mères aux déformations
articulaires, aux affections nerveuses et à la chloro-anémie.
Nous reprocherons à cette exposition d'avoir surajouté à
des collections vraiment intéressantes, des échantillons
paléontologiques et minéralogiques qui ne sont guère que
des hors-d'œuvre.

C. -- Classification des autres Eaux exposées d'après leur action thérapeutique.

Nous allons essayer de classer maintenant les autres
sources que nous avons remarquées, suivant la qualité de
leurs eaux.

1° *Eaux alcalines.* — Vichy (sources de l'Etat) : Vichy-
Latour, Vichy-Cusset; Source Guerrier à Saint-Yorre;
Vichy-Saint-Yorre : Source Saint-Louis; Vichy-la-Tour;
Source Tabard du bassin Saint-Yorre. — Vals : Sources vi-
varaises : S. Alexandrine, Perles de Vals, S. Philomène.
Société générale des E. de Vals : E. du Pavillon, Vernet
près Vals. — Eaux de Pougues (exposition bien faite, dépôts, roches, dosages, réactions). — Eaux d'Alet, de Cha-
betout, de Montégut-Ségla, de Bussang, de Saint-Simon,
de Condillac, de Saint-Pardoux, de Ternant, de Lamalou-
l'Ancien, de Caldane, de Fourchambault, de Desaigues, de
Saint-Galmier (S. Noël et S. Badoit), de Prades, de Saint-

Alban, de Couzan (Brault), de Sail-sous-Couzan, de Saint-Fortuné, de Contrexéville, de Plombières.

2° *Eaux lithinées et arsenicales* : Eaux de Royat de Sathenay.

3° *Eaux chlorurées et sulfatées* : Encausse, Balaruc, Chatel-Guyon, Montmirail, Saint-Alban, Bourbon-l'Archambault, Bully-sur-l'Arbresle, Bagnols de l'Orne, Lons-le-Saulnier, Salies-de-Béarn, Vittel.

4° *Eaux sulfureuses* : Gazost, Mont-Dore, Saint-Honoré, Barèges, Tramzaygues, Luchon, Eaux-Bonnes.

5° *Eaux ferrugineuses* : Rocher de Foix, Riaillé, Sailles-Bains.

6° *Boues* : Saint-Amand.

7° *Eaux goudronneuses* : La Vallière.

D. — Exposition des curiosités et des plaisirs des diverses villes d'eaux.

A côté de ces Expositions intéressantes au point de vue scientifique, nous voyons des vitrines qui reposent l'œil et tendent à prouver que la médecine, même hydrologique, ne défend pas la gaité et le plaisir de l'œil. Les jeux de physionomie des *clients de Vittel* relatés par des photographies exposées par cette station thermale font une heureuse diversion au milieu de cette exposition de bouteilles, dont le contenu n'est pas destiné généralement à exciter la joie. Adonc, le client de Vittel, s'est fort bien trouvé des eaux chlorurées, mais cela ne l'a pas beaucoup fait maigrir. Un mauvais plaisant a prétendu que ça lui a « rincé le fusil…, et que ça l'a rajeuni. » Très joli, le *coussin de soie vieil or* rehaussé d'une feuille de trèfle de velours grenat, sur lequel repose moelleusement une bouteille d'eau de la source de Saint-Louis de Saint-Yorre. Cette eau ne demande pas à être remuée. Comme les malades doivent être traités avec toutes sortes d'égards dans cette station ! Les vitrines tapissées de soie rose ou verte ne manquent pas. Les bouteilles d'eau, couchées sur ces lits de satin comme de petites maîtresses, ne peuvent qu'attirer le client. D'autre part, les *photographies* qui leur sont jointes lui annoncent tous les plaisirs recélés par la ville d'eaux : casinos, promenades, jeux de lawn-tennis, etc. C'est ce qu'on peut appeler les *Stations balnéaires destinées aux gens qui ne sont pas malades*. Confrères, qui me lisez, n'en dites pas de mal et ne m'en voulez pas. Vous l'avez maintes fois reconnu, la plupart de vos clients préfèrent une station où ils ne sont pas perdus, isolés, loin de leurs semblables, et où ils peuvent se distraire, s'amuser ; dame ! le traitement se fait quand il peut, quand on a le temps ! Essayez d'envoyer un client « chic » à Bonneval, à la Boisse (je parle de ces stations de la Savoie, parce que je les connais); si ce client n'a pas le vif désir de se guérir, s'il n'est pas sérieusement malade, inévitablement cette phrase sortira de ses lèvres : « Docteur, ne pourrai-je pas aller à Luchon ou à Aix-les-Bains ? »

II. — EXPOSITION DES EAUX MINÉRALES ÉTRANGÈRES.

A. — Considérations générales sur les Eaux minérales étrangères.

Nous aurions voulu dans cet article reprendre l'étude des Eaux Minérales Étrangères, étude si peu avancée chez nous et qui aurait eu au moins le mérite de l'actualité.

Malheureusement le temps et les moyens nous on manqué et nous avons dû nous borner à parcourir les Sections étrangères pour reconnaître les vitrines où se trouvent ces eaux que nous connaissons si mal en France.

En tous cas, nous signalons à nos lecteurs l'intérêt de ces recherches et de la comparaison des innombrables eaux allemandes et autrichiennes, récemment vantées, aux non moins innombrables échantillons des sources françaises.

Il ne suffit pas de répéter sans cesse que les nôtres sont aptes à tout soigner et que nous n'avons pas à aller chercher à l'étranger une guérison que nous pouvons trouver chez nous à moins de frais; il faut faire de la science pure et c'est vers ce but que nous tendons. Peut-être quelqu'un répondra-t-il à notre appel? En tous cas, nous citons ce que nous avons *pu* voir, sans plus ample appréciation. On verra qu'il y a là de nombreux matériaux de comparaison.

B. — Énumération des Eaux Étrangères.

I. — AUTRICHE-HONGRIE.

Les *Eaux Hongroises* sont représentées dans les bâtiments de l'exposition alimentaire de ce pays par l'*Hunyadi-Janos* et l'*Eau de Püllna*.

II. — PORTUGAL.

Parmi les *Eaux Portugaises* nous avons, au pavillon du Portugal, vu exposées les suivantes : Eaux de *Pedras Salgadas* (alcalines, ferrugineuses, lithinées, arsenicales); Eaux d'*Amieira* (thermales, chlorurées); Eaux de *Caldas de Ramha* (sulfurées); Eaux de *Vidago* (alcalines, gazeuses, lithinées, arsenicales); Eaux de *Moura* (alcalines).

III. — BRÉSIL.

Pour les *Eaux Brésiliennes* nous n'avons observé que deux sources : Eaux de *Lambary* (gazeuses); Eaux de *Cambuquira* (ferrugineuses, gazeuses).

IV. — ESPAGNE.

Les *Eaux Espagnoles*, au pavillon de l'Espagne, sont représentées par l'Eau de La *Aliseda* (alcalines, ferrugineuses); Eaux de *Alhama* de Grenade (sulfo-calciques, nitreuses, thermales); Eaux de *Moyanico manolejo* (bicarbonatées, alcalines, lithinées).

V. — ANGLETERRE.

Les *Eaux Anglaises*, qu'on verra à la section alimentaire, ne comprennent guère que l'Eau de *Reginaris* (eau de table sulfatée, calcique et bicarbonatée, gazeuse).

VI. — SUISSE.

Les *Eaux Suisses*, qui sont exposées au Ier étage de la Galerie des Machines, sont : Eaux de *Montreux* (alcalines); Eaux de *Romanel* (alcalines et sulfureuses); Eaux d'*Olnana-les-Bains* (sulfureuses); Eaux de *Solis* (acidulées, sodiques); Eaux de *Bex* (sulfurées, chlorurées, sodiques, salines).

Et bien d'autres qui nous ont échappé.

A. RAOULT.

QUATRIÈME PARTIE

Les Microbes à l'Exposition.

CHAPITRE PREMIER.

MICROBIOLOGIE.

L'une des plus intéressantes particularités de l'Exposition scientifique de 1889 aura été de mettre pour la première fois, sous les yeux des visiteurs, ces fameux Microbes dont tous ont entendu parler, dont tous parlent même sans les connaître ; les uns convaincus, les autres sceptiques, tous curieux de faire comme saint Thomas : de toucher et de voir. Nous ne pouvons leur en faire un crime, car la rapidité avec laquelle la Microbiologie s'est popularisée a été, pour ceux qui ne veulent pas suivre le mouvement scientifique, l'occasion de rappeler la chute de bien des théories brillantes ; et pendant un certain temps la crainte du ridicule, des enthousiasmes prématurés avait pu laisser pénétrer le doute dans l'esprit de beaucoup. Mais maintenant que les expériences, les faits de chaque jour viennent étayer cet édifice si rapidement construit, lorsqu'on songe aux pas de géant que la science nouvelle fait faire aux sciences médicales, à la précision qu'elle donne aux recherches cliniques, à la confiance qui doit nous venir de la connaissance des ennemis que nous avons à combattre, on est fier de pouvoir mettre sur le frontispice de cette grande œuvre les noms français de Pasteur et de Davaine.

C'était aussi à la France de faire franchir à la Microbiologie les limites du monde scientifique, et de persuader les profanes les plus endurcis en leur mettant sous les yeux les vivantes pièces à conviction qu'ont apportées les différents laboratoires français. Ces derniers, du reste, ont tenu à honneur de se faire représenter dignement et, connaissant bien à quel point cette question intrigue et passionne les personnes même les plus étrangères aux choses médicales, ils ont choisi, pour les faire figurer à leurs vitrines, les Microorganismes qui, soit par la beauté de coloration de leurs cultures, soit par leur rôle pathogène important, sont le plus à même d'intéresser tous les visiteurs.

I. — EXPOSITION FRANÇAISE.

A. — Enumération des Expositions.

Un mot de regret avant de commencer : Nous aurions voulu voir représentée à l'Exposition la grande Ecole de l'*Institut Pasteur*. Si la modestie bien connue de son directeur et de ses chefs de laboratoire a reculé devant le triomphe qui les attendait, ils auraient dû la faire taire en songeant que l'éclat en eût rejailli sur toute la science française.

1° *Laboratoire de la Faculté de médecine de Paris.*

L'Exposition du Laboratoire de *M. Cornil,* dont il est sorti tant de travaux pendant ces dernières années, ainsi que le montre au visiteur le grand nombre d'ouvrages faisant époque dans la science et portant la signature de son savant directeur, est située au premier étage du Palais des Arts Libéraux, dans la division réservée à l'Enseignement supérieur par le Ministère de l'Instruction publique.

Parmi les cultures microbiennes exposées dans la vitrine, les unes, et non les moins belles, ont été obtenues sur les pommes de terre stérilisées par la méthode de Roux ; les autres sur les milieux demi-solides de Koch à la gélose ou à la gélatine nutritive.

Parmi les premières, signalons les formes caractéristiques du *Bacille typhique,* les touffes de *Bactéries charbonneuses,* les belles colorations des *Staphylocoques pyogenes, aureus et citreus,* de *Levure rose,* de *Sarcine jaune,* toujours en vedette par la beauté et la netteté de leurs colonies. Parmi les secondes on s'intéressera surtout au *Bacille tuberculeux,* le grand ennemi du genre humain, en culture sur la gélose glycérinée par la méthode de Roux et Nocard ; au *Microorganisme pneumonique de Fried-*

lander, cherchant en vain son frère et rival, le Pneumocoque de Fraenkel ; au *Bacille de la diphtérie*, le bourreau des mères, sans oublier les *Microbes du rouget du porc*, de la *septicémie des souris*.

Au premier rang se trouvent les microorganismes dont l'étude sort en tout ou en partie du laboratoire de M. Cornil : *Bacille de la dysentérie* (Chantemesse et Widal, 88), *Microcoque de la tuberculose zoogléique* (Chantemesse, 87), *du bouton du Nil* (Chantemesse, 88), *du choléra des canards* (Cornil et Toupet, 88).

Enfin, à la place d'honneur, une belle culture du microbe décrit par Nicolaier comme cause du tétanos et obtenue par *MM. Chantemesse et Widal*.

2° *Laboratoires des Ecoles vétérinaires.*

Nous sommes obligé, pour suivre notre étude, de quitter un instant le Palais du Champ-de-Mars et de nous rendre aux galeries de l'Agriculture échelonnées le long du quai d'Orsay. Près de l'entrée, qui regarde le Panorama de la Compagnie transatlantique, nous trouvons l'Exposition des Ecoles vétérinaires françaises et en particulier de celle d'Alfort, de Lyon et de Toulouse.

a). *Ecole d'Alfort.*

Au milieu des trésors scientifiques entassés dans ce coin peu fréquenté, l'Exposition de *M. Nocard* présente un intérêt particulier, en raison même du grand nombre de travaux originaux qui sont sortis de son laboratoire. Au premier rang, nous placerons des cultures au contact et à l'abri de l'air, des Microcoques de la *mammite contagieuse de la vache* et de la *mammite gangréneuse* ou *araignée des brebis*, dont l'étude lui revient en entier. De belles cultures de *Bacilles tuberculeux* nous font voir le pas énorme que Roux et Nocard ont fait faire à l'étude de ce microorganisme en préconisant les milieux glycérinés. Enfin on verra avec plaisir, près d'une belle collection d'espèces chromogènes (*Levures, Sarcines*), les agents infectieux de la *morve*, du *farcin*, du *rouget du porc*, etc.

Une mention spéciale, en raison de la difficulté vaincue, aux intéressantes cultures de microbes anaérobies, *Vibrion septique, Charbon symptomatique*, etc.

b). *Ecole de Lyon.*

Le grand nombre de travaux de Microbiologie, dus à *M. Arloing*, le savant directeur de l'école vétérinaire de Lyon, nous avait fait espérer que la microbie serait plus largement représentée à cette Exposition, d'autre part si intéressante et si variée. Si nous faisons abstraction de quelques tubes de gélose portant l'étiquette : *Coqueluche* et que nous sommes obligé de faire suivre d'un point d'interrogation, nous ne trouvons aucun spécimen de cultures microbiennes, mais bien quelques planches représentant le microbe ou l'un des *microbes de la péripneumonie*, et le *Bacillus héminecrobiophilus*, sur les produits solubles duquel MM. Chauveau et Arloing ont fait au mois de mars dernier une intéressante communication à l'*Académie des Sciences.*

3° *Laboratoire de l'Institut agronomique.*

Les Microorganismes nous ont apparu jusqu'ici sous de sombres couleurs et nous avons reconnu parmi eux beaucoup de nos plus mortels ennemis.

A l'Institut agronomique, au contraire, ce sont les microbes amis que *M. Duclaux* nous présente, et c'est avec intérêt que tout le monde verra comment le lait se transforme en fromage par l'action des différents microorganismes que l'éminent professeur de la Sorbonne a isolé dans de mémorables et patientes recherches : *Bacillus actinobacter ; Tyrothryx tenuis, turgidus, scaber, urocephalum*, etc.

La vitrine voisine, qu'il consacre uniquement à l'étude des Levures, n'est pas d'un moindre intérêt pratique. Sur les milieux de culture acides employés pour ces cultures (eau de navets, eau de touraillons), nous pouvons étudier les différences morphologiques qui distinguent les colonies des Levures des bières les plus célèbres : *Levure anglaise, Levure de Bruxelles, de Strasbourg, de Marseille.* Nous pouvons admirer aussi de belles cultures de Levures de cidre, qui nous font espérer que la révolution produite par l'étude physiologique des Schizomycètes ne se cantonnera pas dans l'industrie du brasseur, mais se généralisera bientôt à la fabrication du vin et du cidre.

A l'Institut agronomique, nous devons également signaler l'Exposition de *MM. Schlœsing* et *Müntz*, dont les études sur la *fermentation nitrique* et sur le développement des plantes dans un sol stérilisé prouvent qu'aucune branche de la science ou de l'industrie ne peut rester étrangère à l'impulsion nouvelle donnée par la Micro-biologie.

4° *Laboratoires de la Ville de Paris.*

En voulons-nous une nouvelle preuve ? Rendons-nous au Pavillon de la Ville de Paris qui regarde le Palais des Beaux-Arts, et nous verrons quelle place importante lui est consacrée dans l'Exposition du service des Eaux. Nous y trouvons les ingénieux appareils : trompes aspiratrices, filtres et barbotteurs dont se sert *M. Miquel* à l'Observatoire de Montsouris, pour l'analyse bactériologique de l'air, de l'eau et du sol.

La vitrine où se trouvent les cultures de microbes serait aussi des plus intéressantes, si M. Miquel, renonçant en cela à la méthode qui nuit tant à l'intérêt de ses ouvrages, avait remplacé par des noms les numéros de ses flacons.

Dans l'autre pavillon de la ville de Paris, signalons, à l'Exposition de l'Assistance Publique, quelques tubes de gélatine représentant le Laboratoire de Microbiologie de *M. Dujardin-Beaumetz (M. Dubief,* chef de laboratoire) et renfermant les Microorganismes de la fièvre typhoïde, du choléra asiatique, de la diarrhée verte, de la tuberculose, etc. Nous ne pouvons passer sous silence, à côté de l'Exposition du Laboratoire Municipal, un splendide album d'*Aquarelles,* représentant avec un relief et une vérité admirables les différents microbes que l'on peut rencontrer dans l'examen microscopique des viandes de boucherie.

B.— Instruments servant aux études Microbiologiques.

1° *Collège de France.*

En tête de ce chapitre, nous devons placer l'exposition du *Collège de France,* que nous aurions voulu citer déjà plus haut. Bien des instruments d'un usage journalier en Microbiologie ont été construits sur les indications des élèves et des collaborateurs de MM. Ranvier et Brown-Séquard. A l'esprit si clair et si pratique de *M. d'Arsonval*, nous devons nos plus commodes étuves ; et nous voyons, à sa vitrine, au milieu de tant d'instruments divers, son *étuve à régulation automatique à eau*, modèle 76, encore perfectionnée par lui en 88 par l'adjonction d'un régulateur métallique.

A la vitrine du laboratoire de M. Ranvier, nous trouvons les divers instruments dont s'est servi *M. Vignal* pour ses intéressants travaux sur les Microorganismes de la bouche, de l'intestin, des matières fécales : Plaques de verres excavées (S. de Biologie, 86) ; tubes pour la culture dans le vide des microbes anaérobies (Ann. Inst. Pasteur, 87) ; appareil pour l'analyse bactériologique de l'air (Thèse 89).

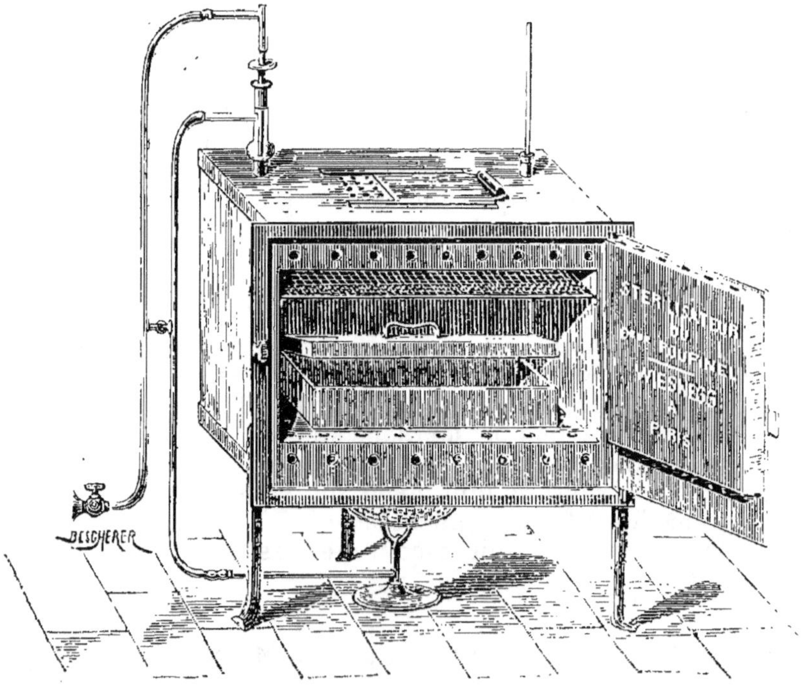

Fig. 269. — Stérilisateur du D' Poupinel, pour obtenir l'asepsie des Instruments de Chirurgie.

Signalons enfin le Stérilisateur pour instruments de chirurgie, construit par Wiesnegg sur les indications du D' *Poupinel* et qui, présenté à la Société de Chirurgie au mois de février dernier, est certainement appelé à remplir un rôle capital dans l'antisepsie ou plutôt l'asepsie future (*Fig. 269*).

2° *Fabricants d'Instruments de Laboratoire.*

Près de là, les fabricants d'Instruments de Laboratoire se sont donné rendez-vous.

Citons, par ordre de date, *M. Wiesnegg* qui, malgré sa vieille réputation, a semblé dans son exposition négliger un peu trop la microbiologie au profit de la chimie.

Toutes nos félicitations à *M. Adnet*, dont l'intéressante vitrine se trouve dans la galerie extérieure, contenant les principaux appareils en cuivre employés dans les Laboratoires de Bactériologie : *Étuves de d'Arsonval* (modèles 76 et 88) ; *Four Pasteur* pour flamber la verrerie ; *Filtre Chamberland* à pression pour la stérilisation à froid ; *Autoclave Chamberland* pour la stérilisation à chaud ; *Entonnoir pour filtrer à chaud la gélatine ; étuve pour la coagulation du sérum*, etc., etc.

Mentionnons aussi l'exposition de M. *Cogit*, le fournisseur bien connu de tout ce qui a trait aux études microscopiques : verrerie, matières colorantes, préparations, etc.

II. — EXPOSITIONS ÉTRANGÈRES.

C'est seulement dans les Galeries de l'Agriculture que nous trouverons quelques expositions ayant trait au sujet qui nous occupe.

1° *Danemark* (M. Jacobsen).

La première et la plus importante est celle de *M. Jacobsen*, savant brasseur danois qui, dans une belle vitrine placée sous l'invocation de M. Pasteur, nous montre par quels scientifiques procédés (culture unicellulaire) il est parvenu à isoler la *Levure* qui lui sert dans la fabrication de la bière de Carlsberg. On y verra une intéressante collection de *levures sauvages* ainsi qu'un commode moyen de transporter des levures pures par culture sur du coton imbibé de liquide nutritif.

2° *Norvège* (M. Ringnes.

A deux pas, dans la section norwégienne, se trouve une exposition analogue du Laboratoire de Physiologie mycodermique.   Pierre ACHALME.

CINQUIÈME PARTIE

Hygiène et Assistance publique

CHAPITRE PREMIER

HYGIÈNE.

Dans les deux chapitres qui vont suivre, nous allons essayer de décrire les très intéressantes Expositions d'*Hygiène et d'Assistance publique*, qu'on verra surtout à l'Esplanade des Invalides.

Grâce aux excellents renseignements fournis par nos collaborateurs du *Progrès médical*, MM. les Drs Napias et A.-J. Martin, dont tout le monde a pu apprécier la compétence, grâce aussi aux démonstrations empressées qui nous ont été faites par les divers exposants, nous avons pu, sans trop d'ennuis, rédiger ce modeste aperçu, trop incomplet sans doute, mais qui, nous l'espérons, aura réussi à mettre en relief les résultats obtenus par tous ceux qui sont venus combattre, à l'occasion du Centenaire de notre Révolution, le vrai combat scientifique et utilitaire ; seul combat d'où, après la lutte, il ne sorte que des bienfaits. Nous sommes heureux de rendre ainsi hommage aux soldats de l'Hygiène et de l'Assistance publique, car nous le disons hautement, ils ont tous bien mérité de l'humanité.

L'*Hygiène, l'Assistance publique et les Eaux minérales* forment à elles seules toute la Classe LXIV du Groupe VI, ainsi qu'une partie des Classes III, IV, V, VII et VIII. Elles occupent un large espace à l'Esplanade des Invalides, au quai d'Orsay, au Champ-de-Mars et au Trocadéro. Nous laisserons de côté dans cette revue les Eaux minérales

dont notre ami et collaborateur A. Raoult s'est occupé
spécialement.

Nous diviserons donc cette étude en deux chapitres :

1° *Hygiène de l'Habitation et Assainissement des
Villes, Balnéothérapie* (1), etc. — 2° *Assistance publique
(hôpitaux et hospices, asiles, dispensaires, Sociétés phi-
lanthropiques, etc., etc.).*

Il est malheureusement regrettable, là comme partout,
que l'Administration de l'Exposition n'ait pas mieux procédé à l'installation des exposants, en les groupant rigoureusement par spécialités, au lieu de les disperser de côté
et d'autre. Le préjudice causé à ces derniers, ainsi qu'aux
visiteurs curieux d'acheter ou de s'instruire, est considérable, car il est matériellement impossible, à moins d'y
passer un temps très long dont beaucoup d'étrangers
n'ont pas à disposer, de voir et d'étudier à fond les objets
exposés relatifs à telle ou telle spécialité. Nous osons
espérer que la prochaine Exposition, profitant des avis
donnés par toute la presse compétente, sera moins bureau-
cratique et mieux ordonnée. La splendeur des bâtiments,
l'art et le talent remarquables de nos ingénieurs et de nos
architectes nous font heureusement oublier le défaut du
classement intérieur. C'est pourquoi, laissant de côté toute
mauvaise humeur, nous allons prier le lecteur de vouloir
bien nous suivre, d'abord, pendant quelques instants, au
travers de la brillante Exposition d'Hygiène ; puis nous
passerons à celle de l'Assistance publique. Mais voyons
d'abord ce qui concerne la France, car l'Hygiène étrangère n'est que faiblement représentée.

I. — EXPOSITION FRANÇAISE D'HYGIÈNE.

Siège de l'Exposition.

Vers le tiers de l'Esplanade, à droite en regardant le
dome doré du vieil Hôtel des Invalides, en face du Palais
Tonkinois, s'élève une construction assez coquette, ornée
de trois dômes aux riantes couleurs, devant laquelle est
une fontaine. On y pénètre par un large escalier à chaque

----

(1) La description de l'Exposition de Balnéothérapie proprement
dite sera faite d'une façon assez détaillée par notre collaborateur
Raoult ; nous ne nous bornerons donc pas ici à citer ce qui se
trouve dans la section d'Hygiène.

bout duquel se trouvent deux bassins accolés aux angles du palais et dans lesquels une tête allégorique sortant du mur artistement mosaïqué lance des flots spumants d'une eau claire et limpide. Nous n'irons pas plus loin dans la description artistique du *Palais de l'Hygiène* ; les journaux illlustrés en ont donné l'image. Nous pénétrerons de suite dans son intérieur. Après l'avoir visité, nous parcourrons les *Expositions qui l'environnent* et qui ressortissent aussi de l'Hygiène.

Nous terminerons notre visite.... hygiénique par le *Champ-de-Mars* et le *Trocadéro*, où nous trouverons encore quelque chose à signaler à l'attention des visiteurs.

Enumération des Expositions.

Nous devons grouper les diverses expositions que renferme l'Exposition d'Hygiène sous les deux rubriques ci-dessous : 1° *Hygiène urbaine proprement dite* (assainissement des villes); — 2° *Hygiène de la maison.* Mais, pour ne pas compliquer outre mesure cette description, nous ne ferons qu'indiquer ces divisions importantes et nous bornerons à décrire à la suite les unes des autres les expositions que nous avons remarquées, sans y insister outre mesure ; nous voulons à tout prix nous garder d'écrire ici une sorte de manuel d'hygiène, comme l'ont fait à ce propos plusieurs de nos confrères.

A. — Hygiène des Villes.

I. — PAVILLON DE L'HYGIÈNE (*Esplanade des Invalides*).

Assainissement des Villes.

1° *Ville de Reims.*

En pénétrant dans le Palais de l'Hygiène, on trouve à gauche un magnifique plan en relief à 1/2000° qui représente la *Ville de Reims* et ses champs d'épuration. Nos lecteurs du *Progrès* n'ont pas oublié les articles publiés sur les intéressants travaux d'assainissement exécutés dans la ville de Reims et ses environs, où grâce à l'énergie de son excellent maire, M. le Dr Henrot, chez lequel les membres du dernier *Congrès d'Hygiène et de Démo-*

graphie ont trouvé un accueil si sympathique, et, grâce aussi au zèle infatigable de M. le Dr Hoël, chef du bureau de l'hygiène publique de Reims, 500 hectares de terres ont été soumis à l'utilisation agricole des eaux d'égout. Nous ne pouvons, à notre grand regret, rééditer dans ce *Guide* les articles publiés dans le *Progrès médical*. Nous y renvoyons nos lecteurs ; tous, nous en sommes convaincu, rendront hommage aux Drs Henrot et Hoël qui ont si bien compris, en appliquant aux campagnes rémoises l'utilisation agricole des eaux d'égout, les besoins de l'hygiène moderne (1).

2° *Ville de Marseille.*

En face du plan de Reims sont exposés les plans de l'*Assainissement de Marseille*, dont la dépense est évaluée à 17 millions. Le grand collecteur de cette ville aura une longueur de 12 kilomètres et ira déboucher dans la calanque de Cortiou, où la mer est très profonde. L'entreprise a été fondée en 1887 par M. de Montricher. Jusqu'à cette époque, ces matières étaient recueillies sur des malhonnes, conduites en pleine mer, et jetées à la mer. Ce procédé était très onéreux et de plus inefficace, car il infectait la rade, et une grande quantité d'immondices, flottant à la surface des eaux, était rejetée sur le rivage.

M. de Montricher a imaginé de mettre à profit le retour des wagons amenés, chargés d'immondices, dans la propriété qu'il exploite et qui seraient ramenés vides à Marseille, pour expédier dans cette ville les cailloux concassés servant à faire un excellent empierrement. La mise des terrains en état d'être cultivés et de recevoir avec profit les engrais exportés de Marseille est ainsi très économiquement obtenue ; d'où les avantages suivants contenus en détail dans les brochures, les plans et notices exposés ; nous pouvons les résumer ainsi :

1° Assainissement de la ville de Marseille; 2° Epuration des matières fermentescibles et nocives par le sol; 3° Utilisation agricole de ces matières; 4° Mise en état de culture de terrains incultes et exploitation d'une source abondante de matériaux servant à l'entretien et à la viabilité des voies de communication; 5° Echange entre la ville de Marseille et la Crau de pierres à macadam et d'engrais.

---

(1) Voir *Progrès médical*, 1888, pages 308, 324, 2e semestre.

Depuis le commencement des travaux, 795 hectares ont été mis en culture et près de 55 tonnes de matériaux ont été transportées par les porteurs Decauville et les canaux. Grâce à ces travaux, la campagne de Marseille a obtenu des résultats considérables, comparables à ceux d'Achères et de Gennevilliers; et, dans une époque plus ou moins éloignée, Marseille sera complètement assaini.

3° *Ville de Rouen.*

M. Georges Gogeard présente des plans et des documents relatifs à l'*Assainissement de Rouen*.

Il y a 20 ans que la municipalité a commencé les travaux d'assainissement et déjà les rues ouvertes dans le cours de ces travaux avaient été pourvues d'égouts en maçonnerie laissant beaucoup à désirer. C'est à la suite d'une note remise à la municipalité par le Dr J. Hue, après une visite faite à l'Exposition d'Hygiène de Paris en 1886, note signalant la mortalité effrayante à Rouen (34 pour mille) et les nombreuses améliorations à apporter, qu'une commission d'assainissement fut nommée pour l'exécution de ces travaux. M. Gogeard fut chargé d'étudier le projet d'assainissement de la ville de Rouen, disposé en vue de réaliser le tout à l'égout. A Rouen, le volume d'eau mis à la disposition des habitants, les pentes très accusées de la plus grande partie des rues répondaient à l'évacuation rapide des immondices. Il fallait aussi prévoir leur éloignement et leur utilisation agricole. C'est ce que M. Gogeard nous expose dans le Palais de l'Hygiène. Après avoir fait le relevé du développement des égouts de Rouen, (42 kilom.), toute la canalisation nouvelle fut rattachée à ces égouts, se développant alternativement et successivement sous des rues parallèles. Des bassins de chasse sont établis aux points hauts. Certains regards sont utilisés comme bassins par l'emploi de clapets à mains ; enfin, les bouches d'orifice peuvent être fermées par un obturateur garni de caoutchouc ; en même temps qu'elles nettoient, elles forment elles-mêmes bassins de chasse.

La *ventilation*, les *dallages* ont été l'objet d'études minutieuses et sont décrites avec soin dans un *Rapport général*, p. 45 et 48.

Si nous examinons les plans des collecteurs, nous voyons que la ville est partagée par le fleuve en 2 sections : rive gauche et rive droite de la Seine. Celle-ci

divisée elle-même en 3 zones desservies par des collecteurs différents. 1° Le collecteur des coteaux, prenant
toutes les eaux de la partie haute de la ville et les réunissant en un bassin situé à la cote 13 m. 50 ; 2° Les collecteurs de l'est et de l'ouest, se jonctionnant près du pont
Corneille, où une machine élévatoire pourra les conduire
sur la rive gauche. Sur cette rive, un collecteur parallèle à
la Seine reporte vers l'aval les eaux des égouts actuellement construits, de telle sorte qu'après l'exécution du projet, au lieu de se déverser dans le fleuve par plus de
30 orifices, les eaux vannes seront réunis en 3 points différents. En cas de pluies exceptionnelles, M. Gogeard a pro-
jeté à la rencontre des égouts de grande section, de même
que, sur les rives du fleuve, un certain nombre de déver-
soirs permettant de rejeter directement en Seine les eaux
d'orage.

Ces travaux, en voie d'exécution, seront achevés sous
peu. Le choix de M. Gogeard et de la commission s'est
arrêté, pour l'utilisation, sur un terrain situé le long de la
Seine en amont de la ville, où les eaux seront amenées par
des machines élévatoires. Le total des dépenses atteindra
4,500,000 fr., dont 3,105,000 fr. pour l'amélioration et le
complément du réseau d'égouts, 1,000,000 pour la construction de l'usine élévatoire et 395,000 fr. pour achat de
terrains, aménagement et drainage.

4° *Ville de Grenoble.*

Nous devons appeler également l'attention sur les *Plans
de travaux d'Assainissement à exécuter à Grenoble.*
MM. Damenjin frères ont, après de laborieuses recherches,
trouvé le moyen de faire de Grenoble une ville saine et
présentant toutes les conditions exigées par l'hygiène.

Ces plans, exécutés avec le plus grand soin, méritent
une sérieuse attention.

5° *Ville de Nice.*

Plus loin, M. le Dr Balestre, directeur du bureau municipal d'hygiène de la *Ville de Nice* expose, dans son rapport, une description et examen critique des différentes
méthodes d'assainissement des villes, et signale que l'approvisionnement d'eau de la ville de Nice est largement

assuré par la distribution prochaine des eaux de la Vésu-
bie. Il étudie avec soin les différents modes de vidanges,
fosses fixes, fosses mobiles, tout à l'égout et separate
system.

M. Balestre préconise le projet de M. Morris (separate
system) pour la ville de Nice, qui serait drainée par une
canalisation en grès du type Doultin, jointoyée de manière
à former des canaux imperméables. Ce système est basé
sur l'étude des pentes. Les eaux vannes, amenées dans un
collecteur traversant la ville et suivant sa route jusqu'à la
pointe de la Californie, plongent dans la mer par des
tuyaux de fonte qui vont déverser les eaux vannes le plus
loin et le plus profondément possible. M. Morris emploie
le système des pentes pour éviter l'emploi de machines.
Pour nous, nous préférons l'utilisation agricole.

Nous extrayons, du reste, à ce sujet, la note suivante
du rapport de M. le Dr Bourneville à la Chambre des
Députés sur *l'Assainissement de la Seine et l'utilisation
agricole des eaux d'égout*, rapport qui, comme on le sait,
a été adopté il y a quelques mois.

« On sait que dans l'est, dans le midi et dans le nord de la
France, les matières de vidanges pures, sans être même diluées
dans la masse des eaux d'égout, servent, de temps immémorial,
d'engrais, sous les noms d'engrais flamand ou autres. Les belles
cultures maraîchères des environs de Lille, de Mézières, de Lo-
rient, les fleurs des jardins de Nice et de Cannes ne reçoivent pas
d'autres engrais. Une partie des vidanges de Lyon et de Bordeaux
reçoivent la même destination, le reste servant à fabriquer du
sulfate d'ammoniaque. »

A Toulon, M. Brouardel accepte non seulement le tout
à l'égout, mais aussi l'épuration par le sol des eaux mé-
langées de matières fécales. Pourquoi ne pas en faire autant pour Nice, dont les environs, si riches au point de vue
agricole et horticole, offriraient, nous en sommes persuadé, des champs d'épandage suffisants, à la grande
satisfaction des habitants de sa banlieue ?

6° *Ville de Lyon.*

*Union mutuelle des propriétaires lyonnais pour les
vidanges.* — M. Burelle, ingénieur civil, expose les procédés d'utilisation directe et transport par canalisation

des vidanges de la *Ville de Lyon*. Les canalisations sont en fonte à emboîtement et cordon de 180^{mm} de diamètre. Elles ont été établies à Lyon en 1880 et partent d'une usine située dans le quartier de la Mouche, sur les bords du Rhône. Elles présentent actuellement un développement de 8,072 mètres de longueur. De nouveaux projets de canalisation, établis par M. Burelle, sont en voie d'exécution. Les matières de vidanges, reçues dans ces canaux, sont recueillies dans des réservoirs et distribuées ensuite à l'agriculture.

7° *Assainissement des Villes à l'Etranger.*

COMPAGNIE GÉNÉRALE DES EAUX POUR L'ÉTRANGER.

Nous sommes heureux de signaler, aux lecteurs du *Guide*, l'analyse succincte des travaux exécutés à l'étranger par la *Compagnie générale des Eaux pour l'Etranger*, travaux pour la plupart bien français et exécutés sous les auspices d'une Société française, dont le siège social est à Paris, rue d'Anjou-Saint-Honoré.

a). *Ville de Naples.*

Nos lecteurs du *Progrès* se rappellent les quelques lignes que nous avons consacrées à l'assainissement de Naples. Toujours en suivant notre itinéraire, la Compagnie des eaux pour l'étranger nous montre, à l'aide de photographies et de notices intéressantes, les travaux qu'elle est en train d'entreprendre pour assainir d'une façon efficace la ville de Naples, la plus populeuse de l'Italie (500.000 habitants).

Pour que ces importants travaux puissent être couronnés de succès, il était indispensable d'organiser un service convenable des eaux et d'amener dans la ville une eau de bonne qualité et en quantité suffisante pour répondre aux nécessités de l'hygiène et à tous les besoins domestiques. C'est ce qui a été fait. Dans la notice qui figure à l'Exposition et à laquelle nous empruntons tous ces détails, nous trouvons la façon dont s'est accomplie l'œuvre qui vient de placer Naples au nombre des villes les mieux dotées en raison de l'abondance et de la qualité des eaux distribuées avec pression. Nous insisterons assez longuement sur ce point, car nous sommes honteux de voir que, malgré les efforts les plus grands de son Conseil municipal et de ses ingénieurs, Paris, dont les ressources budgétaires sont plus grandes que celles de la ville des *lazzaroni*, en est encore à manquer de la chose la plus indispensable à l'hygiène et à la santé, l'eau potable. Et, cependant, la distribution des eaux à Naples a été des plus laborieuses.

Les ingénieurs de la Compagnie ont été obligés d'aller chercher fort loin les sources nécessaires, et les ont, au prix des plus grands efforts, dérivées par monts et par vaux, en utilisant les vieux aqueducs romains. Les photographies de tous ces travaux, prises à différentes époques, montrent combien ont été grandes les difficultés d'établissement qui, néanmoins, ont été suivies de résultats sérieux et qui ont commencé la série des vastes projets d'assainissement acceptés par la municipalité de Naples.

b) *Ville de Venise.*

Les travaux de distribution d'eau à Venise ont été exécutés par la Compagnie générale des eaux pour l'étranger, de 1881 à 1884. Voici, d'après les plans et notices faisant suite aux travaux précédents, ce qui a été fait. La ville de Venise, si curieusement bâtie sur des ilots, au milieu d'un grand lac d'eau salée communiquant avec la mer, se trouve dans une condition toute spéciale à l'égard des eaux douces nécessaires à la population. A la profondeur où l'on creuse ordinairement les puits, on ne rencontre que de l'eau salée ; l'eau douce fait donc défaut. Dès la fondation de Venise, il a été construit d'ingénieux réservoirs dont l'usage existe encore ; ils sont connus sous le nom de citernes vénitiennes. Ces citernes ont la forme d'une pyramide, dont le sommet est dirigé vers le sol. Leur intérieur est rempli de sable et les parois sont garnies d'un revêtement d'argile pour empêcher les infiltrations salines. Dans l'intérieur, du sommet s'élève un cylindre creux du diamètre d'un puits ordinaire formé de briques entre lesquelles on mélange des barbacanes. On prolonge ce cylindre au-dessus du niveau du sol et on le couronne d'une pierre comme la margelle d'un puits. Les eaux de pluie, recueillies dans de petits regards disposés dans le dallage qui recouvre le bassin, pénètrent dans les sables filtrants, les traversent et vont se réunir en reprenant leur niveau dans le cylindre central, d'où on la retire avec des seaux. Ces citernes sont de véritables filtres.

Ce mode d'approvisionnement était depuis longtemps insuffisant. La Compagnie générale des Eaux pour l'étranger commença en 1881 une série de travaux pour alimenter Venise d'eau potable. Au moyen de systèmes ingénieux que tout le monde a pu apprécier, et malgré les difficultés nombreuses apportées aux travaux par la disposition irrégulière des rues de Venise, dès 1884, cette ville possédait une canalisation des mieux comprises ; et la Compagnie des eaux pour l'étranger, outre l'utilisation qu'elle a su faire des anciennes citernes, après avoir construit une série de canalisations amenant les eaux de la Brenta et après avoir traversé dans l'intérieur de la ville 86 canaux, — dont 45 ont été passés en siphons et 41 autres franchis en suspendant les tuyaux sous la voûte des ponts —, fournit aujourd'hui à chaque habitant une quantité d'eau plus que suffisante pour les besoins domestiques.

c). *Villes de Bergame et Traviglio.*

Plus loin sont les plans des travaux exécutés à Bergame et à Traviglio par la même Société pour le captage des sources situées à peu de distance l'une de l'autre, dans l'étroite vallée de l'Albina, entre le pays qui porte ce nom et le village de Bondo-Petello. Par d'habiles canalisations, la ville de Bergame sera, dans un temps prochain, jusque dans ses plus hauts quartiers, très suffisamment approvisionnée d'eau.

d). *Ville de Porto.*

Jusqu'en 1886, c'est à peine si la ville de Porto put disposer de 10 litres d'eau par habitant. Pendant de longues années, le manque presque absolu d'eau a eu des résultats funestes pour la santé publique. Les puits existant dans nombre de maisons possédaient une eau plutôt nuisible qu'utile. En 1855, une première concession fut demandée sans succès par un banquier de Porto, qui, d'après le projet d'un ingénieur anglais, conseillait une prise d'eau dans le *Rio Leça.*

En 1864, une nouvelle demande en concession fut adressée au Conseil municipal, dont M. Lagoeça était alors président, par un ingénieur français, M. Gavaud. Le projet de cet ingénieur présentait une solution vraie comme qualité et quantité d'eau ; la prise d'eau se faisait dans le *Rio Souza*, rivière importante à 13 kilomètres à l'Est de Porto. Malgré la prise en considération du projet de notre compatriote par le Conseil municipal de Porto, la demande en concession échoua devant le refus de la municipalité de garantir l'intérêt du capital de premier établissement. En 1873, un groupe de négociants et d'ingénieurs portugais proposaient l'approbation du projet modifié de M. Gavaud. La concession fut approuvée en 1873, et une Société anonyme au capital de 4,500,000 francs, fut constituée sous le nom de *The Oporto Water Works Company Limited* ; mais, malgré des prorogations de délai, le capital social ne put être formé et la Société fut dissoute.

C'est alors que la municipalité de Porto, présidée par M. Antonio Pinto de Magalhaes Aguiad, découragée par ces insuccès, mit en adjudication publique la construction et l'exploitation de la distribution d'eau en 1880. La Compagnie générale des Eaux pour l'étranger fut déclarée adjudicataire. Interrompues par la mort du président, les négociations furent reprises en 1881 et menées à bonne fin par son nouveau président, M. José Augusto Correia de Barros, à qui la ville de Porto doit la majeure partie de ses améliorations, et par l'ingénieur Schmidt, d'après les instructions du regretté M. Marchand, ingénieur en chef des Ponts et Chaussées.

Les plans exposés dans le Palais de l'Hygiène donnent une idée des travaux accomplis par la Compagnie française, qui, elle aussi, a choisi les eaux du *Rio Souza.*

Ces eaux, analysées par le directeur du laboratoire municipal de Porto, le D\` Antonio Joaquim Ferreira de Silva, ont donné les résultats suivants par litre :

Degré hydrolimétrique . . . . 1 degré
Résidu solide à 120°. . . . . 0 gr. 060
Perte de poids par calcination. . . . . . 0 gr. 015
Chlorures de potassium et de sodium . . . . 0 gr. 029
Sulfates et silicates de chaux et de magnésie. . traces
Ammoniaque . . . . » »
Azotates. . . . . » »
Matières organiques . . . . 0 gr. 001

La distribution prend les eaux du *Souza* à 3 kilomètres de son confluent avec le *Douro*. Pour pouvoir utiliser ces eaux, et en raison même de la ville bâtie en amphithéâtre sur des collines, il a été construit une série de machines élévatoires. Les eaux élevées à la hauteur voulue pour permettre, après une traversée en souterrain formant bassin de charge, leur adduction par gravitation en conduite forcée, à travers champs, sont poussées dans le grand réservoir d'arrivée à Porto. Des filtres artificiels sont attenants à l'usine et leurs galeries de réception de l'eau filtrée sont en communication directe avec les tuyaux d'aspiration des pompes dans le sous-sol de l'usine hydraulique.

Le niveau moyen dans ces galeries est de 6 mètres. La machinerie prévue peut élever 145 litres par seconde. Les moteurs hydrauliques comprennent 3 turbines de 110 chevaux ; les moteurs a vapeur se composent de 4 machines horizontales de 84 chevaux. La colonne de refoulement en fonte a 0 m. 50 de diamètre et un développement de 1197 mètres. Le tunnel-réservoir formant bassin de charge a une capacité de 6.500 mètres cubes. La conduite forcée est de 11.000 mètres et peut débiter, jusqu'au réservoir d'arrivée, 15,140 mètres cubes par jour.

La distribution en ville est divisée en trois zones desservies par trois réservoirs qui, ensemble, peuvent emmagasiner 24 000 mètres cubes, quantité très suffisante pour une population de 120,000 habitants et que nous voudrions voir le plus tôt possible attribuée à Paris. Nous ne parlerons pas de la construction de ces importantes et heureuses améliorations apportées à l'assainissement d'une ville. Il nous suffira de signaler les filtres ou bassins filtrants au nombre de 4 et composés de voûtes en berceau, construites en briques creuses. Ces voûtes supportent la couche filtrante. Les ouvertures des briques permettent à l'eau de passer librement dans des galeries inférieures communiquant avant leur arrivée aux pompes élévatoires avec l'usine.

La couche filtrante est composée comme il suit :

Sable fin du Douro . . . . . . épaisseur 0m.,20
Gros sable . . . . — 0m.,10
Couche support { Petit gravier. — 0m.,15
Couche support { Gros gravier. — 0m.,15

Epaisseur de la couche filtrante. . . 0m.,60

La disposition des quatre bassins filtrants, séparés un à un par les canaux d'amenée aux turbines, facilite l'approche des filtres pour les matériaux de renouvellement venant par eau. Des vannes établies en tête de chaque bassin filtrant permettant, soit de main-tenir, étant ouvert, le niveau de charge d'eau sur les filtres, soit de fermer l'arrivée de l'eau. A l'extrémité de chaque bassin, deux vannes font communiquer les bassins de filtration avec des cou-loirs d'écoulement traversant en pente légère le massif du sous-sol de l'usine. Ces vannes d'arrivée ont, ainsi que les vannes de tête des bassins filtrants, leur seuil au niveau supérieur de la couche filtrante. L'eau filtrée vient tomber dans les galeries-ré-servoirs inférieurs ; ces galeries réservoirs amènent l'eau filtrée aux puisards des pompes de l'usine. L'opération des couches filtrantes a lieu en fermant les vannes de tête des bassins filtrants et en ouvrant ensuite les vannes d'arrière de ces bassins donnant accès aux couloirs d'écoulement dans le canal de fuite. On vide ainsi le bassin filtrant au-dessus de la couche filtrante ; puis on ouvre des vannes disposées à l'intérieur de l'usine de chaque côté des canaux d'amenée de l'eau aux turbines, et, au moyen de tuyaux coudés en fonte, on met en communication les eaux passant dans ces canaux avec les galeries-réservoirs inférieures dont les vannes d'extrémité restent fermées.

L'eau pénètre dans les galeries-réservoirs et vient, en vertu de la charge résultant de la différence de niveau avec le plan d'eau en rivière, actionner par sous-pression, à travers les voûtes en briques creuses, les couches de gravier et de sable. L'eau remue profondément ces couches et vient bouillonner à la surface des filtres pour s'écouler par les couloirs de communication avec le canal de fuite, emportant les impuretés déposées dans les inters-tices du sable. Lorsque cette eau sort pure et limpide, l'opération est terminée.

Nous nous contenterons de l'analyse du fonctionnement des filtres et n'entrerons pas dans ce détail fort intéressant de l'usine hydraulique, ce dernier étant surtout du ressort de l'ingénieur ; nous relaterons seulement qu'en janvier 1888, la ville de Porto recevait en eau potable une quantité plus qu'en rapport avec ses besoins, puisqu'en 1889, on a commencé l'extension de la cana-lisation sur São João da Foz, ville balnéaire située à l'embouchure du Douro sur l'Océan Atlantique.

c) *Ville de Constantinople.*

Nous devons signaler à la bienveillante attention de nos lecteurs la *Notice sur la distribution des eaux de Constantinople*, qui figure à l'Esplanade, ainsi que les plans remarquables des tra-vaux faits et à accomplir dans la vieille capitale de l'Empire de Turquie, travaux confiés par le Comité d'administration à des ingénieurs français, dont l'un des plus éminents, M. Maichant, est décédé en 1884 (1).

Constantinople est bâtie en amphithéâtre, à l'extrémité du promontoire baigné par la mer Noire et la mer de Marmara. Découpée en un grand nombre de bassins de faible superficie, la région dont l'altitude atteint à peine 200 mètres, forme des derniers contreforts des Balkans et s'abaisse, par étages successifs, jusqu'à la rive européenne du Bosphore, en face de la côte d'Asie. Les eaux pluviales, ainsi divisées, s'écoulent à la mer par des ruisseaux de peu d'importance, qui tarissent presque tous en été et ne peuvent servir à l'alimentation d'une grande ville. Tout le monde se rappelle les aqueducs gigantesques construits jadis dans cette merveilleuse ville, par les empereurs romains, dont on admire encore les ruines ; mais la difficulté de leur entretien les fit abandonner. Les Byzantins adoptèrent ensuite le système des *Bends*, ou réservoirs consistant à recueillir dans les ravins les eaux pluviales et à les emmagasiner par des barrages pour les écouler ensuite peu à peu. Ce système complété par l'usage des citernes et par l'appoint de quelques sources d'eau potable d'excellente qualité, qu'on transporte à dos d'animaux pour les distribuer en ville, était insuffisant. Stamboul, l'ancienne ville que les Sultans après les Empereurs avaient abondamment pourvue, pouvait à la rigueur se suffire, mais il n'en était pas de même des faubourgs situés sur la rive gauche de la Corne d'Or et sur la rive droite du Bosphore. L'augmentation des habitants de cette partie de Constantinople décida les Sultans à construire de nouveaux *bends*. Trois, dans l'espace d'un siècle, furent construits. Le premier fut exécuté en 1731 et le troisième en 1837, sous le règne du sultan Mahmoud. On put ainsi fournir environ 10 litres par habitant en temps normal et 4 à 5 litres pendant la sécheresse. Dès 1851, le gouvernement ottoman songea à trouver une solution plus durable et moins sujette à la viabilité des saisons. On proposa des puits artésiens et la création de nouveaux *bends* avec relèvement des eaux au moyen de pompes. En attendant, on établit provisoirement une prise d'eau dans le ruisseau de Kiathané et on refoula cette eau, au moyen de machines, vers les faubourgs de la ville. Après de nombreuses études, on s'arrêta au captage des eaux du lac de Derkos ; un certain nombre de concessions furent accordées, mais une seule aboutit, et en 1882, une compagnie fut constituée, à Constantinople, sous le nom de *Compagnie des eaux de Constantinople*, pour acheter la concession des eaux du lac de

---

(1) Le Conseil d'administration se compose de MM. Sr. Edw. Blount, *président*, L. Camondo, A. Pestel, Reille, Jacques Stein, Albert Talandier, d'Haussonville, H. Blount, S.-E. Hassan (siégeant à Paris), Fehmi Pacha, *président de la section de Constantinople*, S. Fernandez, *vice-président*, Ternau Bey, Léonidas Zanfi (siégeant à Constantinople), Chaulin, ingénieur à Paris. Les ingénieurs sont MM. Bouton et Letalle, assistés de MM. Aché, Bordenave et Sellie, conducteurs des Ponts et Chaussées.

Derkos. Les études immédiatement commencées furent terminées au printemps de 1883 et le service inauguré le 24 janvier 1885. La Compagnie exécuta d'abord un drainage dans les dunes qui séparent le lac de la mer Noire, afin d'y recueillir les eaux pluviales filtrant à travers les sables et isola le lac de la mer. Les ingénieurs prirent, à cette occasion, exemple sur les distributions d'eau alimentées par les dunes, dans les Pays-Bas. Mais le sable des dunes de Derkos étant d'une extrême ténuité, il fallut prendre des dispositions spéciales pour assurer la continuité de débit en évitant les obstructions. Une galerie fut établie au pied des dunes et il fut appliqué sur tout le développement du pied-droit opposé au lac, un filtre artificiel en sable de rivière et sable coquillier amenant les eaux dans une vaste galerie construite en béton de ciment, à raison de 100 litres par seconde.

Voici l'analyse des eaux, faite par l'Ecole des Ponts et Chaussées, le 29 décembre 1885.

Degré hydrolimétrique.	14°
Poids du résidu sec par litre.	0 gr. 172
Chlore.	0 gr. 010
Chaux	0 gr. 077
Magnésie	0 gr. 004
Matières volatiles ou combustibles. .	0 gr. 005

Depuis 1885, les travaux ont continué rapidement et la quantité d'eau fournie par la Compagnie augmente tous les jours. Comme le dit le rapporteur dans la notice adressée au jury de la Classe 64, la population de Constantinople et des faubourgs situés sur la rive d'Europe étant d'environ 700,000 âmes, il est certain qu'avant peu les moyens d'alimentation provisoire seront insuffisants. Sans doute, dans ce pays où les habitudes de bien-être sont peu répandues parmi la population, la consommation d'eau ne se développera qu'avec lenteur ; ce qui le prouve, c'est que, jusqu'à ce jour, la Compagnie a pu suffire aux demandes avec un débit journalier de 6 à 8000 mètres cubes fournis par l'eau des dunes. Nous ne doutons pas que le Conseil d'hygiène du Sultan, qui compte des savants auxquels nous rendons hommage et dont plusieurs sont venus dernièrement au Congrès d'hygiène et de démographie de Paris, ne plaident en faveur de l'organisation pleine et entière d'un service d'eaux et d'égouts à Constantinople, qui depuis les derniers progrès réalisés par les chemins de fer, n'est plus la ville éloignée de l'Europe et où tous les étrangers viennent en foule admirer les splendeurs. Nous ne doutons pas, dis-je, que les hygiénistes du pays soient les premiers à demander l'organisation, dans l'antique capitale des Empereurs et des Sultans, d'un service des eaux plus en rapport avec l'hygiène moderne, mais aussi important que celui qui existait du temps de Constantin.

Nous félicitons donc la Compagnie des eaux de Constantinople des travaux qu'elle a accomplis dans la capitale du monde musulman, et nous espérons que, dans la suite, elle arrivera non seulement à doter cette ville d'une quantité d'eau en rapport avec le nombre de ses habitants, mais encore à épurer le lac de Derkos, qui contient beaucoup trop de matière organique. L'administration étudie du reste en ce moment des procédés qui ont été employés à Anvers et qui ont donné des résultats tout à fait satisfaisants.

B — Procédés d'Assainissement divers.

1° *Epuration des eaux par le procédé Stoffel.*

Dans un de ses projets exposés dans une des salles, M. Stoffel décrit le traitement des eaux d'égout et l'assainissement des eaux des fleuves et rivières par un système de désinfection et d'épuration chimique de la totalité des eaux d'égout en toute saison. D'après des expériences faites par M. Stoffel dans le jardin de la ville à Gennevilliers, la désinfection et l'épuration d'un mètre cube d'eau d'égout coûtaient, en 1872, 28 centimes le mètre cube. Aujourd'hui, à la suite d'études consciencieuses, elles ne reviennent plus qu'à 5 centimes le mètre cube. Le procédé de M. Stoffel peut se résumer ainsi :

1° Epuration assez efficace pour rendre l'eau potable ;

2° Conversion du précipité en engrais sec, sans odeur, parfaitement neutre, très assimilable et riche en principes fertilisants.

2° *L'œuvre de Durand-Claye.*

Nous croirions manquer à notre devoir si nous ne disions pas un mot des œuvres du regretté Durand-Claye exposées par sa veuve. Parmi les principaux travaux du vaillant élève de Belgrand et de Mille, qui a si puissamment contribué à l'assainissement de la ville de Paris et à l'utilisation agricole des eaux d'égouts, projets qu'il n'a pu voir voter à la Chambre des députés après les remarquables discussions de M. Bourneville, qu'il avait vaillamment secondé, nous citerons : *sa note sur les essais d'utilisation et d'épuration des eaux d'égout*, en collaboration avec Mille ; ses rapports sur *l'assainissement de la Seine*, et nombre de travaux en collaboration avec des savants tels que Proust, Schlœsing, etc., etc.

Rappelons enfin que M. Durand-Claye a, outre ses incomparables travaux exécutés à Paris et en France, dressé les projets d'assainissement pour les villes de Buda-Pesth,

Odessa, Genève, etc., et publié des comptes rendus très
estimés sur l'assainissement de Londres, de Bruxelles,
Dantzig, Berlin, Breslau, Amsterdam, etc.

Nous félicitons Madame Durand-Claye d'avoir eu la gé-
néreuse idée d'offrir à la ville de Paris et aux organisateurs de l'Exposition d'Hygiène l'exposé de titre du savant
ingénieur et du grand hygiéniste parisien, dont le nom,
comme l'a dit M. Darlot, président du Conseil municipal,
conservera une place considérable dans les Annales
parisiennes.

3° *Exposition de M. E. Trélat.*

M. *Emile Trélat*, directeur de l'Ecole spéciale d'architecture et professeur au Conservatoire national des Arts-
et-Métiers, présente une série de plans ayant trait à l'hygiène urbaine et qui ont vivement intéressé, en 1886, les
visiteurs de l'Exposition de la caserne Lobau. M. Trélat
démontre les conditions fondamentales de la salubrité des
habitations (introduction de l'air et de la lumière); enlèvement des déjections et chauffage des dortoirs et autres locaux habités par intermittence, tels que salles à manger,
réfectoires, etc. Il consacre également, dans les plans
exposés, une large place à l'hygiène des hôpitaux, au point
de vue de l'éclairage, de l'aérage, du chauffage et de l'o-
rientation. Les établissements scolaires ne sont pas non
plus oubliés à tous ces points de vue ; en un mot, l'exposition de M. Trélat est des plus intéressantes et fait honneur au corps des professeurs du Conservatoire des Arts-
et-Métiers, qu'il sait dignement représenter.

II. — ALENTOURS DU PAVILLON DE L'HYGIÈNE.

Crémation.

Nous ne saurions terminer la visite à l'Exposition
d'Hygiène urbaine à l'Esplanade, sans parler des fours
crématoires, surtout aujourd'hui que la crémation, autorisée en France, tend, grâce aux efforts des membres de la
Société de Crémation et en particulier de M. Bourneville.
à prendre une extension considérable.

1° *Four Bourry.*

Deux modèles de four sont en présence. Le premier est exposé par M. Bourry, ingénieur des arts et manufactures. C'est le modèle du four fonctionnant actuellement à Zurich. L'appareil est alimenté par le gaz ordinaire. La sole du creuset est en porcelaine. D'après les essais faits par M. Bourry, une crémation durerait en moyenne une heure et il faudrait, pour incinérer un corps ordinaire, de 200 à 300 kilogs de charbon. L'auteur du four espère que la durée de la crémation pourra être atténuée dans le cas où le four recevra de suite un certain nombre de cadavres. Le prix de cet appareil peut être fixé à 6.000 ou 8.000 fr., selon les cas.

2° *Four Guichard.*

M. Guichard, ingénieur, membre du Conseil municipal de Paris, expose, derrière le Pavillon de l'Hygiène, un modèle de four crématoire différant des systèmes employés jusqu'à présent où on ne pouvait atteindre qu'une température de 6 à 800 degrés. Ces modes de crémation évitaient avec soin de dépasser ces chiffres afin de ne pas durcir les os qui, comme on le sait, se vitrifient et prennent l'aspect du biscuit de porcelaine quand on le soumet à une haute température. M. Guichard a imaginé de rendre avec son appareil les os *pulvérulents*.

Le four proprement dit est à retour de flamme ; mais, dans le système Guichard, la récupération a moins pour objet d'élever la température des parois de l'appareil, que de chauffer l'air comprimé qui vient alimenter les chalumeaux à gaz qui constituent le foyer.

Ces chalumeaux, dont le nombre, en raison inverse de leurs dimensions, peut varier impunément selon les circonstances, sont alimentés par une conduite circulaire unique de gaz, mais chacun d'eux est muni de robinets indépendants, qui permettent d'en régler l'action au besoin, et aussi de les soumettre tous à la fois au même régime de débit par une vanne unique placée sous la conduite maitresse à la façon d'un jeu d'orgue.

Une disposition identique existe pour la distribution de l'air comprimé surchauffé dans le récupérateur.

La bouche du four peut rester béante, ou être fermée par un carreau, ayant la forme d'une trappe ou d'une porte servant à régler le courant d'air.

D'une façon générale, M. Guichard, pour assurer une intensité considérable au tirage, place dans la cheminée un échappement libre d'air comprimé. Cette disposition a l'avantage de permettre l'entraînement mécanique des petits fragments de braisette incandescents qui, dans les fours d'autres systèmes, restent sur la sole, souvent à l'état de charbon de bois, et constituent un mélange hétérogène avec les os.

La fonctionnement de ce four est des plus simples. Aussitôt le

cadavre introduit, on allume les chalumeaux séparément pour
éviter l'explosion, en raison directe de la taille du cadavre.

On les place de façon à ce que leurs dards soient concentriques
sur la ligne médiane du crématoire. Les membres inférieurs et
l'abdomen brûlant toujours les premiers, on limite l'action des
chalumeaux à la partie supérieure du corps vers la fin de l'opération.

Les résultats obtenus comme rapidité de crémation sont très
bons, mais M. Guichard et ses collaborateurs, MM. Bourry, Toi-
soul, Fradet, Castoul, et la Compagnie Parisienne de l'air comprimé
(système Popp), espèrent arriver à de meilleurs résultats en modi-
fiant leurs chalumeaux qui, jusqu'ici, produisaient un peu trop de
bruit.

3° *Four Muller.*

Nous serions incomplets si nous ne signalions pas également les
appareils de crémation exposés par M. *Muller* (d'Ivry-sur-Seine),
appareils fort intéressants aussi.

Nous ne voyons plus rien digne d'être signalé, dans le
Palais de l'Hygiène, concernant l'hygiène des villes, sauf
un superbe *Atlas des villes assainies* de MM. Masson et
A.-J. Martin. Nous y trouvons l'assainissement de *Chartres*,
celui de *Toulouse* et ceux dont nous avons parlé. Notons
également les plans de M. Chérot, ingénieur du Bon Marché,
montrant l'installation du Tout à l'Egout dans ce vaste établissement. Nous adressons tous nos éloges à M. A.-J. Martin, pour ses travaux si consciencieux et si clairs. Quant à
son collaborateur, M. Masson, inspecteur des Egouts, nous
ne pouvons lui rendre un plus juste hommage qu'en passant au Champ-de-Mars où, sous une forme ingénieuse, il a
mis en opposition l'hygiène moderne avec tous ses perfectionnements et les anciens procédés de construction si nuisibles à la santé publique.

III. — PAVILLONS DE LA VILLE DE PARIS (*Champ-de-Mars*).

A. — Côté Est.

1° *Maison salubre et insalubre.*

La *Maison salubre* et la *Maison insalubre* sont une des
curiosités très instructives de l'Exposition. Nous ne pouvons mieux offrir à nos lecteurs, comme description de

cette exposition qui fait si honneur à M. Masson, que le compte rendu si intéressant qu'en a fait M. le Dr A.-J. Martin.

Ces deux Maisons sont construites à l'entrée du pavillon de la Ville, à droite en venant du Dôme central. Elles sont à rez-de-chaussée et deux étages, plus un sous-sol pour la maison salubre comme il convient. Les deuxièmes étages sont reliés par une passerelle qui permet d'aller d'une maison à l'autre. Des barrières guident le visiteur qui n'a qu'à aller droit devant lui et qui est sûr de parcourir ainsi toutes les pièces depuis le seuil de la maison insaluble jusqu'à la sortie de la cave de la maison salubre. Des tableaux, des dessins, des modèles et surtout des notices courtes et précises affichées dans toutes les pièces complètent la démonstration.

a). *Maison insalubre.*

Avant d'entrer dans la Maison insalubre, on remarque d'abord sur la façade un tuyau de fonte avec mauvaises dispositions des joints qui permet l'écoulement superficiel des eaux usées par une gargouille située sous le trottoir. En entrant dans le rez-de-chaussée, nous foulons un parquet posé sur lambourdes encastrées dans la terre, sans scellement ni petits murs, ce qui sera une cause permanente d'humidité, de pourriture et de maladies.

Dans un coin, un lavabo, dont les tuyaux de vidange et de trop-plein non siphonnés permettent le reflux du gaz de la fosse d'aisance dans l'intérieur de l'appartement Les tuyaux se raccordent à angle droit; les soudures sont mauvaises. Dans un autre coin, une fontaine sur évier, avec seau en dessous pour la vidange.

Dans la cuisine adjacente, l'évier mal construit déverse son contenu dans la rue par une gargouille. Sur le mur sont appliqués des tuyaux de plomb à joints défectueux. Sur le sol non incliné une bande siphoïde dirige les eaux de lavage vers l'égout et maintient entre celui-ci et la cuisine une communication à peu près directe et constante.

La pièce à côté abrite un urinoir, dont les plaques d'ardoise sont mal jointes et lavées par un maigre filet d'eau; le sol est en mortier de ciment et boit l'urine; celle-ci coule à l'air libre vers la cour.

Une courette étroite, sombre, mal pavée, donne passage à des caniveaux non étanches dont les joints s'imprègnent d'ordures répandant de mauvaises odeurs, d'autant plus que le siphon de la cour est défectueux. La sixième partie de la surface de cette cour est occupée par l'orifice mal clos d'une fosse d'aisance non étanche, placée mi-partie sous la maison, mi-partie sous la cour et dégageant ses émanations sous les croisées. Cette fosse est ventilée par un tuyau d'évent en fonte joignant mal et débouchant plus bas que le toit. Une des dalles de la fosse est levée et une pompe d'aspiration et de refoulement simule une vidange qui ne peut se faire qu'en passant par la maison. A côté, un seau plein de sulfate de fer représente le seul et maigre correctif à apporter à cette mauvaise situation. Deux tuyaux de descente des eaux ménagères sont l'un en fonte, l'autre en zinc; tous deux à joints mauvais; ils sont desservis par des plombs disposés sous les fenêtres ou dans la cage de l'escalier. Des taches sur les murs représentent les traces des fuites et des débordements tant des plombs que des canaux qui leur font suite.

Une collection de modèles de tinettes filtrantes est accompagnée d'une notice indiquant les inconvénients de ces appareils.

Les cabinets d'aisances du rez-de-chaussée prennent jour et air sur l'escalier; ils sont à défécation accroupie, manquent d'eau; les clapets oxydés n'obturent pas l'orifice de chute; le sol, recouvert d'une plaque de plomb détériorée par l'usure, laisse filtrer l'urine qui imprègne la terre. Le revêtement des murs est en ciment.

Si, pour échapper à ce rez-de-chaussée où l'on étouffe, nous montons l'escalier, nous y trouvons les fenêtres qui donnent sur l'extérieur condamnées par la rampe (on trouve ce mode ingénieux au chef-lieu de l'Assistance publique de Paris, reconstruit cependant après 1870), une seule s'ouvre, mais hélas! sur la courette infecte d'où nous sortons.

Au premier étage, les mêmes fautes. Dans une chambre, une baignoire se remplit avec un seau; un terrasson en plomb protège insuffisamment le parquet; sur le tuyau de vidange est disposé un coupe ou un plomb où les eaux grasses et savonneuses s'accumulent et se décomposent. La couleur du papier de tenture est à base d'arsenic. Dans un angle un lavabo en métal se remplissant au broc; l'eau s'y échauffe et s'y altère. Le tuyau de vidange plonge dans un siphon en D; sa plongée s'est corrodée et il en est résulté une communication directe entre la chambre et le tuyau de chute des cabinets.

Sur le palier du 2e étage une excellente petite notice fait en sept lignes le procès des plombs. Dans cet étage, les choses sont un peu moins primitives que dans les deux précédentes; on constate des velléités d'assainissement, mais elles sont maladroites. Ainsi, dans les cabinets, on a cherché à obtenir l'obturation du tuyau de chute, mais c'est au moyen d'un siège à bascule. Sur la pierre d'évier de la cuisine, l'orifice de chute est fermé par un bouchon de cuivre. Sous la cage de ce même évier, une cuvette tournante, sorte de plomb perfectionné ou plutôt aggravé constitue bien la plus étrange aberration qui soit jamais sortie du cerveau d'un plombier depuis les temps les plus reculés.

Dans le coin d'une chambre à coucher, nous trouvons un seau, dit *hygiénique*, qui sert à toutes espèces d'usages, qu'on oublie trop souvent de vider et encore plus souvent de nettoyer.

A côté, une toilette, assez propre d'ailleurs, est desservie par un seau analogue. Ici nous sommes éclairés au gaz, mais les produits de la combustion se déversent dans l'air qu'ils vicient; nous avons une cheminée sans prise d'air extérieur ; il ne manque, dit justement M. Martin, qu'un poêle mobile pour compléter le tableau.

b). *Maison salubre.*

A l'entrée de la maison salubre un écriteau nous apprend que les travaux ont été exécutés par les élèves des cours professionnels de la chambre syndicale des ouvriers plombiers, couvreurs et zingueurs. Les beaux spécimens de tuyaux, de joints, de siphons exposés sont remarquables.

Au 2e, une lampe Wenham évacue les produits de la combustion par un fumivore muni d'un tuyau débouchant à l'extérieur. La toilette a son tuyau de vidange siphonné. La couronne du siphon se ventile par un tuyau de plomb passant dans un angle de la pièce et ventilant également les siphons de la baignoire du premier et de l'évier du rez-de-chaussée.

Dans la pièce à côté, le parquet est à l'anglaise ; la cheminée a une prise d'air à l'extérieur. Les cabinets sont desservis par le tout à l'égout ; le réduit est largement éclairé par une baie donnant sur la cour et dont la moitié supérieure est constituée par du verre perforé.

Dans l'escalier, les fenêtres ne sont pas condamnées et permettent une aération libérale ; à la partie supérieure de ces fenêtres, des ventilateurs à valve de mica permettent la sortie de l'air, mais empêchent l'entrée, non pas de l'air, mais de la pluie. Le premier étage possède l'*éclairage électrique* et un parquet démontable en chêne à point de Hongrie. Le papier de tenture est peint avec des couleurs non toxiques. Une baignoire avec colonnes pour douches est disposée sur un terrasson de plomb muni d'un indique-fuite ; le tuyau de trop-plein est branché sur le tuyau de vidange dont le siphon est ventilé comme il a été dit.

Au rez-de-chaussée, un cabinet d'aisances à défécation accroupie ; la coquille du siège et la cuvette sont en grès émaillé ; les urines tombent dans une rigole antérieure à retenue d'eau et sont balayées par des chasses automatiques. Le revêtement des murs est fait en carreaux de faïence. Un lavabo et un timbre d'office ont leurs tuyaux siphonnés et ventilés.

La cuisine est desservie par un robinet d'eau de source. L'évier est muni d'un siphon de plomb avec regard de visite pour le nettoyage. Le carrelage est en grès césame ; l'eau usée s'écoule par une pente douce vers un siphon en grès vernissé, ce qui permet des lavages journaliers à grande eau.

Le sol de la cour est cimenté ; un siphon assure l'écoulement des eaux. Un tuyau des eaux pluviales en fonte avec joints à la céruse est ouvert à ses deux bouts pour la libre circulation de l'air ; il déverse son contenu dans un siphon qui reçoit aussi la décharge de la cuisine. Le tuyau de chute des cabinets est en plomb. Une trappe de regard avec joints étanches et grille de sûreté donne accès dans le regard de visite de la canalisation.

En nous dirigeant vers la cave, nous passons à côté d'un urinoir à revêtement d'ardoise émaillée et non émaillée et de plaques de verre. Dans le sous-sol éclairé par une minuscule lampe à incandescence, nous voyons la canalisation en grès vernissée posée sur corbeaux ou sur un massif en maçonnerie. La pente est de 0ᵐ,04. Des tampons mobiles permettent le nettoyage. Dans le branchement particulier qui va de la maison à l'égout, il existe un siphon sur le trajet de la canalisation. Dans le même branchement se trouvent le compteur de l'eau de source et celui de l'eau de rivière.

2º *Voirie de Paris.*

M. Deville, chef de la division de la voirie à la Préfecture de la Seine, a recueilli une série de publications sur les alignements et les logements insalubres. M. Huet, inspecteur général des Ponts et Chaussées et directeur de ce service, a également prêté son concours précieux à l'organisation de cette exposition, où les visiteurs ont pu consulter avec fruit différents ouvrages sur la législation, sur les logements insalubres, publiés par M. Jourdan, chef de bureau, parmi lesquels nous citerons, l'*Assainissement de Paris* et l'*Étude sur le projet de revision de la loi concernant les logements insalubres.*

Le service technique de la voie publique, sous les ordres de MM. de Tavernier et Boreux, expose des modèles de balayeuses à traction de cheval, systèmes Blot et Sohy, des tonneaux d'arrosement, des tombereaux d'enlèvement à ordures ménagères munis du monte-charge et du récipient réglementaire, une série de brouettes de nettoiement, une grue pivotante desservant les sous-sols des halles centrales avec accessoires, un tombereau ordinaire pour les halles, une banne couverte et découverte pour le même usage, des appareils d'arrosage en usage à Paris, des bocaux contenant des échantillons de produits désinfectants employés dans le service du nettoiement, et une série de plans et coupes de carrières, d'où sont extraits les matériaux pour le pavage et l'empierrement des voies publiques. Nous voudrions citer tous les collaborateurs de cette curieuse et savante exposition ; mais notre tâche nous empêchant de nous éloigner des choses rigoureusement hygiéniques et médicales, nous nous contenterons de leur adresser, sans les nommer, à notre grand regret, nos sincères félicitations.

3º *Observatoire municipal de Montsouris.*

Plus loin, l'Observatoire municipal de Montsouris, si intelligemment dirigé par MM. Descroix, Lévy et Miquel, est largement représenté au Champ-de-Mars.

Nous y avons remarqué : 1º au point de vue météorologique, un magnifique album photographique des variations magnétiques les plus remarquables, un actinomètre et pyrrhéliomètre pour l'évaluation des radiations solaires et pour la mesure de la quantité totale de vapeur d'eau contenue dans l'épaisseur de l'atmosphère ; des cartes murales résumant les observations météorologiques faites à Montsouris depuis l'établissement, depuis 20 années, études très utiles au point de vue de la climatologie parisienne.

2° Au point de vue chimique, sans compter la collection des annuaires de Montsouris et celle des tableaux mensuels de statistique municipale, et la collection des annuaires de la Ville de Paris, nous signalerons quatre tableaux muraux très importants au point de vue de l'hygiène : 1° Etude chimique de l'air ; — 2° Etude chimique des eaux : eaux météoriques ; — 3° Etude chimique des eaux : eaux de sources et de rivières ; — 4° Etude chimique des eaux : eaux d'égout et de drainage. — Plus loin est une photographie du Récepteur des eaux météoriques, au-dessous de laquelle sont exposés les appareils pour l'analyse de l'air : trompes en verre, compteurs de précision, barboteurs de platine, appareil de dosage de l'acide carbonique, appareil de dosage de l'ozone, et les différents réactifs servant au dosage des éléments de l'air. Les organisateurs de cette exposition n'ont pas non plus oublié les appareils servant à l'analyse des eaux. On y voit successivement : les paniers servant au transport des eaux, le nécessaire oxymétrique, l'étuve à température constante pour la détermination du coefficient d'altérabilité ; un appareil pour les prises d'eau aux différentes profondeurs, un autre pour le dosage hydrolimétrique, des ballons conjugués pour le dosage de la matière organique, un appareil pour le dosage de l'ammoniaque, l'appareil à permanganate, le colorimètre, l'appareil pour le dosage des nitrates et pour le dosage de la chaux, le bain-marie à niveau constant et à régulateur, l'étuve à dessication, les flacons à réactifs et une série de produits chimiques. — 3° Enfin, en troisième et dernier lieu, on remarque une collection complète des appareils à micrographie pour l'analyse microscopique de l'air, des aéroscopes variés, des appareils pour le dosage des bactéries atmosphériques, pour l'analyse microscopique des eaux, pour le dosage des bactéries du sol et une foule d'instruments de technique microscopique (1). Une collection de tableaux ayant trait au service micrographique de Montsouris termine cette exposition.

4° *Service des eaux et de l'assainissement.*

M. *Bechmann,* successeur de M. Durand-Claye, met sous les yeux du public les pièces officielles concernant le *Service de l'assainissement de la Seine, de* 1870 à 1882, et une série d'enquêtes et de rapports relatifs au service de l'utilisation agricole des eaux d'égouts où l'on remarque les rapports de nos maîtres Bourneville, Cornil, et un

---

(1) Voir au Chapitre de la Microbiologie.

magnifique atlas statistique en 2 volumes. Plus loin on trouve l'historique des égouts de Paris, de 1663 à 1889, et des modèles réduits des différents types anciens et modernes. L'usine élévatoire de Clichy, une vue et un plan d'irrigations de la plaine de Gennevilliers, complètent cette exposition du plus haut intérêt.

B. — Côté Ouest.

Boucheries et Denrées alimentaires.

Passons maintenant à l'autre Pavillon de la Ville de Paris, situé parallèlement à celui que nous venons de quitter, à droite en regardant le dôme central. Nous y trouvons, au point de vue de l'hygiène, l'exposition du service d'*Inspection de la Boucherie*, organisé avec un soin minutieux par M. Bezançon, chef de la 2ᵉ division à la Préfecture de police et par ses collaborateurs MM. Villain, Bascou, Moulé, Cartier, Pertus et Pion, vétérinaires-inspecteurs. A côté est une réduction du *Laboratoire municipal de Paris*. Nous allons successivement décrire ces deux expositions.

1° *Inspection de la Boucherie.*

Le Laboratoire de Micrographie a été créé en 1885, aux Halles Centrales, pour justifier autant que possible les saisies et reconnaître les animaux charbonneux, septiques, tuberculeux, soit par l'examen microscopique, soit par l'inoculation expérimentale.

· Sur les tables sont exposés les travaux du laboratoire rédigés par M. Villain, chef du service, et dont nous croyons devoir donner un résumé, cette partie de l'hygiène étant en général fort peu connue.

Organisation du service des Saisies. — Leurs causes.

Les motifs des saisies restent toujours à peu près les mêmes. Bien qu'il n'ait pas toujours été possible de les justifier scientifiquement parlant, puisqu'il est opéré le plus souvent sur des animaux séparés en quartiers ou en morceaux séparés et privés de leurs viscères, nous allons, cependant, indiquer les causes qui ont le plus fréquemment motivé le retrait de la viande de l'alimentation. Parmi les altérations dont, en l'absence des viscères, on ne peut indiquer la cause avec certitude, on placera en première ligne les *morts accidentelles*, les *maladies fébriles nombreuses* (fièvre) qui décomposent la viande et la rendent impropre à l'alimentation, les *viandes médicamentées*, les *viandes à odeur putride*.

Pour plus de clarté, on peut diviser les saisies en : 1° *Saisies générales*, c'est-à-dire de l'animal entier ; 2° *Saisies partielles*, c'est-à-dire n'entraînant que l'enlèvement des parties attaquées et permettant la vente des parties saines ; 3° *Saisies des abats* ; 4° *Saisies des produits fabriqués*.

I. — SAISIES GÉNÉRALES. — *Espèce bovine. Animaux adultes*: Maladies fébriles, fièvres consécutives à la parturition, météorisation, charbon, maigreur extrême, tuberculose généralisée, maigreur avec ou sans état cachectique, anémie, hydrohémie, mort naturelle, altérations produites par la présence de micro-organismes non pathogènes, viandes à odeur putride, à odeur de beurre rance, viandes médicamentées, présence de granulations purulentes généralisées. *Veaux* : Veaux mort-nés, veaux trop jeunes, maigreur, anémie, fièvre, mort, indigestion, entérite, arthrite, ictère grave, urémie. — *Espèces ovine et caprine*: Cachexie aqueuse, maigreur, asphyxie, charbon, météorisme, ictère grave, mort-nés, agneaux et chevreaux trop jeunes. — *Espèce porcine* : Fièvre, ladrerie, granulations psorospermiques généralisées, anémie, maigreur extrême, état cachectique, ictère, maladies fébriles produisant des altérations considérables et parmi lesquelles on peut classer le rouget, la pneumonie infectieuse et la pneumo-entérite infectieuse, et enfin un porc dont toute l'ossature était noire ébène avec maigreur extrême. — *Espèces équine et asine* : Maigreur extrême, morve, mélanose généralisée, maladies fébriles, fièvre consécutive à des fractures, à des paralysies, infection purulente avec métastase, anasarque.

II. — SAISIES PARTIELLES. — Elles sont à peu près les mêmes pour toutes les espèces animales. En première ligne, nous placerons les avaries dues aux influences atmosphériques (viandes vertes), déchirures musculaires, infiltrations séreuses et sanguines, fractures diverses, paralysie, dégénérescence des muscles, altérations des muscles de la croupe consécutives à l'inoculation de la péripneumonie (espèce bovine), sclérodermie (porc), contusions, ecchymoses, abcès, exostoses, arthrites, viandes salées, sclérose des muscles, pleurésie, tumeurs diverses.

III. — SAISIE DES ABATS. — *Foie*: Distomes, tuberculose, coccidies (lapin), sclérose ou cirrhoses diverses, avarie, kystes non parasitaires (bœuf), kyste à échinocoques, tumeurs diverses. — *Cervelles* : Cœnure. — *Langue*: Ladrerie (porc). — *Poumons* : Tuberculose, péripneumonie, abcès, présence de strongles en grande quantité, tumeurs, etc. — *Cœur* : Ladrerie, péricardite, endocardite. — *Reins* : Altérations diverses, néphrites nombreuses, hydronéphroses, kystes divers, abcès.

IV. — Saisie des produits de charcuterie et autres. — Jambons avariés dits piqués, saucissons avariés, boîtes de conserves altérées, saumures avariées, etc.

Tous les samedis, les inspecteurs de la boucherie se réunissent afin de prendre leur service de la semaine et entendre les ordres émanés de l'Administration ; en même temps, il est communiqué aux vétérinaires-inspecteurs les pièces pathologiques intéressantes trouvées dans les différents points de notre service.

Expertise des viandes.

Les expertises de viandes faites l'année dernière et entièrement reproduites dans le rapport de M. Villain sont très intéressantes. Elles comportent: 1° Le Dépôt de mendicité de Villers-Cotterets où deux fois la viande de taureau a été refusée ; 2° La Boucherie centrale des hôpitaux (Voir *Manuel de l'Assistance publique de Paris*, par Bourneville et A. Rousselet) où les livraisons n'ont donné lieu à aucune saisie ; 3° En troisième lieu viennent les *viandes de provenance étrangère*.

Nous insisterons spécialement sur ce dernier point :

L'*Amérique du Sud* a continué, en effet, cette année à expédier des moutons entièrement gelés qui ont été vendus dans une maison spéciale, rue Turbigo. Les inspecteurs de service aux Halles, en visitant cet établissement, ont eu un jour à saisir, dans les chambres mêmes de réfrigération, près de 3,000 kilogr. de viande de mouton couverte de moisissures diverses. L'insuffisance accidentelle de réfrigération avait amené cette avarie.—La *Hongrie* et l'*Allemagne* expédient aussi chaque jour des moutons conservés à une température de + 2°. Ces viandes, qui arrivent en douane aux gares de Paris, ne sortent des wagons réfrigérants qu'en présence d'un inspecteur de la boucherie chargé de signer le bulletin de visite sanitaire. Les wagons spéciaux à parois doubles peuvent contenir environ 280 moutons accrochés au plafond, comme les viandes à l'étal du boucher. A la partie supérieure, se trouve un réservoir de glace qui entretient une température constante, voisine de 0°, dans la chambre où se trouve la viande. Jusqu'ici le service d'inspection a toujours constaté que ces moutons étaient de bonne qualité et dans un bel état de conservation.

La *Suisse* envoie régulièrement aux Halles et chez différents bouchers du centre, des aloyaux et des filets de l'espèce bovine de 1re qualité. Ces pièces fraiches tantôt enveloppées de papier parchemin, tantôt de linges grossiers, arrivent sur nos marchés dans de très bonnes conditions. Les saisies pratiquées sur ces envois n'ont eu lieu qu'à l'époque des grandes chaleurs, alors que les viandes des abattoirs présentaient également des altérations dues aux influences atmosphériques. — La *Hollande* commence à essayer notre marché et expédie des viandes fraiches de mouton. Enveloppés dans des sacs de grosse toile, ces animaux offrent les signes de la plus parfaite conservation.

Le service d'inspection de la Boucherie fait encore l'inspection des charcuteries et triperies de Paris qui, en moyenne, sont bien tenues. Il visite les marchés de quartiers où les viandes vendues, quoique de qualités inférieures, sont inspectées sérieusement. Enfin, il visite les abattoirs de La Villette, Grenelle, Villejuif et Les Fourneaux.

Pour juger les produits de la charcuterie, il faudra les sonder, les goûter, les faire cuire au besoin. Les salaisons rances doivent être refusées.

En vertu de l'ordonnance du 13 octobre 1879, modifiée par celle du 15 octobre 1885, le service assure l'inspection des viandes aux huit portes de Paris ci-après : Charenton, Vincennes, La Villette, Clichy, Ternes, Saint-Cloud, Orléans, Italie.

De plus, les gares de voyageurs et de marchandises sont surveillées par des inspecteurs, ainsi que le marché aux bestiaux de La Villette.

Tel est le service de l'inspection de la boucherie. On peut aussi voir à l'Exposition une série d'instruments, une table de travail avec ses accessoires pour l'examen du sang, des meubles contenant les diverses préparations, des albums renfermant des dessins de microbes, de parasites de la viande, et une collection de pièces pathologiques préparées par les vétérinaires inspecteurs. Cette organisation fait le plus grand honneur à M. Bezançon, chef de la division de l'hygiène et à ses dévoués collaborateurs.

2° *Laboratoire municipal.*

Le *Laboratoire municipal de Paris* a été, comme on le sait, créé le 1er août 1878 par le Conseil municipal de Paris ; il commença à fonctionner en 1883, modestement, dans un local de la Préfecture de police. Successivement, il a pris une importance plus considérable sous la direction de M. Girard et rend de réels services à la ville de Paris. Il occupe aujourd'hui, sur la place Notre-Dame, les locaux où se trouvaient jadis une des brigades centrales. Il comprend actuellement :

Rez-de-chaussée: Les bureaux du chef et du sous-chef ; le laboratoire particulier du chef ; 3 laboratoires ; 2 chambres noires ; le bureau de réception ; le bureau des employés ;

Sous-sol : Une salle de machines (machines à gaz, électrique, turbine, ventilateur) ; une salle pour les analyses des gaz et les appareils à faire le vide ; une chambre noire pour la photographie microscopique et l'analyse spectrale ; une salle servant aux analyses organiques et aux dialyseurs ; une salle de distillation ; un lavoir ; une salle de collections et de rapport.

Voici, d'après le rapport de M. Girard adressé au Préfet de Police, le détail de son fonctionnement dont on voit une réduction à l'Exposition.

Les échantillons sont reçus par un employé qui inscrit sur un livre à souche : la nature de l'échantillon, la date et le numéro du dépôt, le nom et l'adresse du déposant, enfin les noms, profession et adresse du vendeur. Puis cet employé détache de ce registre un récépissé qu'il remet au déposant en lui indiquant le jour où il pourra venir chercher le résultat. Les analyses sont divisées en deux catégories : les unes dites qualitatives (*gratuites*), les autres quantitatives (*payantes*).

Les premières sont, comme les secondes, faites quantitativement par le Laboratoire ; les chiffres trouvés servent de base pour apprécier la qualité du produit déposé ; cette appréciation seule est communiquée au déposant par ces mots : *bon, passable, mauvais non nuisible, mauvais, falsifié ou nuisible*. Les analyses quantitatives, taxées suivant la nature des échantillons de 5 à 20 francs, font connaitre la composition exacte du produit. Outre le récépissé, l'employé détache, dans ce cas, un bon à payer à la Caisse municipale. Depuis le 10 juin 1881, les commissaires de police de chaque quartier sont tenus de recevoir les dépôts d'échantillons pour les analyses gratuites seulement, qui sont remis aux postes de polices et apportés chaque jour dans des caisses au Laboratoire. Le Laboratoire examine encore nombre d'échantillons qui lui sont remis par la Préfecture de la Seine, l'octroi de Paris, les administrations des prisons et des hospices, l'armée, les communes suburbaines.

Vingt experts inspecteurs du Laboratoire, parmi lesquels douze ont le grade de commissaire de police, sont groupés par deux en dix sections qui se partagent Paris, et font de fréquentes tournées dans les marchés et les différents commerçants en matière alimentaire, chez lesquels ils prélèvent les échantillons qui leur paraissent suspects. Dans ces visites, les inspecteurs, pourvus d'une trousse renfermant quelques réactifs et d'un microscope, examinent sommairement les denrées. Ils font détruire séance tenante celles qui sont manifestement avariées, et prélèvent deux échantillons cachetés, numérotés et certifiés par eux et par le marchand, qui signe également le procès-verbal de saisie, sur celles qui leur paraissent falsifiées. Un de ces échantillons est apporté au Laboratoire pour y être analysé, le deuxième est conservé au dépôt des scellés, en cas de contre-expertise. Les experts inspecteurs sont tenus chaque jour de consigner, sur une feuille de service, l'emploi de leur journée et les détails relatifs à l'état de salubrité des établissements et marchés visités, ainsi que les saisies et destructions opérées par la section. Chaque soir, ils assistent au rapport, rendent compte des incidents de la journée et reçoivent des ordres pour le lendemain. Tous les échantillons, sans exception, sont inscrits et numérotés sur le registre d'entrée. Les chimistes du Laboratoire ignorent complètement les noms et adresses des déposants ou des vendeurs. Les échantillons sont partagés entre les chimistes spécialisés pour les produits les plus courants, et les résultats sont rendus par les chimistes sur des feuilles spéciales au bureau d'entrée qui, au début, a pris soin de laisser un numéro d'ordre sur l'échantillon, pris en double sur le registre où sont les noms et adresses du déposant et du vendeur.

Voici, toujours d'après le Rapport de M. Girard, la liste des principales questions étudiées par le Laboratoire municipal : 1° Produits pharmaceutiques employés en parfumerie. 2° Dosage du plomb dans les étamages, les têtes de siphon et les soudures dans les boîtes de conserves. 3° Recherche de l'acide salicylique dans les denrées alimentaires. 4° Analyse des boues d'égouts et matières de tinettes (Commission d'assainissement de Paris). 5° Emploi et recherche des composés azoïques dans les vins et les substances alimentaires. 6° Entretien des pompes à bière. 7° Coloration des jouets, des sucreries et des sirops. 8° Conserves alimentaires colorées aux sels de cuivre. 9° Recherche des trichines. 10° Examen du lait des biberons dans les différentes crèches du département de la Seine. 11° Inflammabilité des corps par l'étincelle électrique (expériences faites à l'occasion de l'ordonnance sur les théâtres). 12° Incombustibilité des décors et influence des rideaux de fer. 13° Analyse de l'air des dortoirs de l'Ecole vétérinaire d'Alfort, etc. 14° Analyse des gaz provenant du traitement des matières de vidange. 15° Analyse des terres des cimetières. 16° Influence de la nourriture donnée aux vaches sur la composition du lait. 17° Recherche des fuites de gaz dans les égouts et dans les caves. 18° Désinfection des logements de varioleux et des voitures servant au transport des personnes atteintes de maladies contagieuses. 19° Analyse des denrées fournies aux prisons et aux services administratifs des Préfectures de la Seine et de Police. 20° Analyse des produits industriels donnant lieu à des contestations pour droits d'octroi. 21° Analyse d'eaux de Seine polluées, adressées par le service de la navigation et par celui des Ponts et Chaussées. 22° Analyse des eaux destinées à l'alimentation, adressées par diverses municipalités.

Ces travaux sont accomplis par 55 personnes, comprenant 1 chef de laboratoire, 1 sous-chef, 2 chimistes principaux et 23 chimistes de différentes classes, 20 experts inspecteurs, 2 garçons de laboratoire, 2 hommes de peine, 1 commis principal et 3 commis.

Les objets exposés par le Laboratoire municipal, qui fonctionne chaque jour au Champ-de-Mars, sont très nombreux. On y trouve des appareils à électrolyse pour la recherche et le dosage du cuivre dans les matières alimentaires, d'autres pour le dosage par distillation de l'alcool dans les vins, bières ou cidres, une série d'é-bullioscopes, le four à incinération de Dupré, le colorimètre de Dubosq et celui de **M.** Salleron. La détermination des indices de réfraction des liquides se fait par le réfractomètre de Dupré. On remarque encore le voluménomètre à réservoir mobile de Dupré pour la détermination de densités des corps poreux, des collections de burettes, de pipettes, le bain-marie pour le lactobutyromètre, des microscopes de Verick, des saccharimètres ; en un mot, toute la série des principaux appareils de cette utile institution.

IV. — Trocadéro.

Utilisation agricole des eaux d'égout de Paris.

Après avoir traversé le pont d'Iéna qui relie le Champ-de-Mars au jardin du Trocadéro, on trouve, à droite, un terrain de 200 mètres carrés, où MM. Bechmann, Masson et Feret ont appliqué le *système de l'épuration et de l'utilisation agricole des eaux d'égout*, tel qu'il est aujourd'hui pratiqué à Gennevilliers. Ces terres provenant de Billancourt ont deux mètres d'épaisseur et sont semblables à celles de Gennevilliers et reposent sur un terrain de glaise. Les eaux d'égout élevées par une turbine arrosent deux fois par jour ce petit champ où s'étalent différentes variétés de plantations, carottes, fèves, artichauts, choux, oseille, pommiers, poiriers, géraniums, etc. A l'extrémité du champ est une cascade d'où l'eau d'égout filtrée et épurée jaillit claire et limpide et que les promeneurs boivent sans hésitation !

B. — Hygiène de l'Habitation.

I. — Autour du Pavillon de l'Hygiène.

Tout autour du Pavillon de l'Hygiène et dans certaines de ses annexes se trouvent différents appareils relatifs à l'assainissement des habitations privées et collectives et particulièrement à l'assainissement des hôpitaux.

1° *Maison Flicoteaux*.

C'est d'abord la *Maison Flicoteaux*, avec ses tuyaux de drainage étanches et réunis par des joints étanches en plomb ou en fonte à eau forcée et rendus inoxydables. Les appareils de water-closets exposés par la

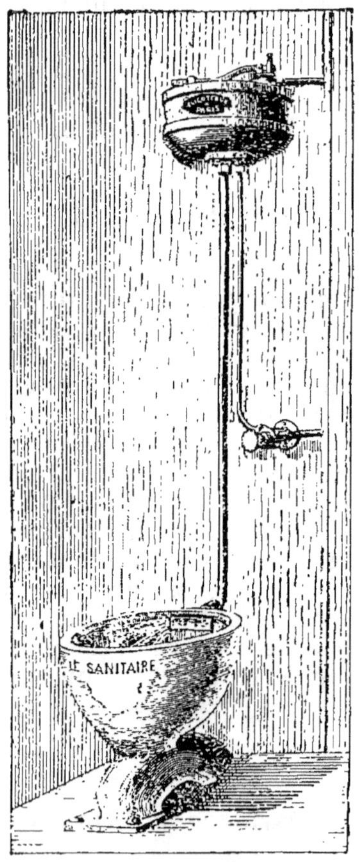

Fig. 270. — Le Sanitaire.

même maison sont en assez grand nombre. En première ligne vient le *Sanitaire* avec siphon et cuvette d'une seule pièce, ce qui a permis à l'inventeur d'étudier les formes de l'appareil pour utiliser toute la puissance de la chasse d'eau à laver la cuvette et le siphon (Voir *Fig.* 270). Cette chasse peut enlever des disques de grès ou de marbre de 15^{mm} d'épaisseur et de 5^{cm} de diamètre. Le siphon de l'appareil est de petite dimension et ne contient qu'environ un litre et demi d'eau. L'eau du siphon est donc renouvelée à chaque chasse. La vitesse dans le siphon est augmentée par l'étroitesse de l'orifice de la cuvette sur le tuyau de canalisation et un petit bouton à fermeture automatique sur lequel on appuie pour faire venir l'eau. Ce système supprime la chaîne à tirage qui se casse souvent et les points d'appui du levier qui s'usent rapidement.

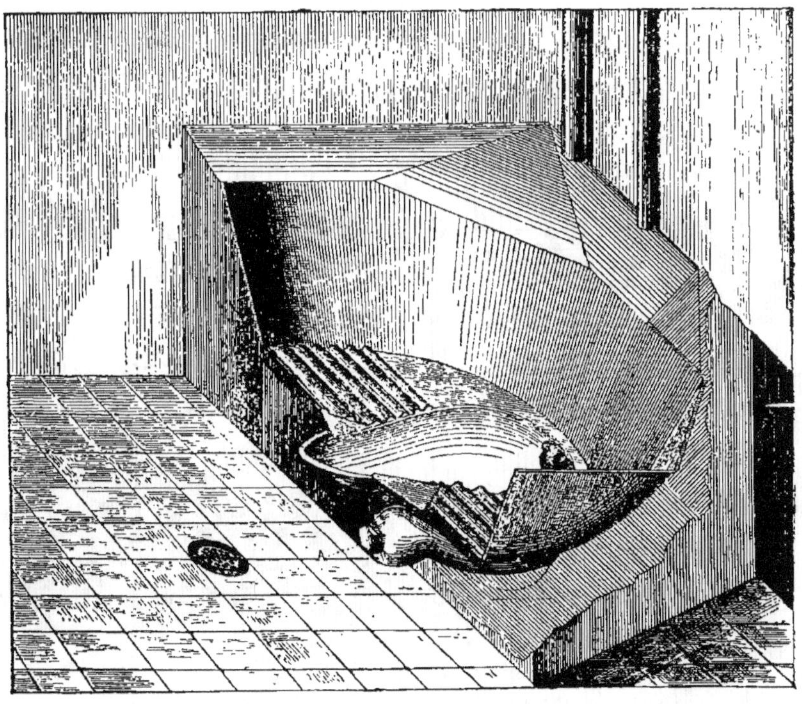

Fig. 271. — Modèle de cuvette pour water-closets communs.

La Maison Flicoteaux expose plus loin des modèles de water-closets communs. Dans la cuvette représentée Figure 271, on s'est attaché à recueillir autant que possible les urines en faisant une cuvette très allongée, se prolongeant par un bec comme un urinoir. La cuvette en fonte émaillée est recouverte d'une trémie en fonte inoxydée ouverte à sa partie antérieure. La trémie est à angles

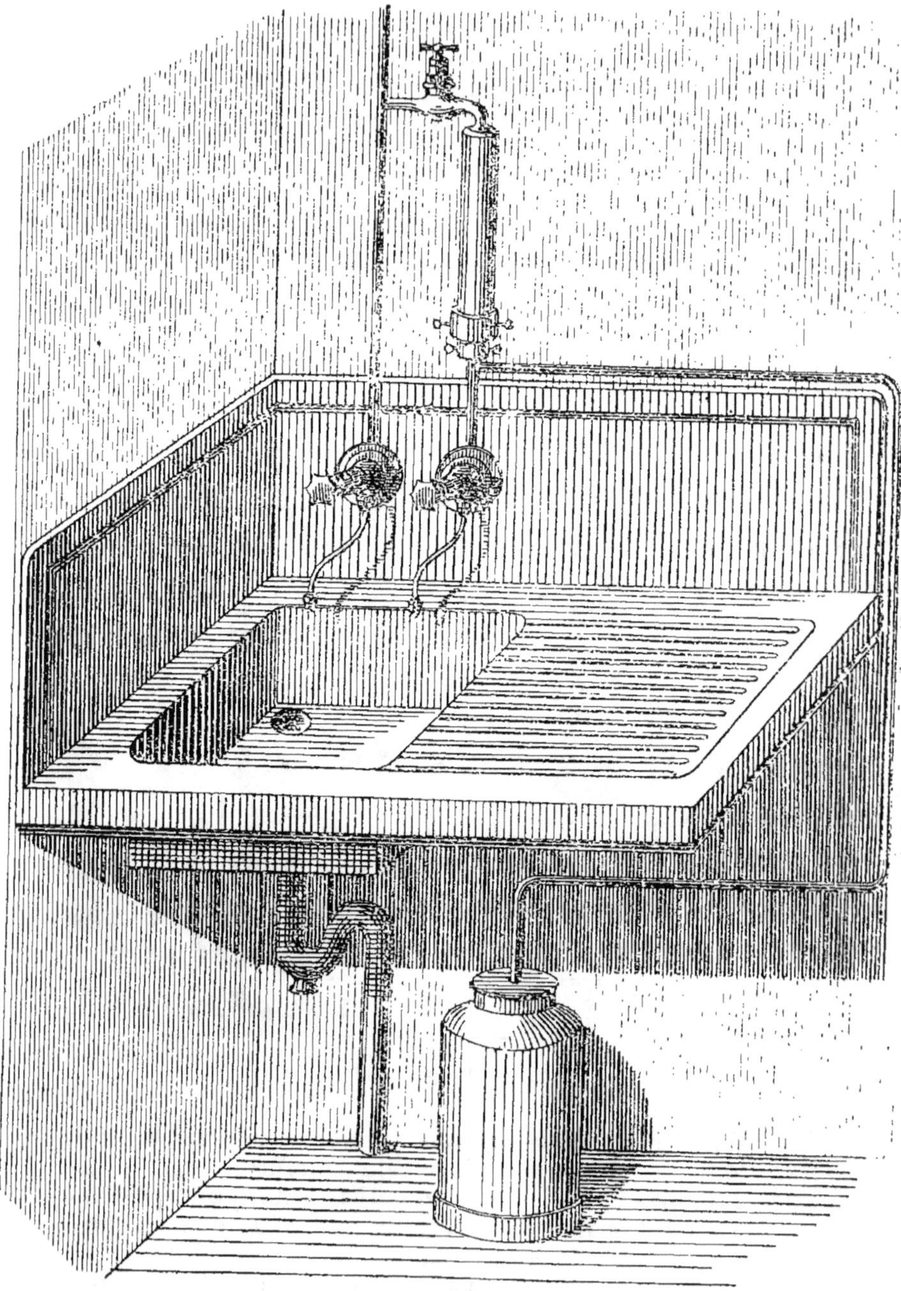

Fig. 272. — Filtre à pression (modèle Flicoteaux).

arrondis et se raccorde aux murs des water-closets par des carreaux de faïence. La cuvette, d'une forme spéciale, permet de faire disparaître rapidement toute obstruction.

Le sol du water-closet est en carreaux de grès. Les urines étant recueillies dans la cuvette, il est inutile de laver le sol à chaque chasse du réservoir. Un siphon de surface permet de faire de temps en temps des lavages à grande eau.

Voici quelques renseignements sur le *Filtre à pression Flicoteaux* (Voir *Fig. 272*), qui est exposé à côté. Les filtres Chamberland sont généralement installés dans les cuisines et dans les offices, au-dessus d'un barillet en verre destiné à recueillir l'eau filtrée. La partie inférieure de la bougie est reliée par un tuyau en caoutchouc au col de ce barillet qui porte sur le côté une tubulure de trop-plein. Le plombier ajoute sur le trop-plein un tuyau en caoutchouc et le conduit jusqu'au-dessus de la bonde siphoïde de l'évier. Cette disposition est très mauvaise ; l'eau qui sort du filtre Chamberland est pure, mais elle se contamine dans le réservoir. En effet, quand on vide l'eau du barillet, l'eau qui vient la remplacer doit entrer par le tuyau de trop-plein, c'est-à-dire qu'elle est prise près de la bonde siphoïde, précisément au point de la pièce où l'air est le plus vicié.

On devrait siphonner cet écoulement et mettre une rentrée d'air aboutissant soit à l'extérieur, soit à un point de la pièce où l'air est à peu près pur. On peut aussi conserver l'eau filtrée dans un vase fermé.

La Maison Flicoteaux expose un réservoir de ce genre où l'eau qui sort de la bougie vient s'emmagasiner en comprimant de l'air. Quand on ouvre le robinet, l'air comprimé chasse l'eau du réservoir et la fait s'écouler. L'eau n'ayant aucune communication avec l'air extérieur ne peut se contaminer. Cet avantage est particulièrement précieux quand il s'agit d'installer un laboratoire ou une salle d'opérations. Il y a de plus deux avantages d'un intérêt relativement moindre, la suppression des pertes d'eau par trop-plein et la grande solidité du réservoir.

Les éviers exposés par le Maison Flicoteaux sont assez remarquables. L'évier exposé est en marbre et est surmonté du filtre dont nous venons de parler. Les lavabos exposés sont les uns à cuvettes basculantes et les autres à cuvettes fixes. Les écoulements sont siphonnés et ventilés.

Le lavabo à cuvettes basculantes est monté avec receveur en tôle peinte au four.

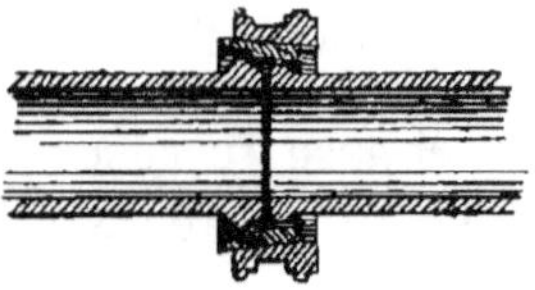

Fig. 273. — Joints de tuyaux pour conduite d'eaux.

Signalons pour terminer un mode ingénieux pour les joints des tuyaux de conduite des eaux inventé par la Maison Flicoteaux, dont l'habile ingénieur, M. Léon Borne, a droit à tous nos remerciements pour les indications précieuses qu'il nous a données (Voir *Fig.* 273).

2° *Maison Rogier et Mothes.*

Passons maintenant à la *Maison Rogier et Mothes.*

L'historique de cette maison est connu ; il confirme ce fait, admis par tous, que la plupart des applications heureuses de l'assainissement résultent du travail associé d'un médecin et d'un ingénieur. Auguste Rogier, docteur en médecine, élève préféré d'Andral, exerçant sa profession dans ces quartiers infects qui avoisinaient alors l'Hôtel-de-Ville (1848), constatant à chaque pas les décès occasionnés par la fièvre typhoïde, et amené fatalement à en reporter la cause dans l'insalubrité des maisons, commença par construire l'appareil à valve libre roulant sur cristal, destiné à obturer les tuyaux de chute et à empêcher les émanations des fosses de remonter dans les appartements.

Le jury international de la 1re Exposition universelle (1855) accorda à l'inventeur de cet appareil si simple une haute récompense et bientôt toutes les ouvertures, jusqu'ici béantes, des tuyaux de chutes furent munies de ces sortes d'appareils qui constituaient pour l'époque un progrès considérable. A cette époque l'eau n'existait pas dans les maisons ; elle était proscrite de tout autre usage que l'usage personnel.

Aujourd'hui l'eau, sans exister à profusion, abonde cependant dans presque toutes les maisons ; elle devient le véhicule obligé des matières usées ; l'appareil à valve est distancé par le siphon. C'est ce que nous montrent MM. Rogier et Mothes dans leur exposition de 1889. En 1884, en effet, à partir du Congrès d'Hygiène de Londres, cette maison reçut une nouvelle impulsion par l'adjonction d'un ancien ingénieur des mines, M. Aimard, qui s'est attaché à dépasser les maisons similaires d'Angleterre, pourtant si réputées pour leurs appareils d'assainissement, et qui a complètement réussi. Maintenant, en effet, nous pouvons donner à notre tour des leçons aux étrangers, au lieu d'en recevoir.

Dans les water-closets, l'appareil à valve est remplacé désormais par le siphon hydraulique. Une barrière *permanente*, une couche de plusieurs centimètres d'eau s'oppose au retour de tout gaz infect dans les appartements, tout en laissant passer les ordures. Mais la matière par son poids ne franchirait pas toute seule l'inflexion du siphon ; il lui faut chaque fois une poussée ; c'est encore l'eau qui remplit cet office. Cette eau s'emmagasine elle-même dans une petite boîte placée au-dessus du siège et appelée réservoir de chasse (*Fig.* 274) ; elle s'en échappe

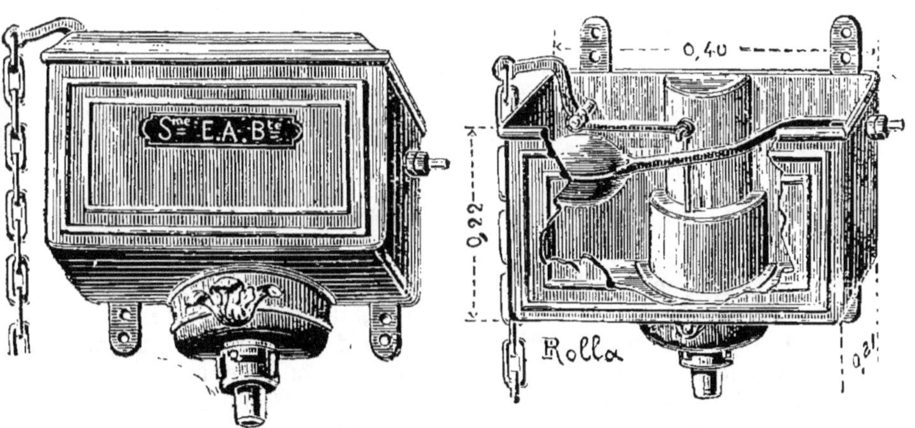

Fig. 274. — Réservoir de chasse.

avec masse et vitesse pour laver la cuvette et expulser les matières du siphon en y renouvelant la barrière hydraulique. Cet échappement est provoqué soit par une simple traction exercée par la main, soit par l'action du poids du corps, soit enfin par le mouvement de la porte. L'espace dont nous disposons ne nous permet pas de donner ici les croquis de tous ces dispositifs, qui sont en formation, soit dans les communs des maisons de Paris, soit dans les latrines des hôpitaux ou des administrations publiques ; il nous suffira de dire d'une manière générale que le tirage à la main s'applique pour le siège d'aisances d'un appartement et que les autres tirages s'appliqueront dès que le siège devient commun.

Là encore une grande division à faire ; pour les sièges d'appartement, nous aurons des sièges assis, confiants dans la propreté des personnes qui s'en servent habituellement, et nous pourrons, dans ce cas, aller jusqu'à l'extrême confortable d'une cuvette à fond plat avec une couche d'eau, de telle sorte que le siège d'aisances rappellera une toilette ordinaire (*Fig*. 275).

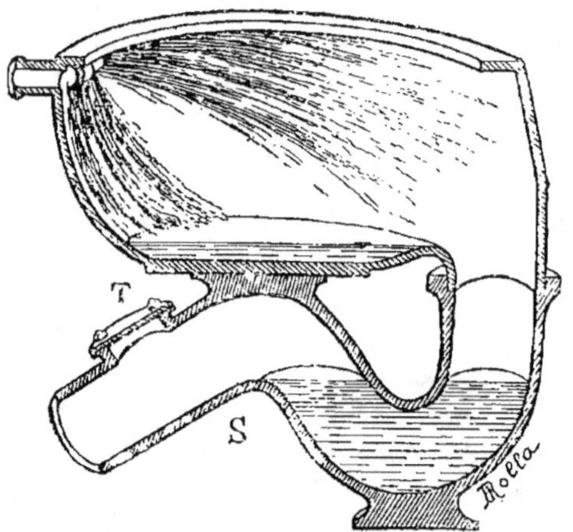

Fig. 275. — Sièges d'aisances d'appartement privé.

Si la fréquence des visites nous y oblige, nous conserverons la forme de la cuvette ordinaire, dans la crainte qu'une chasse d'eau ne suive pas toujours une visite ; au moins la matière usée sera plongée momentanément dans l'eau du siphon en attendant une chasse ultérieure. Si la fréquence des visites devient trop grande, nous ne conserverons plus la forme assise, dans la crainte des souillures, à moins cependant qu'une consigne sévère n'oblige les personnes à s'asseoir. Mais, dans ce cas encore, nous adopterions la cuvette dite Val-de-Grâce, qui ressemble à un long bidet et où le siège assis est remplacé par un fer à cheval en bois de quelques centimètres de surface où les souillures n'ont aucune prise. Nous avons visité l'installation faite ainsi dans les hôpitaux militaires du Val-de-Grâce, du Gros-Caillou et de Vincennes, et nous avons constaté que le siège ci-dessus décrit y était tenu aussi proprement que dans un appartement privé.

Là où une consigne ne peut suppléer aux habitudes de la foule, nous conseillons le siège accroupi, établi de façon à recevoir les matières, quelle que soit la position prise par le visiteur, nous avons pu voir, dans ce genre, un siège mono-

lithe en grès blanc, qui ne laisse aucun champ aux malpropretés des nombreux visiteurs ; si cependant le nombre de ces
latrines devient trop considérable (casernes, établissements
d'enseignement), on fera bien de supprimer le siphon indi-
viduel et de grouper les sièges sur un vaste collecteur plein
d'eau qui noie les matières jusqu'au moment où un réservoir
de chasse *automatique*, créant artificiellement une rivière dans
ce collecteur, enlève les matières usées et renouvelle la
couche d'ean. Nous avons visité les installations faites dans
ce genre, dans la caserne Dupleix, Ecole Militaire, Orsay,
Babylone, etc., et nous avons été frappé des résultats obtenus
avec l'eau ainsi emmagasinée goutte à goutte et déversée
brusquement, soit pour laver les sièges accroupis et les collecteurs ; les formes spéciales, créées pour cet usage, nous ont
paru des plus judicieuses.

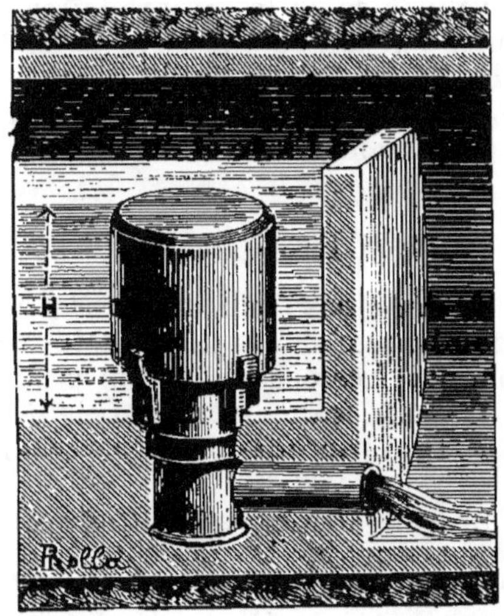

Fig. 276. — Chambre de chasse.

Nous passons rapidement sur les nombreux spécimens
de siphons destinés à recevoir les eaux des cours, des rues et
des espaces découverts, pour arriver aux grands appareils automoteurs, qui sont destinés à être placés dans les chambres
de chasse que l'on construit sur le réseau des égouts. Ces
chambres (*Fig.* 276), en maçonnerie, emmagasinent l'eau qu'on
leur distribue en mince filet, et à un certain niveau, les appareils automoteurs projettent, par des orifices qui varient depuis
20 jusqu'à 40 centimètres de diamètre, des masses d'eau consi-

dérables qui balaient et nettoient le radier de l'égout en véhiculant les résidus jusqu'au lieu de leur emploi. L'hygiéniste, dans chaque cas, s'inspirera de la pente générale des égouts et de la densité de la population pour répartir sur le réseau général de drainage d'une ville les appareils de chasse en nombre et de capacité suffisants ; on supprime ainsi la stagnation et on réalise les desiderata de tous les médecins hygiénistes. Ce travail est commencé pour Paris et MM. Rogier et Mothes nous apprennent qu'à ce jour plus de 200 rues de cette ville sont ainsi assainies par leurs appareils automoteurs. En suivant cette exposition, on peut donc se rendre un compte exact de l'application du *tout à l'égout*, de l'échelonnement d'appareils, d'ailleurs simples et peu coûteux qu'il réclame, depuis les privés d'un appartement jusqu'au collecteur qui entraîne l'eau dans les champs d'irrigation. La pratique du tout à l'égout et du drainage des matières est donc rendue facile pour les architectes et les propriétaires, au grand bien-être des habitants. On sait comment la seconde partie de ce vaste programme, l'épuration et l'utilisation des eaux d'égout, a été résolue pratiquement, elle aussi, à Paris, grâce aux efforts du regretté Durand-Claye et du Dr Bourneville, député de la Seine.

3° Grès divers.

La *Compagnie des Grès français de Pouilly-sur-Seine* présente de nombreux échantillons de tuyaux droits, coudés, de siphons. Les essais entrepris sur le degré de résistance des tuyaux français, dit M. le Dr A.-J. Martin dans la *Revue d'Hygiène*, ont donné des résultats très favorables.

Les autres maisons françaises dignes d'être signalées sont les maisons *Jacob*, la maison *Millot*, la maison *Muller* (d'Ivry-sur-Seine), la maison *Valabrègue* (de Bolène) et surtout la maison *Pillivuyt* qui fabrique dans ses usines de Mehun (Cher) et de Nevris des appareils sanitaires en émail pur et en grès d'une très grande finesse, qui a l'avantage de résister aux plus fortes gelées. Le water-closet hygiénique piédestal, exposé par M. Pillivuyt, est en une seule pièce, porcelaine ou grès fin à émail dur que l'usine de Mehun produit couramment et sans défaut.

4° Ardoisières d'Angers (Larivière).

M. *Larivière* expose une série d'urinoirs très connus dans toute la France, des sièges et des cabinets d'aisances, ainsi que des kiosques et pavillons pour la salubrité des villes. On remarque également dans la galerie qu'il occupe des revêtements hydrofuges et une série d'appareils en ardoise émaillée.

5° *Réservoirs de chasse* (Le Breton).

Les réservoirs de chasse de *M. Le Breton*, constructeur à Orléans, avec réglage facultatif du débit d'eau, sont bien conditionnés, et, sauf un mécanisme peut-être un peu trop compliqué, ils offrent de sérieuses garanties.

6° *Filtres*.

a). *Filtre Chamberland*.

Le *Filtre Chamberland*, exposé dans une des salles du Palais de l'Hygiène, est aujourd'hui tellement connu que nous ne le décrirons pas.

Le Filtre Chamberland comprend plusieurs variétés toutes basées sur le même modèle : filtre industriel en fonte émaillée (21 bougies), donnant 1.000 litres par jour; filtre sur trépied en fer avec pompe; filtres fontaines; filtres de ménage, etc., etc. Le filtre de campagne est un des plus curieux et s'emploie dans les cas où l'on n'a pas de pression d'eau à sa disposition. Il se compose d'un filtre sur brouette avec pompe aspirante et foulante. Dans les pays où l'eau est insalubre, un homme conduit l'appareil près de la rivière ou de l'étang, et, à l'aide de la pompe refoulant cette eau dans les filtres, on peut obtenir en une minute de 2 à 3 litres d'eau pure.

b). *Filtre Varrall-Brisse*.

Voici un autre système de filtre, exposé par *M. Varrall-Brisse*, et construit d'après les théories Pasteur.

Cet appareil est basé sur l'épuration de l'eau à travers deux disques superposés de céramique et de charbon, ce dernier produisant un second filtrage après celui du premier disque. L'avantage de cet appareil construit dans différentes dimensions est qu'il peut se nettoyer facilement.

c). *Filtre Magnen*.

Ce filtre, déjà exposé à l'Exposition d'Hygiène de 1886, consiste essentiellement dans l'emploi d'un tissu d'amiante à mailles serrées, sur lequel repose une couche de charbon pulvérisé. Par ce moyen, le filtrage s'opère chimiquement et physiquement. Les particules de charbon très tenues ne traversant pas les parois de l'amiante, les matières suspensives sont arrêtées net et l'eau filtrée par ce moyen devient pure.

d). *Aérifiltre Maillé, etc., etc.*

A côté est l'*Aérifiltre Maillé* qui diffère seulement du filtre Chamberland en ce que l'eau filtre de l'intérieur de la bougie vers l'extérieur.

Les autres filtres exposés sont plus ou moins intéressants ; nous nous contenterons de signaler parmi eux les filtres *Retif, Carré* et *Chabrier*.

7° *Imperméabilisation des murs* (Candelot, Vallès).

A l'Exposition d'Hygiène de 1886, nous avions déjà remarqué le ciment porcelaine anti-nitreux de Candelot, adopté par la *Société des Architectes*. Cette année nous rencontrons un nouveau produit.

Sur le mur latéral droit du palais de l'hygiène, *M. Henri Vallès* a appliqué un mode de durcissement à l'aide de la marmoréine. Cette composition, dont le prix est peu coûteux, empêche l'humidité. En ajoutant de la paraffine on obtient un durcissement complet.

8° *Exposition Geneste et Herscher.*

A droite du Palais de l'Hygiène, *MM. Geneste et Herscher*, dans un pavillon spécial, ont organisé une exposition des plus remarquables que nous pouvons diviser en deux parties : 1° *Matériel d'assainissement ;* 2° *Matériel de désinfection.*

1° Dans le *Matériel d'assainissement*, nous distinguons d'abord la *cuvette et siphon* pour cabinets d'aisances des habitations privées, en grès vernissé ou en porcelaine, ainsi que le siphon qui se raccorde avec le tuyau de chute; sa hauteur moyenne est de 42 centimètres. Pour combattre les obstructions, le bas de la cuvette a un diamètre inférieur à celui du siphon, dont la garde d'eau est de 5 centimètres avec tubulure de visite munie d'une hausse servant à la ventilation. Nous signalerons encore une série de *dessus de siège* pour aisances, parmi lesquels on distingue le dessus en ébonitoïde composé de caoutchouc, plombagine, soufre et brai, cuits et comprimés. Ce produit est imperméable, inattaquable aux acides, facile à travailler et d'un prix peu élevé. Les appareils de chasse fonctionnant alternativement par traction à la main ou par l'ouverture d'une porte sont bien conditionnés. Parmi les modèles de siphons exposés, nous trouvons un appareil de démonstration pour faire apprécier la ventilation des siphons, un siphon de cuir avec grille et panier ramasse-boue, des siphons de rue, une série de raccords pour canalisations. Puis, toujours dans le même pavillon, des types d'installation de cabinets à usage commun, avec dessus de siège et terrasses en verre coulé, en lave émaillée, en grès, en fonte émaillée, etc., etc. L'assainissement est encore représenté par une élévation et une coupe de cabinets d'aisances pour ateliers, lycées, écoles, etc., où on a substitué au collecteur avec retenue d'eau un tuyau en grès de très petit diamètre dans lequel se jette un certain nombre de cuvettes montées sans siphons. Chaque cuvette est lavée par un réservoir de chasse automatique placé assez haut pour qu'il soit impossible d'y atteindre, un appareil de chasse placé à l'extrémité de la conduite d'évacuation lave une ou deux fois par jour cette dernière. Pour les hôpitaux, on trouve un appareil à stériliser les déjections, construit sur les indications du Dr Napias, qui permet l'écoulement d'une certaine quantité de liquide désinfectant chaque fois que fonctionne l'appareil de chasse destiné à nettoyer la cuvette.

2° *Matériel de désinfection*. — MM. Geneste et Herscher exposent, dans une partie de leurs pavillons, les étuves à désinfection connues déjà depuis des années et dont la description a été donnée dans le *Progrès médical* à divers reprises et dans la *Revue d'hygiène et de police sanitaire*. Ces étuves, qui fonctionnent actuellement aux Invalides, ont rendu de grands services pour la désinfection des habits, matelas, paillasses et différents objets servant aux nombreux indigènes, habitants de l'Esplanade.

On rencontre encore, dans le pavillon Geneste et Herscher, un mode d'étuve pour la désinfection des caisses à biscuit, adoptée par le Ministère de la Guerre, qui diffère peu de l'étuve précédente. L'étuve proprement dite est formée d'un corps cylindrique avec porte d'introduction et de sortie des caisses à désinfecter placées sur des wagonnets roulants sur rails intérieurs. La température de l'étuve est de 110°, la durée de l'opération dure 12 minutes et le prix de revient de la désinfection d'une caisse de biscuit (4 m. de long × 1 m. 30 de large) coûte 6 dixièmes de centime.

Pour les locaux infectés, la même maison expose des appareils portatifs à désinfection par préparation d'une solution antiseptique. L'un de ces appareils (*Fig.* 277), se compose de deux récipients superposés et communiquant entre eux par un tube de petit diamètre ; le récipient inférieur contient la solution désinfectante. Une petite pompe sert à comprimer l'air dans le récipient supérieur ; deux robinets, dont l'un communique avec le réservoir d'air et l'autre avec le réservoir contenant le liquide, sont placés sur le haut de l'appareil. Sur ces robinets s'adaptent des tuyaux de caoutchouc communiquant avec l'appareil pulvérisateur. L'appareil est monté sur un chariot en fer ; son fonctionnement est des plus faciles. Une fois le liquide antiseptique introduit dans le récipient, en manœuvrant la pompe, on obtient un jet nébuleux qu'on dirige sur les parois à désinfecter.

Un second appareil à désinfecter (*Fig.* 278), diffère du précédent par le remplacement du chariot par des pieds fixés sur une planchette. Il sert à la désinfection des fourrures, des peaux, teintures, rideaux, voitures, wagons, cabines de navire, etc. Le poids de cet appareil n'étant que de 8 kilogr., il est facilement transportable et mérite d'être tout particulièrement recommandé.

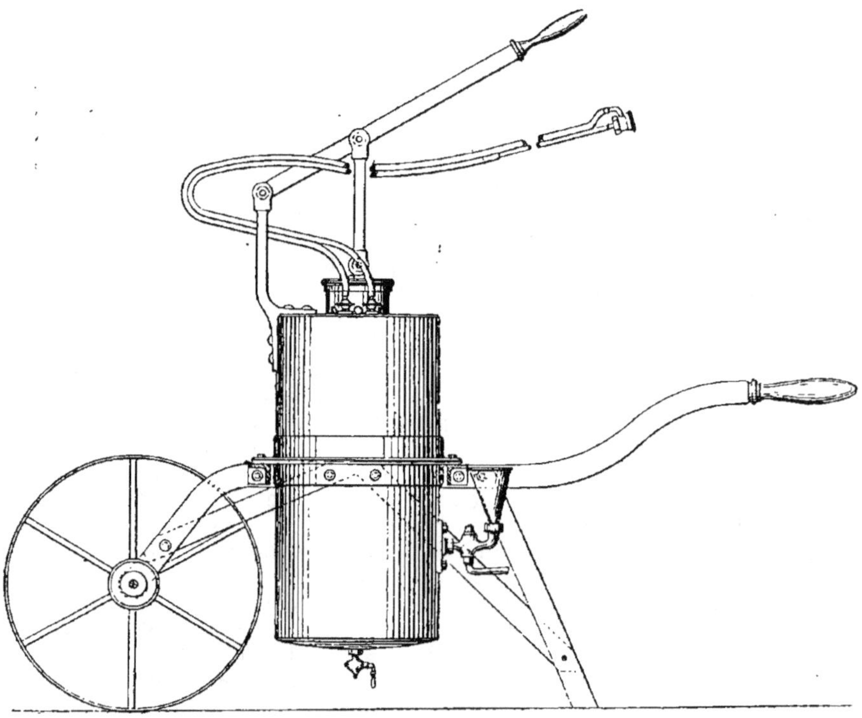

Fig. 277. — Etuve roulante à désinfection.

Nous trouvons encore à signaler à l'attention les appareils pour la désinfection et le nettoyage des crachoirs des phtisiques, un système de locomobile pour la désinfection et le nettoyage du matériel et des parois des écuries, étables, marchés à bestiaux, abattoirs, etc. Cet appareil comprend une chaudière fixée sur un train de voiture supportant aussi un réservoir pour l'eau d'alimentation et un récipient pour l'eau antiseptique. L'eau de la solution est lancée dans un tuyau par un injecteur aspirant la solution désinfectante qui est projetée ensuite avec violence par un tube contre les objets à désinfecter.

En dernier lieu, **MM.** Geneste et Herscher exposent un *appareil pour la stérilisation des instruments de chirurgie par la vapeur sous pression et par l'air chaud ;* et plus loin la coupe d'un *appareil pour l'incinération des rebuts provenant du nettoyage des salles de malades et des objets de pansement,* dont un grand nombre sont actuellement en construction dans les hôpitaux et sont appelés à y rendre de réels bienfaits.

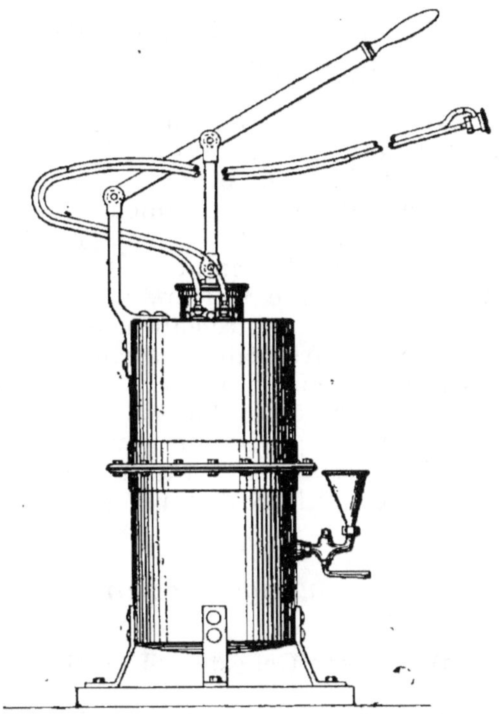

Fig. 278. — Etuve à désinfection portative.

Nous sommes malheureusement obligé de passer bien des choses dans l'intéressante exposition de MM. Geneste et Herscher, si bien organisée. Nous reviendrons plus loin sur cette maison pour les appareils de chauffage et de ventilation.

9° *Etuves Dehaitre et Leblanc.*

A l'autre extrémité et derrière le Pavillon de l'Hygiène, nous nous faisons également un devoir de signaler à l'attention les *étuves à désinfection Dehaitre et Leblanc* qui, comme celles de MM. Geneste et Herscher, sont faites avec soin et méritent les plus grands éloges. Ces étuves fonctionnent également chaque jour et les visiteurs ont pu apprécier leurs qualités.

10° *Appareil à glace Fixary.*

Derrière l'aile gauche du Palais de la Guerre, la Société des Constructions mécaniques spéciales expose un appareil à glace et à air froid fonctionnant par la liquéfaction et la détente successives du gaz ammoniac. L'appareil, exposé à l'Esplanade, permet de réaliser la production de l'air froid et sec à l'aide de conduites de circulation d'air en bois et en tôle et de conserver les produits alimentaires en maîtrisant les fermentations industrielles. Le frigorifère Fixary est renfermé dans un pavillon en bois. Il peut être installé dans une pièce quelconque. Un conduit d'aspiration, placé dans le haut de la salle, aspire l'air à refroidir. Cet air, à son passage dans un frigorifère, sèche, s'y purifie et est refoulé dans la salle refroidie à plusieurs degrés au-dessous de zéro. En raison de sa densité, l'air froid ne monte qu'au fur et à mesure que l'aspiration supérieure produit un vide partiel, déterminant un tirage naturel qui établit dans toute la salle équilibre de température.

11° *Chauffage et éclairage.*

a). Maison Geneste et Herscher.

A l'Esplanade, la *Maison Geneste et Herscher* expose des appareils intéressants de chauffage et de ventilation.

Le foyer, à gradins basculants avec trémie de chargement automatique, peut utiliser les combustibles menus. Il comprend une grille inclinée et basculante, placée au-dessus et en avant d'une petite grille ordinaire horizontale et fixe. La grille inclinée est constituée par des supports sur lesquels sont disposées en séries des plaques ajourées en gradin. C'est sur la petite face de ces gradins que descend le combustible à mesure que s'opère la combustion. Au-dessous des grilles se trouve une cuvette de cendrier, où l'on entretient de l'eau en permanence. Ce calorifère a l'avantage d'être promptement allumé, utilise bien le combustible et est d'un réglage facile.

b). Poéle tubulaire Besson.

M. Besson expose un poéle adopté au Val-de-Grâce depuis 1866.

Il se compose d'une chambre de chauffe étanche, recevant à leur sortie du foyer les gaz provenant de la combustion. Cette chambre est traversée dans toute sa hauteur par une série de tubes verticaux en tôle, ouverts à leurs deux extrémités qui, multipliant la surface de chauffe, fournissent un rendement de 85 0/0 du calorique produit. Ces tubes, éloignés et isolés du foyer, empruntent leur thermalité aux produits gazeux de la combustion et donnent passage à l'air de l'appartement, ou, par un appel ménagé sous le socle, à celui de l'extenseur. L'air les traverse de bas en haut, y élève sa température et, par une ventilation croissante, porte au loin la chaleur. Le rayonnement est très atténué. Parmi les améliorations apportées dans le modèle qui figure à l'Exposition, M. Besson y a ajouté une gorge à sable pour rendre plus hermétique la colonne de chargement et un nouveau foyer composé de tubes amenant l'air chauffé et transformant l'oxyde de carbone en acide carbonique, utilisant ainsi la chaleur produite par la combustion de l'oxyde de carbone.

Les autres appareils de chauffage sont disséminés à l'Esplanade et au Champ-de-Mars, à chaque extrémité. Leur groupement étant très difficile à faire, nous n'insisterons pas, et, quand nous gagnerons le Champ-de-Mars, nous compléterons cette étude en décrivant le *Pavillon du Gaz.*

12° *Ventilateurs.*

MM. Geneste et Herscher ont construit deux *ventilateurs*, d'après la formule de l'ingénieur Ser, l'un soufflant pour feux de forge, l'autre aspirant pour puits de mines. Le dernier de ces appareils, dont nous n'entreprendrons pas la description, renvoyant nos lecteurs à un excellent article publié à ce sujet dans le *Génie civil* par M. Max de Nansouty, est au point de vue de l'hygiène des mineurs une savante innovation émanant d'un Français dont tout le monde a su apprécier le talent et le savoir.

II. — Pavillon de l'hygiène.

Vitres perforées (Appert frères, Geneste, Herscher).

Dans le Pavillon de l'Hygiène, on ne trouve guère que les *Verres perforés pour ventilation*, de MM. Appert frères,

Geneste, Herscher et Cie ; et c'est comme corollaire aux ventilateurs à force centrifuge que nous devons citer les verres perforés pour ventilation. Ces vitres, dit M. Emile Trélat, destinées à introduire incessamment et d'une façon insensible de l'air extérieur dans les locaux habités, sont percées de 5,000 trous par mètre carré. Les trous sont évasés à l'intérieur pour épandre les veines fluides à leur entrée dans la pièce. Elles sont translucides et transparentes, afin de garantir les intérieurs des regards plongeants des voisins d'en face. Pour la bonne aération de la pièce, ces vitres ne doivent jamais être placées à une hauteur inférieure à 2 m. 50 au-dessus du sol de la pièce. Ce système est en tous points excellent et est appelé à rendre de grands services. Les essais faits par M. le Dr Debove, médecin de l'hôpital Andral, non avec les verres perforés, mais avec les stores japonais qu'il a substitués aux fenêtres et aux persiennes dans certaines salles de malades, prouvent les bons résultats qu'on peut obtenir, quelles que soient les modifications qu'on apporte au système de ventilation dans les locaux aussi bien privés que publics.

A. ROUSSELET.

III. — PAVILLON DE LA BALNÉOTHÉRAPIE (Esplanade des Invalides et Quai d'Orsay).

Exposition de Balnéothérapie.

L'Exposition de Balnéothérapie est disposée sur le bord de la Seine, à peu de distance de l'entrée de l'Exposition, sur le quai d'Orsay. Le pavillon qui la contient est très restreint. Environ une douzaine d'industriels y ont néanmoins exposé, et plusieurs d'entre eux des appareils de bains bien combinés.

Il est surtout une préoccupation qui a semblé animer les exposants, c'est la *combinaison d'un appareil à bains et à douches réunis*, et tenant le moins de place possible. Dans ce genre, l'*Appareil Cordier* semble assez bien réussi. Les appareils à douches ordinaires sont aussi fort nombreux. Se doucher soi-même est cependant une quasi-impossibilité, et cependant la plupart des fabricants cherchent à construire un appareil dans ce genre, plus ou moins gracieux et plus ou moins décoré.

Pourquoi la Maison *Walter-Lécuyer* entoure-t-elle son appareil en cercle d'une cage en verre, dans laquelle le patient a l'air d'être sous globe ? Cette maison a construit aussi un *Appareil pour se doucher soi-même* (douche en pluie) ; c'est le plus simple et le moins volumineux.

Celui de la Maison *Grosjean*, dans cet ordre d'idées, est complet, mais il est encombrant, et nous croyons qu'il est dangereux de laisser un individu se doucher lui-même avec un courant de liquide qui doit être à une pression très forte, si on en juge d'après les pompes qui servent à l'injecter. D'autre part cet appareil nécessite un aide obligeant destiné à faire mouvoir ces pompes.

Nous avons remarqué encore un système de réglage d'eau froide et d'eau chaude bien combiné, à l'exposition de la Maison *Prodeau* ; il consiste en un robinet où une petite manivelle tournant sur un cadran indique l'ouverture et la fermeture des deux courants.

Plusieurs *Bains de siège* nous ont paru installés d'une façon pratique pour que le malade lui-même change l'arrivée de l'eau à volonté ; ce sont ceux de la Maison l'*Affichard*, de la Maison *Isambert* et de la Maison *Chevallier*. Cette dernière maison a exposé un lavabo simple, pratique et peu coûteux, destiné aux pensionnats, collèges, etc., et composé d'une table ronde pourvue de 10 cuvettes à bascule en fer émaillé, avec autant de robinets amenant l'eau.

Une baignoire curieuse est celle du Dr *Rougeot*, qui se démonte en deux parties ; ces deux parties rentrent l'une dans l'autre et renferment le chauffe-bain au milieu ; le tout est ensuite couvert d'une housse et sert de fauteuil !!!

Les *Appareils Chauffe-bains* sont très nombreux et se ressemblent à peu près tous.

Le robinet d'arrivée du gaz de la Maison *Piet* est bien combiné, de façon à ce que si on vient à tirer le système de chauffe lorsqu'il est allumé, celui-ci s'éteint, ce qui empêche une explosion possible autrement. Cette maison a fourni une exposition intéressante, où nous avons surtout remarqué l'agencement d'une salle de douches fort pratique.

Quelques industriels ont exposé des *Appareils à inhalations et à douches pharyngées;* ce sont la Maison *Mathieu*, et la Maison *Walter-Lécuyer*.

La note gaie de cette exposition nous est donnée par les systèmes du Dr *Bastien*. Ils consistent en une série d'échelles droites, coudées, courbées en X, en Y, dont, à ce que montrent les tableaux et figures y annexés, on peut se servir par des assemblages divers comme de canne, de béquille, de manche à bêche, à faux, à charrue, de crochet, de porte-faix, d'appui de fauteuil, de lit à spéculum, de porte-fusil, de berceau, de fauteuil, de traîneau, etc...! Et cet appareil universel porte le nom, un peu prétentieux, d'*Echelle physiologique!!* Le même inventeur a exposé encore une série de tableaux et de dessins représentant des bateaux-bain, des baignoires à roulement faisant douches et vagues, des bateaux-piscine, des balançoires à douches, des manèges de vélocipèdes à douches, des grues à vapeur pour donner des douches, des baignoires avec ballon captif et des canots-bains insubmersibles avec ballon captif!!! Après cela, nous n'avons plus qu'à tirer l'échelle, mais pas celle du Dr Bastien, bien entendu ; elle doit être fort enracinée !

Il y a, en outre, exposés dans les diverses parties du *Pavillon de l'Hygiène et dans ses alentours* un grand nombre d'objets ressortissant de la Balnéothérapie ; mais nous avons dû nous borner et nous avons cru que la description précédente suffirait. Nous engageons toutefois le visiteur à y jeter un coup d'œil.

A. RAOULT.

IV. — CHAMP DE MARS.

Le Palais du Gaz.

La *Compagnie parisienne du Gaz,* si malmenée il y a quelque temps, a, dans une exposition très originale, groupé les nouveaux procédés employés pour l'éclairage au gaz. Au pied de la Tour Eiffel, à gauche, au bord du lac, s'élève une gracieuse construction dont les murs éclatants de blancheur se détachent au milieu des feuillages d'alentour. C'est la *Maison Moderne.*

Rien n'a été omis dans cette maison pour la rendre à la fois luxueuse et confortable. Partout les becs servant à l'éclairage touchent presque au plafond et communiquent avec des tuyaux de ventilation destinés à renouveler constamment l'air. Les brûleurs sont isolés de la pièce par des demi-sphères de verre. Seules, la salle des fêtes, éclairée par une série de lustres à flamme vive et la salle de billard ont des becs à flamme vive. Mais, nous sommes heureux de le constater, partout la ventilation est si bien ordonnée que la température y est fort supportable. Dans toutes les pièces, dont l'énumération serait trop longue, existent des cheminées à gaz assez curieuses. Le gaz pénètre dans une série de corps ovoïdes irréguliers, composés de pierre ponce, de terre de pipe et de crottin de cheval, et d'où émergent çà et là des fils d'amiante. La chaleur développée est considérable et les produits de la combustion des gaz sont entraînés à l'extérieur par un tuyau d'appel. Signalons encore dans le Palais du Gaz la cuisine bien installée et parmi les objets exposés, le ventilateur Lefebre à gueule de loup tournante, fort intéressant et pouvant s'appliquer à toutes les hottes de cheminées.

Néanmoins, tout en rendant justice au talent et aux efforts des ingénieurs distingués de la Compagnie parisienne du Gaz, nous sommes forcé d'avouer que l'installation coûteuse de la Maison Moderne ne peut en aucune façon, à moins de frais énormes, être appliquée aux casernes, aux hôpitaux, aux lycées, aux ateliers, aux maisons de rapport, en un mot dans tous les locaux où se trouvent des agglomérations humaines, et l'éclairage électrique devra être, dans un laps de temps plus ou moins long, employé avec avantage dans ces établissements ; et, nous sommes heureux de le constater, nombre d'hôpitaux, nombre d'usines à l'étranger et en France ont abandonné le gaz qui, s'il a jusqu'ici rendu de grands services, tombera un peu en désuétude et laissera prendre la meilleure place par l'électricité.

C. — Hygiène sociale.

Sous ce titre, nous étudierons, dans un dernier paragraphe annexe, qui servira de transition entre ceux de l'*Hygiène proprement dite* et le chapitre de l'*Assistance publique*, les questions suivantes : 1° *Société philanthropique* ; 2° *Vaccination animale* ; 3° *Pavillon d'isolement pour contagieux* ; 4° *Maisons ouvrières* ; 5° *Sociétés de Consommation*, etc., etc.

La plupart de ces expositions sont situées aux alentours du Pavillon de l'Hygiène.

I. — ALENTOURS DU PALAIS DE L'HYGIÈNE.

1° *Société philanthropique.*

A gauche du Palais de l'Hygiène s'élève une construction en bois élevée par les soins de la *Société philanthro-*

pique, où fonctionne chaque jour un *fourneau écono-mique* semblable aux 27 que possède actuellement la Société.

a) *Fourneaux économiques.*

Dans cet Etablissement très bien tenu, il est délivré pour la modique somme de 10 cent. des portions très suffisantes de soupe, de pain, de lard, de bœuf, de saucisses, de haricots, de fromage, de chocolat, etc. On donne également des demi-portions à un sou. Il a été distribué, en 1887, dans les 27 fourneaux, 1.355,106 portions de viande contre bons achetés à la société pour être distribués à des indigents et 513.890 contre argent. Les dépenses se sont élevées à 207.679 fr. Le fourneau économique de l'Esplanade occupe une partie du rez-de-chaussée du pavillon de la société.

b) *Maisons ouvrières.*

Derrière se trouve une salle où sont exposés les *plans de maisons ouvrières* fondées et créées par la Société Philanthropique, sur le modèle de celles construites à Rouen et à Lyon par les soins de M. Heine.

Le premier groupe s'élève sur un terrain de 500 mètres acquis rue Jeanne-d'Arc, au milieu du 13e arrondissement. L'immeuble de la rue Jeanne-d'Arc comprend 77 chambres divisées en 35 logements. Les revenus des loyers seront indéfiniment capitalisés, afin de permettre à la Société Philanthropique de multiplier ainsi dans l'avenir les bienfaits de l'œuvre. Deux autres groupes vont être élevés successivement sur différents points de Paris, dans les quartiers où les logements salubres sont les plus rares. Celui de Grenelle, aujourd'hui presque terminé, comprend 45 logements. Les logements de ces groupes se composent de 2 pièces au moins avec cuisine, water-closets, eau à discrétion et gaz. Le prix varie entre 169 et 273 fr. Un escalier aéré conduit à des paliers spacieux sur lesquels ouvrent quatre ou cinq portes donnant accès à des logements qui tous sont bien éclairés et remplissent au point de vue de l'aération toutes les conditions élémentaires de l'hygiène.

c). *Asiles de nuit.*

La Société Philanthropique nous donne encore dans son pavillon un modèle d'Asile de nuit pour femmes et enfants. La Société possède aujourd'hui trois de ces asiles. Le premier rue Saint-Jacques, n° 253 ; les deux autres sont situés rue Labat, 44, et rue de Crimée, 166. Dans ces maisons, on reçoit toutes les femmes qui se présentent pour passer la nuit, qu'elles soient seules ou accompagnées de leurs jeunes enfants. On leur donne un lit et un berceau pour leur enfant. Elles peuvent coucher trois nuits de suite. En 1888-89, 9,685 femmes et 3,316 enfants ont été admis ; leur séjour a donné 43,738 nuits d'hospitalité ; 87,864 soupes et 29,464 objets d'habillement ont été distribués, 3,680 femmes ont obtenu du travail.

d). *Dispensaires pour enfants.*

On trouve également, au rez-de-chaussée, un Dispensaire pour enfants, d'un modèle simple et commode. L'enfant amené avec une carte de la Société reçoit gratuitement tous les soins et tous les médicaments dont il a besoin. S'il y a une opération à faire, on la fait sur place. A ce dispensaire est annexé une salle de bains et une d'hydrothérapie. Ce dispensaire permet aux mères de garder leurs enfants chez elles et de les soigner elles-mêmes. Il existe aujourd'hui, à Paris, quatre dispensaires fondés par la Société philanthropique. Il a été traité, en 1889, 3,942 enfants, dont 1,676 ont obtenu la guérison.

e). *Dispensaires pour adultes.*

La Société Philanthropique en possède aujourd'hui 25 dans Paris et a soigné, en 1889, 2,806 malades. Dans une des salles du rez-de-chaussée est exposé également le plan de l'hospice fondé dans une maison de la rue de Crimée, 166, par Mlle Fevre, en 1882. On y reçoit 20 vieilles femmes moyennant une petite pension ; puis vient l'Asile maternel fondé en 1886, avenue du Maine, qui reçoit les femmes sortant de la Maternité. La Société Philanthropique a réuni dans un même pavillon toutes ses œuvres, qui sont du plus grand intérêt et remplissent bien des lacunes de l'Assistance publique, qui est encore loin de suffire aux besoins d'une ville comme Paris.

2° *Vaccination animale* (Chambon et Ménard).

Nous n'avons pas ici à faire l'éloge de MM. Chambon et Saint-Yves Ménard. Dans un pavillon situé derrière le palais de l'Hygiène, sont exposés des tableaux relatifs à la vaccination animale. Au milieu du pavillon est la table d'opération; au fond est un boxe où jadis on amenait un génisse. M. A.-J. Martin, dans la *Revue d'Hygiène*, avait proposé avec justesse de faire servir le vaccin de la génisse pour vacciner le personnel de l'Exposition ; ce qui, au point de vue des visiteurs de la campagne, aurait pu combattre l'antipathie professée pour la vaccination animale. De plus, beaucoup de médecins n'ayant jamais eu l'occasion de voir le fonctionnement de la vaccination animale auraient été heureux de profiter de cette occasion pour se familiariser avec les détails de cette méthode. Malheureusement, il en a été autrement. Il s'est élevé entre l'Administration et MM. Chambon et Saint-Yves Ménard des difficultés pour l'entrée et la sortie de la génisse, considérée comme objet exposé et ne pouvant sortir, une fois entrée, qu'à grand'peine ; grâce aux rigueurs administratives, lesquelles rigueurs ont empêché M. Chambon et Ménard de ramener leur génisse, nous avons été privés de voir fonctionner publiquement un service utile et intéressant. Ce n'est pas la pauvre génisse qui est à plaindre en cette occasion !

3° *Pavillons d'Isolement des Contagieux.*

a). *Pavillon André.*

Situé à gauche du Palais de l'Hygiène, ce pavillon est destiné à l'*isolement des malades* et est disposé pour assurer, dans les hôpitaux de contagieux, les meilleures conditions au point de vue de l'isolement, de la facilité du nettoyage et de la désinfection, et pour établir économiquement des salles de rechange.

Ce pavillon, essentiellement démontable, peut-être transporté d'un endroit dans un autre, moyennant une dépense minime. Il comprend 2 salles jumelles de 12 lits chacune, ayant 10 mètres × 12, et 6 mètres au faîtage.

Chacune des salles s'ouvre sur un passage de 2 mètres servant de vestibule et de chambre de surveillant. Ce passage transversal se prolonge en une galerie vitrée de 5 mètres de long, qui traverse le pavillon de service et se termine en avant par une pièce spéciale.

Le pavillon de service comprend d'un côté le cabinet des médecins et une pièce de réserve, et de l'autre les bains et la désinfection. Aux extrémités extérieures des deux salles de malades se trouvent deux petites annexes contenant chacune un double appareil de chauffage, la cheminée à feu donnant sur la salle, le chauffe-linge et l'éclairage.

M. André a disposé à l'Esplanade une coupe de salle de malades destinée à faire voir le mode de construction de ses pavillons. Une ceinture, en fers doubles couplés, est placée à 0ᵐ,40 du sol sur un nombre d'appuis suffisants. Sur cette ceinture est monté un plancher double formé pour chaque salle de quatre poutres assemblées, écartées de 4 mètres ; le plancher inférieur est en dos d'âne, recouvert de zinc pour recevoir les eaux de lavage qui s'écoulent dans deux rigoles latérales. Sur quatre des solives supérieures sont fixés des rails, à niveau du parquet, pour le glissement des lits. Sur la ceinture sont montées les fermes en fer, à double T, assemblées au moyen de doubles goussets placés de façon à permettre le glissement des frises. L'ensemble est relié dans le sens de la longueur par un tirant à la naissance du comble et par le faîtage. Le pavillon d'entrée est construit d'après les mêmes principes. Les passages vitrés sont formés d'une ossature très légère en fers à T, garnis de châssis à échelons. Les privés sont garnis de bois en dehors, comme le reste, et à l'intérieur d'un revêtement métallique ou minéral ne pouvant s'infecter.

Chauffage et ventilation. — Dans les annexes accolées aux pignons des deux salles, construits en fer et en briques, sont installés deux appareils Perkins, à eau surchauffée, qui ont chacun une circulation complète, afin que par les temps doux on puisse ne chauffer qu'un appareil ; par les temps très froids, on chauffe les deux.

Gaz, éclairage, eau, évacuation des déjections. — Le chauffage de l'eau des bains, de même qu'un chauffe-linge, sont combinés avec l'appareil de chauffage des salles. Des appareils Robin permettent d'obtenir instantanément de l'eau chaude pour les lavages et les bains en été, et d'avoir toujours à sa disposition de l'eau bouillante pour la désinfection de tout ce qui sert aux malades. L'éclairage est obtenu au moyen de trois grands foyers et trois petits, qui sont disposés avec évacuation des gaz de combustion, de telle sorte que jamais les produits de la combustion ne puissent se mélanger à l'air des salles. La distribution d'eau est faite partout, des lavabos sont disposés aux extrémités des salles, dans le pavillon d'entrée, cabinet des médecins, chambre de désinfection, dans le vidoir et privés qui sont installés dans l'annexe opposée à l'entrée. Tous ces vidoirs, lavabos et baignoires communiquent avec l'égout par des siphons et des conduites en grès. L'évacuation des matières se fait dans des tinettes en tôle galvanisée, placées à ras du sol, sur une aire à rebord, dans laquelle débouchent les tuyaux de descente des combles et où arrive un tuyau de lavage.

Le pavillon André a été adopté en 1888, par le Conseil municipal, pour les hôpitaux suburbains. Sa construction bien étudiée offre de réels avantages. Le système de vitrage (fenêtres doubles à échelons) est ingénieux et permet d'assurer aux salles une ventilation régulière. Il y aurait peut-être encore mieux à faire. C'est ce que nous attendons de M. André.

b). *Pavillon Gillot.*

A côté de la baraque de M. André est un modèle de *pavillon d'isolement pour contagieux* et élevé à 3 mètres au-dessus du sol. Ce pavillon est à huit pans et est revêtu extérieurement d'ardoise. Intérieurement il est recouvert d'un enduit de verre. Les angles sont arrondis et la ventilation s'opère au moyen de deux portes-fenêtres, d'une fenêtre et d'un lanterneau.

4° *Maisons ouvrières.*

a). *Usine Meunier* (Noisiel).

La *Maison ouvrière*, construite pour les employés de l'usine de Noisiel, est totalement construite en briques et est élevée d'un étage avec grenier ; elle renferme deux logements comprenant, au rez-de-chaussée, une entrée, une cuisine et une chambre avec parquet ; au premier, deux pièces et un grenier. Chaque logement a une entrée spéciale, distincte de l'autre. Un bûcher est annexé au rez-de-chaussée et divisé en deux parties pour chaque maison. Chaque pièce possède une fenêtre. Les cabinets d'aisances, situés près du bûcher, sont munis d'une cuvette émaillée à fermeture hermétique.

b). *Association de Bienfaisance de Paris.*

L'Association protestante de bienfaisance de Paris, reconnue d'utilité publique en 1875, est encore un des plus brillants échantillons de l'assistance et de l'hygiène sociales. Fondée en 1825, cette Société parvenait, au bout de vingt ans, à ouvrir une première maison à loyers réduits en vue d'assister et de protéger de pauvres familles. A l'heure actuelle, comme on peut le voir dans les notices exposées, l'Association possède 3 maisons à loyers réduits où habitent 67 familles ; elle distribue des secours aux indigents répartis dans 9 sections à Paris. Le comité vient annuellement en aide à plus de 500 familles et contribue à 130 pensions de vieillards et d'enfants.

5° *Sociétés de Consommation.*

La *Société coopérative de Consommation dite des Mineurs d'Anzin*, fondée en 1865, nous montre, dans une série de tableaux et de publications, les bienfaits qu'elle a rendus au point de vue de l'hygiène sociale, en achetant pour le profit commun des associés et ne revendant qu'exclusivement à ceux-ci les fournitures nécessaires au bien-être de la vie.

D. — Addenda.

Comment on a tenu compte des Lois de l'Hygiène à l'Exposition.

Les water-closets de l'Exposition.

Les water-closets établis avec parcimonie aux différents points de l'Exposition ont été en général bien aménagés et, sauf quelques exigences des gardiennes préposées, demandant plus que le prix marqué, leur entretien a été irréprochable. Nous n'en pourrions dire autant des urinoirs, beaucoup trop rares, et qui trop souvent ont manqué de l'eau indispensable, ce qui arrive d'ailleurs trop fréquemment dans le vrai Paris.

Les égouts de l'Exposition.

Il aurait été intéressant de décrire ici le réseau d'égouts établis à l'occasion de l'Exposition au Champ-de-Mars. Nous regrettons de n'avoir pu nous procurer des renseignements suffisants sur ce point, ainsi que sur certains autres, tels que *l'enlèvement des immondices*, etc., etc.

II. — EXPOSITIONS ÉTRANGÈRES.

Nous serons bref sur l'Exposition d'Hygiène des sections étrangères. Nous nous contenterons seulement de faire une nomenclature aussi exacte que possible des différentes maisons qui sont venues participer à notre grande lutte internationale de la paix, nous réservant plus tard de faire une étude plus approfondie des nombreux et intéressants travaux étrangers qui ont attiré l'attention des visiteurs du Champ-de-Mars et de l'Esplanade.

I. — ANGLETERRE.

L'*Appareil Howatson* (Epuration des Eaux)a pour but de séparer les impuretés solides de l'eau.

Il se compose d'une caisse verticale divisée en deux; celle qui se trouve à gauche, où l'on introduit d'abord l'eau et le réactif, est assez grande pour permettre à l'action chimique de s'y développer ; après quoi l'eau passe au fond, à la caisse droite ou clarificateur. Le réactif se prépare dans les deux bacs supérieurs qui fonctionnent alternativement et coule dans une petite caisse en bas munie d'un flotteur pour maintenir un niveau permanent, tandis que l'eau à épurer coule dans une autre petite caisse également munie d'un flotteur pour le maintien du niveau. Les deux caisses sont munies de robinets et de becs, ce qui permet, grâce aux niveaux permanents dans les deux petites caisses et à la grandeur différente des becs, de régler le courant de l'eau à épurer, ainsi que le réactif, avec la plus grande exactitude.

La *Maison Banner* expose une collection d'appareils pour la ventilation et l'assainissement. On remarque, dans les objets de la même maison, une invention ingénieuse, le « *furet d'égout* ». C'est un petit tube en verre destiné à désinfecter les conduites et à rechercher les fuites. On précipite ce tube dans les tuyaux dont on ferme les orifices. Le tube dans sa chute se brise et les essences volatiles dont il est rempli permettent de constater l'endroit où se produisent les fuites.

Les appareils de la *Maison Doulton*, exposés au Champ-de-Mars et au Palais de l'Hygiène, sont dignes d'attention. Les water-closets de l'Exposition, qui ont rendu de si utiles services au public, sont en majorité construits par cette maison dont les grès et les faïences viennent en première ligne, à notre avis, après ceux de la maison française Pillivuyt, dont nous avons parlé plus haut.

N'oublions pas, dans la section anglaise du Champ-de-Mars, les appareils (water-closets, baignoires, urinoirs, lavabos) de la *Maison Jennings*, le système collectif de vidanges de *M. F. Sanders*, les appareils sanitaires de MM. *Farmiloe* et *Sons*, de Londres, les appareils à désinfection des *Maisons Thomas Bradfort* (de Manchester) et de *M. Bingham* (Etuve à désinfection de M. Van Overbeck). La Maison *Quirk, Barln et Cie* présente pour les conduites d'alimentation des tuyaux en plomb dont l'intérieur est revêtu d'une couche d'étain de 2 à 3 dixièmes de millimètres d'épaisseur.

Les filtres anglais sont très nombreux aussi et on en trouve d'excellents, notamment ceux de *MM. Barstow, Defriès*, etc. *M. J. Kirkaldy* a construit pour la distillation de l'eau un appareil consciencieux qui fonctionne actuellement à Massouah pour alimenter d'eau potable les troupes italiennes.

II. — RUSSIE.

Nous avons remarqué, dans cette section du Champ-de-Mars, les enduits de *M. Ciszewski*, destinés à protéger les murs de l'humidité. Ces enduits se composent de goudronnite et sont d'un excellent emploi.

Le four crématoire de *M. Kossicoff-Almosoff*, qui fonctionne en Sibérie, est destiné à brûler pendant les épizooties les cadavres d'animaux. Il peut, d'après ses grandes dimensions, brûler jusqu'à 200 bœufs par jour. Son modèle figure à côté d'un autre appareil imaginé par *M. Leschevitsch*, destiné à brûler les ordures ménagères. A citer encore parmi les exposants russes, au point de vue de l'hygiène, les appareils diviseurs de *MM. de Madeine et Swiecianowski* pour la dessication des matières fécales, le filtre *Litowsky* en amiante, etc., etc.

III. — NORWÈGE (*Lait stérilisé*).

M. Dab'l (de Christiania), dans son pavillon près de la tour Eiffel, débite du lait stérilisé dont les propriétés ont été conservées. Le lait renfermé dans des boîtes en fer

blanc est excellent. Sa conservation est parfaite si l'on en
peut juger par de nombreux échantillons que tout le
monde a pu apprécier et dont un certain nombre sont conservés depuis trois ans par ce procédé sans avoir subi
aucune altération.

IV. — LUXEMBOURG.

On peut remarquer, dans la section du Grand-Duché de
Luxembourg au Champ-de-Mars, un projet d'assainissement et d'irrigation de la vallée de Mersch, actuellement
à l'étude et qui mérite d'être signalé.

V. — RÉPUBLIQUE ARGENTINE.

Dans l'élégant pavillon de la République Argentine, si
brillant le soir avec son éclairage féérique, on distingue,
parmi les intéressants produits exposés et que nous avons
visité en détail grâce à l'amabilité d'un de ses commissaires, M. Frank, un *appareil pour la conservation des
viandes*, qui sert, sur les navires, au transport des énormes
quantités qui nous sont envoyées, dans un parfait état de
conservation, par les éleveurs de cette jeune et brillante
République.

VI. — SUISSE.

L'*Institut vaccinal de Lancy* expose, dans la section
suisse, une série d'appareils pour la récolte, la manipulation, l'expédition et l'inoculation du vaccin.

M. le Dr Egli Sinclair nous montre, là aussi, un appareil pour la stérilisation du lait, déjà décrit (voir *Instruments de Chirurgie*).

VII. — BELGIQUE.

Les statistiques du Bureau d'Hygiène de Bruxelles font
l'objet d'un travail consciencieux exposé dans la *section
belge* par le Dr Janssens, inspecteur en chef du service
d'hygiène de la ville de Bruxelles. Des plans, des tableaux
indiquent la mortalité comparative dans les principales
capitales de l'Europe, avec celle de Bruxelles, où grâce au
fonctionnement idéal du Bureau d'Hygiène et aux me-

sures prises contre les épidémies, on n'a constaté en 1888 qu'un seul décès par la variole !

Nous trouvons encore, dans la même section, les siphons coupe-air de *M. Lafontaine*, dont l'emploi a été fort apprécié, ainsi que les appareils de la Société *La Carbonique de Louvain*, servant à la préparation en grand de l'acide carbonique très utile pour la conservation des bières.

A. ROUSSELET.

CHAPITRE II

ASSISTANCE PUBLIQUE ET PRIVÉE.

L'Assistance Publique et Privée est fort bien représentée à l'*Esplanade des Invalides* (Palais de l'Hygiène).

Nous diviserons ce chapitre en 3 parties : 1° *Assistance proprement dite* (*Assistance Publique et Privée : Hôpitaux, Hospices, Dispensaires, etc.*) ; — 2° *Secours aux Blessés*; — 3° *Assistance en temps de guerre*.

I. — ASSISTANCE PROPREMENT DITE.

A. — **Assistance privée.**

1° *Exposition rétrospective pour la protection des Enfants du premier âge.*

Dans le Palais, nous trouvons en entrant une curieuse *Exposition rétrospective pour la protection des enfants du premier âge*. Cette exposition a été organisée par le Ministère de l'Instruction publique et nous montre les objets anciens et nouveaux ayant servi et servant encore à l'élevage des enfants. M. Benard, de Quimper, a réuni une collection d'objets infantiles en usage en Bretagne; Mmes Floquet, Duchene, Faucompic et Mathias y ont exposé des maquettes de crèches ; Mme Faucon a mis sous les yeux une série de berceaux auvergnats; M. Guichard, de Neyssorge, une série de coiffes d'enfants assistés de l'Ain ; le Dr Lefèvre, de Morlaix, des modèles de meubles infantiles bretons, M. Piviou, de Tours, des objets infantiles de la Touraine ; Mme Sain, de Paris, des objets infantiles en usage dans le Rhône et l'Ain; Mme Sebillot, une collection infantile bretonne moderne ; M. Texereau, d'Auch, une collection en usage dans le Gers; le Dr Metton, de Rouen, des objets infantiles de Normandie ; M. Saus-scrotte, de Lille, une collection d'objets d'élevage du département du Nord ; M. Rollet, une collection relative à la Bresse et au Bugey ; le Dr Sellier, de Versailles, des objets en usage dans Seine-et-Oise, etc., etc. On voit également, dans une des parties de la 1re salle, un modèle de tour portant la date de 1730.

2° *Société pour la propagation de l'Allaitement maternel.*

De l'autre côté est l'Exposition de la Société pour la propagation de l'Allaitement maternel, fondée le 14 février 1876 et qui, pour la première fois, prend part à une Exposition. Le but de la Société, présidée par M. le Dr Cadet de Gassicourt, médecin de l'hôpital Trousseau, a pour but de sauver l'enfant en donnant à la mère pauvre le moyen de le nourrir. Elle prend l'enfant à la naissance et, pendant une année, elle surveille son régime et sa santé. Tous les mois, l'enfant est visité, pesé et, en cas de besoin, il est envoyé au médecin. Les résultats sanitaires obtenus par cette utile Société, dont le nombre des membres atteint aujourd'hui le chiffre de plus de 1.000, ont été excellents. Il a été secouru, de 1885 à 1888, 1.277 enfants, dont beaucoup, nous en sommes persuadé, auraient été grossir le nombre considérable des enfants trouvés, si la Société pour la propagation de l'Allaitement maternel n'était venue au secours des mères pauvres.

3° *Société de la Charité maternelle.*

Une autre Société plus ancienne est également représentée au Palais de l'Hygiène. C'est celle de la *Charité maternelle de Paris,* fondée en 1784 par Mme de Fougeret pour empêcher l'abandon des enfants légitimes aux Enfants-Trouvés et assister à domicile les pauvres mères en couches. La Société remet aux mères une layette et une somme de 10 francs au moment de l'accouchement et leur donne 5 francs par mois pendant les 10 premiers mois de l'allaitement et un trousseau au quatrième mois. De 1881 à 1888, cette Société a secouru 16,832 mères et 11,081 enfants. Les dépenses annuelles ont atteint une moyenne de 140.017 francs.

4° *Dispensaires.*

Les *Dispensaires* sont représentés par les *Dispensaires gratuits* de la rue Jean-Lantier, *Furtado-Heine, Ruel,* etc.

Ces établissements, qui rendent de si utiles services aux classes laborieuses, sont représentés en réduction dans d'élégantes vitrines. Nous n'en ferons pas une description qui serait trop longue dans cette courte revue ; nous nous contentons de signaler les noms de leurs fondateurs à la reconnaissance publique.

5° *Œuvre de l'Hospitalité de Nuit.*

Signalons maintenant l'*Œuvre de l'Hospitalité de Nuit.*

Fondée en 1878, cette institution a pour but d'offrir un abri gratuit et temporaire pour la nuit, sans distinction d'âge, de nationalité ou de religion, aux personnes sans asile et de soulager, dans la mesure du possible, leurs besoins les plus urgents. Depuis cette époque elle a successivement fondé à Paris quatre établissements : 1° rue de Tocqueville, 59 (siège social); — 2° boulevard de Vaugirard, 14 (maison de Lamaze); — 3° rue de Laghouat, 13; — 4° boulevard de Charonne, 122. — Elle a dans chacune de ses maisons des chambres spéciales où elle accueille chaque soir des femmes et des enfants, et, notamment, dans sa nouvelle maison de Charonne, un pavillon indépendant affecté à ce service. L'entrée des établissements a lieu tous les soirs, de 6 heures à 9 heures. Le lever a lieu le matin de 5 à 6 heures, suivant l'époque de l'année. Les personnes admises ne peuvent passer plus de trois nuits consécutives, à moins d'une autorisation spéciale. Le séjour de la nuit qui précède le dimanche ou les jours de fête n'est pas compté dans ces trois nuits. A moins de circonstances exceptionnelles, un intervalle de deux mois est exigé entre chaque séjour. L'Œuvre soulage dans la mesure du possible les besoins les plus urgents de ses pensionnaires. Elle s'efforce de leur trouver du travail. Elle les rapatrie, écrit à leurs familles, leur procure des soins en cas de maladie, leur donne des vêtements et des chaussures. Chaque pensionnaire reçoit le soir une demi-livre de pain. Le pensionnaire, à son arrivée dans l'Œuvre, est reçu dans une salle d'attente. En attendant l'heure du coucher, on lui donne des livres, des plumes et du papier, s'il veut écrire à sa famille. Les lettres sont timbrées et mises à la poste par les soins de l'Œuvre. Avant d'entrer au dortoir, il passe au lavabo, où il trouve de l'eau froide et de l'eau chaude en hiver, les objets nécessaires à la toilette, des bains de pied. Les vêtements infectés de vermine sont épurés pendant la nuit.

L'installation de l'Esplanade des Invalides donne au visiteur une idée des maisons de l'hospitalité de nuit. Nous croyons inutile d'en donner une description, nous réservant pour plus tard d'étudier en détail chacun des établissement de l'Œuvre. Nous nous bornerons à dire que, depuis sa fondation jusqu'au 31 décembre 1888, l'Œuvre de l'hospitalité de nuit a abrité 474,152 personnes, dont 413,000 Français; parmi les autres individus secourus, apartenant aux autres nationalités, nous relevons 21,953 Allemands, 18,183 Belges, 4,812 Italiens, 1,492 Autrichiens, 812 Anglais, Ecossais, Irlandais, 686 Russes, etc., etc. En 1888, il a été reçu 82,407 pensionnaires, dont 896 femmes et 224 enfants, qui ont donné un total de 212,365 nuits; il leur a été distribué 227,568 morceaux de pain, 18,971 bons de fourneaux, 13,420 effets d'habillement (1,119 paletots, 1,161 pantalons, 1,421 chemises, 4,970 paires de souliers, 4,749 autres effets). Les secours en argent pour la même année se composent de 948 fr. 15 c. pour l'affranchissement des lettres des pensionnaires et de 146 fr. 35 c. remis en espèces. Par son intermédiaire, l'Œuvre a fait délivrer 1,022 passeports, 1870 livrets et 248 casiers judiciaires; elle a fait admettre dans les hôpitaux 253 personnes et procuré du travail à 1,340 (84 dans les Compagnies de chemins de fer et 1,256 chez des patrons).

L'Œuvre de l'Hospitalité de Nuit, grâce à ses généreux donateurs, rend de réels services à l'humanité souffrante. Ses recettes, en 1888, ont été de 182,822 francs. Les dépenses ont été de 185,108 francs. Grâce aux dons incessants qu'elle reçoit, *l'Œuvre de l'Hospitalité de Nuit* est assurée d'un avenir certain et contribuera, par ses efforts, à soulager l'Assistance publique, malheureusement impuissante encore aujourd'hui à secourir suffisamment tous ceux qui s'adressent à elle.

6° *Voitures d'Ambulances urbaines.*

a). La *Société des Ambulances urbaines* expose un modèle de ses voitures qui fonctionnent aujourd'hui dans Paris pour le transport des blessés. Nous renvoyons, pour sa description, aux articles parus dans le *Progrès médical*, à différentes reprises.

b). *Voiture d'Ambulance* (Système Gril). — La voiture d'ambulance, système Gril aîné, est exposée derrière le Palais de l'Hygiène.

Elle est remarquable par la légèreté. Elle se compose d'un cadre en bois dont les deux branches principales sont reliées par des traverses coudées en fer. Ces branches sont munies d'une rainure en coulisse dans laquelle glisse, au moyen de galets en caoutchouc durci, un petit chariot composé de deux tringles en acier, reliées entre elles, et qui reçoit dans leur intervalle les deux pieds de devant du brancard et permet ainsi à un homme de faire parcourir, sans effort, un brancard chargé d'un blessé, toute la course des glissières. En avant et en arrière de la voiture, un coffre en bois renferme les médicaments et autres objets de secours. Une tente mobile vient protéger le blessé.— Cette voiture, par l'adaptation d'un brancard-fourgon, peut-être transformée en voiture de transport pour les approvisionnements d'une ambulance et tous les objets de faible volume, de poids moyens qui lui sont nécessaires.

7° *Compagnies de Sauvetage (Compagnie du Gaz du Mans).*

La *Compagnie du Gaz du Mans, de Vendôme et de Vannes* a installé un peu plus loin un *poste de secours.* Le premier a été créé, en 1880, sur le bord de la Sarthe. Il contient une boîte de secours portative et un meuble renfermant tous les médicaments et appareils nécessaires en cas d'accidents dans l'usine : 1° un tableau indiquant les soins à donner aux noyés ; 2° un coffret d'avertissement électrique ; 3° deux grandes gaffes et une bouée de cordage à la disposition du public ; enfin, un bateau de sauvetage amarré, un brancard, un lit, une table d'opérations, un appareil à douches froides et un chauffe-bain. Dans le poste se trouve une affiche intitulée : Liste des accidents, sur laquelle il est expliqué qu'il faut chercher le nom de l'accident dont il s'agit. En face du nom trouvé est une lettre qui correspond à un tableau comprenant les indications nécessaires pour les soins à donner. Une autre affiche donne la liste du matériel. Ce pavillon peut rendre de grands services, chacun pouvant secourir d'urgence une personne en danger en attendant l'arrivée du médecin ; il mérite d'être pris en considération.

B. — Assistance publique.

1° *Exposition du Ministère de l'Intérieur.*

(Hôpitaux et Asiles de France.)

M. Monod, directeur de l'Assistance publique, MM. Napias et A.-J. Martin ont groupé, dans les différentes salles du Palais, une série de vues, de plans et de maquettes des différents *asiles, hôpitaux et hospices de France.*

Les asiles représentés sont les suivants : Asile et dépôt de mendicité de Perron (Isère), Asile de convalescence de Vincennes (outre des plans et des vues photographiques de l'établissement, existe une maquette de chambre de convalescent); l'asile de convalescence du Vésinet (femmes).

Les asiles d'aliénés figurent également. On peut voir une cellule d'aliénés, avant la Révolution, exposée par l'asile d'Aix. Les asiles d'Armentières, de Bailleul, de Bassens, de Bonneval, de Bordeaux, de Dury, de Prémontré, de Quimper, de Sainte-Gemmes, de Saint-Robert et de Saint-Yon sont représentés sur une série de plans dont un, celui de l'asile de Prémontré, est en relief. On trouve pour les asiles de la Seine la cellule-modèle de Ville-Evrard.

Comme hôpitaux sont groupés les plans des hôpitaux d'Anet, d'Avignon, avec plan du dispensaire de ce dernier hôpital, un relief très intéressant du plan de l'hôpital civil et militaire de Montpellier, construit par M. Tollet et presque irréprochable à tous les points de vue ; un autre relief représente l'hôpital du Havre nouvellement construit. Çà et là sont les plans des hôpitaux de Charleville, de Chartres, où est représentée l'excellente chambre d'opérations du Dr Maunoury. On voit plus loin des vues photographiques des hôpitaux de Versailles et de Rosendael, un plan en relief de l'ensemble du nouvel hôpital de Vichy, des plans des hôpitaux et hospices de Lyon, d'Agen, de Tours, de Marseille, de la Rochelle, etc., etc.

Dans la salle, au milieu du palais, se trouve l'*Exposition de l'Institut des Sourds-Muets*, organisée avec goût par M. Javal. Au centre est le buste de l'abbé de l'Epée. Tout autour sont disposées des vitrines où sont exposés des documents intéressants : autographes de l'abbé de l'Epée, etc., etc. On y voit aussi des travaux des élèves : meubles, cordonnerie, typographie, produits du jardinage, etc., etc.; des plans et des vues de l'établissement, ainsi que les figures de l'excellent livre de M. Goguillot, professeur à l'Institut, sur l'instruction et l'éducation des sourds-muets.

M. Martin, directeur de l'*Institution nationale des Jeunes Aveugles* a également exposé des plans et vues de l'établissement, des livres servant à l'enseignement, et une collection d'appareils à écrire, livres, plaquettes de musique, produits des ateliers, pianos, etc.

L'*Hospice national des Quinze-Vingts* a aussi sa place au Palais de l'Hygiène et de l'Assistance. On remarque dans les objets exposés, outre les vues et plans, des documents fort anciens tirés de ses archives et rangés avec soin. Une série de cartes, tableaux, statistiques, documents scientifiques, dessins, pièces anatomo-pathologiques, préparations microscopiques sont, pour le visiteur, un sérieux objet d'étude au point de vue de la clinique ophtalmologique.

La *Maison nationale de Charenton* est représentée par des vues photographiques et un plan géométral de l'établissement. MM. Christian et Ritti, médecins de l'établissement, dans un intéressant rapport sur le service médical pendant la période décennale 1878-1888, exposé au Palais de l'Hygiène et publié par Masson, ont savamment résumé les rapports annuels que, d'après le règlement de la maison de Charenton, ils sont tenus de faire, et qui devraient être faits dans tous les établissements hospitaliers de France et de Paris.

2° *Assistance publique de la Seine.*

I. — HÔPITAUX DE PARIS.

a). *Exposition de l'Administration.*

(Champ-de-Mars).

Nous serons bref sur cette exposition, encaissée dans une partie du pavillon droit de la Ville de Paris au Champ-de-Mars. Elle comprend, dans un espace trop restreint, beaucoup trop d'objets. Elle se divise en deux parties placées de chaque côté du couloir central du pavillon ouest de la Ville.

A gauche, en se dirigeant vers le dôme central, on remarque des meubles élégants faits par les *élèves de l'Ecole d'Alembert* ; dans des vitrines disposées tout autour, on voit les travaux des *apprentis couteliers de Boulogne*, des *verriers de Pavel*, de la *Faïencerie de Choisy*. Toujours en suivant les vitrines, on trouve les *denrées alimentaires du Magasin central*, au-dessus, des compresses, des bandes, etc., etc. ; puis viennent des échantillons de l'*Ecole de broderie de Montreuil-sous-Bois*. En haut, le portrait d'Elise Roy et des *plans d'hôpitaux et d'hospices*, dont on peut à peine distinguer les noms. Un peu plus loin, des pièces originales appartenant aux Archives de l'Administration. Cette partie se termine par un spécimen du pain des hôpitaux, une collection d'instruments anciens de chirurgie (instruments de Civiale, de Dupuytren, etc., etc.) et une série d'ustensiles réformés. Au-dessus de ces collections sont des aquarelles représentant les costumes des enfants assistés et des Maternités, ainsi que ceux des employés hommes de l'Administration. Signalons encore dans cette partie des publications imprimées par les enfants de Montevrain, parmi lesquelles le remarquable ouvrage de notre collaborateur, le Dr Thulié, sur les Enfants-Assistés ; un chariot roulant, un modèle de lit d'épileptique, un berceau démontable, etc., etc.

Dans l'autre partie située en face, on trouve à gauche une *collection d'appareils pour les salles d'opération, une couveuse Tarnier*, des plans de la section des *enfants arriérés, idiots et épileptiques de Bicêtre*, une série de photographies représentant des malades de M. le professeur Charcot (hypnotisme, suspension); puis, dans des vitrines, les instruments de MM. Guyon, Anger, Pozzi, Segond, Tarnier (1). Au-dessus, costumes des pensionnaires des hospices. Plus loin, les instruments de M. Lucas-Championnière, etc., etc. Au fond, le laboratoire de M. Dujardin-Beaumetz, à l'hôpital Cochin, est dignement représenté par une collection d'appareils fort intéressants. Nous renvoyons à cet effet nos lecteurs au volume publié cette année par M. le Dr Bardet, sur les travaux faits au laboratoire de l'hôpital Cochin et édité chez Masson, ainsi qu'aux chapitres précédents du *Guide*. Une collection d'ouvrages des médecins et chirurgiens des hôpitaux, des appareils du Dr Luys, une couveuse Auvard, etc., etc., complètent cette partie, ainsi que les intéressants moulages de l'hôpital Saint-Louis, œuvre de M. Baretta, l'habile modeleur de la maison, et le bel atlas d'anatomie de M. le Dr Paul Richer (voir plus loin).

Service de M. le Dr Bourneville, à Bicêtre.

Les *plans* de ce service figurent parmi les plans dont nous venons de parler ; ils sont placés un peu trop haut, mais ils peuvent être remplacés par l'*Album photographique*, fait sur les indications de M. Bourneville par M. Hubert, photographe de Bicêtre, plus à portée du visiteur. Un mot du côté médical et pédagogique.

---

(1) Voir 1re partie (Instruments de Chirurgie).

Au milieu du couloir central, entre les deux parties de l'Exposition de l'Administration centrale de l'Assistance publique, s'élève une élégante vitrine où notre excellent maître M. Bourneville a exposé les échantillons de l'éducation, de l'instruction et du travail des enfants idiots et épileptiques de la section qu'il a créée à Bicêtre et dont le compte rendu est soigneusement publié chaque année dans les *Recherches cliniques et thérapeutiques sur l'épilepsie, l'hystérie et l'idiotie*, qui forment aujourd'hui neuf intéressants volumes, pour la rédaction desquels M. Bourneville s'est adjoint la collaboration de tous ses internes. Comme on le sait, les enfants de la section du Dʳ Bourneville se divisent en trois groupes : 1° les *enfants idiots, gâteux, épileptiques ou non, mais* INVALIDES ; — 2° les *enfants idiots, gâteux ou non gâteux, épileptiques ou non, mais* VALIDES ; — 3° les *enfants propres, valides, imbéciles, arriérés, épileptiques et hystériques ou non.*

On y remarque d'abord une série d'objets servant à l'éducation des sens du toucher, de la vue, de l'ouïe, du goût et de l'odorat, tels que les cylindres et les sphères en bois de différentes grandeurs, le livre des étoffes, les objets pour apprendre la notion du poids, sphères de caoutchouc, de bois, de plâtre, de cuivre, de fer, etc., des tableaux des couleurs, des lignes et de leurs applications, des figures géométriques, des solides géométriques, un tableau de lettres (majuscules, minuscules et manuscrites classées d'après leurs différences d'articulation, etc., etc.) ; — des objets destinés à apprendre aux enfants à boutonner, à nouer, à lacer, etc. ; — puis des spécimens de cahiers d'enfants améliorés et toute une série de travaux exécutés par les enfants. Tous les ateliers de la section, actuellement au nombre de sept y sont représentés ; les menuisiers offrent aux visiteurs des surfaces solides fort bien exécutées et des meubles en réduction. Par suite du peu de place accordée, il est regrettable qu'ils n'aient pu exposer de vrais meubles, comme ceux qu'ils confectionnent chaque jour pour leur section (armoires, commodes, buffets, etc.); les serruriers attirent l'attention par leurs modèles de ferrures très soignées et des serrures de toutes sortes; les tailleurs fournissent la preuve de leur adresse en exhibant des complets en drap bleu d'hospice ou en toile; puis viennent des chaussures à la fois souples et solides ; la vannerie, le rempaillage sont dignement représentés par des corbeilles diverses et des paniers variés; la brosserie ne laisse rien non plus à désirer et les échantillons fabriqués par les enfants sont irréprochables. N'oublions pas de mentionner le spécimen de l'imprimerie des Enfants de Bicêtre, qui, récemment créée, compte déjà à son actif nombre de modestes publications, notamment, le catalogue de l'exposition de leur chef de service.

M. Bourneville a en outre exposé, au point de vue technique, une série de moulages et de mâchoires d'idiots et d'épileptiques, ainsi que de nombreuses photographies des malades de son service, qui tous, sans exception, sont photographiés à leur entrée et dont les observations sont rigoureusement consignées sur des registres spéciaux qui comptent aujourd'hui un nombre considérable d'observations, et forment pour les praticiens une mine des plus riches pour les études sur l'épilepsie, l'hystérie et l'idiotie. L'ensemble de cette intéressante exposition est complété par un magnifique *album*, exposé également par la préfecture de la Seine, donnant des vues de la section des enfants : ateliers, écoles, dortoirs, réfectoires, bains, jardins, infirmerie, bâtiment des gâteux, pavillon d'isolement psur les maladies contagieuses, salle pour les bains de pieds, pour le cirage des souliers, cellules; en un mot, tous les détails de ce service important que, grâce à sa persistance et à son activité, M. Bourneville a su créer, malgré l'ancienne Administration de l'Assistance publique, représentée par MM. Ch. Quentin, directeur, et Brelet, secrétaire général (1). Les premiers fonds votés en 1883 par le Conseil municipal de de Paris, les derniers au mois de mars de cette année (en tout 2,200,000 fr.)., ont permis d'élever aux portes de Paris un magnifique établissement sur le modèle duquel nombre de lycées devraient être construits, où les déshérités de la vie, idiots, gâteux et épileptiques, reçoivent outre les soins que réclame leur état, l'éducation et l'instruction qui leur avaient manqué jusqu'ici, et, de plus, un métier qui les destine à se rendre utiles alors qu'ils n'avaient été qu'à charge à la Société.

Malheureusement la section des enfants idiots et épileptiques de Bicêtre est la seule existant en France qui puisse rivaliser avec les autres sections du même genre à l'étranger. Et pourtant c'est à un Français, Edouard Seguin, que revient l'honneur d'avoir organisé le traitement et l'éducation des enfants idiots. Malgré les réformes demandées pour l'organisation de ces services en 1857, par M. Delasiauve, et, plus tard, par ses successeurs, MM. Voisin et Falret, ce ne fut, comme nous l'avons dit, qu'en 1883, que furent votés les premiers fonds pour l'amélioration de ce service où toutes les catégories d'enfants : idiots, gâteux, épileptiques, contagieux, étaient mêlés ensemble. Les objets exposés dans la vitrine de l'Exposition par M. Bourneville, sont un éloquent plaidoyer en faveur de l'extension de pareilles institutions qu'il n'a cessé de réclamer pour toute la France. Souhaitons que le Ministère de l'intérieur crée en province des services semblables, et que l'Assistance publique, qui vient de faire terminer la section de Bicêtre, transforme et agrandisse la section des petites filles de la Salpêtrière. Nous retrouverons plus loin, à l'Exposition du département de la Seine, un complément important du service de M. Bourneville.

Il est regrettable que l'Administration n'ait pas fait faire un plan en relief du service des enfants de Bicêtre, ainsi

____

(1) Voir *Compte rendu du service des Epileptiques* pour 1884, p. LXV.

que l'ont fait nombre d'exposants particuliers et d'administrations hospitalières de province.

Nous devons une mention spéciale au bel atlas d'anatomie édité par la maison Plon et Nourrit et dû au talent de notre collaborateur, Paul Richer (1).

L'exposition de l'Assistance publique nous paraît très incomplète. Elle devait, à notre avis, montrer les progrès réalisés depuis 1878. Au point de vue des logements des internes, elle aurait pu exposer le pavillon des internes à l'hôpital Saint-Antoine (2); montrer les plans et vues d'un ancien dortoir d'infirmiers comparativement avec les chambres particulières qui existent dans quelques établissements. Il y aurait eu un réel intérêt à faire voir les plans et les vues des nouveaux établissements balnéo-hydrothérapiques créés à Lourcine, à la Salpêtrière et à Laënnec (3). Nous pourrions en dire autant du service des morts et des laboratoires de ce dernier hôpital.

b). *Exposition des fournisseurs.*

1° Champ-de-Mars (*Maison Flicoteaux*).

Nous retrouvons la *Maison Flicoteaux* dans l'Exposition de l'Assistance publique, au Champ-de-Mars, qui présente un certain nombre d'appareils en usage dans les hôpitaux.

On remarque d'abord, de cette maison, le *lavabo à eau courante.* Pour éviter les cas de contagion par la cuvette, l'eau ne reste à la disposition du malade qu'entre le robinet et le point où elle disparaît entre deux plaques de marbre. Un caniveau est placé sous le lavabo et recueille les eaux sales. L'appareil est complété par un réservoir de chasse permettant de nettoyer facilement le caniveau.

---

(1) *Anatomie artistique. Description des formes extérieures du corps humain au repos et dans les principaux mouvements;* par le Dr Paul Richer. — Plon et Nourrit, 1889.

(2) Bourneville. — *Rapport* fait au Conseil municipal de Paris sur *la construction d'un bâtiment pour loger les internes en médecine.* — 1882, n° 36, p. 29.

(3) Bourneville. — *Rapport* au Conseil municipal de Paris, sur la *reconstruction des bains à l'hôpital de Lourcine,* 1882, n° 52 ; — *Rapport* sur la *construction d'un service balnéo-hydrothérapique à la Salpêtrière,* 1882, n° 60 ; — *Rapport* sur la *reconstruction du service des bains et d'hydrothérapie de l'hôpital Laënnec,* 1882, n° 66.

Le *vidoir* (*Fig.* 279) est formé d'une cuve en fonte émaillée portée sur un pied isolé formant siphon, muni d'un regard pour la ventilation.

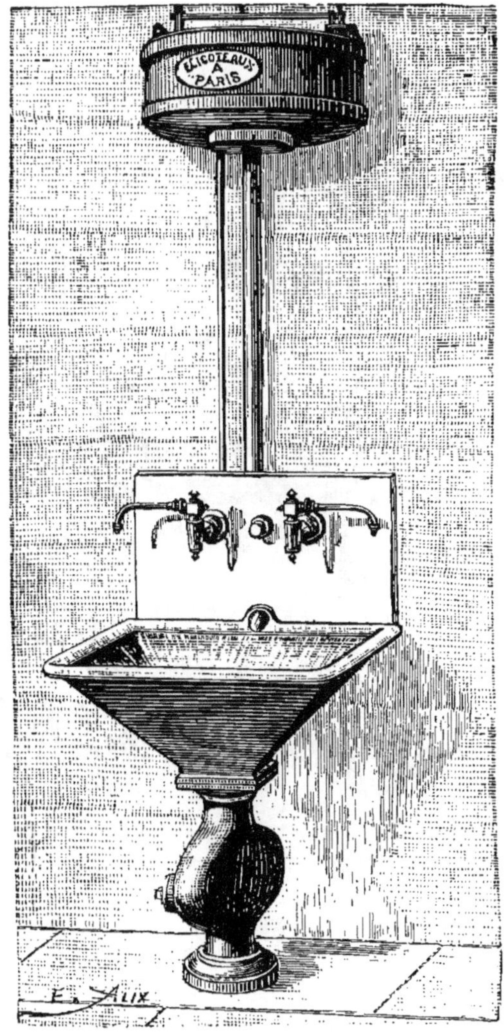

Fig. 279. — Vidoir des hôpitaux (Maison Flicoteaux).

Le *lavabo à 2 places pour salles d'opérations* (*Fig.* 280) se compose : 1° d'une table à 2 cuvettes en lave émaillée, munies chacune d'un robinet de vidange en métal inoxydable et d'une vidange siphonnée et ventilée. La table est éloignée du mur de 10 centimètres ; — 2° d'un chauffage au gaz donnant l'eau à volonté ; — 3° d'une rampe nickelée comprenant pour chaque cuvette un robinet d'eau chaude et un d'eau froide. La tuyauterie, en cuivre, est éloignée du mur pour permettre les lavages antiseptiques. Le chauffage donne de l'eau chaude aussitôt après l'allu-

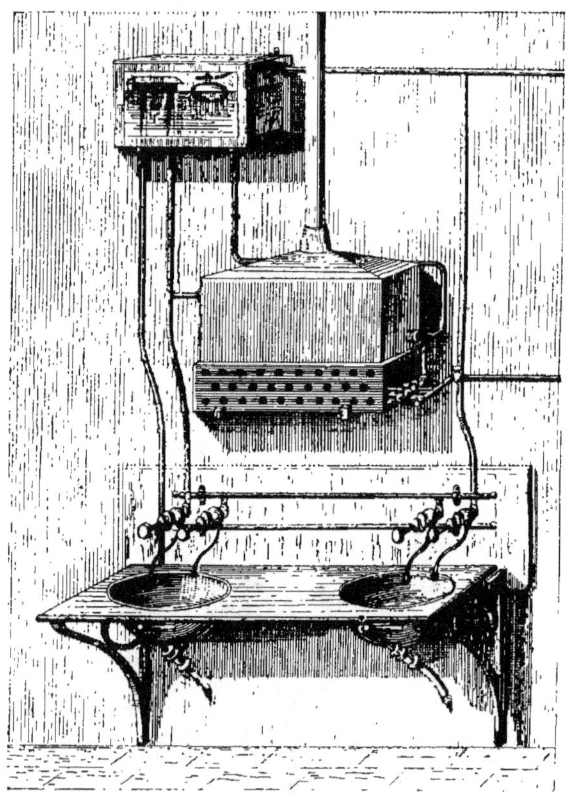

Fig. 280 — Lavabo pour salle d'opérations.

mage ; un tube d'expansion évite tout accident, si, au cours d'une opération, on laisse brûler le gaz sans prendre d'eau. Les qualités de ce lavabo sont excellentes ; sa contruction en lave émaillée permet d'y verser les antiseptiques les plus corrosifs sans l'attaquer. Signalons encore l'étuve chauffe-linge et l'épurateur d'air chaud très bien compris et soigneusement conditionnés.

2° Esplanade des Invalides (*Maison Dupont*).

La *Maison Dupont* expose au Palais de l'Hygiène une
série d'appareils.

Nous citerons en première ligne le *lit mécanique*, avec vis d'Archimède, permettant d'arrêter la manivelle et supprimant la vis de
pression et le valet d'engrenage. Cet appareil a l'avantage de s'adapter à tous les lits et permet de suspendre le malade pour le
changer de literie, de le remettre dans un fauteuil, de lui donner
des bains, de l'incliner sur le côté droit ou sur le côté gauche afin

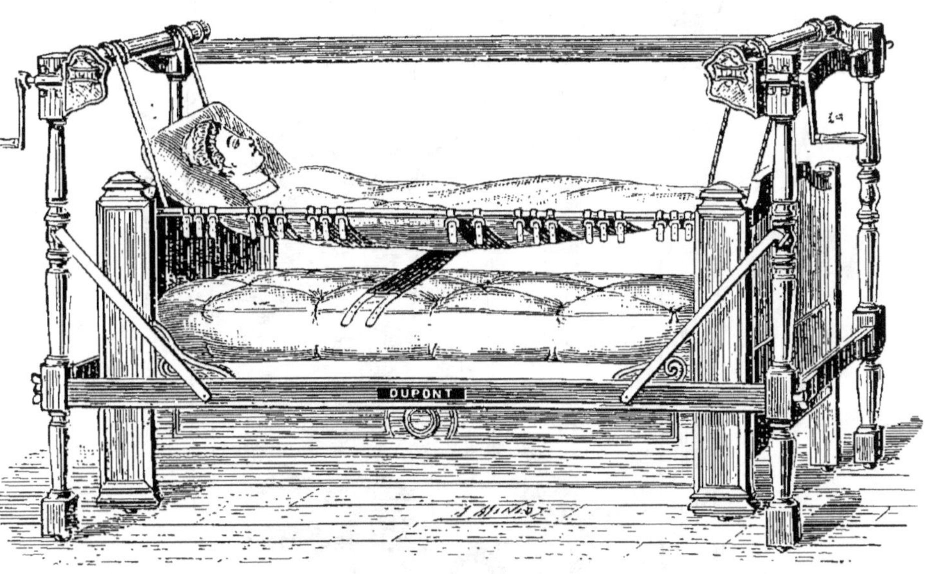

Fig. 281. — Lit mécanique.

de panser les eschares. Une seule personne suffit pour mettre l'appareil en mouvement (Voir *Fig.* 281). Le caractère principal de cet
appareil est son indépendance vis-à-vis du lit.

A signaler encore, dans l'Exposition de la Maison Dupont, le
même appareil qui sert pour donner des bains (*Fig.* 282). Le
malade est enlevé avec un hamac à mains (*Fig.* 283). Pour
relever le malade de l'eau, on le soulève après l'avoir enveloppé
de couvertures ; on le remet sur son lit ; puis on décroche les
sangles du hamac, et après l'avoir soulevé de nouveau avec les
sangles, on change les draps et les couvertures mouillés, puis on
le remet au lit.

La Figure 284 représente le *brancard-lit roulant du Dr Pozzi*,
construit par la Maison Dupont et destiné au transport des per-

sonnes anesthésiées. Les roues sont caoutchoutées, de façon à éviter tout bruit. La construction est entièrement métallique et peinte, afin de pouvoir être lavée. C'est un excellent appareil dont nombre de chirurgiens ont su apprécier l'emploi.

M. Baudouin a déjà parlé, au chapitre des Instruments de Chirurgie, de la *Table pour opérations gynécologiques*, construite par

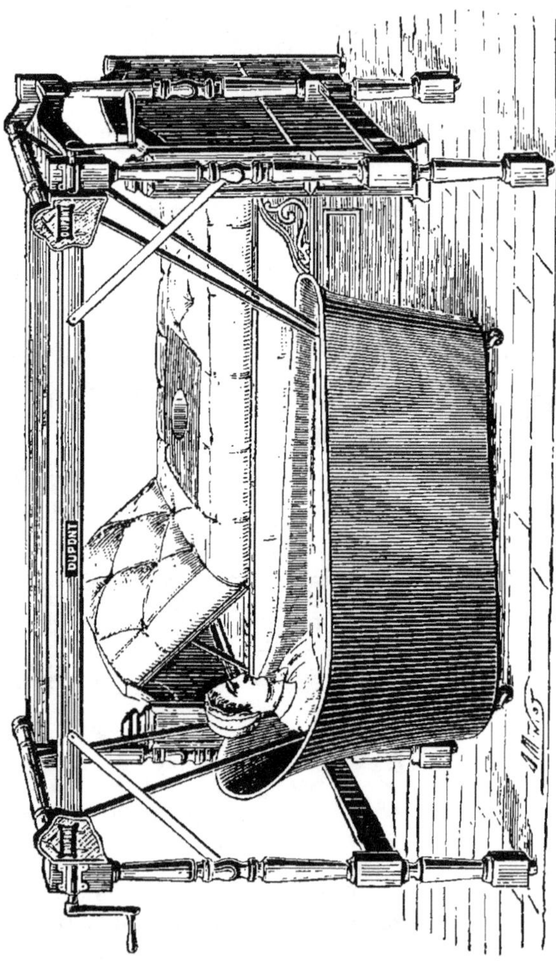

Fig. 282. — Appareils pour les bains.

la Maison Dupont. Elle a été alors suffisamment appréciée et nous nous bornons à en donner ici le dessin (Voir *Fig.* 285).

La Figure 286 représente un appareil portatif à spéculum, se plaçant dans une boîte et s'adaptant à tous lits, au moyen de 2 vis, permettant de faire les opérations gynécologiques chez les malades. Les patins qui reçoivent les pieds peuvent se remplacer par des sous-cuisses, dont la hauteur se gradue à volonté. La Figure 287

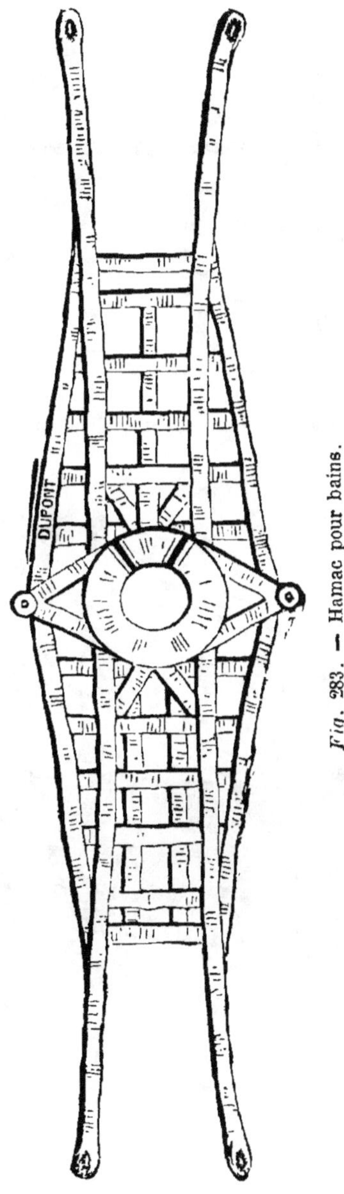

Fig. 283. — Hamac pour bains.

représente l'appareil monté.

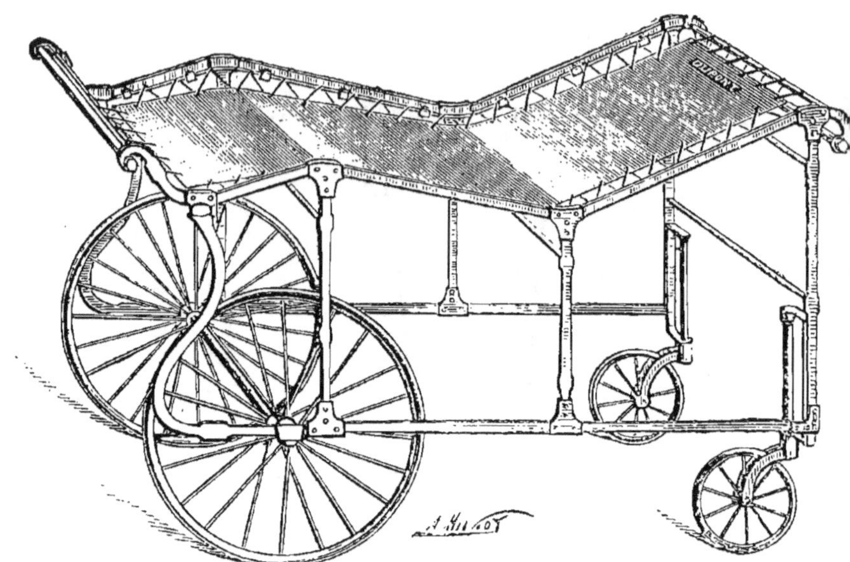

Fig 284. — Brancard-lit roulant du Dr Pozzi.

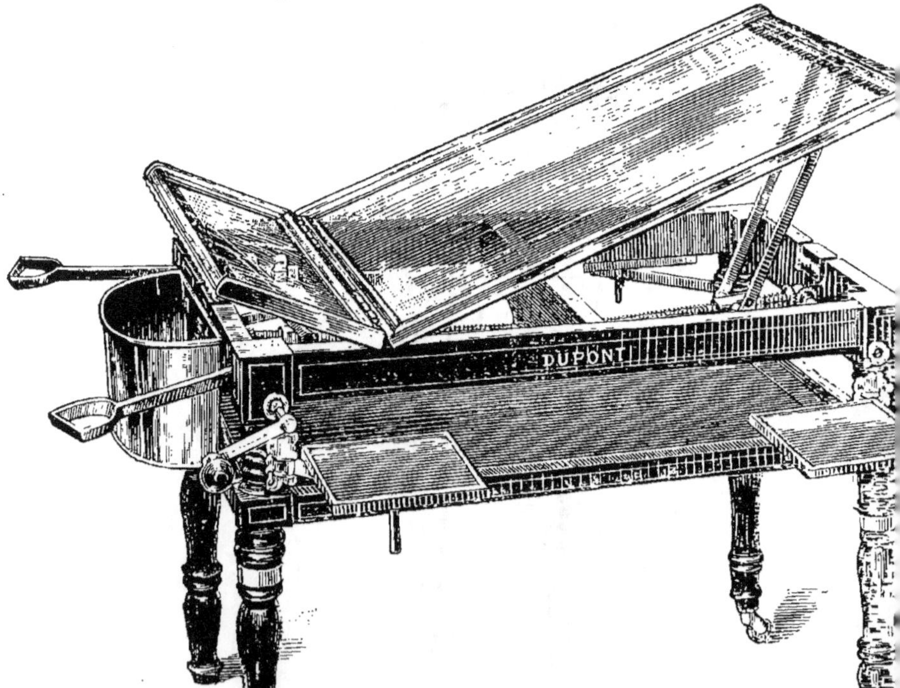

Fig. 285. — Table pour opérations gynécologiques
(modèle Dupont)

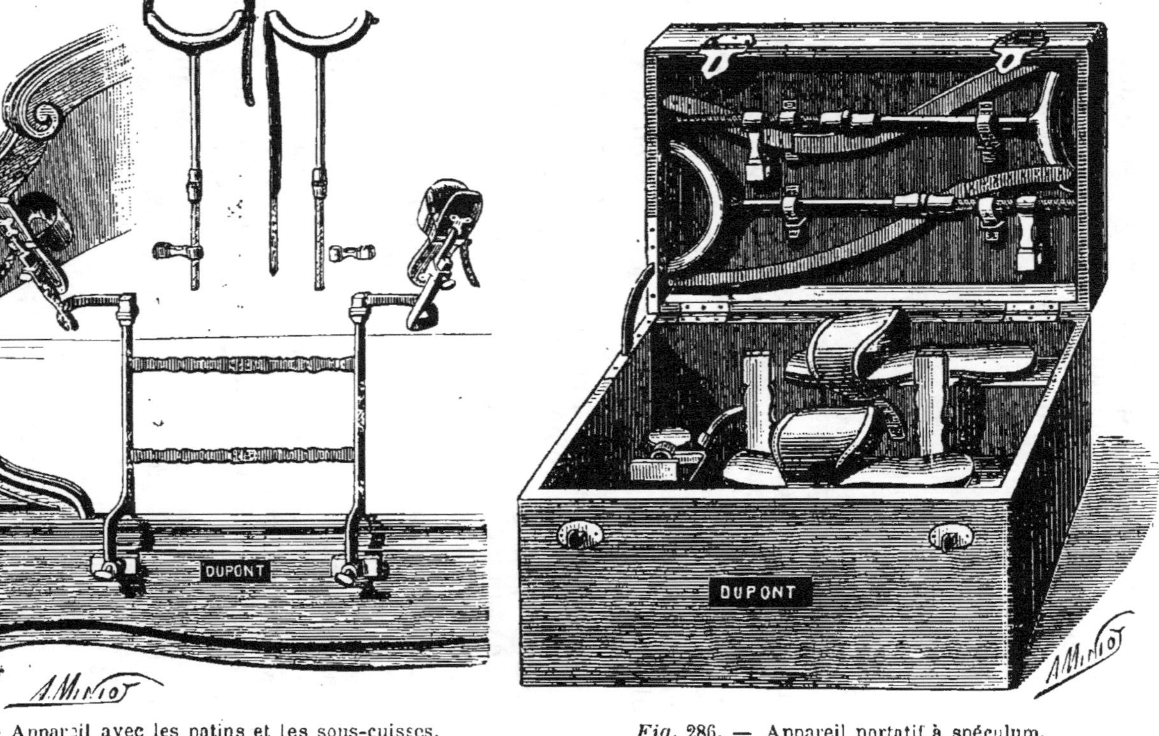

Fig. 287. — Appareil avec les patins et les sous-cuisses.

Fig. 286. — Appareil portatif à spéculum.

La même Maison expose encore une série de fauteuils spéculums, que l'un de nous a déjà décrits au chapitre des Instruments de Chirurgie. Par contre, nous devons appeler l'attention sur un certain nombre de fauteuils pour hémiplégiques, paraplégiques, etc., qui sont très bien compris.

II. — SERVICE DES ALIÉNÉS. (Préfecture de la Seine).

En face l'Exposition de la Préfecture de police, immédiatement accolée à la partie Est de l'Assistance publique, est celle du service des Aliénés, organisée par MM. Babu et Leclère. Tout autour des murs sont des dessins reproduisant les divers moyens de contention autrefois employés, des modèles de vêtements et de lits. Sur une table se trouvent divers ouvrages de MM. Ball, Bouchereau, Bourneville, Legrain, Magnan et Quesneville. A droite et à gauche, sur des tablettes et dans des vitrines, figurent les travaux des malades. Différents appareils sont également exposés, carbonimètre et spiromètre du D\u1d63 Bellangé, crémomètre et appareil spécial pour la densité des liquides du D\u1d63 Quesneville et une curieuse collection de moulages et de mâchoires d'enfants arriérés.

Nous devons appeler l'attention dans l'Exposition de la Ville de Paris sur plusieurs documents qui complètent l'exposition relative au service des enfants idiots, imbéciles, arriérés et épileptiques, de M. le D\u1d63 Bourneville. Comme dans la partie réservée à l'Assistance publique, on y trouve dans l'ALBUM des vues de la section. Nous signalerons la vue du nouveau pavillon des cellules (planches LIII, LIV et LV). Ainsi que le montrent ces photographies, ce pavillon et les clôtures qui le circonscrivent n'ont rien qui rappelle l'aspect trop habituel de prison des quartiers de cellules dans beaucoup d'asiles. Ce pavillon sert d'une part aux *enfants agités*, de l'autre aux *enfants indisciplinés* ou ayant commis une faute grave. De là, la distinction en *chambres d'isolement* et en *cellules proprement dites*.

Le modèle réduit qui est exposé représente à la fois, par moitié, une *cellule d'agités* (à droite) et une *chambre d'isolement* (à gauche).

Caractères communs aux deux cellules. — 1° La porte, qui ne présente ni verrous, ni serrure, en saillie ; — 2° L'oculus ou judas, qui consiste en une glace de deux centimètres et demi d'épaisseur, à peu près incassable, d'une largeur suffisante pour bien voir toutes les parties ; un obturateur très simple permet d'intercepter la lumière. — L'éclairage artificiel se fait à l'aide d'un bec de gaz placé au-dessus de la porte ; une trappe donne le moyen d'éclairer la cellule ou d'y faire l'obscurité. — L'éclairage naturel se fait : a) par une fenêtre en tabatière, placée sur le toit et munie au droit du plafond d'une trappe se levant à volonté ; — b) par une fenêtre latérale pourvue d'un volet. Le volet et les trappes se manœuvrent du couloir et permettent de placer le malade dans une obscurité complète. — Les angles des cellules, voisins de la porte, ont été remplacés par des pans coupés pour que le malade ne puisse s'y cacher.

Caractères propres à la cellule d'agités. — Elle est matelassée jusqu'à une hauteur inaccessible aux malades ; le long du bord supérieur court un chanfrein en bois oblique, afin d'éviter toute prise. La fenêtre latérale est placée à 2 m. 20 au-dessus du sol ; son châssis est en fer ; ses carreaux sont en verre-dalle. Le coucher consiste en un matelas ou simplement de la paille.

Caractères propres à la chambre d'isolement. — 1° Un siège d'aisances, disposé de façon que le malade ne puisse monter dessus et aussi ne puisse saisir le seau placé au-dessous et qui se retire à l'aide d'un crochet par le couloir. — Les murs sont crépis en ciment gris et la porte peinte en gris de fer, afin que les malades ne puissent y écrire. — Le lit, fixé loin de la fenêtre, consiste en une caisse en bois, un matelas, etc. — La fenêtre descend plus bas et les carreaux sont aussi en verre-dalle.

Dans ces cellules, il n'y a ni barreaux, ni grillages, ni trous permettant aux malades de procéder à des tentatives de suicide.

Nous signalerons aussi un certain nombre de pièces pathologiques destinées à montrer la méthode employée au point de vue scientifique. Nous avons mentionné les photographies (p. 413) du même enfant prises à différentes époques afin de montrer les progrès réalisés, ou au contraire la déchéance. Il s'agit maintenant du malade mort. Après le décès, on pratique le moulage de la tête. Le squelette de la tête ou le crâne seulement sont conservés suivant les circonstances. Le cerveau est photographié. L'ensemble des photographies des cerveaux forme chaque année un *atlas.* L'une des vitrines renferme les moulages et les photographies des cerveaux d'un idiot microcéphale, d'un idiot hydrocéphale, d'un imbécile épileptique avec hydrocéphalie, enfin d'un idiot atteint de cachexie pachydermique. La collection des *Archives de Neurologie* et celle des Comptes rendus du service des Enfants de Bicêtre (*Recherches sur l'épilepsie, l'idiotie, etc.*), dont nous avons parlé plus haut, forment une série intéressante de volumes très bien reliés par la Ville de Paris et mis généreusement à la disposition du public, qui forme avec d'autres volumes des médecins des asiles un ensemble des plus sérieux que tout le monde peut consulter, ce qui n'existe pas dans l'Exposition de l'Assistance publique de Paris, où tous les volumes des médecins et chirurgiens des hôpitaux sont soigneusement mis sous clef, sans ordre, dans des vitrines que beaucoup de gens compétents n'osent se faire ouvrir.

II. — Secours aux blessés.

Sous ce titre nous décrirons :

1° *L'Exposition de la Préfecture de Police de Paris.*
2° *L'Exposition Limousin-Bocquillon* (Appareils à fabriquer l'Oxygène).
3° *Trains sanitaires et hospitaliers Decauville.*
4° *Tentes pour infirmeries militaires.*

1° *Exposition de la Préfecture de Police de Paris* (1).

Cette partie est intéressante. A l'Esplanade, derrière le Palais des Eaux minérales, la *Préfecture de police* a disposé, en effet, sous une tente, de nombreux appareils.

On y trouve deux brancards roulants. Le premier, le brancard Jean et Breteau, se compose de deux parties : le train et le brancard proprement dit.

Le train est formé de deux arceaux en fer dont chaque extrémité est terminée par une fourche destinée à recevoir les deux montants horizontaux du brancard. Ces arceaux reposent sur deux ressorts, montés eux-mêmes sur un essieu auquel s'adaptent deux roues. Les poignées du brancard servent à diriger l'appareil. Les dimensions sont : longueur totale, 2 m. 58 ; largeur, 1,14 ; élévation au-dessus du sol prise à la fourche, 0,90.

---

(1) Nous devons ces intéressants renseignements à l'obligeance de *M. Damico*, sous-chef de bureau, qui publie en ce moment un travail très complet sur les *Secours publics*.

L'Administration possède quatre de ces brancards, qui ont été établis d'après le système de Sauvin.

Le deuxième brancard roulant a été fabriqué par M. Lefebvre. Il se compose : 1° D'un brancard d'hôpital à pieds et à bras ; 2° D'un cadre en bois de hêtre suspendu sur un train à 2 roues par le moyen de deux longs ressorts à boudins et de 2 coulisseaux en fer vissés sur deux échantignoles reliées au cadre par des boulons et des écrous à oreille. Les ressorts à boudins sont fixés d'une part à l'extrémité du cadre et d'autre part sont accrochés à l'essieu.

Les coulisseaux embrassent l'essieu et ils se meuvent conformément à sa direction. Quatre ressorts en acier sont fixés aux angles du cadre et ils sont reliés deux à deux par des tringles doubles en fer sur lesquelles on dépose le brancard qui se trouve ainsi doublement suspendu. Le brancard peut être facilement démonté. Ses dimensions sont : Longueur du cadre, 1 m. 87 ; largeur du cadre, 0,70 ; voie, 0,97 ; diamètre des roues, 0,94 ; et le poids total de l'appareil, 72 kil. 500. Nous ne pouvons que regretter de ne pouvoir faire connaître les autres systèmes de brancards roulants en service dans les postes de police.

Dans une période de six années, c'est-à-dire de 1883 à 1889, les brancards ont été requis 5,489 fois, soit une moyenne de 900 transports par année.

La Préfecture expose également aux Invalides, deux voitures (1), servant au transport des malades atteints d'affections contagieuses.

Ce sont de petits omnibus de 2 mèt. de long sur 1ᵐ20 de larg. et 1ᵐ20 de haut., pouvant à volonté contenir quatre places ou recevoir un lit de sangle. Ce lit, que l'on fait pénétrer jusqu'au fond de la voiture en le faisant rouler sur des rails, peut être suspendu en hamac. Ces voitures sont chauffées au moyen de charbon de Paris, mais avec dégagement extérieur des gaz de la combustion.

La voiture est aussi basse que possible et s'ouvre par derrière à deux battants ; elle a quatre roues.

Les deux voitures exposées diffèrent peu. Le prix de la voiture Jean est de 2,500 fr., tandis que celui de la Société des ouvriers en voitures s'élève à 3,000 fr. Ces prix sont beaucoup trop élevés.

L'administration possède 6 voitures. Deux sont constamment remisées à l'Hôtel-Dieu et toujours prêtes à partir au moindre appel télégraphique. Lorsqu'une demande de transport à l'hôpital est adressée aux commissaires de police, ceux-ci se font remettre un certificat médical constatant la nature de la maladie et adressent aussitôt un télégramme au préfet mentionnant le nom et la demeure des malades. L'Administration de l'assistance publique ayant indiqué ensuite à quel hôpital le transport pourra être effectué, la voiture se dirige aussitôt vers le domicile du malade. Les intéressés sont prévenus qu'ils doivent se tenir prêts à faire monter le malade dans la voiture dès qu'elle sera arrivée à destination.

---

(1) Constructeurs : M. J. Jean et Breteau, et la *Société coopérative* des ouvriers en voitures.

Un parent ou ami peut prendre place sur le siège, près du cocher.

Aussitôt le malade déposé à l'hôpital, le cocher doit immédiatement opérer la désinfection de sa voiture. Pour cela, il projette, dans un grand flacon à large tubulure et rempli d'eau à moitié, quelques grammes de sulfate de nitrosyle. Il se dégage alors d'abondantes vapeurs rutilantes d'acide hypo-azotique. Le cocher, après avoir fermé les carreaux et la porte, se dirige vers son dépôt. A son arrivée à l'Hôtel-Dieu, il ouvre largement les carreaux et les portes, de manière à en chasser les vapeurs nitreuses. Ces vapeurs chassées, la voiture bien ventilatée est suffisamment désinfectée pour pouvoir entrer immédiatement de nouveau en service.

1,160 personnes, atteintes de maladies contagieuses, ont été transportées dans les hôpitaux de Paris, dans le 2e semestre 1887, par les voitures de l'administration.

Parmi les appareils exposés par le Service des Secours publics de la Préfecture de Police, nous remarquons trois sortes de bouées de sauvetage : la bouée simple ordinaire, dont sont munis tous les postes de secours, au nombre de 73, établis sur les berges de la Seine et des canaux parisiens ; les bouées à feu inextinguible, Sélos et Débos (1).

Ces deux bouées diffèrent dans leur construction. M. Débos a établi un appareil très simple formant cylindre et s'adaptant à toutes les bouées ordinaires. Elle est facilement jetée à l'eau par une seule personne.

La bouée Sélos, qui contient les mêmes principes éclairants, est toute en fer. Son poids est d'environ 82 kilos. Elle est destinée à être suspendue à une potence, soit sur les ponts, soit à l'arrière d'un navire.

En vue de secourir plus efficacement les submergés, l'administration a fait construire, depuis 1875, des pavillons de secours qui, au nombre de seize, rendent les plus grands services, comme l'indique l'un des tableaux graphiques exposés. En effet, sur 2,066 personnes submergées et transportées depuis 1875 dans ces postes spéciaux, 1,925 ont été rappelées à la vie, soit 141 submergés qui avaient eu un séjour de plus de 15 minutes dans l'eau.

Un second tableau permettra de connaître le nombre des submergés rappelés à la vie, suivant la durée de leur séjour dans l'eau.

Un troisième tableau fait voir l'intérieur d'un pavillon de secours ; et un autre tableau donne le plan d'un appareil (2) employé dans les pavillons de secours et appelé *caléfacteur*. Il est destiné à rappeler la chaleur sur toute la surface du corps du noyé.

Un poste de secours est établi, sur la berge, près le pont de l'Alma et du Pavillon de l'Alimentation à l'Exposition.

---

(1) Sélos, ancien attaché d'ambassade à Vienne (Autriche) ; Débos, ex-inspecteur de la navigation de la Seine.

(2) Rolland et Soulé.

Les pavillons de secours contiennent tout un matériel spécial, Un gardien de la paix y est constamment de garde. Il a reçu les instructions nécessaires (1) pour prodiguer lui-même les soins aux submergés.

Chacun de ces postes étant relié télégraphiquement avec le poste de police le plus proche, le gardien peut faire appeler un médecin.

Depuis deux ans seulement, les pavillons de secours sont munis d'un appareil contenant du gaz oxygène pur (2). Un récipient de ce genre est exposé. On se sert avec avantage du gaz oxygène auprès d'un submergé afin de combattre l'asphyxie.

Un des grands avantages de ces pavillons de secours est de permettre aux submergés d'y demeurer, pendant plusieurs heures, après leur rappel à la vie.

Un bachot de sauvetage, muni de tous ses agrès, est placé près du poste, qui possède également une gaffe, une ligne et une bouée.

Parmi les appareils exposés, se trouve l'appareil Galibert, sorte de sac en toile goudronnée que l'on gonfle d'air et que le sauveteur place sur son dos au moyen de bretelles. L'air de ce ballon passe dans la bouche du sauveteur au moyen d'un tuyau muni d'une embouchure et lui permet de respirer pendant un certain temps dans un endroit rempli de vapeurs ou d'odeurs méphitiques. Une pince en bois serre les narines et une sorte de lunettes empêchent les vapeurs ou fumées de pénétrer jusqu'aux yeux.

La suite des Secours aux Blessés se trouve au *Pavillon de la Ville de Paris* (côté ouest), en face le Laboratoire municipal, dont nous avons parlé. C'est encore la Préfecture de Police qui expose.

Parmi les autres objets qui sont exposés, nous avons remarqué une gouttière (3) pour fractures, dont chaque poste de la banlieue de Paris est pourvu.

Un brancard à bras (4) construit sur les données de M. Marc père, directeur des Secours publics, est en usage depuis longtemps dans tous les postes et commissariats de police et dans un certain nombre de postes de sapeurs-pompiers, de la garde républicaine, d'octroi, d'éclusiers et de cimetières, qui possèdent en outre une boîte suivant la destination.

Ce brancard a 3^m,12 de longueur et 0^m,66 de largeur ; son poids est de 25 kilos. Le prix est de 88 francs. Il se compose de deux pièces de bois horizontales, une pièce de bois fixée aux deux extrémités du brancard et attachées par une charnière. Cette pièce

---

(1) M. le Dr Auguste Voisin, directeur des secours publics, est chargé de ce soin. On lui doit la création de ces postes de secours.

(2) Procédé Brise.

(3) Aubry, fabricant d'instruments de chirurgie.

(4) Jean et Breteau, constructeurs.

se brise par le milieu en deux parties égales jointes ensemble par une charnière. Un crochet maintient cette charnière lorsque le brancard doit être ouvert. Au moyen de ces brisures, le brancard se replie sur lui-même. Quatre montants en bois sont destinés à recevoir à leur partie supérieure une toile de tente-abri ; la partie inférieure forme les quatre pieds du brancard. Une toile cirée rembourrée forme matelas et relie les deux pièces de bois horizontales et s'élève par une disposition spéciale à une extrémité du brancard, pour former oreiller. C'est sur ce matelas que repose le malade.

Chaque brancard est muni d'une couverture et de deux bretelles. Le service de secours possède 251 brancards.

On voit également le brancard Pehl. Ce brancard mesure 2^m,50 de long sur 0^m,65 de large. Les montants en bois de frêne sont reliés par trois traverses en bois. Les pieds sont au nombre de six dont quatre seulement, ceux des extrémités reposent à terre et ont 0^m,40 d'élévation.

A 0^m,15 au-dessous des montants, quatre tiges en fer relient les deux pieds du centre aux quatre pieds extrêmes et les maintiennent fixes lorsque le brancard est tendu.

Deux autres tringles de fer, de forme demi-circulaire, munies chacune d'un bouton à leur point supérieur, supportent la toile-abri.

Le brancard se replie en trois parties. Pour le replier, on a soin de le renverser complètement, puis on ramène les unes vers les autres les quatre poignées sur lesquelles reposera, dorénavant, le brancard replié. Dans cette position, il mesure 1^m,17 de hauteur. Les deux tringles de la tente-abri ainsi que les quatre pieds extrêmes se sont rabattus d'eux-mêmes sur la toile du fond. Cette toile est maintenue dans sa longueur sur les deux montants du brancard, par une forte corde passant par 16 œillères, et possède à ses extrémités des lanières en cuir pour lui donner plus de résistance. La tête du malade repose sur un coussin mobile. Le prix est de 100 francs rendu à Paris.

Un troisième brancard à bras est exposé ; c'est un fauteuil-brancard qui semble pouvoir rendre quelque service. Il est léger, très portatif et d'un maniement facile ; son prix est très modique : 25 francs ; le poids est de 10 kilogr. seulement. La hauteur totale est de 1^m,44 ; sa largeur 0^m,61. Ce brancard consiste en un cadre en bois dur ayant la forme rectangulaire dans lequel se trouve un dossier à crémaillère auquel on peut donner toutes les positions nécessaires au blessé.

Le brancard peut être porté à deux ou à quatre. Dans le premier cas, un porteur fait face au malade et celui qui ouvre la marche lui tourne le dos ; dans le deuxième cas, chaque porteur se place derrière un levier, deux à droite et deux à gauche du brancard.

Ce brancard étant plié n'exige pas beaucoup de place.

La Société des Hospitaliers sauveteurs Bretons l'a déjà adopté pour son service de secours.

On trouve encore au Champ-de-Mars le brancard Dutheil. Il se compose de deux parties distinctes : l'une est une litière en osier munie de poignées ; l'autre est un train de roues fixées sur un châssis en bois. L'appareil a une longueur de 2 mètres ; une largeur de 0ᵐ,76. Le panier pèse 28 kilos. La hauteur du châssis au-dessus du sol de 0ᵐ,30.

Les ressorts sont doux et les cercles des roues sont garnis de caoutchouc.

Le panier s'enlève facilement et est replacé avec la même facilité. Cette litière est garnie à l'intérieur de moleskine qui permet le lavage et la désinfection.

Une capote reversible et une bâche recouvrent entièrement la voiture.

2° *Exposition Limousin-Bocquillon.*

(Appareils à fabriquer l'oxygène).

On trouve, dans la Classe 45, les intéressants appareils à inhalation Limousin, exposés par son gendre, M. Henri Bocquillon.

Pour la préparation du gaz oxygène, M. Limousin a construit un *appareil portatif* qui fonctionne avec une telle commodité et une telle rapidité, que les malades eux-mêmes peuvent préparer 30 litres en quelques minutes (Voir *Fig.* 288).

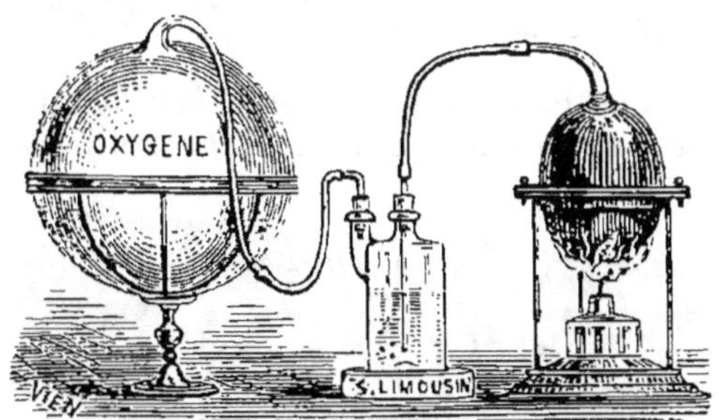

Fig. 288. — Appareil pour la fabrication de l'oxygène (Limousin).

Le tube Limousin à double courant (*Fig.* 289), permet de faire entrer l'oxygène par un des conduits D, tandis que l'excès de ce

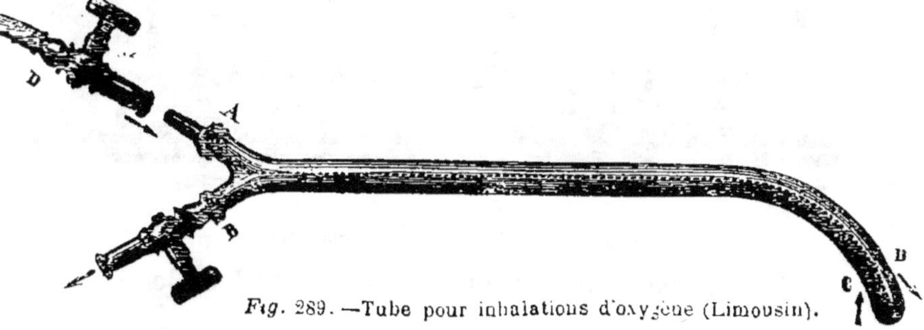

Fig. 289. — Tube pour inhalations d'oxygène (Limousin).

gaz ou les produits gazeux, accumulés dans les conduits aériens, peuvent s'échapper par l'autre C.

3° *Trains sanitaires et hospitaliers.*
(Decauville).

La Société Decauville, dont le petit chemin de fer a rendu tant de services aux visiteurs de l'Exposition, nous

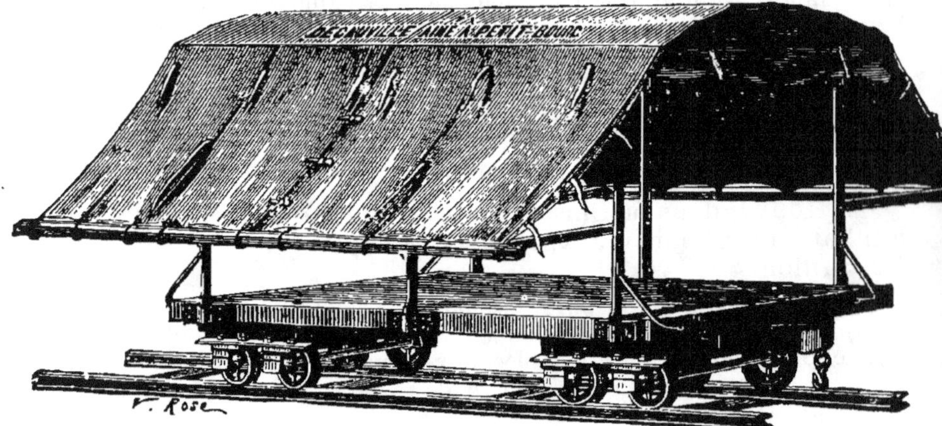

Fig. 290. — Wagon avec les côtés relevés pour abriter contre le soleil.

présente, derrière le Palais du Ministère de la Guerre, des types de wagons pouvant servir dans les hôpitaux ou en

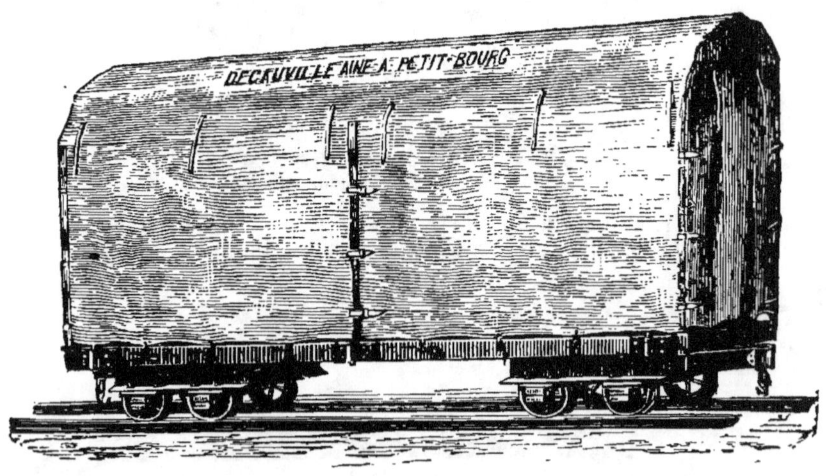

Fig. 291. — Wagon avec bâche fermée.

cas de guerre, pour évacuer rapidement les blessés, au

moyen d'une combinaison spéciale facile à comprendre d'après les figures ci-jointes ; nous décrivons cette Exposition à cette place ainsi que les suivantes, car elles forment une transition toute naturelle entre celles de l'Assistance publique et de la Préfecture de Police et celle des *Sociétés de secours aux Blessés en temps de guerre.*

La *Fig.* 291, représente un de ces wagons à plate-forme métallique articulée sur huit roues ; longueur 4ᵐ,25 $\times$ 1ᵐ,40, avec 3 cerceaux en fer garnis en haut de 3 baguettes de sapin et d'une

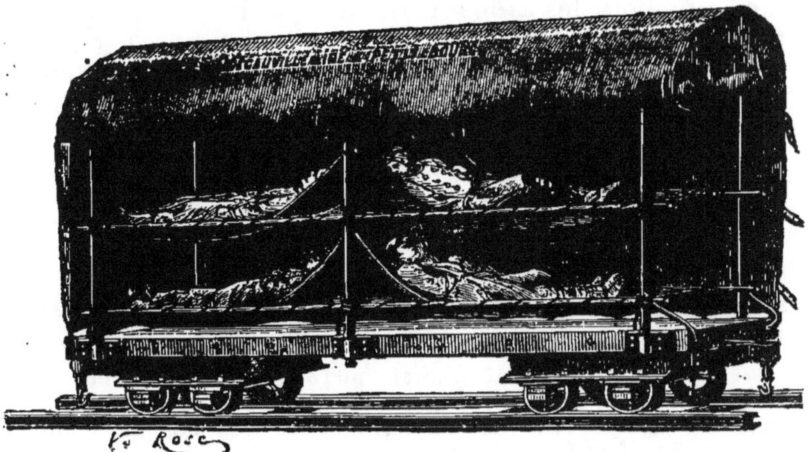

Fig. 292. — Type muni de 2 hamacs à 4 places.

bâche imperméable recouvrant complètement le wagon avec tampons.

Le *Fig.* 292 montre la bâche relevée et une série de hamacs disposés deux par deux l'un au-dessus de l'autre.

Un autre type de wagons est celui auquel on adapte une banquette en bois pour porter 15 soldats légèrement blessés, aux pieds ou aux bras, et qui n'ont point besoin de rester couchés.

Outre les nombreux services qu'il a rendus jusqu'ici, le système Decauville est appelé à en rendre non seulement de grands en temps de guerre, mais aussi dans les grands hôpitaux, hospices et asiles ; son installation devient une nécessité. Il est, du reste, en plein fonctionnement dans les maisons hospitalières suivantes :

AVEYRON : Notre-Dame de la Trappe de Bonneval ; Prieuré de Bonnecombes, par Cassagnes. — CANTAL : Orphelinat de Notre-Dame de Compassion de La Devèze. — EURE : Colonie agricole des Douaires. — JURA : Dépôts de mendicité du Jura, à Lons-le-Saulnier. — LOT : Maison de santé de Leyme. — MEURTHE-ET-MOSELLE : Asile d'aliénés de Maréville. — NORD : Asile d'aliénés de Bailleul. — PAS-DE-CALAIS : Hôpital de Berck-sur-Mer (*Nivellement au bord de la mer*). — RHÔNE : Asile d'aliénés de Brou. — SEINE : Maison Municipale de Santé de Paris. — SEINE-ET-MARNE : Hospice de Meaux. — SEINE-INFÉRIEURE : Institution de Mesnières en Braye. — SEINE-ET-OISE : Hôpital de Saint-Germain-en-Laye; *Service général, y compris le transport des cadavres à la salle d'autopsie*. — SUISSE : Hospice de Fribourg.

On voit, par cette énumération, que l'Assistance publique de Paris est en retard sur cette amélioration pour les hospices, réclamée maintes fois par M. Bourneville, ainsi que pour les asiles d'aliénés de la Seine. Nous ne doutons pas que le Conseil municipal d'une part, et le Conseil général d'autre part, ne fassent bientôt installer, dans les hospices comme la Salpêtrière, Bicêtre, Ivry, les Ménages, etc., des chemins de fer Decauville, ainsi que dans les asiles de Sainte-Anne, de Villejuif, de Vaucluse et de Ville-Evrard.

4° *Tentes pour Infirmeries militaires.*

En face du Palais de la Guerre sont disposées une *série de tentes* :

a) — Les *Tentes de M. Tollet* sont remarquables par leur charpente en fer de forme ogivale. La ventilation s'y opère convenablement et elles peuvent rendre de grands services comme hôpitaux temporaires. La tente Tollet peut recevoir un plancher, et ses fenêtres sont fermées de châssis vitrés. A signaler aussi une série de brancards improvisés avec des branches d'arbres, des cordes, de la paille, etc. Sous une des tentes Tollet est exposé le nouveau brancard Stroebel, que nous nous faisons un devoir de décrire.

b). — *Brancard Stroebel.* — M. Stroebel, médecin-major au 32° régiment d'infanterie, a inventé un brancard se composant : 1° d'un train de roues indépendant, garni d'un dispositif spécial destiné à fixer le brancard, et 2° du brancard réglementaire français, qui peut être au besoin recouvert d'une bâche imperméable, disposée sur un jeu de trois cerceaux. Une boîte de secours est placée sous l'essieu et renferme 2 cuvettes à pansements emboîtées, une solution d'acide borique 4/100, de l'iodoforme, des compresses, des bandes, de l'étoupe, des épingles simples et doubles, des aiguilles, en un mot tous les objets indispensables. Le poids total de l'appareil est de 38 kilos. Le but de ce brancard sur roues est de diminuer le personnel. Sa solidité, sa légèreté et son peu de volume en font un appareil appelé à rendre bien des services.

c) — Plus loin la *Tente Cauvin-Yvose* attire l'attention par la facilité avec laquelle elle peut s'allonger à volonté en augmentant le nombre des trains.

d) — Sous la *Tente Mignot-Mahon* est exposé le matériel réglementaire des pansements militaires.

III. — ASSISTANCE EN TEMPS DE GUERRE.

Nous avons à étudier successivement, sous cette rubrique, les trois Expositions suivantes qui se trouvent à l'Esplanade des Invalides, les unes à côté des autres :

1° *L'Association des Dames françaises*; — 2° *La Société de la Croix Rouge*; — 3° *L'Union des Femmes de France.*

1° *Association des Dames françaises.*

L'Exposition de l'*Association des Dames françaises* (1) se compose de deux parties. Toutes les deux se trouvent à l'Esplanade des Invalides. La première, installée dans l'intérieur du Palais de l'Hygiène, comprend tout ce qui concerne l'enseignement des Dames adhérentes à l'Association, ainsi que les travaux de lingerie exécutés par elles.

Nous serions heureux de rendre hommage à toutes les collaboratrices de cette belle œuvre, en citant un à un leurs travaux; mais, le cadre de notre *Guide* ne nous le permettant malheureusement pas, nous nous bornerons à donner un aperçu sommaire, mais aussi exact que possible, des objets exposés dans la première partie.

a). *Lingerie.*

Voici la description de la première partie de cette Exposition :

La première partie de l'Exposition de l'*Association des Dames françaises* est installée au Pavillon de l'Hygiène, à gauche, et comprend la lingerie (compresses, bandes de tarlatane, de gaze, de toile de lin, tampons antiseptiques, échantillons de lingerie ordinaire transformée en *lingerie antiseptique* par les Dames des ouvroirs, coussins à fractures remplis de balle d'avoine, de crin végétal, etc.). Plus loin sont les appareils à fractures : bandages de Scultet, appareils plâtrés, gouttières, bandages composés, etc., etc. Puis viennent les effets d'habillement, chemises, bonnets, caleçons, chaussettes, tricots, etc. ; les substances à pansements, les machines à rouler les bandes, les filtres de poche, etc., etc. On

---

(1) Les hommes peuvent être membres de l'Association comme les femmes. Il suffit de payer une cotisation annuelle de 10 fr., moyennant laquelle on reçoit le Bulletin de l'Association, on assiste à ses cours, à ses conférences. Outre ces membres qui, seuls, peuvent prendre part à l'administration des Comités, il en est qui paient une souscription inférieure. Les médecins et les pharmaciens ne paient pas de cotisation.

remarque encore la *caisse de secours* pour les opérations d'urgence ; la caisse contenant les moyens de *secours aux noyés* ;
une boîte-table ou *appareil à pansements* dont le couvercle est
divisé en quatre parties qui, en se rabattant sur les côtés, forment
quatre pieds ; enfin, une caisse de lingerie de pansements, une
bibliothèque, un mannequin articulé servant à l'étude de l'application des bandages (le trajet des artères est marqué en rouge sur
le mannequin) et un mannequin d'anatomie clastique Auzoux. Cette
partie de l'exposition est fort bien organisée et fait honneur à la
présidente, Mme Foucher de Careil, ainsi qu'aux Dames de l'Association dont le zèle et l'activité ne se sont pas un instant ralentis
depuis la création de la Société qui, chaque jour, rend de réels
services, non seulement aux soldats blessés ou malades de nos
colonies, mais encore aux victimes des calamités publiques. Depuis
1879, comme le rapporte le Dr Duchaussoy, l'actif secrétaire
général de l'Association, on a pour le total des sommes qui représentent les bienfaits de l'Association : 606.298 frs. (dons en nature
ou en argent).

b). *Tente-Hôpital.*

La deuxième partie, la plus importante de l'Exposition
de l'Association des Dames françaises est la tente-hôpital en fer
et en toile, démontable et transportable, due au laborieux travail de M. Brisson, architecte de la ville de Paris, et construite
par MM. Stoechel frères.

Cette tente, qui se trouve à l'aile gauche du Palais de la
guerre, à l'Esplanade des Invalides (Classe 64), est actuellement
le type le plus parfait de l'ambulance de campagne.

Nous allons essayer, d'après les intéressantes conférences
qui nous ont été faites à l'Exposition par M. le Dr Duchaussoy,
secrétaire général de l'Association, par M. Brisson qui a bien
voulu nous communiquer tous ses documents et d'après les
notes très complètes de notre ami, M. le Dr R. Blanchard,
professeur à l'Association, notes auxquelles nous avons largement puisé, de décrire la tente mobile d'ambulance.

Le modèle que nous voyons exposé est une modification de
l'hôpital entier qui doit être composé de quatre tentes placées
en forme de croix à l'usage des malades et d'une tente centrale affectée aux différents services généraux de l'hôpital.
Cette dernière est reliée aux quatre tentes par des couloirs
aboutissant à chacune et facilitant ainsi considérablement le
service.

1° *Description d'une des tentes annexes* (1).

Le milieu de la tente est occupé par la salle principale qui

(1) D'après M. Brisson, inventeur.

mesure environ 11 mètres de long sur 6 mètres de large, et contient 10 lits, dont le nombre peut être porté à 14. Au pourtour de la salle des blessés est ménagé un couloir de 1 m. 20.

Chacun des quatre angles de la tente est occupé par une chambre affectée aux différents services de l'hôpital. La première est destinée à l'infirmier veilleur, la deuxième aux opérations et à la pharmacie. Les deux autres sont réservées, l'une à la cuisine, l'autre à une chambre d'officier. Nous les décrirons plus loin.

2° Dimensions totales de la tente et de ses chambres.

Longueur, 18 mètres ; largeur, 8 mètres. Salle pour les blessés : longueur, 11 mètres ; largeur, 6 mètres. Couloirs latéraux, 11 mètres 20 ; couloir d'entrée, 1 mètre 50 ; chambres : longueur, 3 mètres 25 ; largeur, 2 mètres 60. En élévation, une bâche incombustible couvre complètement et entoure la salle principale ; une autre bâche imperméable et imputrescible recouvre et entoure toute la tente ; les quatre pièces d'angle sont limitées par des cloisons en toile attachées par le bas à des tubes creux, au moyen de lisières à boucles. Les tubes sont fixés aux extrémités des montants des fermes et aux poteaux d'angle des couloirs au moyen d'assemblages spéciaux maintenus par des boulons à oreilles. Ces toiles extérieures sont maintenues par le bas à des tubes en fer creux fixés aux montants des fermes au moyen de verroux à mouvement de baïonnette. On voit que la salle du milieu, affectée aux blessés, est de tous côtés séparée de l'extérieur par une double paroi en toile, renfermant un matelas d'air qui forme un obstacle contre la chaleur en été et le froid en hiver. La hauteur de la salle varie suivant les saisons.

En hiver, pour faciliter le chauffage, cette hauteur est de 3 mètres sur les côtés et de 4 mètres au milieu. En été, la tente peut être complètement rehaussée de 1 mètre au moyen de ralonges ; le plafond se trouve alors à une hauteur moyenne de 4 m. 50. En hiver, chaque malade a donc plus de 23 mètres cubes d'air, et en été 30 mètres cubes. Cette moyenne est en tous points excellente.

3° Éclairage et Ventilation.

Quant à l'éclairage et à la ventilation, rien ne laisse à désirer ; la tente est abondamment pourvue de châssis dont le cadre est formé de deux montants en cornière qui descendent des traverses de la ferme et viennent s'enfoncer dans le sol ;

leur écartement est de 1 m. 45; à 1 m. 20 du point de rencontre
des traverses, ces deux montants sont reliés par une cornière ;
à la partie supérieure, le cadre est complété par un fer qui
vient épouser l'angle formé par les deux traverses, tout en
ménageant le passage du fer creux. Le cadre est partagé en
deux parties par un fer plat de 50 × 20 qui descend du point
extrême supérieur jusqu'à la traverse horizontale. Le cadre
comprend donc deux châssis symétriques. Chacun de ces châssis pivote sur deux axes ; l'un sur le montant, l'autre dans le
fer plat. Les battements sont fixés à la partie inférieure sur le
cadre et à la partie supérieure sur le châssis. Ces châssis sont
reliés de deux manières, selon la saison. L'été, au moyen de
verres perforés permettant, la nuit, l'évacuation de l'air vicié
de la tente; l'hiver, au moyen de carreaux vitro-métalliques et
incassables (gélatine et bichromate de potasse). Au-dessus de
ces châssis, à la rencontre des deux demi-fermes et au niveau
du faîtage, un châssis d'aération en losange permet d'établir
constamment un courant d'air entre les deux toiles; ces châssis
sont fermés, en cas de pluie, par des auvents en toile translucide se levant et se rabattant à volonté au moyen de cordes
passant dans un jeu de poulies.

Pour l'éclairage de la salle des blessés, deux autres châssis
semblables sont ménagés au-dessus de chaque porte d'entrée,
mais en contre-bas, de façon à ce que la lumière entrant sur les
châssis extérieurs, pénètre dans cette salle par un angle de 45°.
Un autre châssis d'aération est placé directement au-dessus
de ces châssis, afin d'établir un courant d'air transversal. — Un
rideau en toile translucide se relève et se rabat contre ce
châssis par le même système de cordes et de poulies. De plus,
l'air et la lumière pénètrent dans la salle par quatre ouvertures
ménagées dans le double plafond au moyen de toiles ajourées
et translucides placées directement les unes au-dessus des
autres.

Les couloirs sont éclairés et aérés : 1° Par des châssis ou-
vrants, placés aux quatre angles du couloir et contre la toile
extérieure. — 2° En face chaque ouverture de la salle, par des
toiles translucides. Ces châssis sont à bascule avec arrêts gradués et loqueteau de fermeture.

4° *Chauffage.*

Voici quelques renseignements sur le chauffage de cette
tente.

Le chauffage se fait par un poêle calorifère placé devant la tente
dans une cavité creusée dans le sol. On charge le poêle par un

tampon mobile placé au niveau du sol. Du calorifère part un tuyau unique dirigé suivant l'arc de la tente et la traversant dans toute sa longueur. En dehors de la tente et en un point symétriquement opposé au calorifère, le tuyau s'élève verticalement pour rejeter les fumées en dehors. La surface chauffante est alors fournie par le tuyau en tôle de fer parcouru par les gaz de combustion et au contact duquel l'air de la pièce vient se chauffer. Dans la traversée de la tente, ce tuyau est placé dans un caniveau creusé dans le sol. Ce caniveau débouche à la surface par trois orifices grillagés formant bouches de chaleur et disposés de façon à répartir uniformément la chaleur sous la tente.

5° *Garde-robe mobile.*

Encore quelques détails sur un accessoire important.

Une des pièces les plus curieuses est la *garde-robe mobile à effet d'eau, avec réservoir pompe, cadre de fosse*, construite par M. Schulthess. Elle se compose d'une garde-robe à tirage, avec crémaillère et secteur, faisant mouvoir une valve à garde d'eau qui ferme hermétiquement et empêche les émanations de la tinette. La cuvette est en fonte émaillée, avec dossier. Le dessus mobile sert de siège et permet le service du réservoir. La lunette est munie d'une collerette en plomb empêchant l'introduction de l'urine entre le siège et la cuvette. En outre, un des devants de la caisse, en se développant horizontalement, empêche le contact des pieds avec le sol et l'introduction dans la terre des liquides qui peuvent tomber devant le siège. Le trou percé dans le fond de la caisse est garni d'une collerette en plomb assujettie sur une collerette en fer de manière à bien chasser les matières hors de la caisse. La tringle de tirage, en ouvrant la valve, actionne une pompe alimentée par un réservoir de 40 litres d'eau, et en fermant la valve, cette pompe chasse circulairement dans la cuvette une quantité de 3 décilitres d'eau suffisante pour nettoyer les matières. La garde-robe est fixée dans la caisse par 3 passes en fer placées dans la partie supérieure et elle repose à sa base dans une collerette en caoutchouc qui, elle aussi, empêche l'introduction des émanations de la tinette. — La caisse est en bois de *pitch-pin* ciré avec relèvement intérieur en plomb. Cette caisse comporte deux couvercles : celui de dessous retenu par deux quarts de cercle à genouillère. — La cadre démontable à oreilles est destiné à donner immédiatement les dimensions de la fosse à creuser, à assurer au siège une assiette solide, et par ses deux planches mobiles, formant tampon, à fermer la fosse, en permettant un service facile de la tinette. — Enfin, la tinette en tôle galvanisée de 75 litres de capacité avec couvercle démontable, tampon de fermeture, fourreau à baïonnette, s'applique solidement sous la garde-robe. Un bâtis spécial en fer s'adapte aux ferrures de la tente, et, tout en isolant le cabinet de l'hôpital, permet de faire le service de vidange par l'extérieur. Sur ce point, M. Brisson se réserve de faire de nouvelles études au point de vue du mode d'épandage des matières.

6° *Mobilier de la tente.*

Il nous reste à examiner le mobilier de la tente adoptée par l'Association des Dames françaises :

La salle principale contient une série de lits de types différents. L'Association ne voit pas qu'un seul type convienne à toutes ses installations; elle a des lits pliants en quatre, et très légers, pour les formations sanitaires de courte durée et les convalescents ou les soldats fatigués. Des lits en fer forgé à sommier en fil d'acier, s'élevant ou s'abaissant très facilement; c'est le lit des grands malades et des opérés ; il a été modifié par M. Whole. Les sommiers Thuau ont été transformés par l'Association en lits bas et solides ; l'un d'eux est muni d'un isolateur Roger, en feutre à la face supérieure, en tissu verni à la face inférieure. Un troisième type est le lit à lames de fer longitudinales, adopté par les hôpitaux de Paris; on y a adjoint un système de tablettes et de supports pour le tronc. Le tout s'abat sur le lit et tient ainsi peu de place. Voici encore le lit, dit oriental, à ressorts longitudinaux reposant sur des ressorts verticaux. L'Association y a ajouté un lavabo en fer, qui se dissimule, au besoin, sous le sommier. Le lit pliant à losanges a été muni d'un porte-moustiquaire très léger; ce moustiquaire est en tulle rendu ininflammable. Ce lit convient pour les hôpitaux du Midi. La plupart des lits ont des couvertures ou des édredons faits avec le crin de sapin. Ce crin ne récèle pas d'insectes, ni de poussières. Il peut se laver et sèche très bien ; il coûte très peu de chose et tient très chaud en hiver.

Plus loin est le lit mécanique du Dr Gruby, manœuvré par une personne, au lieu de deux, et d'un prix de revient très bas ; à côté, un brancard à roues ramassant le blessé sur le sol et le chargeant au-dessous de l'essieu.

Plus loin, une gouttière de Bonnet, articulée, pouvant présenter toutes les inclinaisons possibles, et portée par des roues qui permettent de faire promener le malade ; un portoir léger en vannerie, sur monture en fer ; ce portoir se maintient vertical, quelle que soit l'inclinaison de ses bras. Puis le hamac des Indes Hollandaises à boutons de frêne ; puis quatre espèces de brancards pour le service intérieur et pour le service extérieur de l'hôpital.

Les quatre pièces annexes sont : le cabinet d'opérations qui contient la table à opérations en fer et pliante, et une armoire formée de trois cantines superposées, très ingénieusement inventées par le Dr Renouard et comprenant : la 1re la pharmacie, la 2e (au milieu) les pansements, et la 3e, celle du bas, les appareils.

Au-dessus de la table d'opérations, à hauteur d'homme, est placée une espèce de pont suspendu qui contient une série de bocaux, de pièces de pansements, d'appareils à irrigations, etc. Dans une autre encoignure, la tisanerie, et, au-dessus, la caisse de chirurgie. Cette caisse contient tous les instruments nécessaires pour la chirurgie d'armée, tous les manches sont en métal et nickelés. Ils sont enclavés dans une planchette de bois découpé et très facile à nettoyer. Dans cette même caisse, sous le tiroir des instruments, se trouve un autre tiroir plus grand contenant tout ce qui peut être utile pour remédier aux accidents qui surviennent pendant les opérations. Les bassins en cuivre, nickelés et en tôle émaillée, pour faire tremper les instruments dans les solutions antiseptiques, un appareil électrique, un thermo-cautère, le pulvérisateur de Lucas-Championnière, etc., etc.; un filtre Chamberland de 15 bougies ; enfin, un lavabo pour le chirurgien et ses aides.

La chambre en face est celle de l'infirmier-major ; on y remarque un tableau électrique dont les numéros sortent quand les malades de la salle touchent un bouton attaché à leur lit ; une bibliothèque d'ambulance et, au-dessus d'elle, une série de bocaux contenant les désinfectants et les antiseptiques nécessaires à l'entretien de la salle; un tableau placé près de ces bocaux offre constamment aux yeux de l'infirmier un memento pour l'emploi de ces substances. Un lit pliant, un lavabo, un porte-manteaux et un bureau avec les imprimés nécessaires au service complètent l'ameublement de cette chambre. Sur une tablette, les ustensiles nécessaires pour faire boire les malades difficiles et pour réchauffer les opérés qui se refroidissent. A signaler aussi les lanternes de nuit dont les verres sont remplacés par une composition en gélatino et en bichromate de potasse ; une autre lanterne portative avec réflecteur puissant qui suffit pour éclairer toute la salle.

A l'autre extrémité est la cuisine où sont disposées des étagères mobiles attachées à la toiture, après lesquelles est accroché la batterie de cuisine, en fer étamé et en étain fin. Une table contient les couverts et sert aux distributions. Au fond est un fourneau pouvant alimenter 70 personnes, avec réservoir d'eau pour une baignoire placée de l'autre côté de la toile dans le couloir. Le tuyau de fumée du fourneau est pourvu de manchons, avec aspirateur de buée, grillage contre les flammèches. Grâce à l'incombustibilité de la tente, il n'y a aucun danger d'incendie. L'expérience a du reste été concluante lors de la visite de Mme Carnot, où M. Duchaussoy fit faire un feu d'enfer pour offrir à Madame la Présidente d'excellent bouillon qui, malheureusement, et M. Duchaussoy s'en est galamment excusé, manquait lors de notre visite. Près de la cuisine, dans le couloir, est une glacière contenant 18 kilogr. Grâce à un feutrage savamment appliqué par M. Whole, la glace peut se conserver pendant 12 jours sous une température extérieure moyenne de 18°. L'eau résultant de la fusion est recueillie dans un tiroir où l'on met rafraichir les bouteilles. Sous le couvercle du dessus est ménagé un compartiment pour rafraichir les aliments.

En face la cuisine est la chambre d'officier. On y trouve un lit en fer, un fauteuil, une table, une étagère, un lavabo, le tout en fer, un petit bureau et quelques chaises. Le sol est recouvert d'une natte. — M. le comte d'Ormesson a exposé depuis un modèle de *train sanitaire*, sur lequel nous reviendrons ailleurs.

Tel est l'ensemble de cette utile innovation qui donnera à nos pauvres blessés un peu de bien-être pour adoucir leurs

souffrances. Nous sommes loin d'aimer la guerre et ses désastres, mais s'il nous faut un jour la supporter, on ne pourra pas reprocher à l'Association des Dames françaises de ne s'y être pas préparée. Leur intéressante Exposition de l'Esplanade des Invalides montre leur patriotisme et nous sommes fiers de voir ce qu'on appelle le sexe faible prendre aussi énergiquement en mains l'intérêt de tous ceux qui souffriront un jour et leur préparer aussi noblement, en attendant l'heure du dévouement, un peu de bien-être et des secours efficaces. La femme, quelle qu'elle soit, doit avoir sa part dans les luttes de la vie, et, nous n'en doutons pas, le zèle et l'abnégation des infirmières patriotes sera aussi grand et aussi sublime que celui qu'on a jusqu'ici attribué aux religieuses. Soulager ses semblables, se sacrifier pour ceux qui combattent et meurent pour la patrie, ce n'est pas un droit, ce n'est pas un apanage spécial à telle ou telle. C'est un devoir sacré auquel toute française valide doit être appelée (1).

2° Société de Secours aux Blessés militaires des armées de terre et de mer (Croix Rouge Française).

Cette Société, reconnue en 1866 d'utilité publique, a réuni à l'extrémité droite de l'Esplanade des Invalides un nombreux matériel pour les secours aux blessés.

Un premier *Pavillon* à gauche renferme la lingerie. A la suite de ce pavillon et parallèlement au fossé des Invalides sont disposés, sous un hangar, une série de fourgons, de voitures d'ambulance et des brancards de toute sorte.

En face est le *train sanitaire* dont les wagons sont aménagés de façon à recevoir des malades disposés de chaque côté d'un passage central sur des hamacs, deux par deux, sur trois rangs superposés.

Le premier wagon est réservé au personnel médical. Les derniers contiennent la cuisine, la pharmacie, la bibliothèque et un dépôt isolé pour le linge sale. Dans un des wagons renfermant la cave, un appareil frigorifique maintient les bouteilles au frais.

A côté du train sanitaire est une *infirmerie de gare,* système Dœcker, perfectionné par MM. Christoph et Unmach, de Copenhague.

---

(1) Voir *Progrès médical,* 1888, 2e semestre, p. 464.

L'infirmerie de gare à 27 mètres de longueur sur 6 de large ; elle se compose aussi d'un vestibule, water-closet, salle de réserve, chambre d'infirmier, chambre d'ambulance de 11 mètres de long sur 6 de large, contenant 5 lits avec 20 mètres cubes d'air par personne, et pouvant contenir 15 lits en cas d'urgence. Plus loin, couloir, chambre d'officier et chambre de médecin. L'entrée donne sur le quai. Une cuisine et une salle d'attente sont annexées. La cuisine peut préparer la nourriture à 200 malades ; buanderie, garde-manger et office. Murs et toit sont formés de panneaux mobiles dans des cadres de bois ; les deux faces sont couvertes avec un cartonnage spécial. Le revêtement intérieur est non-inflammable, l'extérieur est imperméable ; l'intervalle qui sépare les deux revêtements étant rempli d'air, les panneaux sont mauvais conducteurs de la chaleur. Le plancher est formé avec les caisses qui servent à emballer la construction quand elle est démontée ; cette disposition facilite l'emballage, le transport et le magasinage : 40 caisses, pesant chacune environ 200 kilog., contiennent toute la construction. La ventilation se fait par des lanterneaux pratiqués dans le toit et par des ventilateurs vitrés placés le long des bords supérieurs des parois. Fenêtres et panneaux mobiles des parois complètent les moyens de ventilation. La désinfection se fait facilement, car chaque panneau se démontant, on peut le lessiver à part. Le chauffage se fait avec des poêles en fer.

Cette baraque, récemment adoptée par le Ministère de la guerre, est très facile à monter et à démonter. Outre ces différentes installations, la Société des secours aux blessés a organisé un *service de bateaux-hôpitaux pour le transport des blessés*. Une réduction de ces bateaux est exposée à l'Esplanade. Les malades y sont installés sous le pont, dans des salles dont la ventilation ne laisse rien à désirer.

3° *Union des Femmes de France.*

Cette utile Société, appelée à rendre en temps de guerre de bons et utiles services, comme ses sœurs l'Association des Dames Françaises et la Société des secours aux Blessés, expose un intéressant pavillon en bois démontable, établi par M. S Périssé, d'après le type de construction appelé souvent *Hôpital-Baraque*. Nous nous faisons un devoir de publier, d'après la publication faite par l'auteur à la *Société de médecine publique et d'hygiène publique*, le résumé de la description de cette très intéressante installation.

Le *Pavillon*, d'après la note de M. S. Périssé communiquée à la Société de Médecine publique le 24 avril 1889 (1) a une forme rec-

---

(1) Voir également *Revue d'Hygiène* 1889, n° 5, p. 417 et suiv.

tangulaire de 8 mètres de largeur et 28 m. 40 de longueur, à un seul étage reposant sur des poteaux avec plancher de 1 m. 20 à 1 m. 30 au-dessus du sol. Il comprend une salle de 20 lits de 20 m. de longueur intérieure, avec deux appentis dont l'un sert de véranda couverte et l'autre, plus grand, comprend quatre locaux : bains, lavabo, tisanerie avec appareil thermosiphon et salle du chirurgien.

En dehors du pavillon avec lequel il communique par un passage couvert, mais non fermé, se trouve un troisième appentis comprenant trois petits locaux : un urinoir avec vidoir, un cabinet d'aisances et un déversoir pour linge sale.

Le pavillon est construit en bois de sapin avec de doubles parois en frises de 27 millimètres entre lesquelles existe un vide de 5 à 7 centimètres d'épaisseur. Le matelas d'air peut être à volonté renouvelé dans la saison chaude, à l'aide d'ouvertures convenablement ménagées.

Pendant l'hiver, les doubles parois pourront être bouchées dans leurs ouvertures et le matelas d'air renouvelé constituera un manteau général qui protègera le pavillon contre le froid, de sorte que le chauffage fait à l'intérieur sera suffisant pour entretenir une douce température.

La couverture est en tuiles losangées avec lanterneau sur toute la longueur, également couvert en tuiles. Sur la longueur de 20 mètres existent 5 travées de 4 mètres, formées par 4 fermes intermédiaires et deux fermes de tête, complètement closes, à l'exception d'une porte à deux vantaux à chaque extrémité. M. Périssé s'est attaché à supprimer toute saillie à l'intérieur de la salle, ce dont nous le félicitons, et à proscrire même les angles droits difficilement accessibles aux *engins* de nettoyage. Dans les angles à terre, sur le parquet, debout dans les coins, et sous le plafond incliné, les bois sont à chanfrein, ou disposés de telle sorte, qu'ils présentent entre eux des angles obtus, beaucoup plus faciles à nettoyer que les angles droits, et ceux-ci n'existent qu'aux croisées et dans le lanterneau, lequel peut être considéré comme ne faisant plus partie de la salle.

Le lanterneau, de 20 mètres de long, a une disposition toute particulière, afin de pouvoir faire varier, au gré du chirurgien, l'intensité et l'étendue de la ventilation. Dans chaque travée de 4 mètres, existent deux châssis à coulisses à droite et à gauche, qui ont le double avantage de ne pas contrarier la ventilation, puisqu'on ne pourra, d'après les dispositions adoptées, fermer un côté entièrement et ne ventiler que par l'autre.

Chaque ferme intermédiaire se compose de deux arbalétriers en sapin et d'une corde en fer formant tirant ou entrait. Les quatre cordes en fer de 25 millimètres avec leurs petites aiguilles-supports sont les seules saillies qui existent dans la salle, et les poussières n'y resteront pas, en raison de leur forme ronde. La suppression de toute contre-fiche en bois ou de toute console a pour effet de rendre les fermes moins résistantes contre l'action du vent, et malgré de fortes équerres en fer entaillées dans les bois et armaturant les fermes, il sera bon, pour parer à toute éventualité, dans les contrées exposées aux grands vents, de placer un arc-boutant extérieur vers le milieu de chaque face longitudinale. La charpente n'a pas de pannes intermédiaires, et les chevrons, formés de bastings de 17×7, vont de la panne faitière à la panne sablière, sans aucun appui intermédiaire qui aurait l'inconvénient d'exiger des assemblages, ou bien d'obliger à des superpositions de pièces qui auraient produit des saillies. Avec la disposition adoptée, les frises intérieures se posent à vis, sur les arbalétriers et les chevrons également distants et formant un seul plan incliné. On peut ainsi grouper les frises en panneaux semblables, faciles à manier et à démonter. Les parois verticales sont constituées par deux séries de panneaux de frises verticales, les uns extérieurs se posant dans des rainures ou feuillures pratiquées dans les poteaux, dans la panne sablière et dans la semelle ; les autres intérieurs, avec frises horizontales d'encadrement, se posent à plat, toujours à vis, sur la face intérieure desdites pièces, avec feuillures, lorsqu'elles sont nécessaires, le tout, de telle façon que les faces intérieures ne présentent aucun creux ni saillie.

Les frises du parquet sont également groupées par panneaux, posées à vis et démontables. On peut donc les enlever alternativement, renouveler leur lavage au bichlorure de mercure ou autre antiseptique, et, pendant ce temps, les solives du plancher, mises à découvert, pourront être lavées sur place, et les eaux de lavage tomberont sur le plancher inférieur en zinc et seront conduites au dehors, à droite et à gauche, soit dans des ruisseaux, soit dans des récipients. Le plancher en zinc n'a pas besoin d'être étanche et se compose de feuilles soutenues en dessous des solives par des baguettes en bois vissées. L'éclairage de la salle est donné par dix croisées de 1ᵐ,15 avec 0ᵐ,85 d'allège, et ouvrant jusqu'à quelques centimètres de la panne sablière, c'est-à-dire aussi haut que possible, sur la paroi verticale. Les deux carreaux du haut de chaque croisée sont avec vitres perforées devant lesquelles existent deux vasistas intérieurs vitrés en verres pleins. Ces vasistas sont ouverts en temps normal, mais ils peuvent se placer devant les vitres perforées et les obstruer lorsque le vent est violent, ou lorsque le chirurgien veut momentanément ralentir la ventilation. A l'exception des châssis de croisées, dont les encadrements à tenons et mortaises sont chevillés, toutes les autres pièces sont assemblées par de simples emboîtements, sans chevilles, pour pouvoir être démontées plus facilement, mais les assemblages sont consolidés par des équerres, des plates-bandes et T en fer forgé, fixés extérieurement sur les bois, au moyen de vis à tête carrée. Les ferrures ont été percées sur calibre de façon à être interchangeables. Pour ce qui concerne la salle, il ne reste plus qu'à parler du chauffage et de l'éclairage. Celui-ci est donné, à l'exclusion du gaz, par deux lampes à réflecteur placées en dehors de la salle, derrière deux petits châssis vitrés, au-dessus des deux portes, l'une dans la véranda et l'autre dans le couloir de l'appentis.

Pour le chauffage, le système à eau chaude agissant par rayonnement dans deux cours de tuyaux horizontaux placés contre les deux parois longitudinales, en contre-bas des croisées. L'eau est en circulation dans les deux tuyaux posés, l'un près du plancher et l'autre près de la fenêtre. Les tuyaux inférieurs ramènent l'eau refroidie à la chaudière placée dans l'un des appentis.

En plaçant les organes de chauffage contre le mur, en dessous des croisées, on réalise le chauffage méthodique et rationnel.

Les deux séries de tuyaux horizontaux ont une communication verticale à l'extrémité de la salle et à leur origine ; ils partent de deux récipients-collecteurs situés dans l'appentis, l'un dans la petite salle de bains et l'autre dans le lavabo ; ils sont alimentés d'eau chaude par une circulation double, allant depuis ces collecteurs jusqu'à la chaudière placée dans la tisanerie.

Le grand appentis comprend un quatrième local servant de cabinet avec une petite bibliothèque et un lit-cage pour l'interne de service.

Un couloir de 1^m,85 de largeur traverse ledit appentis, laissant, à droite et à gauche, un local de 2^m,85 $\times$ 2^m,40 pour la baignoire et le lavabo, et un local de 2^m,85 $\times$ 2^m,85 pour la tisanerie et le bureau. Les quatre petites pièces sont chauffées par les tuyaux de circulation d'eau chaude.

La baignoire est à roulettes, de façon à pouvoir être amenée dans la salle, au pied d'un lit, et, quant au lavabo, il se réduit à une planche sur laquelle se posent quatre cuvettes, et au-dessous de laquelle sont des brocs contenant de l'eau froide ou chaude et des seaux pour jeter les eaux, à moins qu'on ne préfère aller de suite au vidoir, situé dans le petit appentis isolé, auquel on se rend, à couvert, en passant précisément par le lavabo. Le petit appentis isolé, élevé, comme le pavillon, de 1^m,20 au-dessus du sol, comprend, en outre du vidoir et de l'urinoir, un cabinet d'aisances avec tinette mobile fermée, et enfin, au bout de la galerie couverte, se trouve un local rectangulaire fermé par le bas par un wagonnet ou un chariot dans lequel on jette directement le linge sale ; celui-ci peut donc être facilement enlevé, une ou plusieurs fois par jour. A l'autre extrémité de la salle de malades, du côté du midi de préférence, existe l'autre appentis contigu, disposé en véranda de 3^m,00 $\times$ 8^m,00, pouvant être ouvert ou fermé avec stores, de façon à servir de promenoir pour les convalescents, ou de salle en plein air, mais couverte, pour les malades qui peuvent quitter leur lit. La véranda étant à une des extrémités de la salle, les deux faces longitudinales de celle-ci, par lesquelles arrivent l'air et la lumière, restent entièrement libres. Il y a un escalier à chacune des deux extrémités du pavillon. Celui qui donne accès au grand appentis est plus particulièrement réservé au service, et l'autre permet aux convalescents de descendre directement dans le jardin ou d'aller dans les grands promenoirs, si le pavillon fait partie d'un hôpital temporaire avec services généraux. Ces deux escaliers donnent deux issues en cas d'incendie. Les appentis contigus sont couverts en zinc, avec plafond en bois surmonté d'un faux étage dont la toiture est plus basse que celle de la salle.

La construction élevée aux Invalides comprend seulement la salle de 20 lits. C'est une réduction du grand modèle. Les qualités du pavillon sont d'être démontables; il peut servir même par les froids les plus rigoureux, de même que pendant l'été la température peut être modérée. La construction est facile, rapide et économique, et les blessés et les malades pourront être dans de bonnes conditions d'hygiène et de salubrité, sans compter que le service y sera fait commodément (1).

Il serait peut-être préférable que ces trois Sociétés n'en formassent qu'une seule, pour pouvoir agir plus sûrement et plus rapidement, au moment du péril. Mais rappelons-nous que la concurrence est l'âme de la charité, comme du commerce, et félicitons-nous d'avoir ainsi trois cordes pour notre arc, quand il nous faudra le tendre avec énergie devant l'ennemi. A. ROUSSELET.

---

(1) Signalons parmi les brochures exposées : le *Manuel du Brancardier de frontière, transformation du matériel de service ordinaire en matériel de secours*, par le Dr Boulommié, vendu au profit de l'œuvre de l'*Union des Femmes de France*, Chaussée-d'Antin, n° 29.

LIVRE DEUXIÈME

LES SCIENCES ET LES ARTS LIBÉRAUX QUI SE RATTACHENT A LA MÉDECINE

PREMIÈRE PARTIE

Les Sciences qui se rattachent à la Médecine

CHAPITRE PREMIER

LES SCIENCES ANTHROPOLOGIQUES.

Le domaine de la Science Anthropologique, de la « science de l'Homme » est, de nos jours, devenu tellement vaste, il englobe et réunit tant de connaissances diverses se rattachant à l'état initial, évolutif, à l'état actuel de l'homme et de l'humanité, qu'à juste titre l'enseigne scientifique a adopté le pluriel et se lit *les Sciences Anthropologiques*. Personne, si ce n'est le classificateur à outrance, ne se plaindra de ce que l'Anthropologie empiète sur le domaine de l'ethnographie, de la sociologie, de la physiologie, psychologie, médecine, linguistique, etc., parce qu'il n'est plus aujourd'hui de science close ni rivale, plus de secret d'alchimiste, mais que toutes les sciences, engrenées les unes dans les autres, se prêtent un mutuel appui en s'étayant pour former le grand édifice du savoir humain.

Aussi, vouloir présenter à nos lecteurs une image complète des sciences anthropologiques dans le sens large du mot, serait vouloir leur décrire l'Exposition entière pour, « dans l'œuvre reconnaître le créateur » et entreprendre une besogne au-dessus de nos forces et de notre compétence. Contentons-nous de signaler au visiteur, qui voudra bien nous suivre dans une marche d'abord rapide, reprise plus lentement et élective ensuite, les collections, les faits acquis et les observations dont la connaissance lui sera utile par les observations différentielles qu'elle sollicite sur le terrain des études médicales, c'est-à-dire l'homme dans son évolution préhistorique, physiologique, anatomique, tératologique et sociologique.

Disposition générale de l'Exposition Anthropologique.

Ceci dit, entrons au Palais des Arts Libéraux, par la porte tournée vers la Seine et dirigeons-nous vers le Bouddha doré dont le sourire bonasse et la sceptique quiétude de dieu de l'inaction béate forment à eux seuls une antithèse pleine de remarques philosophiques avec les représentants de l'histoire du travail humain auxquels le dieu de M. Bing tourne le dos. Laissons les lamas tourner les pouces et les moulins à prière et leur dieu le dos à l'Anthropologie, et entrons dans le temple du travail où sont conservées les reliques des temps passés.

Ce temple rappelle suffisamment l'architecture d'une pagode : au centre un espace carré, à plafond ouvert ; sur le pourtour, des galeries à jour, des loges et des cabinets qui ne le sont pas assez, pour bien voir et pouvoir examiner leur contenu. Une affiche posée à l'entrée nous apprend que l'Anthropologie se trouve : 1º dans ces deux pavillons ; 2º dans la galerie transversale qui est au-dessus. L'Anthropologie est ainsi scindée et nous chercherons l'exposition de l'Ecole, de la Société et du Laboratoire d'Anthropologie trop loin de celle des autres exposants.

En présence de cette disposition des collections anthropologiques, nous divisons naturellement notre visite en quatre parties : dans la première, nous verrons les collections qui se trouvent au rez-de-chaussée ; dans la deuxième nous visiterons les vitrines des galeries du 1ᵉʳ étage occupant l'espace juste au-dessus du rez-de-chaussée ; dans la troisième, nous aborderons les vitrines de la galerie transversale, du côté des Missions scientifiques ; et dans la quatrième enfin, nous signalerons les collections diverses éparpillées dans les pavillons que les différents Etats ont fait construire sur le Champ-de-Mars et sur l'Esplanade des Invalides pour abriter les produits spéciaux de leur pays.

Devant l'abondance des collections qui nous attendent dans l'exposition d'Anthropologie proprement dite, nous réservons cette dernière visite pour un article spécial.

I. — EXPOSITION FRANÇAISE.

A. — Les Pavillons du Rez-de-chaussée.

I. — Le Carré central.

MM. de Quatrefages et Hamy se sont chargés de nous représenter, au moyen de groupes très vivants d'ailleurs, les scènes les plus importantes de la vie primitive de l'époque actuelle et de la préhistoire. Ces groupes occupent le Carré central du rez-de-chaussée. Voici, au milieu, un campement de Samoyèdes, reconstitué par M. Varat : une tente, abritant mal du froid, semblerait-il, une mère berçant son enfant, puis un indigène revenant d'une course à raquettes de neige, fumant à froid une pipe de tabac, ce qui fixe déjà la comtemporanéité de la civilisation samoyède. Un chasseur se fait traîner par un renne dans un traîneau chargé d'un phoque, son gibier. Derrière la tente, des crânes de renne, fichés au bout de longues perches, protègent sans doute la demeure de l'hyperboréen des influences occultes malsaines. (Voir Fig. 293).

Autour de ce groupe, représentant l'homme luttant pour la vie dans les neiges du cercle polaire, on voit les scènes suivantes de l'histoire du travail sous des latitudes et à des époques différentes.

1. — Forgerons nègres du Soudan, avec leur soufflet double alternatif, tel que je l'ai vu fonctionner également dans le Bokhara.

2. — Un atelier de mouleur ambulant de l'âge du bronze. Autre système de soufflet à double piston et système intelligent qui nous montre bien que les premiers métallurgistes étaient petits-fils d'une longue lignée d'ancêtres ayant perfectionné déjà considérablement leur premier outil de travail, leur cerveau.

3. — Un groupe de travailleurs de la pierre à l'époque où on la polissait. Ils construisent un dolmen tel que nous l'a gardé

la vallée de la Seine. L'un d'eux est occupé à polir une pierre sur un polissoir déjà usé par l'usage fréquent. Ces hommes de l'époque néolithique, carnacéenne si on veut, ont le crâne de Cro-Magnon et se vêtissent de tissus ; 4° et, si l'on demande comment l'homme a appris à utiliser les fibres des plantes pour se fabriquer des vêtements, le groupe suivant nous en donne un exemple pris chez les Aztèques, du continent sud-américain,

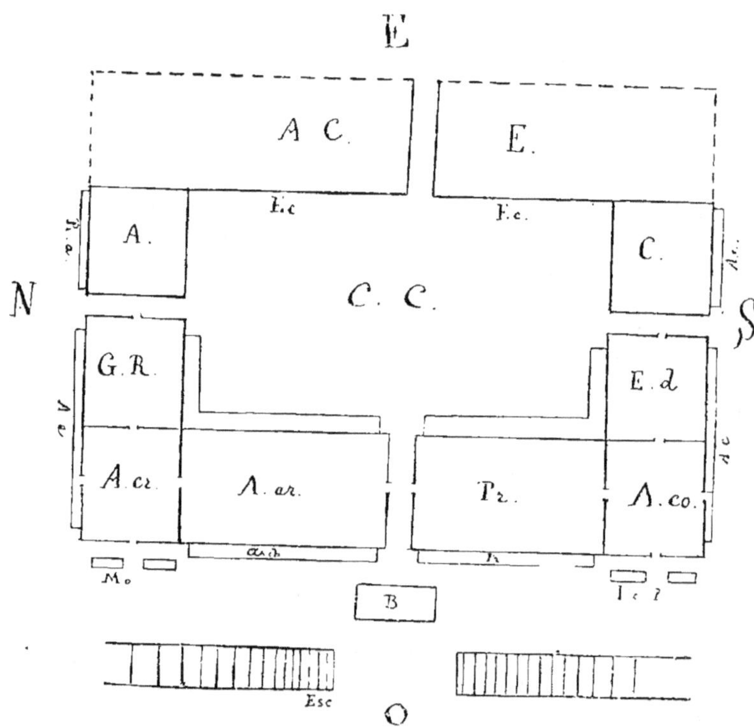

Fig. 293. — Exposition d'Anthropologie. Plan du rez-de-chaussée. — *Légende :* E, est ; — O, ouest ; — N, Nord ; — S, Sud. — B, Bouddha. — Arch. Pr., Archéologie préhistorique ; — Mo., Moulages ; — I. c. P., Institut catholique de Paris ; — A. ar., Anthropologie archéologique ; — Pr., Préhistoire ; — A. co., Anthropologie comparée ; — A. cr., Anthropologie criminelle ; — Pr. a., Préhistoire américaine ; — A. e., Anthropologie ethnographique ; — G. R., Objets gallo-romains ; — E. d., Exposition danoise ; — C. C., Carré central (Scènes de la vie primitive et préhistoire) ; — A., Atelier athénien ; — C., Chine (atelier) ; — E. c., Types d'écriture ; — A. C., Assyrie, Chaldée ; — E., Egypte (travail du lin) ; — Esc., Escalier du 1ᵉʳ étage.

fabriquant le papier d'Agave, car le tissu d'un vêtement est plus facile à préparer que celui d'un papier.

5. — *Un abri sous roche de la Vézère.* Nous sommes en présence des hommes de la période paléolithique dite magdalénienne, antérieure à celle des dolmens. Le sens artistique et d'imitation des choses vues est déjà éveillé et se manifeste par des dessins, souvent étonnants de vérité, que l'artiste a gravés sur les os d'animaux qu'il tue à la chasse au moyen d'armes en silex, mais surtout en corne et en os. Les grands Mammifères : l'ours, le loup, le renne, l'aurochs, le cerf, le cheval, le mammouth lui fournissent des sujets de gravure, et le renne est tellement abondant que l'époque en prend le nom d'*âge du renne.*

6. — En rang, avec ces groupes de scènes de la vie primitive, se voit une *carrière de pierre à chaux* exploitée actuellement par M. Griffoul, à Mur-de-Bassez, dans l'Aveyron, pour ses bancs de calcaire et qui le fut autrefois, à l'époque néolithique de la pierre polie, pour *ses gisements de silex.* Le plan réduit en relief, exécuté par M. Hébert, sous la direction de M. Boule, montre en coupe postérieure le tracé des galeries antiques ainsi que les pierres polies et les ossements qu'on en a retirés.

II. — *Le Pourtour du Carré central.*

Sur le pourtour du carré central, adossées contre la galerie des pavillons, remarquons d'abord les magnifiques collections que M. E. Piette a recueillies de *la grotte du Mas d'Azil,* dans l'Ariège, et qu'il a disposées avec soin et ordre dans trois belles vitrines longues. Ces objets préhistoriques appartiennent à *l'époque magdalénienne* et à *l'époque de transition.* Les cavernes étaient en même temps des ateliers de silex et nous y admirons de superbes échantillons d'os sculptés ou engravés. L'histoire du travail de l'os sculpté y est entière. Nous remarquons en outre des galets coloriés, témoignant du développement du sens esthétique, de la régularité des lignes. Peut-être ces dessins variés représentent-ils des chiffres, peut-être des idées, et nous nous trouverions alors en présence du premier document de l'écriture idéographique.

La 4e vitrine contient une collection non moins intéressante d'objets analogues de la *période magdalénienne provenant de la grotte d'Arudy* (Basses-Pyrénées), autrefois lit d'un torrent sous-glaciaire. « J'y ai découvert, dit l'explorateur de la grotte, la sépulture d'un fondeur de bronze dont le corps avait été incinéré. L'urne, contenant les cendres, était placée avec les creusets sur les moules.» Ajoutons que la grotte du Mas d'Azil a fourni une calotte de crâne, une mâchoire et des ossements d'homme.

Signalons pour être complet, au dos de l'abri sous roche de la Vézère, un trophée d'objets ethnographiques de l'Australie et de la Nouvelle-Zélande, de M. Fernand Bourdil.

Adossé à la travée Est, voici un bien curieux et intéressant assemblage de *types d'écriture*, illustrant l'histoire de l'écriture : stèles, cippes, inscriptions sur briques, sur poteries, etc. Citons la fameuse inscription hiéroglyphique, démotique et grecque de l'inscription de Rosette et dont l'original enrichit le British Muséum. Elle a servi à déchiffrer l'écriture égyptienne. Puis la stèle de Teima, engravée de caractères araméens, souvenir douloureux de ce pauvre Huber assassiné à Djeddah en 1884 ; la stèle fameuse de Mésa, avec une inscription en vieux hébraïque ; celle de Byblos avec des caractères phénicéens qu'expose M. de Clercq, etc.

III. — *La Galerie côté Est.*

La travée Est est occupée, d'un côté, par une scène genre Musée Grévin, représentant le *Travail du lin en Égypte* ; de l'autre par des antiquités chaldéennes. M. Hébert a modelé des figures d'Égyptiennes occupées à la fabrication des tissus de lin, et M. Faucher-Gudin complète l'enseignement par les yeux au moyen de tableaux muraux relatifs à la fabrication des étoffes dans l'Egypte ancienne. Ces Egyptiennes ont les yeux cerclés étrangement de noir et de couleur, et nous retrouvons là une mode chère encore aux orientales d'à présent et que nous avons vue appliquée par les Kirghizes du Pamir pour se garantir des ophtalmies dues aux réverbérations des rayons solaires sur la neige. La collection Bouriant, exposée par notre illustre égyptologue. M. Maspéro, nous offre des spécimens d'étoffes trouvées dans les tombeaux de l'Egypte ancienne.

L'époque Chaldéenne nous montre des armes et des instruments de pierre et de cuivre de la collection de Vogué ; une tablette d'argile d'un architecte chaldéen avec le plan d'une fortification ; un poinçon et une règle graduée reconstitués avec le concours de M. Tachet. Puis, à côté de mâts de l'époque, d'un trône roulant du roi Sargon, — 8ᵉ siècle avant J.-C., — une statue fruste d'un architecte chaldéen et une autre, bien restituée, telle que le statuaire l'aurait créée 30 siècles avant notre ère. Le maintien et la figure aux traits accentués et vrais, n'ayant rien encore de cette raideur de convention que l'uniforme représentation des figures héraldiques imprime aux périodes subséquentes, rapprochent cette statue des images en bois des scribes que les artistes égyptiens ont rendues avec tant de cachet durant les premières dynasties. Signalons encore à cet endroit un panneau représentant le costume et le mobilier assyrien du IXe au VIIe siècle avant J.-C., ainsi que les deux panneaux en briques émaillées, adroitement imitées par Glycys d'après les documents rapportés du palais de Suse par la mission Dieulafoy. On y voit deux archers, l'un du type noir, l'autre du type blanc, de la garde des rois de Perse. Aux Missions scientifiques s'achève en ce moment la reproduction, à petite échelle, de ce palais superbe.

IV. — *La Galerie côté Nord.*

Passant maintenant à gauche, dans la travée Nord ; nous sommes arrêtés à la porte de l'atelier d'un potier athénien exerçant son industrie et son art au 5e siècle avant J.-C. MM. Perrot, Collignon, Blavette, Hébert et Chapuis ont concouru à la reconstitution de cette scène archaïque. Une boutique d'un confrère gallo-romain du potier grec, reconstituée d'après les bas-reliefs du temps, en particulier ceux de Sens et de Lillebonne, témoigne d'un art plus naïf et moins raffiné. L'enseigne « *ad amphoram rubram* » appelle l'attention des chalands de l'époque se fournissant de vases et de statuettes en terre cuite, dont M. Aug. Nicaise nous expose, avec des objets en os, marbre, bronze, verre, etc. de l'époque gallo-romaine, une belle collection dans une vitrine contiguë. Sur le revers de l'échoppe du potier, M. Nicaise a affiché également des dessins de stèles funéraires des cimetières gallo-romains. M. le Dr Plicque expose les résultats des fouilles de Lezoux (Puy-de-Dôme) consistant en poteries et fragments de vases ornementés arverno-romains. On y voit encore une belle plaque de bronze fruste portant la loi de l'Assemblée provinciale de la Narbonnaise, cadeau de M. A. Demy au Musée du Louvre. L'époque gallo-romaine est de plus représentée par les résultats des fouilles de la vallée des Formans (Ain) par Valentin Smith, se rapportant à l'histoire de la campagne de César contre les Helvètes, l'an 58 avant J.-C., avec une carte des opérations ; à côté, un masque en bronze, travail gaulois, de la collection de Lestrange. Voici, dans la même vitrine, la curieuse collection E. Toulouze des fouilles dans le sol du vieux Paris. Il y a là une trousse d'un médecin du IIIe siècle, de l'époque gallo-romaine et sans doute de l'époque de Galien, où nous trouvons les pièces suivantes dignes d'énumération et d'inspection plus attentive : une boîte à onguent, un hameçon, une pierre à aiguiser les ins-

truments et à mêler les onguents ; des spatules à bords
mousses ; couteau, pince, stylet ou poinçon à pointe hexago-
nale, spatule remplissant l'office d'explorateur, pince à mors
unis à double usage, insufflateur, cuiller à chauffer les
onguents, instruments à sectionner et à saisir les tissus, pinces
à griffes et à mors dentelés et plats, explorateur, fourchette à
trois fils de bronze, bouilloire, tube contenant de l'onguent
(analysé par MM. Dechambre et Vigier). A ces instruments de
médecin étaient mêlées des monnaies romaines à l'effigie des
Tétricus I et II. Trois moulages de statues ornent cette
galerie : l'une d'un athlète, 450 avant J.-C.; l'autre d'une Vénus
Genitrix du style grec; la troisième d'un guerrier gaulois
que son bouclier protège de la vue.

Avant d'aborder la travée Ouest, où nous trouverons les magnifiques collections de la Préhistoire française, constatons le
succès populaire qu'obtiennent les scènes de la vie primitive.
De midi à la fermeture, la foule s'y presse compacte, attentive
et curieuse des moindres détails. Des remarques intéressantes
s'y croisent, souvent instructives : en face de l'abri sous roche
de la Vézère, j'ai entendu, dans un dialogue naïf de deux visiteurs, émettre la théorie d'Allen sur la diminution par frottement du revêtement pileux du corps humain. Les œuvres admirables de Cormon et de Fremiet, retraçant des scènes pré
historiques, exercent moins d'attraction sur la foule, avide de
voir une action plutôt qu'un état.

V. — *La Galerie Ouest (côté Gauche).*

Si, tournant le dos aux scènes préhistoriques nous entrons
dans la Galerie Ouest, nous trouverons, à gauche, dans les vitrines du fond, la collection Elie Massenat (silex de l'époque
paléolithique de la Corrèze); les silex tertiaires de Thenay et
la célèbre et importante collection de feu l'abbé Bourgeois,
silex de l'époque si discutée de l'Anthropopithèque de G. de
Mortillet ; la non moins curieuse collection Arcelin de silex
recueillis dans les terrains éocènes des bords de la Saône ; les
silex et les ossements que M. O. Vauvillé a recueillis à Roche-
bertier (Charente) et à Coeuvres (Aisne) ; la collection de silex
taillés des plateaux de la Vienne et de l'atelier de Font-Maure,
de Mᵐᵉ Capitan ; les silex et flèches de la collection Vielle, de
la Fère-en-Tardenois et ceux des abris sous roche de M. Taté;
enfin les composants des Kjoeken mœddings de Wissant (Pas-
de-Calais) trouvés par M. Lejeune : on y voit des Mytilus,
Cardium, Ostrea, Helix, Buccins, des ossements, haches, racloirs

ainsi qu'un fragment de bronze, d'où on conclut que ces débris sont postérieurs à ceux du même nom des Danois.

La vitrine basse contient les objets préhistoriques de l'ère paléolithique de la collection Elie Massenat, entre autres le squelette humain avec crâne trouvé à Laugerie Basse, des ornements de tête, de bras et de jambes consistant en Cyprées incisées, des ossements de *Sus*, *Capra*, du bois de renne, andouillers troués et engravés, silex taillés, os façonnés en harpons, armes, outils divers, parures des fouilles de Laugerie Basse, des Eyzies, de la Dordogne ; échantillons de brèche osseuse avec cornes et frontal d'aurochs ; de belles gravures sur bois de renne représentant une chasse à l'aurochs, etc., œuvres d'art, dit l'étiquette, antérieures à toutes les civilisations « classiques », dues au ciseau primitif et singulièrement vrai et habile des antiques chasseurs de renne, reproduisant des dessins d'imitation et géométriques. Un précurseur des Brahmes y représente un double phallus en bois de renne.

A côté, la vitrine droite contient le mobilier funéraire des sépultures de la fin de l'âge de la pierre polie, époque des dolmens, recueilli par M. Cartailhac dans l'Aveyron, l'Ardèche, l'Hérault. Les ornements sont devenus plus variés, plus nombreux, le sens esthétique se développe au fur et à mesure que la lutte pour la vie avec des instruments moins primitifs permet à des besoins plus élevés de se manifester. La collection Le Mire nous offre des armes et des outils de pierre et d'os, des couteaux et des ciseaux de bronze, reliques des cités lacustres du lac de Clairvaux (Jura). La Société scientifique d'Arcachon expose des silex néolithiques des stations du littoral du bassin d'Arcachon. A voir également les objets de Robenhausen et les échantillons de tissus et de filets des Ichtyophages de l'époque, dont M. Salmon nous a fait connaître l'industrie.

La vitrine debout, du milieu de la galerie, contient la collection Valentin Smith de l'âge du bronze des environs de Trevaux ; des haches diverses en bronze de M. Clément-Rubbens ; les résultats des fouilles de M. Chauvet. à Ruffec (Charente); la céramique des dolmens des environs de Tarbes de la collection E. Piette ; la collection E. Cartailhac des silex taillés des alluviens quaternaires de San Isidro (Madrid) ; des amas de coquilles des bords du Tage et des dolmens (antas du Portugal). Puis la collection Fournier de l'époque de Hallstadt ; une épée de fer du lac de Clairvaux ; enfin, la très belle et intéressante collection, que M. Ern. Chantre a rapportée de la nécropole de Koban (Caucase), d'objets du premier âge du fer.

Le revers de cette vitrine est occupé entièrement par la

magnifique collection que MM. Siret, ingénieurs belges, ont recueillie des fouilles exécutées de 1881-87 dans le S.-E. de l'Espagne. Il y a là toute une série d'objets appartenant à trois époques successives, se reliant entre elles par des traits d'union que le préhistorien, doublé du géologue, peut reconnaitre dans la sériation naturelle des produits, des couches du sol, de la nature des objets et du cachet de perfectionnement que leur impriment les artisans, les guerriers, les artistes, les hommes des trois périodes. Ces périodes sont : la néolithique, celle de la transition de la pierre au métal et celle du premier âge du bronze.

Du Grand Pressigny, Madame Capitan expose un beau nucléus de silex avec lames détachées. Et pour jeter un regard en arrière sur les documents préhistoriques que nous avons déjà vus, nous dirons qu'il y a là toute l'histoire de la pierre taillée et polie, documents impérissables de l'activité intelligente des êtres humains qui ont vécu à l'aurore de l'humanité, depuis l'âge où le caillou, poli et travaillé *ad hoc*, fut enchâssé dans l'os d'un Mammifère pour servir de hache aussi redoutable que celle des indigènes des îles du Pacifique.

Anthropologie ethnographique actuelle. — Et ce qui ne contribue pas peu à rendre l'Exposition anthropologique si intéressante, c'est que précisément à côté de ces engins et outils préhistoriques, nous pouvons voir, dans un parallèle voulu et plein d'enseignements, les armes et les outils d'agriculture, de ménage, de défense de ces races primitives des îles, qui sont restées jusqu'à ce jour à un degré d'évolution aussi rapproché sans doute de celui de nos ancêtres primitifs. Comparez ces haches, erminettes, disques, instruments d'agriculture des indigènes des îles Loyalty et de la Nouvelle-Calédonie qu'expose M. Bourdil, puis les instruments, armes, etc., des Indiens du Gran Chaco et du haut Paraguay, dans le trophée du Dr Hassler; puis encore la curieuse et rare collection de l'abbé Faurie, qu'expose M. Franchet et qui se compose de pierres ouvragées et de poteries des Aïnos, peuplade primitive des îles du Japon, avec certains outils préhistoriques ; et vous retrouverez la même façon, la même préparation, la même nature de la pierre qui a servi à leur fabrication ou à leur agencement.

Il semble que l'ère du métal succédant à celle de la pierre ait fait éclater les barrières qui retenaient l'intelligence captive en fournissant à l'activité humaine des outils et des moyens pour se manifester dans un développement plus rapide. Mettez un individu habile entre les quatre murs d'une prison, sans outils ni matière première autre que ses doigts et du pain, et il construira un beau château de deux pieds de haut en mie de pain.

Mais continuons notre visite du *Préhistorique*. Nous en avons à signaler beaucoup dans presque toutes les vitrines. Voici la collection de l'abbé Maillard, collection recueillie dans les grottes de la vallée d'Erve (Mayenne) ; celle du paléolithique de M. Féaux ; de l'époque solutréo-magdalénienne, de la Dordogne, de M. Hardy ; une autre de l'époque néolithique appartenant à MM. Féaux et Saint-Venant; enfin, dans la même vitrine de M. Féaux, la belle collection d'os gravés et sculptés des stations célèbres de la Dordogne (Langerie-Basse, Raymonden, etc.). Il y a là un curieux bois de renne d'un usage inconnu et un os long aiguisé en pointe, de M. Hardy. A côté de cette vitrine, Mre Capitan expose un polissoir de haches de pierre d'Esves-le-Moustier (Indre-et-Loire) ; et ceux qui veulent avoir une image du maniement de cette plaque rayée voient au groupe des ouvriers travaillant au dolmen de la vallée de la Seine un des individus occupé à aiguiser sa hache sur un polissoir pareil. Ils verront également un polissoir pareil des Indiens de l'Amérique du Sud, au musée du Trocadéro.

Dans une vitrine longue, nous trouvons les objets recueillis aux grottes des forges de Bruniquel (Tarn-et-Garonne) par le vicomte de Lastic-St-Jal ; ensuite la collection Paysant, comprenant des objets de l'âge de la pierre taillée des stations de chasseurs de renne, de Reilhac et de diverses grottes du Lot, ainsi que des objets de l'époque néolithique des dolmens.

La grande vitrine droite contiguë contient : la collection du Dr Lecocq, du curé de Guiseniers (Eure), avec de beaux silex taillés, armes et instruments de l'époque paléolithique des bords de la Seine, entre Pont-de-l'Arche et Mantes, du plateau du Vexin-Normand (Eure) ; de belles haches polies provenant du même plateau ainsi que des poteries, armes, ustensiles de pierre et d'os ; M. E. Collin expose ici des silex de l'époque robenhausienne de Vaumion (Seine-et-Oise), enfin, la Société polymathique du Morbihan, le mobilier funéraire du dolmen sous tumulus de Tumiac en Aryon (Morbihan).

VI. — *Les Vitrines du Couloir.*

Dans le couloir qui mène du Bouddha aux groupes en scène, les vitrines nous offrent le mobilier funéraire des tumulus (mounds) de l'Amérique du Nord (Coll. Ch. Lumholtz); plus loin, des pierres taillées et polies, des poteries, objets en test de coquillage, en bronze, le tout des anciens habitants du Cambodge et de la Cochinchine (Coll. du Dr Roux). Fort inté-ressantes et instructives pour nous donner une idée de l'aire géographique qu'occupait l'homme quaternaire, sont les col-lections du préhistorique du Nord africain de MM. Cunisset-Carnot, Dr Collignon, F. Fourneau. M. Cartailhac expose, entre autres, des haches polies en hématite du Soudan fran-çais, pierres dites de la « foudre », que les indigènes apprécient beaucoup comme amulettes à tout faire.

VII. — La Galerie Ouest (côté Droit).

Le pavillon à la droite du Bouddha est affecté plus spéciale-ment aux collections de l'âge du métal, fer et bronze. M. Piette nous montre des urnes funéraires et des échantillons céra-miques des tumulus des Pyrénées et des environs de Tarbes, époque gauloise. La superbe collection Caranda des époques préhistorique, gauloise, gallo-romaine et mérovingienne oc-cupe quatre grandes vitrines. Ces trésors sont le produit des fouilles que MM. Frédéric Moreau ont entreprises dans le dé-partement de l'Aisne depuis seize ans. M. L. Bidault et MM. Fa-rychon et Longuéty exposent les objets recueillis dans les sé-pultures mérovingiennes de Noiron-les-Citeaux (Côte-d'Or) et de Nesles-en-Boulonnais. Les nécropoles de l'Arménie russe ont donné à M. J. de Morgan de beaux résultats et Mme Chan-tre nous montre des objets de l'époque scytho-byzantine trou-vés dans la nécropole de Kambylte au Caucase.

VIII. — La Galerie Sud.

La galerie Sud est occupée de moitié par la très belle expo-sition danoise sur laquelle nous aurons l'occasion de revenir. Nous aurions voulu y voir également les collections préhisto-riques si intéressantes de Sibérie, notamment du musée d'Omsk, mais l'abstention officielle nous prive malheureuse-ment du concours des établissements du gouvernement que l'initiative privée ne saurait remplacer. Signalons encore l'atelier chinois des émaux cloisonnés; l'imprimerie chinoise bien avant Guttenberg avec de vieilles inscriptions; et cet in-venteur de l'écriture au xxixe siècle av. J.-C., l'empereur Fouh-IIi, costumé de feuilles d'après M. de Rosny; enfin, pour nous donner une idée grande de la civilisation chinoise si avancée naguère, si rebelle à la nôtre depuis, on nous montre un petit modèle de char magnétique en usage chez les chinois « avant la naissance d'Abraham ». Ces groupes bien vivants sont de M. Hégel, l'habile statuaire de la Société d'Ethnographie. Cette même Société expose dans deux vitrines voisines des objets de l'extrême Orient parmi lesquels une intéressante « mort de Bouddha » du Dr Charcot et des masques de M. Bing. Un grand moulage de la pierre funéraire érigée en mémoire du roi Gorm, le vieux fondateur du royaume de Danemark, barre le passage du couloir Sud.

Laissant de côté pour le moment les deux pavillons carrés, dont l'un contient une partie de l'exposition de M. Topinard et l'autre l'intéressante collection d'objets d'Anthropologie criminelle italienne sur laquelle nous reviendrons plus en détail, nous trouvons tout autour des galeries, adossés à l'extérieur, des vitrines avec des objets de la préhistoire et des trophées ethnographiques. A la gauche du Bouddha : la collection Cunisset-Carnot de silex taillés recueillis dans la vallée de l'Auxois (Côte-d'Or) ; des haches de quartzites taillés du quaternaire des environs de Toulouse de M. Cartailhac; des silex taillés de la balastière de Chelles de M. Collin ; puis, de M. Auguste Nicaise une fort importante collection d'armes et d'instruments préhistoriques des départements de la Marne et de l'Yonne. En voici de l'époque de saint Acheul et du Moustier dont une hache en beau cristal de roche ; puis de l'époque néolithique : objets en silex, ornements et parures de la grotte dolmen de la Garenne (territoire de Verneuil), ainsi que de la grotte de la butte du moulin d'Oyes (Marne).

L'Institut catholique de Paris a envoyé des squelettes d'enfants et d'adultes en place, découverts en 1875 dans les grottes de Baoussé-Roussé (Menton) par M. Em. Rivière. Au tournant les trophées ethnographiques du prince Roland Bonaparte et de M. Lombard. A la droite du Bouddha, une longue vitrine contient, de M. Nicaise, des collections des époques du bronze, de la première du fer, gauloise et gallo-romaine, objets variés recueillis dans la Marne et la Haute-Marne. Deux moulages, de pile et de face, d'un jeune Boschiman couché, de MM. Chudzinski et Flandinette sont exposés par M. Topinard. Au tournant, M. Lumholtz, un intrépide et consciencieux explorateur de l'Australie et du Queensland, expose une intéressante collection d'objets ethnographiques du pays des Cannibales.

A remarquer un curieux message stick avec des signes taillés dans le bâtonnet en guise d'écriture sans lettres ; un sac contenant du « pituri » (*Duboisia Hopwoodii*), stimulant mâché par les tribus du Queensland; un petit panier à graisse humaine comme amulette autour du cou enfin, un silex éclaté au feu pour produire l'hypospadie artificielle, par incision longitudinale du canal de l'urèthre, d'où écoulement du sperme au moment du coït et stérilité voulue (mika-opération). La collection de Lestrange comprend des objets préhistoriques du Mexique tels qu'éclats d'obsidienne, statuettes en terre cuite, silex taillés, etc.

B. — Galeries du Premier Étage.

Maintenant nous allons monter, si vous voulez bien compléter votre excursion anthropologique par un effort bien récompensé, l'escalier un peu raide qui mène, à la droite du Bouddha, au premier étage. Je dis effort et je qualifie l'escalier de raide pour m'expliquer en quelque sorte l'aversion du grand public à surmonter le premier et à gravir le second. Aussi, s'il y a foule en bas, il y a pénurie de curieux en haut. Et cela est regrettable, car il y a là des trésors, et — je parle surtout de l'École du Laboratoire et de la Société d'Anthropologie — un entendement dans l'arrangement des collections réellement digne de tous les éloges. Le spécialiste, l'homme de science évidemment ne s'en plaint pas, d'autant moins que M. le Dr Topinard se fait le cicérone dévoué de ses savants visiteurs à des heures déterminées (1). L'exposition du Ministère de l'Instruction publique, pourtant si curieuse et si instructive, partage également ce sort et se trouve un peu délaissée, peut-être faute d'indications suffisantes (Voir le Plan sur la *Fig.* 294).

I. — AILE DROITE.

(Collections de l'Extrême-Orient. — Traditions populaires).

Après avoir traversé la passerelle qui nous ramène vers le milieu du palais, nous trouvons de suite un envoi de l'Université japonaise de Tokyau que représente M. Ary Renan. Nous y voyons, à défaut des objets mêmes, des tableaux représentant le contenu des anciens tombeaux : objets en métal et pierres précieuses, cercueils en pierre; la disposition des grottes de Yosimi-mura, entre autres, qui rappelle celle des

----

(1) Les mardis et vendredis à 10 h. 1/2.

grottes du Pérou ; d'anciennes idoles en terre ; des objets préhistoriques, tels que silex, haches, pointes de flèche, qui nous
prouvent que les ancêtres des Japonais et les nôtres com-
battaient avec les mêmes armes et que les Bange et les Krupp
du silex n'avaient pas de patrie. On y voit encore des tatouages de bras des femmes Aïnos, et M. Macey nous montre
ceux du corps des indigènes du Siam, Pégou, Laos avec
des tableaux de l'art du dessin chez les mêmes. M. Laglaise
expose un trophée de Papouasie, et M. Fernand Faure des instruments de musique du Siam et du Laos. Dans une vitrine,
Mmes F. Bouteloup, Léon Donnat, Jeanne Pavin et M. Deloncle

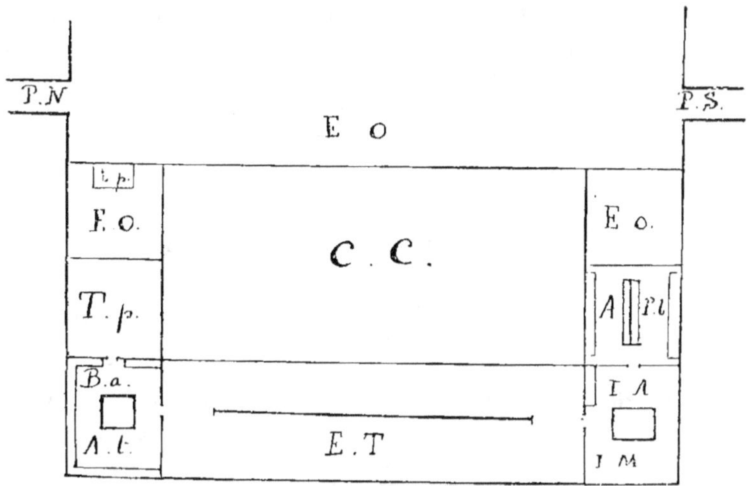

Fig. 294.—Exposition d'Anthropologie.—Plan du 1er étage.—*Légende* :
P. N., Pont Nord ; — P. S., Pont Sud ; —E. O., Ethnographie de l'Extrême-
Orient ; — C. G., Carré central ; — E. T., Exposition de Tokyau ; —
T. p., Tradition populaire ; — A. P. b., Anthropologie préhistorique
(exposition belge) ; — B. a., Bibliographie (anthropologie ancienne) ;
— A. t., Anthropologie Tunisienne ; statistique ; mégalithique. — I A.,
Iconographie anthropologique ; — I. M., Instruments et moulages ; — E. T.,
Exposition Topinard (instruments anthropométriques) ; Statistiques ; Pho-
tographies ; Anthropologie comparée.

nous montrent des collections de l'Extrême-Orient, des ex-voto
des autels de Bouddha, des objets se rapportant à la fabrication
des monnaies, de la poterie, de l'étain dans le Yunnan, puis
les éléments de ce fameux jeu des trente-six bêtes qui intéresse si fort le peuple comme le loto les Italiens, et, sans doute
aussi, le coffre-fort du roi siamois. A gauche, les chinoiseries
et les japonneries, merveilleuses parfois, mais connues pour la
plupart, ce qui nous engage à continuer à droite, où la Société

des traditions populaires nous montre d'abord, de MM. Topinard et Risley, une collection bariolée d'images populaires du Bengale. Sans doute que l'artiste populaire a tenu compte de la pudeur anglaise si différente de l'hindoue. Dans une vitrine le prince Roland Bonaparte expose une collection de dieux de la Guinée hollandaise et du pain de Thiers (Auvergne), pain bizarrement formé, souvent le dieu du pauvre.

M. P. Sebillot a collectionné des joujoux populaires et nous montre des spécimens d'imagerie de cabaret. MM. A. de Mortillet et L. Bonnemère exposent ici une partie de leurs belles collections d'amulettes, médailles, etc., et M. Certeux des ornements populaires de l'Orient. Très curieuse, cette *Histoire suastika* de M. M. Zmigrodzki, étudiant l'élément « femme » et « mère » chez les peuplades d'origine aryenne à travers les principales phases de la civilisation occidentale. A la vue de ce travail de patience laborieuse, on acquiert la conviction que la clef du mysticisme d'un signe devient celle d'une foule de découvertes archéologiques dans les traditions.

II. — CARRÉ SUPÉRIEUR NORD.

(Anthropologie comparée. — Histoire de l'Anthropologie).

Le carré de galerie, occupant l'angle à la droite du Bouddha, contient, dans une première vitrine haute, de M. le Dʳ Maurel, les crânes et squelettes d'un Indien Galibi et d'une Aracouyenne (Amérique Sud) ; ensuite la très belle collection italienne Bellucci-Pérouse d'amulettes et de « gris-gris » européens. Il y a là des pointes de silex, de flèches, des haches, mêmes préhistoriques, soigneusement enchâssées, que leur propriétaire estimait à l'égal de ces « pierres de la foudre » que les nègres d'aujourd'hui vénèrent tant ; puis des dents d'animaux, des sachets, coquillages, poissons, branches de corail, fragment de coralliaires et autres pierres « cocasses », dont les qualités ont fait et font encore en beaucoup d'endroits une concurrence si déloyale à la médecine.

Dans une deuxième vitrine, M. Maurel, médecin de la marine, expose un crâne de Birman, huit crânes de Khmer décapités, du Cambodge ; M. le Dʳ Bertholon nous montre les types crâniens de la Tunisie avec un crâne déformé, ainsi que des photographies de l'habitation berbère, entre autres un curieux village de Troglodytes dont les habitacles sont disposés pour les vivants comme ailleurs les tombes le sont pour les morts. En bas, dans la même vitrine, on voit le contenu d'une sépulture de Néo-

Calédonien qu'expose M. Moriceau. A côté, une carte de répartition de l'indice céphalique en Norvège, par le Dr Arbo, médecin de brigade. Cette carte nous montre, avec l'indication des limites, la répartition des trois types principaux : brachy — méso — et dolichocéphales.

M. E. Cartailhac a rapporté ici de sa mission fructueuse aux îles Baléares des vues et des plans très nets des monuments primitifs que les habitants de ces îles ont érigés de 1000-2000 ans A. C.; sa belle collection de photographies aux missions scientifiques est à voir également. Le Dr Bertholon complète son exposition anthropologique de la Tunisie par des modèles réduits des monuments mégalithiques de cette contrée et illustre son histoire du peuplement de la Tunisie par des photographies de types selon les caractères crâniens. Il distingue l'élément préaryen et aryen, les éléments méditerranéen et sémitique. M. C. Violet de Lesvans a envoyé des modèles réduits des monuments mégalithiques de l'Ardèche.

Une vitrine longue, de M. E. Cartailhac, contient une série de volumes curieux et rares de l'ancienne bibliographie de l'anthropologie préhistorique. Enfin M. le professeur Cope, de Philadelphie, expose un moulage de *Phenacodus primaevus* de l'éocène inférieur américain. L'étiquette : « l'ancêtre commun, d'après Cope, des Mammifères à sabots, des singes et de l'homme », s'est attirée, de la part d'un visiteur sceptique, ou incrédule peut-être, trois signes d'exclamation.

III. — GALERIE LONGUE TRANSVERSE.

(Anthropométrie. — Statistique anthropologique. — Photographies de types de races et Photographies composites).

A. — Côté Ouest.

Passant maintenant à gauche, dans la galerie longue, dont la balustrade est garnie de beaux bustes moulés par M. Tramond sur des types divers, nous trouvons, au bout supérieur, une collection de photographies de M. Fischer (Moscou et Orenbourg) représentant des types ethniques de la Russie d'Asie : Bachkires, Kirghizes, Khiviens, Boukhares, etc. La qualification de Khivien ou Bokhare est insuffisante au point de vue anthropologique et devrait être complétée par celle de Sarte, Tadjyk ou Ouzbeg. Dans la vitrine haute qui est à côté, M. Francis Galton, directeur de l'antropometric-laboratory de

Londres, a exposé des vues et feuilles des observations de son service, intéressant à comparer au nôtre, ainsi qu'une série d'instruments très ingénieux de physiologie anthropométrique et expérimentale. Citons l'instrument pour mesurer l'aptitude à partager une ligne en deux parties égales ; un autre pour mesurer l'aptitude à élever une perpendiculaire ; pour mesurer le sens musculaire ou les différences d'application des poids ; pour la mesure du temps qui s'écoule entre une impression visuelle et auditive et la réaction voulue ; pour mesurer l'acuité visuelle ; un spiromètre ; un dynamomètre à main et un autre à bras. On y voit encore des photographies composites de phtisiques et de crânes, photographies dites « galtoniennes ».

Le Dr Billings, du War department, Army médical Muséum de Washington, expose également des photographies composites de crânes et des reproductions d'appareils. Sous le titre d'Aryens de l'Inde, M. Risley, directeur du service ethnographique du Bengale envoie une série de photographies des majestueux Radjahs de l'Inde, bizarrement barbus et coiffés en dépit de Samson, car ils sont médiatisés.

Saluons le portrait de Paul Broca.

Puis d'autres instruments anthropométriques : une toise de M. Colas pour prendre la taille et la grande envergure, une autre pour la hauteur, assis. M. Deniker expose sa laborieuse et belle carte ethnographique de l'Asie, son essai d'une classification des races humaines et le schéma des affinités naturelles de ces races. MM. Komaroff, Seidlitz, Chantre ont collaboré à une carte ethnologique du Caucase. M. Deniker montre une photographie de jeune Gorille et M. A. Boissoneau des types de couleurs d'yeux des races humaines. Le colonel Duhousset expose ses canons anthropométrique et hippique. Les tableaux du Dr Lagneau représentent : le schéma de la mortalité des soldats et marins français en proportions annuelles des décès sur 1,000 individus ; la diminution du nombre des mariés de chaque génération successive, la natalité étant en moyenne de 3 enfants par ménage. M. Roulot expose un chromatoptomètre enregisteur et un périmètre enregisteur du Dr Gillet de Grandmont. De M. Laponge on voit un tableau représentant l'abondance des éléments aryens, un autre la proportion des hommes supérieurs en Europe et un troisième la corrélation du croisement et de la dépopulation en France.

Voici les beaux appareils de mensuration de M. G. Demeny : un thoracomètre donnant les sections horizontales du thorax avec, en face de l'appareil, les sections obtenues d'un thorax d'adulte en inspiration et en expiration ; les formes variées obtenues d'un enfant, d'un homme, d'une jeune fille ; la coupe verticale du thorax en expiration et inspiration forcées. Puis encore un appareil inscripteur donnant en vraie grandeur les sections verticales du corps. La vitrine en face contient : des modèles stéréométriques d'un crâne par le Dr Mies ; des appareils de mensuration des os longs ; le stéréographe Broca de M. Molteni ; un appareil de cubage du Pr Rank, de Munich ; un autre du Pr Benedikt, de Vienne, ainsi que des instruments craniométriques divers. Le crâne de Charlotte Corday arrête, pour quelques instants, les simples curieux, davantage les anthropologues qui remarquent également les crânes lapons que le prince Roland Bonaparte expose de son voyage de 1883, ainsi que le buste et le squelette d'Hindoue un peu haut placés.

En face de cette vitrine se trouve le tachéo-anthropomètre inventé par M. Luigi Anfosso pour la mesure rapide de l'homme et, à côté, une partie de l'exposition du Dr Schaffhausen, de Bonn. Il y a là des photographies d'objets préhistoriques trouvés à Andernach, Wallendar, Moselweiss, des photographies du cerveau de Schumann, du crâne de Beethoven, de Raphaël, etc. ; des dessins morphologiques de singes anthropoïdes, de la calotte de Néanderthal ; enfin, un dessin hypothétique du *Homo néanderthalensis,* physionomie reconstituée avec la courbe classique connue du frontal, le prognathisme anthropoïde et le revêtement pileux de transition de la face.

B. — Côté Est.

Si nous passons de l'autre côté de la séparation longitudinale de la galerie, nous voyons d'abord à notre gauche une partie de la belle collection de photographies ethnologiques du prince Roland Bonaparte. Dans une vitrine basse, des ossements et instruments des stations préhistoriques des bords du Rhin sont exposés par le Dr Schaffhausen avec des crânes romains, francs et du XIIe siècle. En face, du même, un moulage intérieur du crâne de Néanderthal et d'un crâne de la caverne de Selten. M. Topinard expose divers instruments anthropométriques, entre autres une boîte anthropométrique pour voyageurs et un goniomètre facial pour le vivant ; des craniomètres Virchow et Hölder.

Sous le titre général de « statistique de la couleur des yeux et des cheveux en France, avec le concours du Ministère de la Guerre et de la Marine et de l'Association française » M. Topinard nous montre les résultats obtenus par ses recherches étendues (200,000 observations) auxquelles a participé Mme Topinard. Outre les pièces diverses relatives à l'enquête entreprise par le savant français sur la couleur en France, on y remarque les tableaux suivants : de Mme Topinard, sur les proportions relatives des blonds et des bruns en France et sur la coloration des yeux ; du Dr Beddoe, de Bristol, sur la coloration en Angleterre et en Suisse ; du Dr Arbo, sur la couleur des cheveux et de la taille en Norvège ; des Drs R. Collignon et Bertillon, médecins-majors ; répartition en Tunisie de l'indice céphalique, de la taille, des races berbères, de l'indice nasal, de la couleur des cheveux et des yeux, de l'aptitude militaire, des stations préhistoriques et dolmens ; du Pr Virchow, 5 cartes de répartition de la couleur des yeux et des cheveux en Allemagne ; de M. Lelarge, carte de la taille en France d'après Boudin et Broca ; du Dr Collignon, carte de répartition de l'indice céphalique en France ; du Dr A. Fallot, de Marseille, carte de répartition de l'indice céphalique en Corse, d'après 200 mensurations ; de M. Kollmann, de Bâle, une carte sur les formes crâniennes et l'indice céphalique en Suisse et deux autres sur les proportions des blonds et des bruns des écoliers Suisses. Ce dernier exposant nous montre également des types craniométriques. Des figures de types de nez et de narines des éléments d'anthropologie générale de M. Topinard, complètent le revêtement mural de ce panneau statistique. Plus loin, une belle série de masques, les uns de M. Félix Flandinette, nous montrent des types divers et les autres, du Dr Finsch, des moulages faits sur le vivant dans la mer du sud et les îles Malaies.

Une vitrine basse contient un crâne et les ossements qui l'accompagnaient quand on l'a recueilli à la fondation de la tour Eiffel. Une autre à côté est occupée par les moulages intracrâniens d'hommes et de singes, de M. Meyer, de Dresde, pour l'évaluation comparative de la capacité ; en outre, le Dr Hölder, de Stuttgard y montre ses types craniométriques : rhaéto-sarmate, touranien, des tombes en allée, germanique, le tout du Wurtemberg.

La dernière vitrine haute est remplie d'instruments anthropométriques parmi lesquels nous voyons : les céphalomètres d'Anthelme, du Dr Verneau, du Dr Luys ; le goniomètre de Jacquart ; le diagraphe de Gavart ; le cadre de Camper, etc.

Enfin, M. P. Nadar expose une bien curieuse série de photographies, études de physionomie du vénérable M. Chevreul lorsque, entraîné par l'ardeur, nullement éteinte par l'âge, d'une haute discussion philosophique, sa figure s'illumine au

feu d'une pensée intérieure ou s'éteint au repos et à la réflexion calme. Très curieuses également les recherches de
M. Nadar sur la photographie composite que nous venons
de voir au service de MM. Galton et Billings. « Ces essais
tendent à prouver, dit l'étiquette, que dans toute photographie composite le dernier sujet posé est celui qui pré-
domine et absorbe pour ainsi dire tous les autres », ce qui
n'empêche pas, qu'à notre avis du moins, l'anthropométrie
photographique en retirera des moyens représentatifs précieux au même titre que les moyennes graphiques des statistiques. Il y a là une série de 10 crânes de Néo-Calédoniens
composés et la photographie composite avec les cinq composants illustres du nom de Reclus.

IV. — CARRÉ SUPÉRIEUR SUD.

*(Photographies. — Types ethniques. — Livres
et Instruments).*

Le carré de galerie Sud, qui suit la galerie longue, est illustré d'abord par une collection de photographies de M. Risley, de
Darjeeling, représentant les races dravidiennes et noires de
l'Inde, complétée par cinq beaux moulages des types suivants :
Chatria, Tibétain, Brahme, Araon et Maonda. Chaque moulage, grandeur nature, prêt à être habillé, est accompagné de
sa feuille anthropologique correspondante. M. Risley expose
encore une scène réduite de crémation sur les bords du Gange.
L'éditeur, M. Hennuyer, qui est en train de bien mériter de la
science anthropologique par ses publications, expose un beau
tableau de l'histoire générale des races humaines de M. de
Quatrefages, les volumes parus de sa Bibliothèque ethnologique, ainsi que le Dictionnaire des Sciences naturelles de
M. Pizzetta. Le stéréo-anthropographe de M. Goldstein est un
appareil de fond, mais dont les dimensions et le prix me font
craindre un usage restreint.

Nous tournons à gauche et, entre les deux tombeaux du cimetière franc d'Harmignies (Hainaut), exploré par le baron
A. de Loë et le comte de Looz-Coswarem, nous entrons dans la
très intéressante Section belge d'anthropologie dont nous donnerons une description plus loin avec celle des sections danoise et italienne. En jetant d'ici les regards en arrière, nous
constatons que, grâce surtout à M. Topinard, à M. Cartailhac

et au concours de nombreux exposants, l'exposition de l'Anthropologie préhistorique et historique du rez-de-chaussée a un digne pendant au premier étage, dans celle de l'Anthropométrie et de l'Anthropologie ethnologique.

C. — Expositions spéciales.

A. — EXPOSITION DE L'ÉCOLE, DU LABORATOIRE ET DE LA SOCIÉTÉ D'ANTHROPOLOGIE.

Cette exposition collective se trouve un peu à l'écart, dans le couloir des pavillons qui précèdent immédiatement les Missions scientifiques, côté ouest. Elle est fort intéressante autant pour la valeur et la rareté des objets exposés que pour la science méthodique qui a présidé à son arrangement et qui constitue à elle seule un important enseignement. Les objets y sont groupés selon l'époque, les pays et le travail qu'ils ont reçus. On y voit graduellement les résultats du progrès dans le travail de la pierre préhistorique, depuis le simple éclat du silex jusqu'à la perforation des objets en pierre ; puis les sujets d'étude d'anthropologie psychologique et médicale, ethnologique et d'enseignement, statistique et anatomique. Les collections sont disposées dans quatre vitrines hautes, malheureusement un peu trop exiguës pour donner à leur contenu le relief qu'il mérite.

I. — Première vitrine.

(Moulages. — Etudes du Laboratoire. — Analyses anatomiques et morphologiques. — Anthropologie criminelle française. — Crânes anormaux).

Dans la première vitrine nous trouvons, en haut, les moulages de la Société d'autopsie mutuelle, dont le Dr Coudereau est le fondateur, et le Dr Fauvelle, le président. Il y a là les cerveaux de Gambetta, Ad. Bertillon et L. Asseline, moulés par M. Chudzinsky. Les études du laboratoire d'anthropologie sont de MM. Hervé et Manouvrier, au stéréographe de Broca. La réunion Lamarque, fondée par M. Paul Nicole et présidée par M. G. de Mortillet, expose des portraits et autographes du grand transformiste. MM. G. Hervé et Ph. Chudzinsky nous montrent des cerveaux de primates, grandis trois fois, pour l'étude de la morphologie comparée de cet organe. Les cerveaux des gorille, ouistiti, chimpanzé, orang, gibbon, macaque, homme, sont représentés avec leurs circonvolutions correspondantes coloriées d'une même teinte. Quatre pièces de M. Chudzinsky nous montrent la topographie cérébrale. Puis un cerveau de crétin et deux moulages de microcéphales. Le Dr Doutrebente, de l'hospice de Blois, expose des dessins originaux faits avec le stéréographe de Broca du crâne de Nini, idiote microcéphale, âgée de 55 ans. Il a fourni également à M. Manouvrier le sujet de l'analyse du cerveau de Mazarin, nain rachitique de Blois. M. Chudzinsky, l'habile conservateur du musée de l'école d'anthropologie, expose les moulages suivants : mains de Cynghalaise, de négresse, d'un microcéphale, d'un Bochiman ; pieds d'une Chinoise, d'un Japonais, d'un Indien de l'Amérique du Sud, d'un Annamite, montrant l'écartement du gros orteil ; une tête de négresse Yolof et une autre du Sénégal ; pièces d'anatomie du cerveau. MM. Mathias Duval et G. Mahoudeau montrent des préparations et des coupes à la parafine, collées au moyen de leur procédé à l'albumine. Ces coupes histologiques de circonvolutions cérébrales font voir les groupements cellulaires des régions motrices. La façade opposée de cette vitrine contient les moulages de Rivière, Pranzini et Frey, par M. Chudzinsky; puis, du même, les moulages des cerveaux de Lemaire, Campi, Menesclou, Prevost ; les crânes de Lemaire, Gagny, Marchandon, d'un assassin de Montpellier, le tout du musée Broca. Les analyses du cerveau ont été faites par M. Manouvrier au stéréographe Broca. Plus bas, des moulages de fœtus de macaque, magot, gorille, et des pièces représentant des anomalies des fléchisseurs du pied ; puis un foie de gorille et un autre de cercopithèque (moulages de M. Chudzinsky). Le rayon contigu nous montre des moulages de l'assassin Barré, d'un sorcier compagnon d'Ataï, chef de l'insurrection de la Nouvelle-Calédonie, d'un pirate chinois décapité à Macao. M. Manouvrier a fait l'analyse cérébrale topographique du cerveau de Prevost ; il expose encore des variétés de platycnémie. De M. Chudzinsky voici d'autres moulages : des anomalies musculaires ; des muscles peauciers de la face d'un sorcier Néo-Calédonien, de la face de l'homme blanc, de la face chez un gorille, et de la face d'un Néo-Calédonien ; d'une anomalie du foie chez un microcéphale; des viscères d'un orang-outang et des organes splanchniques d'un orang adulte. A ces pièces d'anthropologie anatomique s'ajoutent les moulages d'une négresse Kéruca, d'un jeune Bochiman et d'Ataï. Cette vitrine contient encore du musée Broca les types de crânes anormaux suivants : plagiocéphale, clinocéphale, hydrocéphale, acrocéphale, scaphocéphale et microcéphale.

II. — Deuxième Vitrine.

*(Objets préhistoriques sériés. — Crânes précolombiens.
— Enseignement. — Travaux anatomiques).*

Dans la deuxième vitrine, nous trouvons d'abord le préhistorique en séries, par époques, du quaternaire à la période néolitique inclusivement. La collection Fr. Dabeau et G. Chauvet nous montre la superposition et la juxtaposition des époques du moustérien et du magdalénien. Le Dr Marcano, l'historien de la période précolombienne, expose des crânes précolombiens du Venezuela et un encéphale momifié de la même époque. Les déformations artificielles du crâne sont représentées par leurs principaux types, ainsi que les exemples si curieux des trépanations chirurgicales et *post mortem*. Signalons le compas calculateur de M. P. Bonnier et une série de photographies de types de races par Mme Sevrine Duchinska. M. le professeur M. Duval expose ses magnifiques figures anatomiques du développement embryogénique du poulet. Enfin l'École d'Anthropologie nous montre quelques-uns de ses moyens d'enseignements graphiques et la Société, ses publications.

III. — Troisième Vitrine.

(Expositions collectives paléolithiques et néolithiques).

La troisième vitrine est affectée spécialement à la préhistoire. Le mode d'exposition, qui est collective, est heureux. Le Dr Capitan a là une belle collection démonstrative du travail de la pierre néolithique à l'époque de ce nom. Un moulage commence par nous montrer le procédé initial de la fabrication des lames paléolithiques ; il y en a de très grandes de l'industrie du Grand Pressigny ; puis s'alignent les pointes, perçoirs, fusaïoles, couteaux, scies à encoches, tranchets, grattoirs, retouchoirs, broyeurs ; puis encore les percuteurs et nucléi néolithiques, les divers types de pointes de flèche et les haches néolithiques ébauchées, retaillées et repolies après l'usage. La collection A. de Mortillet nous montre le travail de l'obsidienne à l'île de Milo (Grèce), et M. Capitan continue par les types de silex des époques chelléenne, moustérienne et solutréenne : pointes types de Solutré, perçoirs, scies, burins simples et doubles, et le travail de la pointe solutréenne par pression. Signalons la collection de silex de M. Doigneau, et, comme exemple d'explorations complètes : les fouilles du dolmen de Crécy-en-Brie (Seine-et-Marne) par M. Thieullen, ainsi que celles de la Grotte des Fées, à Arcy-sur-Cure (Yonne), et de la grotte du Trilobite (id.), par le Dr Ficatier. Voici un rayon de l'exposition collective de MM. D'Ault du Mesnil, Capitan, Collin, A. de Mortillet, Salmon, qui nous montrent un chapitre de minéralogie palethnologique, c'est-à-dire les roches diverses : granite, syénite, obsidienne, quartz pur, agate, silex, etc., qui ont servi à la confection des objets préhistoriques. Puis un chapitre d'archéologie protohistorique de MM. Capitan, A. de Mortillet, Eug. Piketty, Salmon, exposant divers objets de l'âge du bronze, Larnaudien et Morgien, avec ses haches à talon, ainsi que des haches votives en bronze impur de la fin de l'époque. De l'autre côté de cette vitrine nous voyons les expositions collectives de MM. Salmon, D'Ault du Mesnil, A. de Mortillet, Collin, Fainaux, Rames, Ficatier, Capitan, Piketty. En haut, la faune des grottes quaternaires, Les Fées (Yonne) ; puis les silex moustériens et acheuléens passant au moustérien, de la Dordogne, Seine-Inférieure, Haute-Garonne, de l'Aisne et des Côtes-du-Nord ; les silex du chelléen typique de Chelles (vallée de la Seine) et ceux, tertiaires, du miocène supérieur, du Puy-Courny (Cantal). Plus loin — nous suivons l'ordre des rayons et non la chronologie — les objets de transition du quaternaire au néolithique de l'Europe, de l'Asie et de l'Afrique. Le quaternaire des grottes de l'époque magdalénienne est représenté par les fouilles de Bruniquel (Tarn-et-Garonne), de la Madeleine (Dordogne), de la vallée de la Vezère (id.), des Eyzies (id.), d'Exideuil (id.), des Fées et d'Arcy-sur-Cure (Yonne) ; celui des grottes de l'époque solutréenne par les produits des fouilles de Laugerie-Haute (Dordogne), et le quaternaire solutréen en plein air par des objets de Solutré (Saône-et-Loire). Le néolithique des grottes, époque campinienne : fouilles des départements de l'Yonne, du Calvados, de la Dordogne, de l'Oise, de Seine-et-Oise, de Vaucluse, de la Somme, etc., celui de plein air : Vendeurs (Yonne). Le néolithique des dolmens, époque carnacéenne, est représenté par des silex de Carnac (Morbihan), de la Seine, de l'Yonne, etc., en outre, par des modèles réduits de monuments mégalithiques de l'époque. Puis le néolithique de la surface, époque robenhausienne, avec des instruments de France, d'Algérie, de Suisse et d'Italie. Il y a du robenhausien des alluvions comprenant des objets tels que casse-tête, poids de filet, retouchoirs ; il y a des silex, harpons, andouillers etc. ; des alluvions des environs de Paris, de la Seine, de l'Yonne, de Seine-et-Oise. Puis encore le néolithique lacustre, robenhausien de Suisse avec ses belles haches polies et d'autres engagées dans des os; enfin, une collection de poterie de l'époque trouvée à Vermont, Saint-Morée (Yonne).

IV. — Quatrième Vitrine.

(Collections anthropo-ethnographiques).

La quatrième et dernière vitrine abrite la collection riche d'amulettes de M A. de Mortillet. Gris-gris du Sénégal, rosaires musulmans et autres, mains d'ali, fer à cheval, ex-voto, sou troué, poing cornu de jettatore napolitain, etc., etc.; puis encore les amulettes et ex-voto de M. L. Bonnemère, assemblés en nombre, ne peuvent manquer de continuer à porter bonheur aux recherches fructueuses des deux savants sur la préhistoire, ce que nous leur souhaitons, à défaut de baguette magique. M. G. de Mortillet expose, dans la même vitrine, une bien intéressante collection de fruits et de graines de la préhistoire et de la plus haute antiquité. Il y a là, soigneusement étiquetés et de provenance bien établie : des grains de blé, seigle, avoine et fausse avoine, lin, du maïs et de l'orge; des graines de légumineuses, du pavot, de l'olive, de la pomme, datte, mûre, etc., tous fruits de l'époque robenhausienne, morgienne, larnaudienne, romaine et du moyen âge. Cela est fort intéressant à étudier au point de vue de l'antiquité des céréales et autres plantes cultivées. De l'autre côté de cette vitrine, nous voyons la collection Clément-Rubbens des divinités de l'extrême Orient, relative à l'histoire des religions. Ensuite la collection Eugène Bobant de silex de la période pré-colombienne de l'Amérique du Nord; des objets ethnographiques, ornements de femme, bracelets, etc.; des objets de l'âge de la pierre au Cambodge, station lacustre de Som-Rong-Sen; des poteries d'Algérie et enfin une petite collection d'objets ethnographiques des Négritos de la presqu'île malaie de M. de Morgan et une autre des tribus pré-pamiriennes de M. Capus.

B. — TABLEAUX ANTHROPOLOGIQUES.

(Schémas et Statistiques).

Il faut signaler finalement la présence de tableaux anthropologiques résumant graphiquement des travaux importants,

des recherches laborieuses. M. Manouvrier expose les tableaux
suivants : Etudes sur le cerveau de Gambetta et celui de Bertillon ; capacité du crâne chez des Parisiens quelconques
(assassins et hommes distingués); poids de l'encéphale chez les
Parisiens ; taille moyenne des conscrits dans vingt arrondisse-
ments de Paris ; études sur la platycnémie, profils encépha-
liques endocrâniens chez le gorille et l'homme ; mesure analytique de la plagiocéphalie ; os wormiens endocrâniens; diverses quantités anatomiques et physiologiques comparées
entre elles et dans les deux sexes. M. Ferraz de Macedo a
étudié la capacité crânienne. Le Dr Magitot : Carte de la répartition de la secte des Skoptzy de la Russie ; carte de la
répartition géographique des mutilations céphaliques en
France ; de la répartition géographique du tatouage sur le
globe terrestre ; de la répartition géographique des mutilations
dentaires; de la répartition sur le globe des déformations céphaliques. M. Ph. Salmon : Indices céphaliques de 48 sépultures néolithiques d'après les races humaines préhistoriques
du même auteur. Rapport numérique de la brachycéphalie
avec la dolychocéphalie dans 25 sépultures néolithiques.
M. A. Bertillon : tableau des études anthropométriques des
populations de la France et des pays limitrophes (indice céphalique, couleur des yeux, longueur du pied, taille). Le
Dr Chervin expose une étude de statistique sur le bégaiement
en France, et M. L. Durand une statistique sur le mouvement
quinquennal dans différents départements.

II. — EXPOSITIONS ÉTRANGÈRES.

Expositions Anthropologiques Danoise, Belge et Italienne.

Les Expositions Anthropologiques Etrangères sont au nombre de trois : l'exposition rétrospective du travail et des sciences anthropologiques du Danemark ; l'exposition anthropologique Belge ; et celle d'anthropologie criminelle Italienne. Elles sont dignes d'une étude très approfondie, autant par l'intérêt des objets exposés, — dont l'étude comparative ne peut se faire que dans les conditions que nous présente une exposition générale internationale, — que par la richesse des objets et le choix éclairé qu'en ont fait les organisateurs. L'exposition danoise se trouve dans la travée sud du rez-de-chaussée; la belge, dans la même galerie du premier étage et l'italienne dans le pavillon carré nord-ouest du rez-de-chaussée.

I. — DANEMARK.

L'Exposition du Danemark est divisée en trois parties : Archéologie préhistorique, Ethnographie et Anthropologie.

1° *Archéologie préhistorique.*

L'*Archéologie préhistorique* comprend l'âge de la pierre, du bronze et du fer. C'est le Dr Sophus Muller qui l'a organisée avec autant de goût que de science. La première époque de l'âge de la pierre est représentée, en bas de la vitrine, par des haches taillées, des tranchets, des pointes de flèche, des grattoirs, des perçoirs pour forer le bois et des haches en corne de cerf. De la seconde période nous voyons en bas des bouts d'andouillers, des percuteurs, de beaux nucléi et des lames en détachées, des polissoirs, des haches et des pointes de lance ébauchées. Très curieuse cette ornementation des poteries en terre cuite, obtenue à peu de frais avec les rugosités d'une écaille de *Cardium*. Au milieu de la vitrine, on voit des poignards en silex : celui du centre est une merveille de travail de la pierre et la plus belle pièce du genre qu'il soit permis de voir. Il y a encore de belles pointes de flèche, de javelot, de lance et des couteaux ainsi que des lames de poignard remarquables par leurs dimensions. Puis, à gauche, les résultats des explorations des kjoekenmoeddings ou amas coquillers typiques, ainsi ceux des fouilles dans les dolmens. On y trouve les objets si caractéristiques en ambre de cette période spéciale du Danemark. En haut, des haches de grandes et de petites dimensions nous sont montrées à trois étapes différentes de leur utilisation : taillées d'abord, polies ensuite, enfin usagées. De même une série de gouges et de ciseaux. A voir également une série de scies en forme de croissant ou en lame de couteau ; des grattoirs, couteaux et ciseaux en os.

En haut est placée une suite de haches d'armes, des têtes de massues et des armes d'estoc d'une forme particulière.

Comme le fait remarquer M. Sophus Muller, les nombreuses trouvailles de cette période font la gloire du Danemark. Le silex y est d'une qualité excellente et d'un accès facile. La situation géographique a favorisé le développement tranquille d'une civilisation relativement avancée et l'âge de la pierre a dû s'étendre jusqu'à la moitié du deuxième millénaire avant Jésus-Christ.

La période du bronze est particulièrement remarquable au Danemark par la richesse des trouvailles, celle des objets et le goût esthétique ainsi que la valeur technique qui les caractérise.

Le bas de la vitrine contient une série d'objets relatifs au mode de travail qu'on faisait subir au bronze. Il y a, entre autres, une plaquette d'une composition singulière, faite d'écorce de bouleau et de résine dont on se servait comme d'émail et de ciment pour des incrustations sur bronze. Sur une tablette inclinée sont exposés divers objets d'une période plus récente de l'âge du bronze et deux assortiments d'outils d'une ornementation particulière. Des deux côtés, on voit quelques-unes de ces épées et poignards qu'on a trouvés par centaines au Danemark, toutes d'une beauté et qualité pareilles. Tout aussi belles sont les haches d'armes et une des dix-huit trompes en bronze qu'on a trouvées jusqu'alors. A gauche et à droite sont exposées des parures aux riches ornementations en spirales : des anneaux, colliers, diadèmes, puis des vases d'or et de bronze à suspension, des vases en bois ornés de pointes d'étain. Deux figures, l'une d'un guerrier, l'autre d'une femme, sont habillées, ornées et armées des objets, des armes et des étoffes, imités fidèlement de l'époque d'après les originaux du Musée des Antiquités du Nord, par Mᵐᵉ Klein pour l'habillement, et M. Aarsle pour les caractères anthropologiques indiqués dans les tumulus.

L'âge de fer est représenté dans ses traits principaux. Il y a, de l'époque romaine, des vases de terre noire; puis un assortiment de différents outils des IVe et Ve siècles; des antiquités de l'invasion des Barbares : épées, lances, bracelet et bijoux en or et en argent. harnachement de cheval, etc. Au milieu de la vitrine des imitations de colliers en or massif représentant l'époque post-romaine. Puis des épées, outils, fibules, haches, objets d'harnachement de l'époque des Vikings. Nous engageons vivement le visiteur attentif à se procurer le catalogue raisonné de la section anthropologique du Danemark. Il y trouvera, non seulement une énumération méthodique et moins sèche que la nôtre, mais des aperçus fort intéressants sur la préhistoire, l'anthropologie de ce pays, et l'ethnographie du Groenland, aperçus écrits spécialement par les savants commissaires des sections auxquels nous empruntons les grandes lignes de notre description.

2° *Ethnographie.*

L'Exposition ethnographique du Groenland a été organisée par M. Kristian Bahnson. On y expose des objets ethnographiques anciens et modernes des Esquimaux de la côte. Il y a là des vêtements, des ustensiles de chasse et de pêche, de ménage et d'intérieur; des outils de l'industrie de l'homme et de la femme pour travailler la peau, le bois, l'os, etc.

3° *Anthropologie.*

M. Soeren-Hansen a organisé la *Section Anthropologique.* On y trouve une série de spécimens d'illustrations craniologiques pour montrer le développement des arts reproductifs appliqués à l'anthropologie dans les dernières cinquante années. Cette collection est complétée par une série d'instruments anthropologiques parmi lesquelles il faut surtout remarquer un excellent céphalomètre, construit en 1840, par M. Simesen, un appareil pour le cubage des crânes, un craniophore et un compas d'épaisseur pour les mensurations signalétiques. A voir une collection de photographies de types et une série de crânes groenlandais pour illustrer les effets du métissage entre la race esquimaude et la race danoise. Une carte du Groenland, où sont reportés les noms des explorateurs et l'extension de leurs travaux anthropologiques ainsi que quelques diagrammes sur la croissance et l'indice céphalique des deux sexes, complète cette partie de l'exposition de la commission des explorations scientifiques dans le Groenland. Le bureau statistique du Danemark expose une belle carte sur la densité de la population. L'anthropologie préhistorique est illustrée par une série de types craniologiques en originaux ou en moulages. Une petite collection de spécimens pathologiques et quelques photographies des crânes trépanés représentent la pathologie préhistorique. Une grande collection de photographies de types, choisie par MM. Socren-Hansen, Thomson et Aarsleff, nous montre la population actuelle du Danemark. Trois cartes anthropologiques donnent les résultats des recherches sur la taille et sa répartition ; deux diagrammes comparent la couleur des cheveux et des yeux. Une cinquantaine d'institutions et de personnes ont, par l'envoi de leurs collections et de leurs documents, contribué au succès de la magnifique exposition danoise des sciences anthropologiques.

II. — BELGIQUE.

L'Exposition d'Anthropologie de la Belgique contient surtout des objets de la préhistoire. L'intérêt qui s'attache aux importantes fouilles et découvertes faites pendant les dernières années aux stations de Spy, de la Naulette, de Furfoon, de Spiennes, etc., la rend particulièrement attrayante.

En entrant dans la section par les deux tombeaux du cimetière franc d'Harmignies, on trouve à gauche, du côté Nord. une vitrine longue contenant d'abord la belle collection du baron de Loë, résultat des fouilles sur l'emplacement du vaste atelier néolithique de Spiennes (Hainaut). Ces fouilles ont rencontré l'emplacement des habitations, des puits d'extraction et des ateliers de taille. On y voit l'histoire complète du travail de la pierre. Des percuteurs, nucléi et lames, polissoirs se rangent à côté de haches différemment taillées et plus ou moins achevées. Des instruments en bois de cerf, des pics, des fragments de poteries, des ossements, des silex craquelés ayant subi l'action du feu ont été recueillis probablement sur l'emplacement des tentes ou des huttes.

Plus loin, M. Em. de Munck expose des objets de l'époque néolithique : tout un matériel de travail avec spécimens représentant diverses phases de fabrication des instruments de silex classés d'après la provenance de la matière première. Il expose également des silex recueillis dans les sables glauconifères landéniens de Saint-Symphorien et de Havré (Hainaut).

Ces sables appartiennent à l'éocène inférieur, par conséquent à l'époque tertiaire initiale. M. le capitaine Delvaux nous montre des objets, des dépôts caillouteux inférieurs mesviniens (époque quaternaire) de Saint-Symphorien et de Nouvelles (Hainaut) ; des silex gris de Spiennes recueillis à Spiennes, Mons, Havré, Obourg, Saint-Denis, Thiensies, Nanst, Roeulx, Uccle, Braine le Comte, Boitsfort et Ives-Gomzée ; des fragments de poterie de l'époque néolithique de Saint-Denis.

Parallèlement à cette vitrine se trouve, du côté sud, une vitrine semblable renfermant, de M. L. de Pauw, une belle collection méthodique qui nous montre surtout la taille de divers objets préhistoriques : celle du silex aux diverses époques dans les environs de Mons (Spiennes, Mesvin, Ciply, Saint-Symphorien), la taille en formes diverses et à divers degrés d'achèvement des pics, haches avec des ébauches de nucléi et de marteaux. Le travail progressif de la pierre y est représenté d'une façon très démonstrative. Une collection de haches de 24 formes différentes (époque néolithique), est exposée avec un grand nombre d'objets en substances diverses et à divers degrés de polissage, des poteries noires et rouges avec grumeaux de silex, des emmanchures en bois de cerf, des os travaillés, etc. Les stations de Cayaux et de Spiennes ont fourni ces richesses lors de l'établissement d'une tranchée de chemin de fer des exploitations de phosphates par M. Bernard le long du camp de Cayaux. Des profils du terrain, coupes à travers les gisements, permettent de compléter l'étude de cette collection importante.

Les vitrines hautes du milieu contiennent des collections anthropologiques. La Société d'Anthropologie expose, d'un côté, des crânes francs et de Saaftingen, des crânes wallons et flamands du Dr E. Houzé, des crânes francs d'Harmignies du Dr Raeymaeckers. Puis, du Dr Houzé, des pièces relatives à l'étude du 3e trochanter et de la fosse hypotrochantérienne. On peut y consulter des publications anthropologiques diverses. La même vitrine contient : de l'âge du renne, un vase reconstitué du trou du frontal de Furfooz ; de l'âge du fer, un vase trouvé dans un tumulus et une pointe de lance de la collection du marquis de Wavrin ; de l'âge du fer également, une pierre qu'on a trouvé en 800 fragments dans un tumulus et qu'un anthropologue patient a reconstituée pièce par pièce pour en obtenir une unique.

A l'autre bout, et symétriquement à celle ci, une vitrine haute contient des moulages de crânes de l'époque néolithique : des tourbières d'Anvers, du canal de Zelzaete, des environs d'Hastière et de Salai rneaux. Puis, de l'âge du renne, des moulages de pièces célèbres : le crâne de Furfoon; un fémur et un tibia de Spy de MM. Fraipont et Lohest ; des maxillaires inférieurs du trou de la Naulette, de Pont à Lesse et des cavernes de la Lesse. Plus bas, M. E. de Munck expose des silex noirs d'Obourg et, de l'époque néolithique, des os travaillés et des bois de ruminants.

La vitrine du milieu renferme, du côté sud, la collection de M. Jacques, des silex du tufeau de Saint-Symphorien (bassin de Mons); des pics et des marteaux en bois de cerf, de Spiennes; des silex maastrichtiens du terrain crétacé de la Hesbaye et des stations et ateliers de taille d'Orp le Grand. Il y a encore des silex maastrichtiens de M. Tiberghien, de M. Rutot, de M. G. Vincent et de M. de Puydt provenant de stations diverses : ateliers de taille, cavernes et plateaux des environs de Maastricht. M. L. de Pauw expose ici d'autres objets de sa belle collection de l'époque néolithique, objets recueillis à l'atelier de taille en Hesbaye, des haches et pics taillés et polis, des couteaux, grattoirs, etc., de Wausin. Parmi ces objets on en trouve, comme dans ceux de M. Racymaeckers, en silex travaillé étranger à la localité de M. de Pauw encore : des silex chelléens et des ossements (bois de renne, rhinocéros, *Bison priscus*, *Equus sp.*, *Ursus sp.*), trouvés au même niveau ; des silex mesviniens, des silex taillés attribués à l'homme tertiaire, provenant d'une formation continentale d'origine éolienne; enfin des silex gris-bruns de l'assise des Rabots.

On peut étudier des cartes de statistique, des coupes et profils de terrains ou de stations préhistoriques, des figures anatomiques de MM. van Overloop, van der Kindere, Dr E. Houzé, de Loë, Delvaux, van Dessel.

La vitrine parallèle du côté opposé contient la collection de feu M. Rucquoy avec les résultats des fouilles du fond de la caverne de Spy, en 1879 M. Hucorgue y expose des instruments en grès et en silex de l'âge du mammouth, trouvés au Trou Cendron. M. de Munck montre des silex chelléens et moustériens des environs de Mons, ainsi que, de l'époque néolithique, des meules, molettes, concasseurs et broyeurs de Spiennes et de Saint-Denis; des haches en basalte, jade, silex, etc., et des pointes de flèche. M. le marquis de Wavrin a exposé des spécimens d'outils en silex du pays et en substances étrangères, de l'époque néolithique. Plus loin, on voit, du même, des haches et des marteaux. L'âge du renne et du mammouth est représenté par des objets très curieux des cavernes préhistoriques. Il y a des moulages de haches et de marteaux de l'âge du bronze de Mesvin, collection de M. van den Broek ; des haches polies de Maeseyck de l'époque des dolmens, collection de M. Victor Jacques; plus loin, de la même époque, des haches polies de Saint-Trond, appartenant à M. le Dr Tiberghien; enfin une collection de l'époque néolithique du plateau d'Hastière de M. de Pauw.

Des photographies des stations préhistoriques, des principales cavernes, des dessins explicatifs ainsi que des planches représentant les principaux objets découverts, entre autres le fameux crâne néanderthaloïde de Spy, sur lequel M. Fraipont vient de faire une intéressante communication au Congrès d'Anthropologie, complètent la très importante exposition belge.

III. — Exposition d'anthropologie criminelle italienne.

Personne n'ignore que l'Anthropologie criminelle est devenue, dans les derniers temps, une branche très importante de la science anthropologique, à tel point que deux Congrès, l'un de Rome, en 1885, l'autre il y a quelques semaines, à Paris, ont spécialement consacré, sous la présidence de M. Thévenet, ministre de la justice, l'importance de leurs travaux par des discussions du plus grand intérêt sur de nombreuses questions d'anthropologie appliquée au diagnostic, au pronostic et, si l'on peut dire aussi, à la thérapeutique des criminels. Les savants italiens, ardents promoteurs des idées nouvelles, ont envoyé à l'Exposition un grand nombre de documents, souche de leur théorie sur les caractères physiques de la criminalité ; et nous pouvons admirer en premier lieu la belle collection de M. Tenchini, professeur à l'Université de Parme, qui expose des types de voleurs et d'homicides. Chaque type est représenté par le moulage en cire de la tête, le crâne et le cerveau, préparé par un procédé particulier de M. Tenchini, et qui nous paraît excellent. M. Fiordispini a envoyé des crânes d'épileptiques et M. Lombroso des crânes de criminels. La même vitrine contient des planches de l'atlas de l'*Omicidio* de M. H. Ferri, représentant, en photogravure de M. Turati, des types d'homicides. A voir également les photographies de fous meurtriers de M. Fiordispini, ainsi qu'un album de caricatures exécutées par un épileptique. M. Lombroso expose des vases ornés de dessins à la pointe par des criminels. M. Mayor, de Rome, a envoyé les actes du Congrès d'Anthropologie criminelle de 1885.

La vitrine contiguë contient le moulage de la tête de l'as-

sassin la Gala ; une partie de la collection de M. Tenchini ; un
album où M. Ferri a donné le profil d'une série de criminels.
Le Dr Frigerio expose le fac-similé du crâne parencéphalique
d'une épileptique. On y voit encore le moulage de la tête d'un
violateur homicide. Puis une série de crânes d'aliénés de la
collection Fiordispini ; un cerveau conservé d'après le procédé
Tenchini, enfin des graphiques sériatifs de criminels au point
de vue des caractères anthropologiques.

Une troisième vitrine nous montre, de M. Frigerio, un oto-
mètre mesurant l'angle auriculo-temporal et le diamètre du
pavillon et de la conque. Il y a encore des pièces de M. Tenchini, des poteries de criminels de M. Lombroso, ainsi que des
documents et publications divers, parmi lesquels les types
d'homicides de l'*Omicidio* de M. Ferri. Une carte géographique nous montre la répartition de la criminalité en Italie.

Ajoutons qu'on peut consulter les ouvrages des principaux
criminalistes italiens : MM. Lombroso, Garofalo, Ferri, etc.
Au-dessus des vitrines j'ai noté la présence des tableaux suivants : Tableau statistique du rapport entre la race, le génie
et la densité de la population, par MM. Lombroso et Laschi ;
tableau donnant la courbe de la criminalité et de l'épilepsie
en Italie, par M. Lombroso ; un tableau graphique de M. Otto-
lenghi sur la calvitie et la canitie chez les criminels. Enfin,
M. Lombroso expose des dessins de tatouages du corps et des
portraits en lithographie de criminels typiques.

Ceux qui ont suivi les débats du dernier Congrès d'Anthropologie criminelle savent tout l'intérêt qui s'attache à l'exposition italienne.

Les autres côtés de ce pavillon sont occupés par une partie
de l'exposition de M. Topinard, sur laquelle nous avons eu l'occasion d'insister déjà et par les beaux moulages d'anatomie
humaine et comparée de M. Talrich.

Que le médecin anthropologue et ethnographe aille visiter
également l'exposition des Missions scientifiques, celle du Collège de France, où il verra le résultat des beaux travaux du
laboratoire de M. Marey et, au Pavillon de la Préfecture de la
Seine, le service des signalements anthropométriques organisé
avec tant de science et de labeur par M. Alph. Bertillon. Il
trouvera également dans presque tous les Pavillons Etrangers
des documents d'Anthropologie archéologique, préhistorique
et ethnographique. Ce guide, nécessairement concis, doit se
borner à les lui signaler.

Nous sommes au bout de notre visite rapide à travers les collections principales d'anthropologie. — Aux Missions scientifiques, par exemple, le visiteur trouvera bien des objets du domaine des Sciences Anthropologiques, comme ces modèles de monuments et ces objets si enviables des îles Canaries de la collection du Dr Verneau, les collections de MM. le Dr Hamy, E. de la Croix, etc. Mais nous devons nous borner dans ce *Guide* à faire au lecteur, désireux de savoir où trouver telle chose et d'avoir un coup d'œil d'ensemble, un simple inventaire, une esquisse topographique ; il devra ensuite reprendre cette visite en connaissance des lieux pour étudier plus en détail les parties qui sollicitent le plus son intérêt.

En attendant, les trois heures qu'il nous a fallu pour voir superficiellement ces diverses Expositions, nous autorisent à continuer nos remarques anthropologiques dehors, sur les types vivants de cette foule cosmopolite, attirée de tous les coins du monde par la Tour de fer qu'on dirait aimantée pour elle et qui, à l'encontre de la tour d'argile de Babel, préside à l'entente pacifique des peuples non jaloux dans un métissage fertile d'idées et d'aspirations.   Guillaume CAPUS.

DEUXIÈME PARTIE

Les Arts libéraux qui se rattachent à la Médecine.

CHAPITRE PREMIER

LA LIBRAIRIE MÉDICALE

Parmi les Arts Libéraux qui ne se rattachent qu'indirectement à la médecine, nous ne comprendrons ici que la *Librairie médicale* et la *Photographie médicale*.

Certes, nous n'ignorons pas que bien d'autres chapitres auraient dû trouver place sous cette rubrique, entr'autres tous ceux qui peuvent avoir trait à l'application à la Médecine des Arts du Dessin, de la Plastique (Moulages), etc. Certes, nous savons qu'à la rigueur c'est dans cette partie de notre *Guide* que nous aurions dû parler des Instruments de Précision, puisque la plupart d'entre eux n'ont que des rapports assez éloignés avec les Sciences Médicales proprement dites. Si, à cette place, nous ne revenons point sur ces derniers, c'est que nous croyons en avoir assez entretenu nos lecteurs ; et, si nous les avons décrits plus haut, c'est que nous avons cru plus logique d'ébaucher leur histoire immédiatement après celle des Instruments de Chirurgie, en raison des transitions qui existent entre les deux groupes et de leur rapprochement au Palais des Arts Libéraux.

D'autre part, si nous nous bornons à étudier ici la Librairie et la Photographie, parmi les diverses applications médi-

cales de l'Art du Dessin ou des autres Arts, c'est parce que
la plupart de ces derniers, qui comprennent entr'autres
les différents modes d'*illustration des Livres Médicaux*
(*Dessins proprement dits, Aquarelles*), les *Moulages
peints*, etc., etc., ont déjà été signalées au chapitre de
l'Anatomie humaine (normale ou pathologique). Tout cela
ne se rapporte guère, en effet, qu'à cette branche des
sciences médicales, en ce qui concerne du moins ce qui est
exposé au Champ-de-Mars. Nous dirons pourtant un mot,
en terminant ce chapitre, de l'illustration des Livres de
médecine en général.

Ceci dit, pour montrer que nous avons tourné sept
fois au moins notre plume dans l'encrier avant d'arrêter le
plan de ce Guide, voyons d'abord ce qui doit attirer l'attention dans l'exposition de la Librairie Médicale.

Sous ce titre de *Librairie Médicale*, si nous n'avions
relégué à part, plus loin, ce qui concerne l'*illustration des
livres médicaux*, nous aurions dû comprendre, — outre
l'*imprimerie*, la *reliure*, etc., etc., la *gravure*, — tous les
procédés modernes, si variés, de la reproduction du dessin
ou de la photographie, etc., etc. — Mais, pour une raison qui
est majeure, nous n'entrerons pas dans tant de détails ;
que le lecteur s'en console ! C'est que si quelques-uns de
nos artistes (dessinateurs, aquarellistes, mouleurs, etc.) se
sont spécialisés pour les sujets médicaux, il n'existe pas,
jusqu'à présent, à ce que nous sachions, d'imprimeurs,
de relieurs, de graveurs, etc., etc., qui se soient appliqués
d'une manière sinon exclusive, du moins un peu spéciale,
à perfectionner la confection des livres de médecine.

Si quelques-unes de toutes ces honorables personnes s'ap-
pliquent à quelque chose, ce n'est certes point à cela !

C'est à peine si de ci de-là on trouve certains de nos Typo-
graphes qui soient plus forts que leurs camarades pour
déchiffrer les hiéroglyphes classiques des médecins qui
écrivent ! Nous regrettons de ne pouvoir citer ici leurs
noms, car la corporation des littérateurs médicaux leur
doit certainement un hommage public.

Supposons donc le Livre de Médecine fabriqué comme
un vulgaire roman, sans nous occuper de savoir comment
l'indéchiffrable manuscrit a pu voir le jour, et passons aux
étalages des *Éditeurs*, grâce aux capitaux et à la bonté
desquels l'homme de science, comme l'homme de lettres,

a pu éprouver cette sensation si spéciale qu'on ressent
quand, pour la première fois, l'on voit son nom imprimé
quelque part.

Que les jeunes se recueillent en pénétrant dans ce
sanctuaire ! Ils y constateront uné fois de plus que la
plume du néophyte médical n'est pas souvent mieux cotée
que celle du jeune littérateur ; que décidément ce n'est
point encore par là que nos confrères doivent chercher la
Fortune !

Il eût été commode de pouvoir parcourir rapidement,
en une fois, les expositions de nos *Editeurs médicaux*.
Malheureusement, comme pour le reste, cette librairie est
englobée au milieu des autres et tout est confondu.
Quant aux librairies étrangères, il faut les chercher dans
les sections de leurs pays respectifs.   M. B.

I. — EXPOSITION FRANÇAISE.

L'Exposition française de *Librairie* est située à la Classe IX, au premier étage du Palais des Arts Libéraux. Nous avons retrouvé là tous les noms de nos libraires médicaux parisiens. Nous allons dire quelques mots de ce que récemment ils ont offert de mieux au public. On comprendra que pour chaque maison nous ne puissions dresser le catalogue des publications des dix dernières années.

A. — Enumération des Librairies.

1° *Librairie Masson.*

La *Librairie Masson*, qui enfin a pu terminer son *Dictionnaire encyclopédique des Sciences Médicales* (Dictionnaire Dechambre), comprenant 100 volumes, s'est fait un titre de gloire de cette édition ; et certes il n'aura pas peu contribué à lui faire décerner une récompense, si elle en obtient une. Ce géant des Dictionnaires de Médecine est bien placé en vue dans les rayons de la bibliothèque, sur lesquels il étale ses bataillons de volumes. C'est là certainement une Encyclopédie « colossale » et très importante; mais, comme pour tous ces dictionnaires de longue haleine, paraissant lentement, il est arrivé ce qui arrive toujours..., en science du moins : quand la moitié des volumes n'était pas encore paru, les articles des premiers n'étaient plus au niveau de la science du moment. — On a été obligé de corriger et d'ajouter dans les derniers. Nous n'insistons pas sur cette œuvre, déjà appréciée à son juste mérite par tous les journaux spéciaux.

A côté de ce Titan, nous avons remarqué le *Traité des Maladies de la peau de MM. Vidal et Leloir*, sorte d'encyclopédie des affections cutanées, procédant par ordre alphabétique. La première livraison de cet ouvrage est parue et comprend les articles : acné, acrodynie, actinomycose, achromie, alopécie, etc. Nous y avons remarqué

4 planches remarquables en chromolithographie, dessinées par Karmanski, l'artiste par excellence des dessins histologiques. C'est assez dire quel est le fini et la perfection de ces planches. Il vient de paraître aussi à la même librairie l'ouvrage de M. le Pr Hayem sur les *Modifications pathologiques du Sang*, ouvrage fort intéressant ayant demandé des recherches fort longues et minutieuses. Il est dû à une plume dont tout le monde connaît la compétence et l'autorité scientifiques toute spéciales. L'ouvrage renferme des gravures dans le texte et des courbes nombreuses. Mentionnons enfin le bel *Atlas d'Embryologie de M. le Pr Mathias Duval*, qui a déjà été apprécié, comme il le mérite, par tous les embryologistes et par notre collègue Marcel Baudouin dans le *Progrès médical*. Tout commentaire est donc inutile. Nous citerons encore le *Traité des maladies du Testicule et de ses annexes*, de MM. Monod et Terrillon, dernier mot de la science sur ce sujet. La même librairie a édité, sous les titres de *Bibliothèque de la Nature* et de *Bibliothèque Diamant*, une foule de livres scientifiques dus aux auteurs les plus connus. On sait que la librairie publie un grand nombre de journaux de médecine et de sciences, entre autres la *Nature* (1).

La librairie Masson publie les journaux suivants :

Annales de chimie et de physique.
Annales de dermatologie et de syphiligraphie.
Annales des maladies de l'oreille et du larynx.
Annales des sciences naturelles.
Annales médico-psychologiques.
Archives de physiologie.
Archives de médecine expérimentale.
Bulletin de la Société médicale des Hôpitaux de Paris.
Bulletin de la Société d'anthropologie.
Bulletin de la Société de chirurgie de Paris.
Gazette hebdomadaire de médecine et de chirurgie.
Journal de pharmacie et de chimie.
La Nature.
Revue d'hygiène et de police sanitaire.
Revue des Sciences médicales.

2. *Librairie Lecrosnier et Babé.*

La *Librairie Lecrosnier et Babé* expose les ouvrages récents suivants : *Les Difformes et les Malades dans*

---

(1) Il est regrettable que les beaux dessins que ce journal publie ne puissent être reproduits que par des étrangers.

l'Art, de MM. Charcot et Richer, magnifique volume orné
de gravures dues au crayon de ce dernier, médecin-artiste
bien connu; — les *Maladies de la langue*, de M. Butlin, traduit par M. D. Aigre ; — le *Manuel d'ophtalmologie*, de de
Wecker et Masselon ; — le *Manuel technique et pratique
d'Anthropométrie craniocéphalique* de Benedikt, traduit
par notre collaborateur Keraval ; — les *Conférences thérapeutiques et cliniques sur les maladies des enfants*, de
M. J. Simon; — les Œuvres de M. G. Sée ; — enfin l'*Année médicale ; — les Recherches cliniques et thérapeutiques sur l'épilepsie, l'hystérie et l'idiotie*, de notre rédacteur en chef, M. Bourneville, etc., etc.

La librairie Lecrosnier et Babé publie périodiquement
les journaux ci-dessous :

Année Médicale, publication annuelle du *Progrès médical*.
Arch. d'Ophtalmologie. — *Les Leçons du Mardi* (M. Charcot).
Archives de Neurologie, publication du *Progrès médical*.
Archives de Tocologie, maladies des femmes et des enfants
nouveau-nés.
France médicale.
La *Thérapeutique contemporaine*.

3° Librairie O. Doin.

A l'exposition de la *Librairie O. Doin*, c'est avec plaisir
que nous avons feuilleté les pages de la nouvelle *Anatomie
humaine* de Testut. Nous y avons remarqué des planches
très claires et utiles pour l'étudiant qui peut s'y reporter
facilement à première vue. On ne peut qu'approuver l'idée
de s'être servi de planches en couleurs, idée qui avait déjà
fort bien réussi pour un livre d'anatomie chirurgicale bien
connu. Quoique méprisées par un de nos anciens professeurs, ces *images* en couleurs (peut-être un peu trop gaies)
facilitent pourtant très notablement l'étude de l'anatomie.
Nous avons remarqué entre autres celles des synoviales
tendineuses de la main, de la synoviale du genou, des
ligaments de cette articulation et de ceux de l'épaule et de
la hanche, des aponévroses du cou, et enfin, il nous a paru
très ingénieux d'avoir tracé sur les os, au moyen de lignes
rouges, les points d'insertions musculaires. — A la même
librairie sont exposés : le livre des *Leçons de clinique
obstétricale* de M. Budin, que l'on a enfin illustré de

planches en couleurs ; — les ouvrages de M. Dujardin-Beaumetz : *Dictionnaire de thérapeutique,* l'*Hygiène thérapeutique,* l'*Hygiène alimentaire,* les *Leçons de clinique thérapeutique,* les *Plantes médicinales;* — l'*Iconographie de la flore française* et la *Botanique médicale cryptogamique,* de M. Baillon; — les *Champignons,* de Richomme et Roze; — le *Traité de dentisterie* d'Andrieu;— le *Traité clinique des maladies des pays chauds,* de Corre, etc., etc.

A la librairie Doin, sont publiés :

Archives de médecine navale.
Bulletin général de thérapeutique.
Gazette de gynécologie.
Gazette médicale de Paris.
Les nouveaux Remèdes.

4° *Librairie Baillière.*

La *Librairie J.-B. Baillière* ne nous présente pas beaucoup de nouveautés importantes, à part : les *Leçons cliniques sur les affections chirurgicales de la vessie et de la prostate,* de M. le professeur GUYON, recueillies par le Dr Guiard, ouvrage fort instructif et fait avec cette méthode d'enseignement auquel nous sommes accoutumé dans les livres de M. le professeur Guyon; — le livre de M. DASTRE sur la *sensibilité et l'anesthésie chez les animaux;* — *les nouveaux éléments de pathologie et de clinique chirurgicales* de MM. Gross, Röhmer et Vautrin, que nous n'avons pas encore pu apprécier. Nous citerons encore à la même librairie : l'*Examen de la vision,* de BARTHÉLEMY : l'*Étude sur la méthémoglobine,* de BERTIN-SANS ; l'*Étude clinique sur la fièvre du goître exophtalmique,* de BERTOYE ; l'*Hypnotisme,* de COSTE ; *Traitement de la dyspnée,* de CHABANNES; et un *Dictionnaire de la santé,* de BONAMI, à l'usage des gens du monde. Cette librairie possède, comme publications périodiques, les :

Annales d'Hygiène publique et de Médecine légale.
Annales des Maladies des organes génito-urinaires.
Annales d'Oculistique.

Elle publie encore une série d'ouvrages, réunis sous le titre de *Bibliothèque scientifique contemporaine.* Une des plus anciennes librairies médicales, la librairie J.-B. Baillière, est trop connue de la plupart des médecins et des jeunes docteurs qui préparent les concours, pour que nous nous permettions d'insister davantage.

5° *Librairie Alcan.*

La *Librairie Alcan* nous montre quelques nouveautés importantes. Voici les principales :

BELZUNG : *Anatomie et physiologie animales* ; — MACCARIO : *Manuel d'hydrothérapie* ; — HÉRARD, CORNIL et HANOT : *Phtisie pulmonaire*, ouvrage fort important, fort complet à tous les points de vue, dont répondent suffisamment les noms des auteurs ; — PÉAN : *Clinique de 1883-86*, — CORNIL : *Anatomie pathologique des métrites*, lésions fort mal connues jusqu'ici et dont ce travail a révélé les différentes variétés ; — HEINEUL : *Origine des êtres vivants* ; — Mme DÉJERINE-KLUMPKE : *Polynévrites en général et des paralysies et atrophies saturnines en particulier* ; thèse fort instructive et sur un sujet qui ne peut être traité que d'une façon très complète par un auteur aussi compétent ; — FÉRÉ : *Traitement des aliénés dans les familles* ; — Les nouvelles éditions de GRIMAUX : *Chimie inorganique*, et de MALGAIGNE et LE FORT : *Médecine opératoire*, dont une analyse fort complète a été donnée dans le *Progrès médical*. Enfin, nous citerons la *Bibliothèque scientifique internationale*, qui comprend une foule de livres, intéressants et curieux au point de vue médical et philosophique, parmi lesquels nous citerons comme nouvellement parus : LAGRANGE : *Physiologie des exercices du corps* ; — BEAUNIS : *Sensations internes.* — Nous oubliions de citer l'apparition d'un fascicule d'un ouvrage dont les débuts datent de 1877 ; nous voulons parler de la 1re partie du tome IV de la *Pathologie externe* de JAMAIN et TERRIER. Nous osons espérer que cette moitié de volume sera suivie bientôt de la seconde partie, que de nombreux étudiants attendent depuis longtemps. En tous cas, il ne faut pas laisser les premiers se couvrir d'une noble poussière sur les rayons de sa bibliothèque, en attendant les autres.

Elle publie les périodiques dont le titre suit :

Annales de la Société d'hydrologie médicale de Paris.
Journal d'Anatomie.
Recueil d'Ophtalmologie.
Revue mensuelle de Médecine.
Revue mensuelle de Chirurgie.

6° *Librairie Reinwald.*

La *Librairie Reinwald* comprend surtout des ouvrages traitant de la philosophie, de l'anthropologie et des sciences naturelles. Parmi ces ouvrages, un certain nombre intéressent le médecin. Citons surtout ceux de *Zoologie expérimentale*, dont la maison publie les *Archives*. revue trimestrielle, sous les auspices de M. de Lacaze-Duthiers. Les traductions des ouvrages de Ch. Darwin ont été publiés à cette librairie qui a aussi présenté un assez grand nombre d'ouvrages compris sous le titre de Bibliothèque des Sciences contemporaines. Les livres nouveaux les plus importants que nous ayons constatés à l'exposition de la maison Reinwald, sont: le *Traité d'Anatomie comparée pratique*, de CARL VOGT et EMILE YUNG, publié par livraisons, orné d'un grand nombre de gravures représentant les types des différentes classes de l'échelle animale. Il s'adresse surtout aux jeunes étudiants ès sciences et ne saurait donner une idée bien complète de la zoologie comparée. A côté, le traité d'*Anatomie humaine* de GEGENBAUR, traduit par Julin, ouvrage non encore terminé, orné de planches, dont un certain nombre en couleur, assez bien faites, mais ne ressortant pas assez, ne frappant pas assez l'œil de l'étudiant qui commence à apprendre l'anatomie ; — l'*Embryologie* de KÖLLIKER, traduite de nouveau par Schneider ; — les *Mémoires d'Anthropologie* de Paul Broca, dont le dernier volume a été publié récemment, figurent encore avec honneur dans cette exposition.

7° *Autres Librairies.*

Nous avons cherché, à l'Exposition, à plusieurs reprises, mais en vain, et avec grand étonnement, les librairies Asselin et Houzeau et Steinheil. Cette dernière maison, cependant, ne doit-elle pas compter comme un honneur la publication d'un très grand nombre de très bonnes thèses, pour la plupart dues à des internes des hôpitaux? Si nous parlons de ces thèses, c'est par ouï-dire, car nous n'avons pas pu constater. aux bureaux du *Progrès médical*, l'affluence de ces ouvrages, dont la lecture nous eût fait, à nous et à nos collaborateurs, un vrai plaisir. Nous en aurions été d'autant plus aises, que nous eussions pu apprécier les œuvres de nos collègues des hôpitaux et souvent leur être agréables et utiles.

B. — Appréciations générales sur l'illustration des livres médicaux.

(Chromolithographie, Photogravure).

L'Exposition de la Librairie médicale, quoique loin d'approcher de l'exposition des librairies littéraires et artistiques, est néanmoins bien pourvue. Nous devons surtout féliciter les maisons Masson, Doin et Lecrosnier d'avoir montré que le livre du médecin ne doit pas rester en retard sur le progrès actuel fait dans l'évolution de l'impression, de la gravure et des planches en couleurs. À ce dernier point de vue surtout, c'est en France qu'a été acquis le plus haut point de perfection, quant à la netteté et au fini de la *Chromolithographie*. Je ne sais pas d'ouvrage étranger où des coupes histologiques soient reproduites avec la finesse, la délicatesse que nous offrent les planches en couleurs, faites d'après les dessins de Karmanski, qui est passé maître dans l'art du dessin d'anatomie histologique. Moins fines, mais très démonstratives sont aussi les planches de l'Anatomie de Testut. Les gravures en noir de nos ouvrages médicaux sont aussi réellement faites avec grand soin. Les ouvrages allemands et anglais sont, il est vrai, remplis de dessins et de planches en couleurs, mais on y sent le caractère de la race : c'est dur ; les couleurs sont heurtées, non fondues.

Depuis 10 ans, la Librairie médicale a certainement fait de très grands progrès en France. Nous sommes artistes de race et il est bien juste que nous mettions cette qualité, comme les autres, au service de la science et de l'instruction. Mais il est encore un art, que cependant nous réussissons assez bien, et que je ne vois pas employé suffisamment dans les livres de médecine (ou s'il y en a des exemples, ils sont le plus souvent mal venus); cet art, c'est la *Photogravure*. Il serait bon cependant, pour l'étude d'une science exacte, de mettre sous les yeux la reproduction indubitable de la pièce anatomique, de l'opération, de la pièce histologique et microbiologique. Les Américains, sous ce rapport, dans un ouvrage que je citerai plus loin, nous ont donné l'exemple. Je me doute en partie de la cause de cette pénurie de photogravures dans nos livres de mé-

decine. Le caractère artistique reparaît toujours, et l'artiste
n'aime pas la photographie. Il est certain que ces planches
n'ont pas le fini, la netteté de la gravure sur bois ou de la
lithographie; mais c'est la reproduction exacte de la vérité;
ce que veulent le médecin, le chirurgien et l'anatomiste,
c'est : *Semper et ubique Veritas.*

II. — EXPOSITION DES SECTIONS ÉTRANGÈRES.

Parmi les librairies médicales étrangères, nous n'aurons
à signaler qu'un nombre fort restreint d'éditeurs. Toutes
celles des pays limitrophes de la France (Belgique, Suisse,
Italie, Espagne, Angleterre) sont connues des médecins
qui lisent les journaux de ces contrées et d'autre part,
comme elles n'ont presque rien envoyé au Champ-de-Mars,
nous ne croyons pas devoir y insister.

Autant nous avons pu donner une idée de la librairie médicale française, autant nous ne pourrons dire que peu de
chose de la librairie étrangère. Un seul pays, l'Amérique,
a exposé une vingtaine de volumes dont quelques-uns forts
curieux et intéressants; les libraires américains ont formé
une collectivité, et il nous a été facile de trouver rapidement et de feuilleter les ouvrages concernant la médecine.

En Angleterre, l'exposition de la librairie nous a paru
fort belle, mais nous n'y avons pas trouvé un (absolument
pas un) livre médical.

Dans les expositions portugaise, mexicaine, argentine,
chilienne, roumaine, russe, italienne, quelques livres médicaux égarés, au milieu de livres de voyages, de lettres, de
sciences, et la plupart n'offrant qu'un bien maigre intérêt.
La plupart de ceux que nous avons observés sont des rapports médicaux des médecins militaires ou de la marine de
ces différents pays, des traités d'hygiène; mais pas un livre
sérieux et nouveau.

1º *Librairie américaine (États-Unis).*

Les libraires américains se sont réunis en une seule
Exposition. Les trois maisons, où nous avons trouvé des
livres de médecine, sont les suivantes : Hougthon-Mifflin
(de Boston et New-York); Appleton (de New-York) et

Lypincott (de Philadelphie). A la première, nous avons remarqué : l'*Histoire naturelle de M. Reverside*. — A la librairie Appleton est exposé un très curieux livre de *Chirurgie aseptique et antiseptique* de Gerster, que bien des chirurgiens devraient lire et surtout apprendre, avec des photogravures représentant les diverses phases des opérations et des planches de microbiologie et d'anatomie pathologique (ces dernières ne sont pas très fines ni bien nettes). A côté sont : le *Dictionnaire encyclopédique de médecine*, de Forster; un *Traité des maladies des femmes*, de Skene, qui nous a paru complet, et un *Traité de gynécologie*, de Lusk. — La librairie Lypincott expose : le *Traité des maladies nerveuses*, de Wood, livre de diagnostic procédant par l'étude séméiologique des différents symptômes ; un *Traité de chirurgie de la face*, de Garretson ; les *Archives de Pédiatrie*, de 1888 ; un *Traité de thérapeutique*, de Wood, très complet au point de vue de l'action physiologique des médicaments, de leurs dangers et de leurs contre-poisons ; un *Traité de micro-chimie des poisons*, de Wormley; la nouvelle édition du *Livre des maladies de la peau*, de Duhring ; et enfin un *Manuel de chirurgie*, d'Agneus.

2° *Librairie espagnole.*

La seule librairie espagnole représentée à l'Exposition, est la librairie J. B. Baillière et Bailly. Nous y avons remarqué la traduction espagnole des ouvrages sur la Thérapeutique de Dujardin-Beaumetz, de l'anatomie de Sappey, de la pathologie chirurgicale de Follin et Duplay, et d'un certain nombre de livres parus en France à la librairie Baillière, qui essaie de briller en Espagnol, puisqu'elle ne le peut pas en Français.   A. RAOULT.

CHAPITRE II

LA PHOTOGRAPHIE ET SES APPLICATIONS AUX SCIENCES BIO-LOGIQUES ET AUX RECHERCHES SCIENTIFIQUES.

Ce chapitre, pour être complet, aurait dû comprendre deux parties bien distinctes :

1° Dans l'une, on aurait trouvé la description métho-dique des diverses épreuves photographiques ayant trait d'une façon générale aux Sciences dites médicales ou plutôt biologiques ; de même que l'indication des tours de mains spéciaux — si tant est qu'il en existe — en rapport avec cette spécialisation de l'art du photographe (appareils particuliers, façon de poser, meilleur mode de développement, etc., etc.).

2° L'étude des moyens employés pour reproduire à des milliers d'exemplaires sur le papier, c'est-à-dire dans le livre de médecine ou de science, les épreuves photo-graphiques que nous venons de citer, à l'aide de reports lithographiques, inventions récentes auxquelles Arago lui-même ne voulait point croire ! Nous voulons parler de ce qu'aujourd'hui on connaît sous le nom générique d'*Im-pressions photomécaniques*, à savoir la phototypie ou typographie photographique, la photoglyptie, la plati-notypie, l'hélio-gravure, la collographie, la photogravure, la similigravure, le gillotage, etc., etc. Ces procédés four-nissent des planches si belles et si exactes, qu'ils viennent presque de tuer raide l'ancienne et véritable gravure, en ce qui concerne du moins ses applications scientifiques. Il nous avait semblé un instant qu'un court article sur tous ces procédés, qui augmentent de beaucoup le domaine des applications de la photographie, n'aurait pas été déplacé ici et aurait eu au moins le mérite de l'actualité et de la prio-rité. — Mais comme malheureusement au Champ-de-Mars nous n'avons rien trouvé qui s'y rapportait directement, en tant qu'applications aux livres de médecine, nous nous sommes décidé, pour ne pas surcharger ce Guide, à ne pas insister davantage, nous bornant à ce qu'en a dit à l'article *Librairie médicale* (1) notre collaborateur Raoult.   M. B.

---

(1) Voir page 492.

Exposition de photographie proprement dite.

L'image figurée supplée à notre mémoire, qu'elle prolonge et dont elle corrige la faiblesse. Au fur et à mesure que les faits d'observation se multiplient sur tous les terrains du savoir, que les phénomènes les plus passagers, les moins longtemps perceptibles à la rétine, s'observent pour être décomposés dans leurs éléments d'origine ou de marche, il faut que les méthodes graphiques de représentation et de conservation de l'image deviennent de plus en plus consciencieuses et fidèles. La Photographie, nous semble t-il, est restée bien longtemps étrangère à ce devoir et ce n'est que dans les dernières années, lorsque M. Marey eut publié ses admirables travaux de cinématique physiologique, quand MM. Henry eurent obtenu leurs plaques célestes et les aéronautes l'image d'un canton vu de 1,000 mètres d'altitude, que la photographie fut davantage appelée au service de la science. Depuis trois ou quatre ans seulement nous possédons les ouvrages de MM. Batut, Davanne, Eder, Le Bon, Londe, Mouchez, P. Petit, Rayet, Tissandier, Viallanes, etc., sur la photographie appliquée aux sciences.

Il est vrai que les méthodes ont changé en se perfectionnant et les plaques rapides au gélatino-bromure sont venues mettre leur extrême sensibilité au service des recherches délicates que l'œil ne peut approfondir, pas plus que le collodion.

La Photographie, appliquée plus particulièrement aux études histologiques, est néanmoins restée singulièrement en arrière, malgré les efforts de M. Viallanes qui a écrit sur ce sujet un fort intéressant opuscule, et malgré la nécessité grandissante de remplacer la chambre claire par une chambre noire. Car la fidélité brutale d'un cliché photographique, n'en déplaise au talent de MM. Karmanski, Millot, etc., est un document beaucoup plus à l'abri de l'équation personnelle du dessinateur, de l'artiste. Aussi avons-nous été surpris de la faible proportion de clichés microscopiques à l'Exposition. Par contre, la photographie scientifique macroscopique est admirablement représentée et affirme son importance supérieure et les progrès réalisés.

Il n'entre pas dans le cadre de notre revue de discuter les différents procédés employés, pas plus que d'en décrire les meilleurs. Nous signalerons donc simplement au visiteur les résultats obtenus, les spécimens exposés et leurs auteurs, comme nous le faisions remarquer à l'instant.

I. — EXPOSITION FRANÇAISE.

A. — Expositions diverses de la Section de Photographie
(Classe XII).

La Photographie appliquée aux recherches scientifiques occupe le deuxième Pavillon de la Section à partir de la galerie des Instruments de musique (1er étage, côté S., du Palais des Arts libéraux).

M. le Dr Alb. Londe, directeur du service photographique de la clinique de M. le Pr Charcot, à la Salpêtrière, expose une belle série iconographique de cas pathologiques rares ou intéressants. Mieux que toute description, l'image successive des différents états d'une affection à cycle fermé ou rythmé permet de suivre la marche de la maladie et de saisir les changements de faciès. Telle, par exemple, la description photographique de l'effet de la faradisation sur les muscles de la face pendant l'état cataleptique à l'aide d'un appareil de Dubois-Reymond. L'attitude s'accentue avec l'énergie du courant. Comme complément graphique à la Nouvelle Iconographie de la Salpêtrière (Charcot, P. Richer, Gilles de la Tourette et Alb. Londe), nous signalons les documents photographiques suivants, représentant : l'atrophie des muscles de la face ; la myopathie progressive ; myopathie et atrophie progressives ; acromégalie ; contracture hystérique ; arthropathie des ataxiques avant et après le traitement ; spasme glosso-labié d'hystériques ; lèpre anesthésique ; sclérodermie ; excitation du muscle grand zygomatique ; id. de l'orbiculaire supérieur ; contracture hystérique et paralysie diphtérique ; id. hystéro-traumatique ; atrophie musculaire ; onychatrophie progressive des extrémités ; éléphantiasis ; rétractions fibro-tendineuses ; contractures hystériques avant et après le traitement.

Il est bien regrettable que la plupart des services de l'Assistance publique n'aient pas de service photographique autre que celui que l'initiative éclairée du chef et souvent celle, peu secondée, d'un interne, a créé avec des moyens plus qu'insuffisants. Le service de M. Charcot, celui de M. Damaschino, de M. Trélat, sont de trop rares exceptions.

M. E. Audra expose des études d'après un sujet en état d'hypnotisme, et M. Thouroude la photographie, fortement agrandie et fort belle, d'une Diatomée Navicule.

Voici maintenant une photographie exécutée en ballon, le 19 juin 1885, par MM. G. Tissandier et J. Ducom, à 600 mètres au-dessus de la pointe de l'île Saint-Louis, à Paris ; avec un agrandissement sur papier au gélatino-bromure de M. Hutinet. Plus loin, des photographies aérostatiques du service géographique du Ministère de la guerre, représentant des vues de Paris, à 500 m. ; de Chambly, à 300 m.; de Senlis, à 1,200 m. et de Compiègne, à 1,000 m.

De l'observatoire de Meudon, nous voyons de belles études de la surface solaire avec des diamètres du disque allant jusqu'à 2 m. 40. Puis, à côté, les photographies stellaires obtenues à l'observatoire de Paris, par MM. Henry, de parties de différentes constellations (Cocher, Lyre, les Gémeaux). Le commandant Moëssard a fait tracer, sur des plaques sensibles, les trajectoires apparentes des astres : étoiles circumpolaires (au mois de septembre) ; soleil, par poses instantanées à des intervalles de 5 minutes ; lune, par un ciel pur, voilé, nuageux. Il a photographié les éclairs de l'orage du 24 juin 1888 et montre en outre des images de feux d'artifice, d'illuminations et des vues panoramiques.

Nous trouvons ici une partie des travaux photochronographiques du laboratoire de M. Marey. Sont exposées les études cinématiques et d'analyse de la locomotion animale suivantes : Axes des membres d'un coureur ; vol de l'oie, du pigeon (vus d'en haut) ; bâton lancé avec un mouvement rotatif ; deux masses inégales conjuguées ; conoïde engendré par le mouvement d'un fil ; vol du goéland ; coureur et sauteur vus d'en haut et de profil. La séparation des phases successives du mouvement se fait à l'aide d'un miroir tournant. On obtient, avec une pose de 1/5000, 20 images par seconde et on peut voir un cliché agrandi obtenu sur une pellicule en mouvement donnant 50 images par seconde.

Très intéressantes, les photographies sans objectif du capitaine Colson sur lesquelles le *Bulletin de la Société française de Photographie*, avril 1888, donne des renseignements détaillés. Les avantages préconisés sont l'absence complète de déformation, la perspective mathématiquement exacte, la grande profondeur du foyer et le champ étendu de plus de 90°.

M. G. Tissandier nous montre comment et avec quels avantages la photographie peut servir à l'illustration des livres. M. Lamazouère a pris, sous la direction de M. Janssen, de l'observatoire du Pic du midi, un beau panorama des Pyrénées et M. Janssen expose la photographie de son revolver photographique et son fonctionnement sur la la lunette d'observation. M. Ch. Moussette a photographié, à l'observatoire météorologique d'Auteuil, des éclairs et les bandes d'absorption du spectre solaire. La photo-micrographie, appliquée à l'enseignement des arts et métiers par M. Aimé Girard, est représentée par des préparations à projection.

Voici encore de fort belles observations de la Salpêtrière : acromégalie, atrophie musculaire, arc de cercle hystérique, attaque d'hystérie, déformation des mains, accidents consécutifs à l'abus de la morphine, marche et attitudes de divers nerveux, sclérodermie, coupes de cerveau et de moelle, atrophie d'un hémisphère. Un cas de spasme musculaire du cou est décomposé en 18 images à 10 secondes d'intervalle. Les épreuves automatiques ont saisi les positions successives dans la version du cou, avec l'appareil photo-électrique de M. Londe. Quinze images à 30 secondes d'intervalle montrent le transfert d'attitude chez une hystérique pendant l'état cataleptique. Les différentes phases d'une attaque de chorée rythmée sont représentées par 9 images et 6 autres nous montrent un cas curieux d'hémiatrophie faciale. Enfin la collection est complétée par des échantillons d'écriture de nerveux, la reproduction du masque de Pascal et différentes gravures historiques relatives à Mesmer.

Le laboratoire du Dr Damaschino, de l'hôpital Laënnec, expose de fort belles épreuves obtenues directement et sans retouche. Il y a là des coupes de moelles normales et pathologiques fortement agrandies, des photographies de préparations d'anatomie et d'histologie fine des centres nerveux; une coupe de moelle cervicale et de bulbe rachidien agrandi l'une à 15, l'autre à 25 diamètres ; des cellules araignées de la paralysie générale ; enfin, des cas de paralysie infantile, de lèpre tuberculeuse, d'ataxie locomotrice, d'hémiplégie ancienne et quelques épreuves sur l'anatomie des parasites.

Une vitrine contient différentes épreuves de lésions signalétiques professionnelles qu'on retrouve plus nombreuses au pavillon de la préfecture de la Seine; des photographies judiciaires du service anthropométrique de M. A. Bertillon; enfin les publications spéciales de la bibliothèque de photographie de M. Gauthier-Villars. Ajoutons que tous les jeudis, et plus souvent si on le désire, un employé de cette maison se tient à la disposition des visiteurs, pour les renseignements.

Signalons dans le même pavillon une photographie prise en ballon libre, le 14 juin 1880, à 1,300 mètres d'altitude, par M. P. Desmarets. Cette première photographie obtenue en ballon libre est exposée par la Société photographique du nord de la France, à Douai. Elle représente les méandres de la Seine à travers les nuages et la brume. Une autre, du même aéronaute, a été prise, le 20 juillet 1880, à 1,100 mètres du village de Mesnil-Esnard, près de Rouen.

Si maintenant nous continuons notre visite à travers la section de photographie, nous rencontrons, à chaque pas, des épreuves plus ou moins artistiques que le météorologiste, le géologue, le physiologiste et le psychologue pourront consulter. L'étude comparative des glaciers, des névés, des conditions de leur formation et de leur développement peut trouver d'utiles enseignements dans la superbe collection de paysages alpestres et alpins qu'exposent, par exemple, MM. A. Lumière et fils. De même, M. Ferrand, de Grenoble, comme souvenirs du Congrès du Club alpin français à Nice (avril 1888), expose des études de chaînes de montagne, de glaciers et de névés. La Société d'excursion des Amateurs de photographie a de beaux instantanés du même genre. MM. Neurdein frères, M. Vallot nous montrent des ascensions au Mont-Blanc. On peut étudier l'état de la mer, la formation des vagues sur les beaux instantanés de la marine militaire, sur ceux de M. Desmarets et sur les épreuves de M. Grassin, de Boulogne-sur-Mer.

Les mouvements des chevaux peuvent être analysés sur les instantanés de M. F. Voelcker, de Saumur, de M. Gabriel et sur des photographies de chevaux aux plus grandes allures, obtenues à l'aide de l'obturateur Malfait. M. P. Clément expose de très belles vues du Tarn qui intéresseront le géologue; le psychologue pourra faire des études passionnelles sur les photographies d'enfants que nous montre M. Faure, de Lille. M. Ch. Fabre a obtenu de bonnes épreuves au charbon de préparations anatomiques et morphologiques. De M. Pilarski également quelques beaux clichés d'anatomie des centres nerveux. Il convient de citer encore les clichés pour projections de MM. Molténi, Lévy, Dessoudeix : les plaques opalines ou transparentes de M. Vibert ; les belles photographies ethnographiques de types en paysage de l'Egypte, de l'Algérie, du Japon, etc., de MM. Lumière et fils, de M. Hugues Kraft, etc. Signalons enfin l'appareil cylindrographique de M. Moëssard, à perspective réelle, un des plus beaux perfectionnements d'appareil de l'Exposition.

M. Nadar nous montre, dans son magnifique pavillon, quelques applications de la photographie aux sciences. D'abord le premier résultat obtenu de la photographie aérostatique dans son application aux études cadastrales, stratégiques, etc. Il y a là un cliché agrandi obtenu à 320 mètres d'altitude dès 1858. A côté, une série de clichés agrandis obtenus par M. Nadar dans ses voyages en ballon avec MM. G. et A. Tissandier, Maindron et Boudet les 2 et 8 juillet 1886 à des altitudes de 800 à 1,100 mètres.

Plus près des pavillons de la librairie, nous trouvons l'intéressante exposition de M. Attout-Tailfer et les résultats obtenus avec ses plaques isochromatiques. M. le Dr Roux, de l'Institut Pasteur, nous fait voir les photographies de quelques-unes de ses belles préparations bactériologiques, entre autres le *Bacterium Chauvei*, microbe du charbon symptomatique, grossi 800 fois avec bacilles colorés en bleu ; une culture du microbe du rouget de porc, grossi 1000 fois ; une préparation des vaisseaux mésentériques du cobaye, envahis par le charbon avec un grossissement de 230. Les mêmes plaques, sans interposition de milieu coloré, ont servi à l'école municipale de physique et de chimie industrielles de la ville de Paris qui expose les épreuves suivantes : photographie simultanée du spectre solaire sur glace isochromatique et glace ordinaire Monckoven ; spectre solaire avec ses deux maxima sur plaque isochromatique ; photographie des anneaux colorés produits par la lumière monochromatique sur glace Attout-Tailfer. M. David, préparateur au laboratoire de la manufacture des Gobelins, expose le cercle chromatique de M. Chevreul en photographie ordinaire, et le même sur plaque isochromatique. Il y a là les éléments nécessaires pour juger du progrès. De M. le Dr Donnadieu, on voit des photographies de morphologie et de préparations anatomiques : organes génito-urinaires de la tortue ; anatomie de la vipère ; larves de la comatule : femelles pondeuses du phylloxera de la vigne grossies 50 fois. Enfin, le colonel Waterhouse a recueilli sur les plaques isochromatiques l'effet de différentes lumières électriques.

B. — *Ministère de l'Instruction publique.*

Nous avons déjà appelé l'attention sur les magnifiques collections de photographies ethnographiques du prince Roland Bonaparte, de MM. Risley, Fischer et Lumholtz à la section d'Anthropologie. Aux Missions scientifiques, nous en trouverons, sinon plus belles, du moins aussi intéressantes par la nouveauté et la rareté des sujets. A voir les collections de .M. E. Chantre, de la mission du Cap Horn, de M. Cartailhac, de la mission permanente du Caire, du Dr Labonne, etc.

Au Pavillon de l'Enseignement supérieur, la photographie scientifique s'affirme comme aide puissant appliquée aux recherches et aux démonstrations. La vitrine la plus importante à ce point de vue est celle de la station physiologique du Collège de France avec MM. Démeny et F. Franck comme préparateurs. Voici d'abord l'appareil et le fusil photochronographiques avec lesquels ont été exécutées les belles recherches sur la dissociation et l'analyse des mouvements. par M. Marey. A étudier également la chambre photographique à déclanchement automatique pour contrôler la précision du tir. Parmi les photochronographies obtenues avec un seul objectif au nombre de 20 images par seconde et avec un temps de pose de 1/1000 de seconde, nous voyons les images successives et dissociées d'un cheval à l'allure du pas, du trot, du petit galop et au reculer ; celles d'un sauteur exécutant un saut en hauteur sur place ; du vol d'un pigeon, d'un goéland, etc. Le vol du pigeon, pendant la durée d'un coup d'aile, a pu être décomposé en une série d'images successives représentant 10 attitudes.

Ces photochronographies à trois dimensions ont permis de reconstituer les figures par des moulages et de rendre plus saisissable à l'œil les attitudes du vol. Elles ont permis également la construction du plus parfait des zootropes qui fonctionne, pour les visiteurs, à 1 h. dans la Galerie des machines, à l'angle des deux voies principales.

Outre ces documents, M. le Pr Marey expose, sur des cadres à pivot, une partie de ses travaux de cinématique physiologique et d'analyse de la locomotion par dissociation du mouvement, ainsi que ses recherches sur le centre de gravité. Nos lecteurs les connaissent. Signalons l'application du miroir tournant à l'étude de la natation chez les poissons et la représentation de divers odographes pour la mesure du chemin parcouru.

M. L. Trouvelot, de l'observatoire de Meudon, expose une importante série d'images électriques parmi lesquelles nous relevons les suivantes : images électriques directes et indirectes, montrant la distribution de l'image induite par rapport à l'image directe ; phénomènes produits par la rencontre de deux électricités; effluve électrique; images directes de l'étincelle électrique donnée par la machine statique de Winshurst; images électriques induites par l'influence de la machine de Winshurst ; figures résultant d'une seule décharge sur deux feuilles d'ébonite recouvrant une pile formée de six plaques photographiques placées les unes sur les autres en deux séries de trois plaques chacune, dont les surfaces sensibles sont en sens opposé ; images directes données par la décharge d'une bobine de Ruhmkorff. L'observatoire de Meudon a envoyé en outre de magnifiques épreuves d'étude de la surface solaire.

MM. Henry, de l'observatoire de Paris, exposent encore des photographies de constellations diverses. L'observatoire physique du pic du Midi de Bigorre, situé à l'altitude de 2877 m., nous montre, à côté de vues diverses de l'aménagement extérieur et intérieur, un magnifique panorama des Pyrénées centrales. Les vues sont prises de l'observatoire, les altitudes des différents pics indiquées au niveau de la mer et les distances à vol d'oiseau.

M. le Dr Latteux, du laboratoire de clinique chirurgicale que dirige, à la Charité, M. le Pr Trélat, expose de fort beaux dessins d'histologie et d'anatomie pathologique. Du laboratoire de physique de M. Lippmann à la Sorbonne, on voit des études de photographie en valeurs vraies et sur plaques isochromatiques. Enfin, M. G. Bonnier a choisi la photographie comme bon moyen de reproduction graphique des champignons d'Algérie récoltés par M. L. Dufour. Avant de quitter l'enseignement supérieur, remarquons, dans une vitrine, les objectifs photographiques de 0,33 et de 0^m.62 d'ouverture que l'observatoire de Meudon a demandés à M. Mantois.

C. — Préfecture de la Seine.

Le Palais de la Préfecture de la Seine renferme l'exposition de quelques services qui nous montrent également l'application de la photographie aux recherches scientifiques.

Ainsi l'*Assistance publique* nous montre une autre partie des épreuves de l'atelier photographique de la Salpêtrière. M. le Dr Luys, de la Charité, expose des groupes de sujets pris à l'état normal et à « l'état de fascination » ; puis, plus loin, une série de belles planches de centres nerveux et de leur préparation anatomique. L'iconographie photographique des centres nerveux du Dr Luys nous montre bien l'importance du rôle que la photographie peut être appelée à jouer dans l'illustration d'un livre de science. M. le Dr Damaschino, de l'hôpital Laënnec, nous fait voir ici quelques belles épreuves d'anatomie : une coupe de moelle avec un grossissement de 30 diam.; une préparation de tuberculose expérimentale du lapin ; les cellules araignées de la paralysie générale ; une coupe de protubérance annulaire dans la sclérose en plaques ; les sillons de la gale des Acarus ; un embryon de poulet de 40 heures et un autre, monstrueux, de 36 heures; une fine préparation du système nerveux d'un poulet de 3 mois, etc.

M. Alph. Bertillon, qui dirige, à la Préfecture de Police, un des plus beaux ateliers photographiques qu'on puisse voir, expose, à côté de son service anthropométrique, des photographies intéressantes de lésions signalétiques professionnelles. Il y a là des mains stigmatisées de cuisinier, ciseleur sur bronze, peigneur de chanvre, tailleur de pierre, bijoutier en faux, passementier, découpeur sur métaux, buraliste, demoiselle de comptoir, etc. Chaque planche est accompagnée d'une notice détaillée sur l'origine, le siège et la nature de la lésion.

D. — Divers.

Nous réunissons, sous cette rubrique, un certain nombre d'applications de la photographie aux travaux scientifiques qui se trouvent éparpillées dans les différentes sections du Palais des Arts libéraux. Nous avons parlé, à propos de

l'Anthropologie, de photographies composites ou galtoniennes de MM. Galton et Nadar (1).

A l'exposition rétrospective de photographie, par
exemple, nous voyons des coupes micrographiques
photographiées de poteries anciennes, par le Dr Blei-
cher, de Nancy. A voir encore les vues et portraits
obtenus à la lumière artificielle, par M. Nadar père.
De même le levé photographique, d'après la méthode de
M. A. Laussedat, fragment d'un plan exécuté en 1866 par
le capitaine Javary et le garde du génie Galibardy. Tout à
côté, l'état-major d'Italie nous montre des vues panoramiques prises avec un appareil spécial. Le Club alpin,
dont les membres explorent si consciencieusement nos
grandes chaînes de montagnes, a une fort belle exposition
de photographies à la section de cartographie. M. L. Magne
s'est adressé au cliché photographique pour donner à sa
carte des causses lozériens et des gorges du Tarn le relief
qu'un éclairage unilatéral a préalablement donné à son
relief figuré. L'Ecole centrale des Arts et Manufactures a
fixé, par la photographie, l'image des travaux importants et
souvent lointains de ses anciens élèves. L'Ecole des Ponts
et Chaussées, le Pavillon du Ministère de l'Intérieur sont
également intéressants à voir sous ce rapport. Mentionnons
tout spécialement les superbes épreuves de photographies
industrielles de M. Thieffin. Elles représentent les paysages
et les travaux de la ligne qu'on construit, sous la direction
de M. Cholet, dans l'Ouest algérien, de Blidah à Berroua-
ghia. — Il va sans dire que presque chaque pavillon étranger contient des photographies de types, de paysages.
d'objets qui intéressent l'ethnographie. Le Pavillon de
Suez, par exemple. est fort riche sous ce rapport : mais il
ne peut convenir au but de notre revue rapide. de mener
le lecteur à chacun de ces clichés. sous peine de lui faire
faire une promenade ethnographique.

Qu'il nous suffise d'avoir appelé son attention sur les
groupes en titre et de lui avoir signalé les applications
de la photographie aux recherches scientifiques dans les
épreuves exposées, de façon à ce qu'il puisse lui-même
marcher droit vers tel ou tel point qu'il désire voir, et se
former un jugement que nous ne voudrions prévenir.

---

(1) Voir à ce sujet : Bowditcht. 1er Congr. int. de Physiologie à
Bâle ; in *Progrès médical*, septembre 1889.

II. — EXPOSITION DES SECTIONS ÉTRANGÈRES

1° *Etats-Unis d'Amérique.*

En faisant le tour de la galerie qui continue, au premier étage, la section de Photographie française, vers celle des instruments de musique, on rencontre d'abord un ensemble de vues, d'appareils, de scènes, paysages, groupes et types de l'*Ohio Institution for feeble minded youth* (Institution pour les jeunes idiots dans l'Etat d'Ohio, Amér. N.). Plus loin, la baie de la galerie transversale est occupée par une série de photographies transparentes, géologiques et ethnographiques. Ces chefs-d'œuvre sont exposés par le *Géological Survey* des Etats-Unis d'Amérique. Au tournant, mal aménagées, quelques très belles épreuves du Lick Observatory, une photographie du disque lunaire obtenue avec le grand équatorial et agrandie par M. Faber (San Francisco), ainsi que des photographies de divers appareils de l'observatoire. A voir également, de M. Barker, des photographies du Niagara avec de curieux effets de neige. Le Pr A. Rowland, de l'Université John Hopkins, a exposé une magnifique *photographic map of the normal solar spectrum, made with the concave greating.*

2° *Suisse.*

Plus loin encore, dans la Section Suisse, les alpinistes trouveront entre autres, de belles vues du lac de Genève et du Mont-Blanc, avec plaques orthochromatiques de M. Boissonnas, de Genève, et des *Hochgebirgs Ansichten* de Pontresina, de l'Engadine, de M. A. Flury, pouvant servir à l'étude des glaciers et des neiges alpines. On verra encore dans cette section que *M. le Dr Eternod*, professeur d'histologie à l'Université de Genève, a exposé des photographies de différents embryons, qui, vues au stéréoscope, sont d'un effet merveilleux. Sur le mur de la même salle, il y a la reproduction, très agrandie, de ces mêmes photographies.

M. Ganz, de Zurich, a envoyé un grand nombre de clichés positifs sur verre dont quelques-uns sont coloriés. Ces clichés sont montés pour servir aux projections ; plusieurs d'entre eux ont trait à l'anatomie.   G. CAPUS.

LIVRE TROISIÈME

VARIÉTÉS MÉDICALES

PREMIÈRE PARTIE

La Médecine et les Beaux-Arts.

CHAPITRE PREMIER

LA MÉDECINE AU PALAIS DES BEAUX-ARTS.

Quoique la besogne soit délicate et périlleuse, comme nous l'a fait obligeamment remarquer déjà un de nos spirituels confrères de la presse médicale, en critiquant les Revues annuelles du Salon que publient certains journaux de médecine (le *Progrès médical* en particulier), nous allons maintenant conduire le visiteur, avant sa sortie du Champ-de-Mars, au Palais des Beaux-Arts et lui signaler les toiles qui doivent plus spécialement l'intéresser, toute question de valeur et de classement mise à part.

Que notre confrère, qui blâme de telles tendances, se rassure pour cette fois ; les quelques critiques timidement formulées ne seront certainement pas « orientées d'après le seul point de vue médical », pour la bonne raison qu'elles ne seront pas dues à un médecin, mais à un journaliste. Le médecin réclame seulement le mérite, si mérite il y a, d'avoir songé à les consigner ici. S'il est vrai que les Bienveillants diront : « On peut bien être à la fois l'un et l'autre », les Méchants iront partout répétant : « On ne fait jamais deux bonnes choses à la fois. » Peut-être ces derniers ont-ils raison. En tous cas : *Adhuc sub judice lis est.*

Un fait patent, irrécusable, frappe tout d'abord l'esprit de celui qui, parcourant le Palais des Beaux-Arts, cherche, au milieu des nombreux chefs-d'œuvre qui y sont exposés, ceux qu'une idée scientifique — ou tout au moins touchant de près à la médecine et à la chirurgie — a pu faire éclore dans le cerveau de l'artiste créateur. Et ce fait, le voici :

La peinture ne s'est attaquée aux sujets scientifiques en général que depuis une dizaine d'années, et cette envolée vers un art plus matériel, mais non moins intéressant, date de l'apparition de l'École *impressionniste*.

Qu'importait, en effet, au « pompiérisme » de la vieille École les grandes découvertes de nos sommités médicales. Tel savant, tel médecin pouvait à son aise trouver le moyen de préserver l'humanité d'un fléau.

La belle affaire !

Au carrefour d'une rue, au coin d'une salle enfumée un buste suffisait à sa gloire. Et tandis que les batailles humaines enluminaient les murailles des palais royaux ou impériaux, les batailles scientifiques restaient dans l'ombre. La Muse de la Peinture réservait ses faveurs à d'autres !

Le naturalisme dans l'art a changé tout cela. De même qu'en littérature, il a, en peinture, pris une place prépondérante, et des artistes, qui avaient mille fois raison, ont compris que si le peintre a un pinceau entre les doigts c'est pour exprimer la vie réelle, en même temps que ses rêves.

Et, de tout ceci, il est facile de se rendre compte. Visitez le Palais des Beaux-Arts. Examinez attentivement l'Exposition centennale d'un côté, l'Exposition décennale de l'autre, et dans la première — à une exception près — vous constaterez le fait avancé plus haut, à savoir que de tous les tableaux la composant, aucun, ni de loin, ni de près, ne touche à l'art chirurgical ou médical !

Félicitons donc, nous aussi, ce brave Manet d'avoir su peindre ce qu'il voyait de la façon dont il le voyait. Félicitons-le d'avoir compris que tous les actes de la vie, quels qu'ils soient, sont aussi dignes de figurer sur une toile que les faits et gestes d'un romain casqué d'airain ou les multiples travestissements d'un Jupiter en veine de lutiner ses déesses (1).

Ces simples réflexions faites, nous allons passer en revue les différentes productions artistiques : *Peintures, sculptures, gravures, aquarelles* (françaises et étrangères) ayant quelque rapport avec le titre de notre Guide, et faisant partie de l'Exposition du Palais des Beaux-Arts.

Aussi bien ont-elles, pour la plupart, figuré déjà aux précédents Salons et n'aurons-nous qu'à les rappeler à la mémoire de nos lecteurs habituels.

I. — EXPOSITION FRANÇAISE.

I. — Peinture.

a) *Portraits.*

N° 137 (2). — A tout seigneur, tout honneur : M. PASTEUR, peint par BONNAT, figure éternellement sympathique et vénérée que nous rencontrerons souvent du reste ! Le savant est représenté debout, tenant devant lui sa petite fille.

N° 261. — Encore M. PASTEUR, de CAROLUS DURAN cette fois, et rendu avec cette touche ferme et chaude du maître portraitiste.

N°s 344 et 345. — De CORMON, le peintre à la vigoureuse palette, les portraits de M. MARCEL DESPREZ, professeur en Sorbonne et de M. le professeur HAYEM.

N° 495. — M. le Pr JULES PARROT, peint par PAUL DUBOIS (quel malheur qu'il ne s'appelle pas Antoine !) non loin de l'AMIRAL MOUCHEZ (de l'Observatoire), de DUPAIN (n° 515).

---

(1) Il y aurait encore, à ce propos, quelques lignes à écrire pour montrer comment ces artistes ont dénaturé... la nature, sous prétexte d'art, et même de grand art. Nous signalons entre autres, à ceux que de tels sujets intéressent, l'*Etude des difformités voulues,* qu'on pourrait relever dans les académies ou les statues de certains de nos artistes célèbres. Il y aurait, sur ce point, un joli chapitre à ébaucher en ce qui concerne, par exemple, la *Coxalgie dans les Arts*, inventée par le célèbre Ingres et redécouverte, à chaque Salon, par un de nos maîtres, non moins illustre, de la Faculté. Nous regrettons fort de ne pouvoir nous étendre davantage sur de tels sujets.

(2) Ces numéros sont ceux du *Catalogue officiel.*

N° 652. — M. GIACOMOTTI avec un beau portrait du Pr CHAR-
COT. — EMILE LÉVY, le peintre des somptueuses luxures romaines,
avec celui du docteur REYMOND (n° 939).

Plus loin, une jeune fille, Mlle MEGRET, a reproduit les traits
du Dr PUEL (n° 1003), tandis que Mme ROTH a admirablement
rendu ceux du professeur PETER (n° 1229). Allez donc nier
l'influence de la robe, même sur les femmes !

N° 956. — De LUCAS, le Dr MARTIN ; — et enfin, de M. YVON,
le peintre officieux des personnages officiels, les portraits des
Drs PÉAN, FAUVEL, GERMAIN SÉE et PAUL BERT (n°s 1406,
1409, 1410, 1408).

b). Sujets médicaux.

N° 633. — Le *Laboratoire d'Anatomie comparée au Muséum
d'Histoire Naturelle, de Ed. Gellay.* Scalpel en main, un préparateur dissèque le cou d'un animal qui parait être un Palmipède !
A côté de lui, ses instruments. Plus loin, sur une caisse, un singe
mort qui attend sans doute la même opération. Tonalité fraiche.
Bien peint.

N° 632. — Du même auteur et dans la même note : *Aux
Enfants Assistés ; l'Abandon.* Une mère que la misère pousse à
abandonner son enfant lance un dernier regard au bébé joufflu et
rose qu'emmène une surveillante. Vécu et pris sur le vif.

N° 1109. — *Un banc d'attente à la clinique, de Perrandeau.*
Oh ! les malheureuses ! comme on lit bien la souffrance sur le
visage de ces huit femmes du peuple, pauvrement vêtues, attendant,
assises sur un banc, l'heure de la visite. Mais pourquoi l'artiste
les a-t-il enveloppées d'une aussi brumeuse atmosphère ?

N° 211. — *Leçon clinique à la Salpêtrière, de Brouillet.*
C'est là une toile qui fit il y a plusieurs années son petit bruit au
Salon, grâce aux nombreux personnages qu'elle reproduit.
M. le Pr Charcot fait son cours sur les maladies nerveuses et
dans l'assistance beaucoup de personnalités littéraires: Jules Cla-
retie, Paul Bourget, etc., sans compter les célébrités médicales que
tout médecin reconnaîtra facilement et quelques camarades....
moins célèbres, mais qui ne tiennent qu'à le devenir ! Œuvre forte.

N° 388. — *La Consultation, de Dantan.* Scène d'une simplicité
touchante. Deux sœurs amènent une fillette à un docteur qui l'ausculte. On verra là la teinte ordinaire des toiles de Dantan et sa
lumière crue.

N° 373. — *La Vaccination, de Dagnan-Bouveret.* Une ava-
lanche de petits bouts de nez roses et de menottes plus roses encore ! Un vieux docteur de campagne vaccine dans la mairie tous
les enfants qu'on vient lui présenter. Vraiment ! ces bébés ne
devraient jamais être malades. Il serait fâcheux que la variole
s'attaquât à d'aussi gentils minois.

N° 678. — *La Crèche, de Delance-Feugeard.* Une symphonie
en bleu et blanc.

N° 113. — *Panneaux pour l'Ecole de pharmacie, de Besnard.*
Ensemble de quatre panneaux décoratifs représentant 4 phases de
la vie intellectuelle de l'étudiant en pharmacie. Le *Cours*, le *Laboratoire*, l'*Excursion géologique*, l'*Herborisation.* — Du gris,
encore du gris, toujours du gris. Mais cette gamme des bocaux
multicolores dont il use si volontiers, M. Besnard l'a-t-il donc laissée chez le concierge de l'Ecole? Il y avait là, pour un peintre, qui
eût été jadis élève en pharmacie, de jolies scènes à faire et des
croquis assez drôles à risquer !

N° 709. — *Laboratoire municipal, de Gueldry.* Un amas de
petites fioles, vertes, bleues, rouges, violettes, jaunes, etc., etc...
L'arc-en-ciel haché en petits morceaux.

N° 540. — *M. Saglier dans son laboratoire, de Maurice
Eliot.* Toujours l'arc-en ciel passé dans le pilon ! Mais excellente
étude de portrait.

N° 647. — *Le Dr Péan enseignant à Saint-Louis la découverte du pincement des vaisseaux, de Gervex.* Gervex, peintre
parisien par excellence, comment avez-vous pu abandonner vos
« femmes au masque » pour un sujet aussi scientifique ? Tout en
portraiturant le Dr Péan, vous vouliez faire une œuvre à sensation. Vous avez réussi ! D'ailleurs on voit encore le bout de l'o-
reille dans le modelé de la chair et le sexe du malade choisi. Il
n'y avait pas de danger que Gervex choisît un homme ! Nous en
aurions peut-être fait autant.

N° 16. — *Salle d'Inhalation au Mont-Dore, d'Albert Aublet.*
Des ombres blanches, qui sont, paraît-il, les baigneurs du lieu,
promènent leurs suaires dans un souterrain où l'on n'a pas mal
fumé la pipe. Plusieurs d'entre elles, au milieu, se penchent vers
une ouverture d'où s'échappe une épaisse vapeur. L'audition des
voix de la sybile de Cumes, alors !

N° 68. — *La Sorbonne, de Benjamin Constant.* Tryptique
destiné au nouveau monument élevé rue des Ecoles. Le panneau
représentant les *Sciences* est une merveille de peinture décorative.

N° 379. — *Une autre Sorbonne, de Wencker.* Pose de la première pierre du monument. M. Goblet, alors ministre de l'Instruction publique, se détache du milieu du tableau, dans une note
assez franche. Mais que l'habit noir est donc mesquin dans tout le
carnaval chamarré qui l'entoure !

N°s 448 et 449. — *La Bourboule et le Mont-Dore, de Des-
brosses.* Deux paysages médicaux à l'usage de ceux qui ne
peuvent se rendre sur les lieux. L'air des tableaux est peut-être
moins pur. Mais enfin !

N° 342 et 779. — *L'Age de pierre,* deux études anthropologiques, l'une de *Cormon,* l'autre de *Jamin.* Deux toiles qui nous
donnent une fière idée de nos grands aïeux ! Quels gaillards et
quelles gaillardes. Décidément nous sommes des dégénérés.

N° 1035. — *Photographie de Momie, de Méry.* Demandez
le moyen de ne pas poser deux fois chez le photographe, 10 centimes, deux sous ! Faites-vous momifier. Pas plus difficile que cela.

N° 1026. — *La chaîne sans fin, de Méry.* Simple étude ostéo-
logique.

Nᵒ 290. — *La douche au régiment, de E. Chaperon.* Le régiment où **M.** Chaperon a vu les soldats qu'il peint est un régiment privilégié. Les douches qu'on y reçoit d'ordinaire sont plutôt la consigne et la salle de police ! C'est égal, l'hydrothérapie fait de beaux hommes.

II. — Sculpture.

a). Bustes et Statues.

Les traits de nos confrères seraient-ils donc si rebelles au moulage ou au ciseau du sculpteur que nous n'ayons à nous occuper que de bien peu d'entre eux ! Non. Il vaut mieux croire simplement que la statuemanie politique ne les a pas encore atteints. Les seuls bustes ou statues nous intéressant sont, en effet, les suivants :

Nᵒ 1667. — Le r grctté docteur DECHAMBRE, de BARRIAS, un joli marbre.

Nᵒ 1678. — Un bronze de M. BÉGUINE, représentant le docteur PICARD.

Deux CHEVREUL, du même artiste (un buste bronze, une statue pierre). Des deux façons, M. Léon FAGEL a très bien rendu la physionomie de l'illustre savant dont nous déplorons tous la mort.

Également deux J.-B. DUMAS : d'abord un buste en marbre du statuaire E. GUILLAUME ; puis une statue en plâtre — c'est le modèle qui vient d'être érigée à Alais — due au sculpteur Gabriel PECH.

Enfin, la statue en bronze du docteur BROCA, l'œuvre de Paul CHOPPIN, qui s'élève en face de l'Ecole de médecine.

b). Sujets médicaux.

Ceux-ci sont moins nombreux encore :

Nᵒ 1698. — *Laënnec découvrant l'auscultation, par Alfred Boucher* (plâtre). Laënnec, l'oreille appliquée au dos du malade, ausculte et écoute. Belle œuvre dont le groupement est d'un joli effet.

En dernier lieu, un bronze représentant la *Science*, de Jules Blanchard.

III. — Gravures et !Aquarelles.

Ni l'une ni l'autre de ces deux classes ne sont bien riches. C'est à peine si nous trouvons dans la première le portrait de *Velpeau* à la Charité, gravé par M. *Georges Bellanger*, d'après Feyen-Perrin ; un *Pasteur*, d'après Rodin, d'Auguste *Leveillé*, et un portrait du docteur *Paradis*, gravé par Eug. Burney. — Dans la seconde, un pastel de M. Charles *Léandre*, représentant le docteur G…. et une porcelaine de Mme Hortense *Richard*, reproduisant les traits du docteur *C…* Qui donc se cache ainsi derrière ces initiales ?

IV. — Dessins.

Aux dessins nous n'avons glané qu'une seule chose : le tombeau du docteur *Fauvel* au cimetière de Passy.

II. — EXPOSITION DE LA SECTION ALGÉRIENNE.

Comme annexe, citons la Section algérienne :

I. *Peinture.* — L'*Hôpital militaire de Coléa* (ancienne mosquée), de *Bidermann*. Ce tableau se trouve au pavillon de l'Esplanade des Invalides. Bien éclairé. Tonalité chaude.

II. *Sculpture.* — De Mme *Maillot*, le buste en bronze de son mari, le Dr *Maillot*, le père de l'emploi du sulfate de quinine… en Afrique. Esculape et Phidias. Bravo !

III. *Dessins.* — L'*Hôpital de Souharas*, de M. *Pierlot André*. Bel effet de construction.

III. — EXPOSITION DES SECTIONS ÉTRANGÈRES.

I. — Peinture.

a). *Portraits.*

1° BELGIQUE. — Le portrait du chimiste agronome *Georges Ville*, professeur au Muséum d'Histoire naturelle de Paris, dû au pinceau de Lucien *Herbo*. — Près de là, celui du fameux docteur *Burggrœve*, de *A. Robert*.

2° ÉTATS-UNIS. — *Le docteur G. I. B.*, de *Clinton Peters*.

3° AUTRICHE-HONGRIE. — M. le *docteur F***, médecin principal, de *Blaise Buhovac*. Mystère et Initiales.

4° FINLANDE. — Un beau *portrait de Pasteur*, par *A. Eodfell*. La science n'a pas de nation…, pas plus que de frontières !

b). Sujets médicaux.

1° BELGIQUE. — *Sorcellerie, de Van Hove.* Joli tryptique. Couleurs vives. Une malheureuse hystérique est piquée à coup d'aiguilles. Ses bourreaux, selon l'ancienne croyance, cherchent le point insensible. Avec un pareil sujet ils ne doivent pas s'embêter !

2° SUISSE. — *Une ambulance suisse pendant la guerre de 70-71,* par Edouard *Castres.* Toile patriotique. Il doit couler du sang français dans les veines de son auteur. Un médecin suisse bande le bras d'un blessé français. Devrait être sur la cimaise au lieu de disparaître dans les frises. On ne fait jamais assez étalage de pareils sentiments.

Vaccine de la rage, de Lucien-Laurent Gsell. Le triomphe de l'impressionnisme et la plus grande découverte du siècle fixée à jamais pour la gloire de la science française. C'est la reproduction exacte d'une séance de vaccination dans le cabinet de M. Pasteur. Son dévoué collaborateur, M. le Pr Grancher, vaccine un jeune enfant que lui présente sa mère. Assistance venue des quatre coins du globe et dont la variété de costumes éclaire d'une note agréable cette maîtresse toile.

3° PAYS BAS. — *Au réfectoire de l'asile des vieillards à Bruxelles, de Hubert Vos.* Dans une vaste salle dénudée de nombreuses vieilles se livrent, après déjeuner, au doux plaisir du bavardage. Quel joli caquetage cela doit faire ! Il n'y manque que leurs chats et leurs perroquets.

4° DANEMARK. — *Comité de l'Exposition française à Copenhague, de Peter Severin Kröger.* Réunion de portraits. Au milieu, en pleine lumière, celui de *Pasteur.*

La malade, de Michael Aucher. Simplicité trop primitive. Ce genre de petite femme destinée au réchaud de charbon ou au plongeon dans le Zuyderzée ne nous émeut plus.

Enfants malades à l'hôpital Refnas, de Valdemar Srminger. Euh ! Euh !

5° ETATS-UNIS. — *Les derniers moments, de Henry Moller.* Soupirs ultimes d'un vieillard auquel on essaie en vain de prodiguer quelques soins. Bonne toile.

6° ESPAGNE. — *Une salle d'hôpital* (La visite), *de Louis Jimenez.* Salle d'hôpital avec sa simple et stricte décoration. Longue enfilade de lits d'où émergent des têtes maladives. Un docteur ausculte une jeune malade, tandis qu'un groupe d'étudiants en médecine écoute ses observations. Tonalité crue. Bien éclairé. Scène poétisée par une pointe de sentimentalisme. Assurément, la jeunesse, qui se presse au pied du lit de la jolie malade, fera tout son possible pour assurer sa guérison et lui adoucir son séjour à l'hôpital.

7° VÉNÉZUÉLA. — *L'Enfant malade, de Michelena Arturo.* Une pauvre grand'mère présente au docteur son petit-fils malade. Séchez vos pleurs, grand'maman, on le sauvera,

II. — Sculptures. — Gravures. — Aquarelles.

Il n'y a rien, presque rien à signaler dans ces trois classes de la section étrangère. A peine trouvons-nous un pastel de Federico *Olazzia*, un artiste espagnol, qui, dans « *Mon fils rendu à la vie par le Dr Mungnier* », a voulu élever un monument à la reconnaissance qu'il a pour ce dernier. Noble exemple qui consolera peut-être plus d'un confrère parisien et que d'ailleurs beaucoup de meilleurs artistes suivraient, nous en sommes sûr, si malheureusement ils se trouvaient dans semblable situation !

Et maintenant quelques lignes de conclusion suffiront. La France est toujours la première nation du monde au point de vue artistique. D'autres lui disputeront la suprématie militaire ou diplomatique. Qu'importe! Une nation n'est pas grande par ses armées ; elle est forte. Nous avons l'Art, encore plus que nous avons la Science! Mettons l'un au service de l'autre et conservons religieusement ce précieux dépôt. Nous ne suivrons en cela que l'exemple d'un Maître vénéré et d'un ancien Collègue, sous la bannière desquels nous nous rangeons avec fierté, et dont nous sommes heureux de pouvoir citer, en terminant, les deux beaux livres de critique artistique (1), car ils rentrent, sans conteste, dans le cadre de cet article.   Z.....

---

(1) CHARCOT et P. RICHER. — *Les Démoniaques dans l'Art.* —*.Les Difformes dans l'Art*, 1889. — Librairie Lecrosnier et Babé.

DEUXIÈME PARTIE

Renseignements divers sur le Fonctionnement de l'Exposition.

(Service Médical; Congrès scientifiques Internationaux ; Jurys; Appréciations diverses, etc., etc.).

CHAPITRE PREMIER

LE SERVICE MÉDICAL DE L'EXPOSITION.

Il était à prévoir que, dans un chantier aussi immense que celui de l'Exposition, aux cours de l'exécution de ces formidables constructions de fer, il se produirait un certain nombre d'accidents nécessitant immédiatement des secours appropriés. Aussi, comme d'habitude, dès le début des travaux de la Tour Eiffel et des Palais du Champ-de-Mars, songea-t-on à organiser le *Service médical spécial de l'Exposition.* Ce service devait fonctionner jusqu'à la fin de la *période d'exécution des travaux.*

Plus tard, pendant la *durée de l'Exposition,* ce service dut être réorganisé et modifié, en raison de la multitude de personnes qui allaient venir tous les jours au Champ-de-Mars et dans les autres parties de l'Exposition. Aussi devrons-nous étudier séparément ici :

1º *Le Service médical pendant la période d'exécution des travaux de l'Exposition* (1886-1889) ;

2º *Le Service médical pendant la durée de l'Exposition* (mai -novembre 1889).

I. — LE SERVICE MÉDICAL PENDANT LES TRAVAUX DE L'EXPOSITION.

C'est en 1886 que ce service fut constitué. Nous donnerons d'abord quelques renseignements sur l'*organisation* de ce service ; puis, avec plus de détails, le compte rendu de son *fonctionnement* pendant la durée des travaux.

A. — Organisation du Service médical.

(*Personnel*).

Nous croyons utile de rappeler d'abord l'organisation de ce service qui eut lieu le 13 octobre 1886, par arrêté ministériel.

a). *Personnel*. — La direction en fut confiée à M. le Dr Moizard, médecin des hôpitaux de Paris ; on plaça sous ses ordres trois autres médecins, avec le titre de médecins adjoints ; ce furent MM. les Drs *Dandieu, Helme* et *Poupon*, ancien interne des hôpitaux de Paris. On nomma en même temps un interne domicilié, M. *F. Jamet*. M. *Veyrières* fut chargé du service pharmaceutique. On compléta l'ambulance par deux infirmiers, MM. Bretin et Mercier.

b). *Organisation*. — En dehors du *service de garde*. établi la nuit comme le jour, on créa une *consultation* journalière et organisa des *visites à domicile*, au cours desquelles on put fournir les médicaments et faire les pansements. De plus, M. Moizard devait faire toutes les semaines une sorte de Clinique des Chantiers, à laquelle tous les ouvriers étaient obligés de venir pour régulariser leur situation sanitaire.

B. — Fonctionnement du Service médical pendant les travaux de l'Exposition.

Il nous a semblé que nos lecteurs liraient avec plaisir le compte rendu du fonctionnement de ce service pendant les travaux de l'Exposition ; aussi donnons-nous ci-dessous le résumé, que le *Temps* a publié à l'ouverture de l'Exposition, du rapport adressé par M. le Dr Moizard au Ministère des Travaux publics,

Le service médical a fonctionné, en effet, depuis le début des travaux jusqu'au 6 mai, date de sa réorganisation, et il a fourni, durant ce temps, aux ouvriers blessés ou malades, le jour comme la nuit, les soins et les secours nécessaires.

Chaque jour a eu lieu pour ces ouvriers la *consultation* où ils pouvaient se pourvoir de médicaments et de pansements ; ceux qui étaient dans l'impossibilité de se présenter au service étaient visités à domicile ; les grands traumatismes, c'est-à-dire les lésions graves exigeant des appareils spéciaux où des opérations importantes, furent soignés dans les hôpitaux. Outre les consultations et les visites journalières, M. le Dr Moizard a fait toutes les semaines la *clinique spéciale* où tous les ouvriers malades ou blessés étaient tenus d'assister. Dans cette clinique étaient réglés leur situation, leurs indemnités quotidiennes, leur renvoi sur les chantiers ou leur maintien au repos, suivant leur état.

Le long rapport de M. le Dr Moizard constate d'abord que, nonobstant le nombre considérable des traumatismes que le service médical a eu à traiter, il n'y a pas eu de complications, comme on pouvait le craindre, étant donné le peu de soins que prennent les ouvriers de leurs personnes. Le service a d'ailleurs appliqué avec rigueur la méthode antiseptique.

Il constate, en second lieu, que, dans tous les grands travaux de terrassements ou de constructions, on observe de nombreux cas de fièvres intermittentes et typhoïdes. Ainsi l'Exposition de 1878 en est une preuve frappante ; le rapport médical d'alors en relatait 405 cas (366 intermittentes et 39 typhoïdes). Or, soit à cause de l'assainissement toujours croissant et renouvelé des terres du Champ-de-Mars, des terres neuves qui y ont été rapportées et du meilleur état sanitaire des quartiers qui l'entourent, nous ne comptons, en 1889, que 15 cas de fièvre typhoïde et pas une seule fièvre d'origine tellurique.

Enfin, deux autres faits sont à signaler : 1o Pendant la période des chaleurs a surgi une petite épidémie de diarrhée, touchant de très près la dysenterie, et due certainement à l'abus de l'eau que les ouvriers buvaient en dehors de la boisson hygiénique qui leur était distribuée. Or, cette eau servant surtout aux besoins des constructions, se trouvait être souillée d'une manière continue et produisait l'affection susdite. 2o Quant aux accidents saturnins, dit le rapport, nous en avons observé de nombreux cas et de très graves, présentant presque tous de l'albuminurie. Nous les avons constatés particulièrement chez des peintres occasionnels qui, négligents, sortaient des chantiers pour leurs repas, les mains, le visage et les vêtements totalement imprégnés de peinture.

« A ce sujet, nous avons remarqué, dit encore le rapport, que les ouvriers peintres étrangers, soigneux d'eux-mêmes, plus que les nôtres, n'ont jamais présenté les accidents saturnins dont nous parlons. »

Voici maintenant la statistique complète des cas soignés ou constatés par le service médical durant la période des travaux de l'Exposition universelle :

Malades traités au service, 6,458 ; malades qui ont donné lieu à des consultations, pansements et visites à domicile, 21.023.

Ces 6,458 malades se décomposent comme suit :

Affections d'origine externe : Plaies, 3,169 ; contusions, 1,154 ; lumbagos, 221 ; entorses, 300. Affections oculaires, ulcères de cornée, 261. Brûlures, 114 ; fractures, 81 ; furoncles, 82 ; amputations de doigts, 41 ; anthrax, 30 ; ténosites, 35 ; panaris, 26 ; phlegmons, 25 ; hydrarthroses, 13 ; hernies, 13 ; varices, 10 ; luxations, 9.

Affections de la peau : Lichen, 32.

Affections d'origine interne : Bronchite, 164 ; diarrhée, 105 ; angine, 102 ; coliques de plomb, 75 ; rhumatisme, 72 ; embarras gastrique, 40 ; affections dentaires, 31 ; pneumonies, 16 ; fièvre typhoïde, 15 ; érysipèle de la face, 9 ; névrite et paralysie radiale, 9 ; tuberculose pulmonaire, 7 ; pleurésie, 5 ; néphrite, 5 ; affections cardiaques, 4 ; varicocèles, 4 (1) ; épilepsie, 4 ; ictère catarrhal, 2 ; hémorrhagie cérébrale, 1 ; affections des voies urinaires, 59. Soit, total général, 6,458.

Vaccinations : Français et étrangers, 108.

Visites sanitaires : Javanais, Annamites, Tunisiens, Egyptiens.

Sur les 6,458 cas, 33 seulement ont été suivis de mort. Le premier est survenu le 19 juin 1887, le dernier le 30 avril 1889. Vingt-quatre de ces cas sont la suite d'accidents ; neuf sont des cas de maladie. Parmi les cas *accidentels*, il s'en est produit cinq dans les chantiers Eiffel, trois dans la galerie des machines, un au palais des beaux-arts, un au palais des arts libéraux, etc. Seize d'entre eux sont dus à des fractures du crâne. Parmi les *morts* de maladies, on remarque un seul cas de fièvre typhoïde. En résumé, ce qui est très remarquable, c'est la rareté des affections contagieuses et l'absence totale de complications ou d'accidents après les traumatismes observés.

---

(1) C'est le Rapport qui qualifie les varicocèles, les maladies des voies urinaires et les affections dentaires, d'affections d'origine interne.

Nous aurions bien des réflexions à faire sur ce rapport. Bornons-nous à faire remarquer, en terminant, que si l'on a noté l'absence totale de complications à la suite des accidents observés, cela tient surtout à la façon dont ont été traités les grands traumatismes, les lésions graves. L'honneur en revient donc à peu près exclusivement au service médical de garde dans les hôpitaux où ont été transportés les blessés des chantiers de l'Exposition. Il est bon, à cette occasion, de le rappeler à Messieurs les Administrateurs qui ont si peu reconnu pourtant l'importance des services rendus. Il n'est pas déplaisant de voir la Statistique donner une leçon à des Mathématiciens de profession.

II. — LE SERVICE MÉDICAL PENDANT LA DURÉE DE L'EXPOSITION.
(*Mai-Novembre* 1889).

Les travaux de l'Exposition terminés, en raison de l'affluence énorme des visiteurs dès les premiers jours de l'ouverture, on fut obligé d'organiser, comme nous l'avons dit déjà, un Service médical pour la durée de l'Exposition elle-même.

A. — Organisation du Service médical.

a). *Personnel médical.* — On dut d'abord, pour assurer le service de garde dans les diverses parties assez éloignées les unes des autres de l'Exposition, augmenter de beaucoup le nombre des médecins. Le nouveau personnel médical qui a fonctionné pendant toute la durée de l'Exposition fut dès lors constitué de la façon suivante. On maintint les médecins faisant partie du service primitif avec le titre de médecins adjoints et on en créa de nouveaux qu'on plaça sous les ordres des premiers. Ainsi, aux trois médecins déjà nommés (MM. Dandieu, Helme et Poupon) on en ajouta 27 autres, toujours sous la direction de M. Moizard : MM. Audigé, Balme, Benoist de Martouret, Beurnier, Boutier, René Colin, Costilhes, de Crésantignes, de Villers, Dubois de la Vigerie, Gauchas, Guillier, Lafage, Lebreton, Lepage, Leriche, Leroux, Moutier, Petit (Paul), Séailles, Tripet, Weil (Julien), Bourdillon, Guérard, Weil (Anselme).

Gouly et Paul de Molènes (remplaçant MM. Hirtz et Tapret).

Ces différents médecins furent chargés à tour de rôle du service de la garde pendant deux heures et demie environ à chaque fois, et 2 fois par semaine, sans compter la garde roulante du dimanche.

Nous nous permettrons ici une courte réflexion. Nous pensons qu'au lieu de confier ce service des gardes, placé sous la direction de quatre médecins (1 chef et 3 adjoints), à de jeunes docteurs, déjà fort occupés pour la plupart et ayant à peine quelques heures à perdre par jour, on aurait pu demander au corps de l'Internat des hôpitaux de Paris d'assurer le service médical à l'Exposition. Les internes des hôpitaux auraient, pensons-nous, accepté avec plaisir cette corvée. On leur aurait, à ce que nous croyons du moins, accordé une carte d'entrée permanente et ils auraient été satisfaits. Qu'on y songe, pour la prochaine Exposition ! Qu'on n'argue point contre cette proposition le fait qu'ils ne sont pas docteurs. Ils font bien la garde dans les hôpitaux ; et, d'ailleurs, avant dix ans, ils pourront être docteurs, ou du moins c'est très probable. De cette façon, les grands blessés envoyés de l'Exposition auraient été, de la part des internes de garde, fort bien reçus en arrivant dans les hôpitaux, puisque ces malades leur auraient été adressés par leurs collègues immédiats. Il y a, pour le malade, on le comprend, intérêt à ce que le médecin s'intéresse *vraiment* à son cas. On me comprendra, je l'espère, sans que j'appuie davantage sur cette corde... trop sensible.

b). Réorganisation. — Afin de faciliter aux médecins les moyens d'intervenir aussi rapidement que possible, on prit les dispositions suivantes : on créa un *Poste central* et trois *Postes auxiliaires*, pour assurer le service d'une manière complète.

Ces *postes médicaux* furent subdivisés en quatre circonscriptions : Le *premier*, ou poste central, placé dans les bâtiments de l'exploitation, comprend toute la moitié du Champ-de-Mars située du coté de l'avenue de La Bourdonnais, à partir du Dôme central et du Palais des sections industrielles, et tournant sur le quai d'Orsay, se termine à la passerelle de l'Alma (1). — Le *deuxième*, installé dans la Galerie des Machines, au pied de l'escalier central situé sous le grand vitrail du Zodiaque, embrasse dans sa circons-

____

(1) C'est dans le *poste central* que le médecin en chef, M. le Dʳ Moizard, centralisa tout le service. C'est là où se fit toute la comptabilité, où l'on s'occupa des approvisionnements, où l'on délivra les ordonnances pour les malades pauvres, etc.

cription la galerie des machines et le Palais des sections industrielles ou groupes divers (de la classe XVII à la classe LXIII). — Le *troisième*, établi dans les bâtiments de la douane ou de la Manutention, derrière le pavillon du Mexique, comprend l'autre moitié du Champ-de-Mars située du côté de l'avenue Suffren, à partir du dôme central et des sections industrielles, puis le pont d'Iéna et enfin tout le Trocadéro. — Le *quatrième*, situé aux Invalides, près du palais de l'Hygiène et presque en face du palais Cochinchinois, s'étend sur toute l'Esplanade des Invalides et toute l'Exposition, du quai d'Orsay jusqu'à la passerelle de l'Alma.

Pour assurer le bon fonctionnement de ces postes, M. le directeur général de l'exploitation fit connaître à tous les gardiens de classes, aux commissaires de police et aux médecins de l'Exposition, dans une circulaire spéciale, « les dispositions à prendre en cas d'accident dans l'enceinte de l'Exposition. » Voici ces dispositions : « Lorsqu'un accident survient dans une classe, les gardiens vont sur-le-champ prévenir (1), le poste médical dans la circonscription duquel se trouve la classe où l'accident s'est produit. Ils réquisitionnent en même temps un fauteuil roulant pour conduire le malade à l'ambulance. En cas d'accident très grave, c'est-à-dire si les blessés ou malades sont difficilement transportables, les gardiens préviennent d'urgence le médecin, et deux d'entre eux se mettent à sa disposition pour le brancard, l'infirmier ne devant pas quitter l'ambulance quand le médecin s'en éloigne. »

Ces quatre postes étant installés, on répartit les médecins dans chacun d'eux. Le Poste Central fut placé, bien entendu, sous la direction de M. Moizard. Pour les trois autres postes, on créa trois brigades de 9 médecins chacune, ayant à leur tête un des médecins adjoints. Chaque brigade a fait le service d'un poste pendant un mois avec son personnel et son matériel spécial et garda toujours le même chef. Chacune changea de poste tous les mois. Voici la constitution de ces trois brigades :

1re *Brigade* : médecin adjoint, M. Poupon ; médecins, MM. Beurnier, Bourdillon, Paul de Molènes et Gouly (à la place de MM. Hirtz et Tapret), Balme, Leriche, Lepage, Costilhes, Dubois de la Vigerie.

2e *Brigade* : médecin adjoint, M. Helme ; médecins, MM. Audigé, Lebreton, Moutier, Séailles, de Crésantignes, Guérard, Benoît, Lafage, Petit.

3e *Brigade* : médecin adjoint, M. Dandieu ; médecins, MM. Guiller, de Villers, Gauchas, Weill (Anselme), Bouttier, Leroux, Colin (R.), Weill (Julien), Tripet.

---

(1) Ou préviennent par téléphone.

En ce qui concerne le *Service Pharmaceutique*, il suffira, pour montrer quelle a été son importance, de citer les chiffres suivants : Il aurait été consommé par le service pharmaceutique de l'Exposition, pendant les mois de juin et de juillet : deux litres d'éther, vingt litres d'alcool camphré, soixante litres d'eau de mélisse et cent litres d'eau phéniquée. Les médecins auraient fait appliquer cinquante sinapismes et fait trois cents piqûres de morphine et de cocaïne. Il aurait été fait dix-sept cent quatre-vingt pansements aux ouvriers et neuf cent trente-cinq à des visiteurs. Ce sont là du moins des chiffres publiés par les journaux politiques et reproduits sans contrôle par la presse médicale ; mais nous savons, de source autorisée, qu'il ne faut pas y accorder grande confiance. C'est d'ailleurs peu de chose. Cela s'explique facilement en tenant compte de l'organisation même du service médical.

B. — Les Malades à l'Exposition.

Accidents. Fautes contre l'Hygiène. Maladies diverses. Maladies de l'Exposition.

La preuve qu'on a très bien fait d'organiser un pareil service, — quoique toute cette mise en scène médicale ait eu l'air au début de prendre des proportions énormes —, c'est le nombre vraiment considérable des personnes indisposées ou malades qui se sont présentées à ces postes médicaux de l'Exposition. On peut évaluer, en effet, à 500 ou 600 les demandes de secours par mois. Certainement, bien des personnes qui réclamèrent ainsi l'assistance médicale ont été à peine indisposées ; mais, par contre, quelques-unes d'entre elles ont été réellement malades. Il y aurait même eu, depuis l'ouverture, onze cas de mort dans le Champ-de-Mars (1) ! Ceci dit, sinon pour être exact, — d'autant plus que ceux qui nous liront ne sont pas gens à s'effrayer du tableau un peu sombre que nous allons ébaucher ici, — du moins pour donner une idée de ce qui s'est passé. Au mois d'août, il y a eu 358 malades et 1096 pansements.

---

(1) Il est vrai qu'il s'agit, dans un cas, d'un accident arrivé à un ouvrier, et que dix visiteurs seraient morts subitement.

Il faudrait faire, a-t-on dit déjà, plusieurs catégories parmi les maladies observées, jusqu'à ce jour du moins (septembre) dans l'enceinte de l'Exposition.

1° Dans la première on devrait faire rentrer *celles qui éclatent partout*, dans la rue comme à la maison, qui sont susceptibles de tuer aussi bien au Jardin des Plantes qu'au Trocadéro, dans sa chambre que dans la cour de la Faculté de Médecine? Ce sont celles qu'on peut appeler : *Fautes contre l'Hygiène, Accidents, Maladies diverses*, etc.

2° Dans la seconde, on réunirait un certain nombre de faits qui, dans leur ensemble, ont déjà été groupés, un peu hâtivement peut-être, chez nous, pour ne pas dire plus, sous la rubrique *Maladies spéciales créées par l'Exposition*. Cette dernière catégorie sera certainement curieuse à étudier à la fin de l'Exposition, à l'aide des statistiques détaillées, publiées alors par le service médical, si du moins elle est bien réelle. Nous aurions voulu, dès aujourd'hui, signaler au lecteur les principales particularités de ce groupe; malheureusement il y a bien peu de faits qui nous soient personnellement connus, malgré les renseignements que nous avons essayé de prendre aux sources les plus autorisées.

A. — MALADIES COMMUNES.

1° *Fautes contre l'Hygiène.*

a). *Hygiène publique*. — Aujourd'hui, ce qui est le mieux prouvé, ce sont les *troubles digestifs* observés à la suite d'ingestions d'aliments ou de liquides frelatés ou mal préparés dans ces restaurants construits à la hâte aux quatre coins du Champ-de-Mars. Tout le monde connaît l'histoire suivante publiée déjà dans différents journaux :

« Six personnes, qui venaient de consommer, dans les débits de boissons de la rue du Caire, à l'Exposition, une mixture dite syrienne, ont été atteintes, à la fin du mois de juin, dans l'enceinte générale de l'Exposition, de commencement d'empoisonnement. Immédiatement conduites au service médical de l'Exposition, elles y ont heureusement reçu des soins assez tôt pour que tout danger ait pu rapidement être écarté. Une enquête ouverte a jeté quelque lumière sur les faits qui ont amené ce commencement d'intoxication. Les liquides mis en vente avaient été préparés le matin à l'aide de matières colorantes inoffensives, mais jetés le soir dans un seau de zinc. On aurait remis dans des bouteilles les boissons invendues, ayant séjourné dans ces seaux de zinc ; ce séjour dans ces récipients malpropres expliquerait l'intoxication. »

Ces faits ayant été divulgués, un chimiste-expert, attaché au service médical de l'Exposition, fut, à la suite de ces accidents d'empoisonnement, chargé de faire l'analyse des limonades et bonbons vendus rue du Caire ; il fit un rapport et montra que les substances employées à la confection des bonbons et limonades ne contenaient rien de nuisible ; mais que les indispositions qui s'étaient produites devaient avoir pour cause le séjour d'une limonade dans des vases contenant du plomb et du zinc.

Nous devons ajouter que, redoutant à nouveau de tels accidents, l'Administration prit de suite des mesures énergiques pour réprimer cette faute contre l'Hygiène, ainsi que celles que lui signalaient divers journaux médicaux. Citons, par exemple, les suivantes :

1º « C'est navrant à avouer, mais il y a dans l'enceinte de l'Exposition de grands restaurants, *où les water-closets sont dans le milieu des cuisines.* C'est que ça coûte cher la location d'un mètre carré du Champ-de-Mars, à l'heure qu'il est ! (*Progrès médical*). »

2º « Ce qui m'a le plus frappé (à l'Exposition), c'est le débit du *lait*, qui est très considérable. Cependant à l'Esplanade, il n'y a que trois vaches laitières dans le pavillon hollandais et pas davantage au pavillon anglais, au Champ-de-Mars ; la vente de lait se fait dans tous les kiosques, bars, pavillons, et on le boit *cru*. On se demande d'où provient cette grande quantité de lait, quelle en est la qualité et s'il a été soumis à l'analyse réglementaire. On se pose la même question pour les vins, jambons, saucissons, salaisons de tout genre. Ces derniers m'ont parfois paru assez suspects par la mine et l'odeur... Dans les cafés exotiques, les *tasses repassaient d'un client à un autre sans être lavées ni rincées.* » (1).

C'est alors que des inspections furent faites un peu partout. Voici ce qui en résulta :

« Le service d'inspection de la *Boucherie* dut faire un sérieux rapport sur les restaurants de l'Exposition. Cette pièce constata que, *à de très rares exceptions près*, les prescriptions d'ordre sanitaire étaient désormais observées partout. Mais pourquoi y avait-il encore des exceptions ? »

---

(1) M⁰ le Dʳ Tkatchef. — *Gaz. hebd. des Sc. méd. de Montpellier*, juin 1889.

D'autre part, de nombreuses visites faites aux abords du pont d'Iéna, à l'extérieur de l'Exposition, amenèrent la saisie de 175 kilogrammes de saucissons avariés.

De son côté, le laboratoire municipal a été autorisé à entreprendre plusieurs séries de visites au Champ-de-Mars. Il a fait quinze analyses de *Vin*, sur lesquels dix échantillons ont été jugés bons, et cinq retenus comme douteux. L'analyse a démontré alors que ceux-ci étaient simplement additionnés d'eau. Récemment on s'est plaint à nouveau de la mauvaise qualité des liquides des restaurateurs, et on a dû sévir ; etc., etc.

Depuis cette époque, grâce à de multiples précautions, rien ne s'est produit, sauf trois cas d'empoisonnement léger par ingestion de saucissons ou de jambons malsains. Ce qui prouve qu'on ne saurait jamais être trop sévère en matière d'Hygiène.

b). Hygiène privée. — On peut, dans une certaine mesure, rapprocher de ces manquements aux lois de l'hygiène, absolument imputables aux commerçants du Champ-de-Mars, ceux qui dépendent de l'individu lui-même ! Parmi ceux-ci, nous citerons *l'abus de l'alcool*, *l'absence de précautions* les plus élémentaires contre les variations de température si fréquentes dans un pareil endroit, où couloirs, vastes galeries, petites salles, vastes cours, se suivent sans transition.

Il paraît qu'au Champ-de-Mars on a noté déjà un très grand nombre de cas d'*ivresse;* ce qui n'a rien d'étonnant : On s'amuse sous l'égide du Gouvernement!... Ce qui l'est peut-être plus, c'est que ces cas d'ivresse ont été plus fréquents chez les femmes. En réalité, l'explication nous en semble facile et nous croyons inutile d'insister.

Ceux qui ne savent pas prévoir les variations de température possibles ne devraient pas s'aventurer sur la Tour Eiffel, car ils pourraient y gagner une bronchite et même autre chose. Nous avons entendu citer, par des médecins dignes de foi mais pleins de confiance dans la valeur étiologique du froid, des cas de pneumonies consécutifs à une ascension sur la Tour ; voir même un cas de diphtérie. Peut-être ces malheureuses personnes en auraient-elles gagné autant chez elles ou dans la rue ; mais, pour les puristes, il n'en est pas moins avéré que c'est la Tour qui fut la cause de tout le mal !

2° *Accidents.*

Au point de vue chirurgical, à l'Exposition, jusqu'au
1er septembre, depuis le 6 mai, on n'a eu à enregistrer que
des *contusions, des plaies par instruments tranchants
et des écrasements.* 18 ouvriers et 490 visiteurs ont dû
cependant être envoyés dans les hôpitaux voisins. Il y a eu,
comme nous l'avons déjà dit, un cas de mort par accident
chez un ouvrier.

B. — MALADIES DE L'EXPOSITION.

Nous ne faisons que mentionner les maladies communes
qui ont été notées à l'Exposition, c'est-à-dire celles qui
peuvent survenir en tout temps et en tout lieu, dans une
agglomération d'individus atteignant le chiffre fabuleux
d'au moins 15 millions (1). Il n'y aurait aucun intérêt à
insister, par exemple, sur les *indigestions,* les *congestions,*
les *accidents cardiaques,* etc., qui dépendent de la fatigue
d'un voyage à Paris et de privations réelles ; — sur les *hémorrhagies nasales,* si fréquentes à la Galerie des Machines, à cause de la température qui y règne ; — sur une
légère *épidémie d'oreillons* (comme celle de l'Esplanade
des Invalides) ; — ou bien sur une *hémorrhagie cérébrale.*
Nous préférons attirer l'attention sur ce que nous savons
déjà des affections dites *Maladies de l'Exposition.*
Parmi celles-ci, on doit faire deux catégories. Ce sont :
a). Les *Accidents nerveux.* (Maladies des Civilisés :
Europe et les deux Amériques.)
b). Les *Maladies des Exotiques.* (Maladies des peuplades Africaines ou Asiatiques).
Si nous n'avions point l'intention de rester digne, drapé
en notre redingote professionnelle, jusqu'à la fin de notre
tâche, nous insisterions davantage, avec certains chroni-
queurs, sur les subdivisions à faire dans ces deux para-
graphes ; mais voyons plutôt ce dont il s'agit.
a). Les *Accidents nerveux* dont nous voulons parler

---

(1) En effet, en calculant sur une moyenne de 120,000 visiteurs
par jour, entrées payantes comprises (elle est trop faible), on arrive
au chiffre de près de 15 millions pour 4 mois. Le chiffre donné par
les statistiques officielles (fin août) s'élève exactement, mais comme
entrées payantes seulement, à 14.486.741.

seraient, au dire des médecins de garde, encore assez fréquents. A n'en pas douter, c'est là une conséquence de
notre civilisation, puisqu'ils manquent chez nos hôtes
exotiques de l'Esplanade des Invalides. Quant à y voir,
comme quelques-uns, une conséquence d'un surmenage
tout spécial, celui qui concerne l'exagération du plaisir de
la vue — il est vrai qu'il y a tant à voir qu'on peut bien,
métaphoriquement au moins, en tomber malade ! — nous
n'osons aller si loin, ni si vite en besogne. Nous en accu-
serions plutôt un autre.

Mais il paraît que la véritable cause des accidents,
toujours au dire des médecins qui ont bien voulu nous
renseigner, est le *bruit des coups de canon de la Tour
Eiffel* ! On ne s'attendait pas certes à ce coup-là ! Ce bruit
serait si « terrible » pour certaines personnes, ou plutôt
surviendrait d'une façon si inattendue qu'il serait capable
de déterminer des « attaques de nerfs », un abattement
profond, inquiétant, durant quelques instants, voire même
des *syncopes* et des *attaques d'hystérie* ! Ne souriez pas,
chers confrères ! C'est un confrère qui parle par ma bouche,
et je vous assure qu'il est très sérieux. Interrogez-le; il
vous racontera que, tous les dimanches par exemple, au
coup de 6 heures, quand tonne le canon de la Tour, cinq ou
six jeunes filles — ou cinq ou six dames — sont prises à la fois,
qui de frayeur, qui de syncope, qui d'accès hystériformes.
Le personnel médical y est si bien habitué, qu'il a soin
d'être à son poste à ce moment psychologique.

a). Pour 'es *Maladies* de l'Esplanade des Invalides ou
plutôt des *Exotiques*, africains ou asiatiques, qui décorent
si gentillement la rue du Caire et ses succédanées, nous
serons plus bref, à notre grand regret, car nous man-
quons de données précises. Nos lecteurs seront pourtant con-
tents de savoir qu'il existe à Paris, au Champ-de-Mars,
une affection nouvelle qu'on a déjà appelée la *Maladie des
âniers de la rue du Caire*, et une autre, baptisée aussi de
la dénomination de *Mammite des Danseuses arabes*; sans
compter toutes celles qui résultent de l'agglomération en
des espaces si restreints de peuplades aussi peu soucieuses
des lois de l'hygiène et même de la plus élémentaire propreté. Ce serait tout un chapitre de pathologie exotique à
faire, sinon en chambre, du moins sur la Place des Invalides.

Pour l'*affection des Aniers*, elle est la conséquence, paraît-il, du changement que M. Berger a opéré dans leurs
mœurs en les débarquant à l'Exposition. Ces jeunes gar-

çons, au *vrai* Caire, marchent constamment derrière l'âne qu'ils conduisent; au Pseudo-Caire du Champ-de-Mars, le réglement veut qu'ils précèdent l'animal. Or, il paraît que ces maladroits Mammifères (en général ils ne transportent que les dames!) marchent constamment sur leurs pieds.... nus ; d'où des lésions faciles à comprendre, comme symptômes, pathogénie, pronostic et traitement.

Terminons par l'*affection des Almées*. La plupart d'entre elles étant syphilitiques (heureusement qu'elles ne comprendront pas notre français!),il n'est point rare d'observer chez elles à chaque instant, paraît-il, — nous n'en avons rien vu par nous-même —,)des menaces de gommes dans la région mammaire, sous l'influence du frottement répété des seins emprisonnés dans les corsets européens, administrativement réglementaires. Encore un nouveau méfait du corset! Car chez elles, où elles n'en ont pas d'aussi serrés, ces lésions sont plus rares, du moins à ce qu'on nous a raconté. Mais si nous avons, par malheur, le corset, par bonheur nous possédons aussi l'iodure de potassium et les effets de l'un balancent ceux de l'autre. Gloire donc à ce précieux médicament, — que l'Afrique arabe ignore complètement, si elle ne nous l'envie pas encore, — car les dites Almées sont aux anges, en voyant avec quelle rapidité il les guérit.

Malgré ce sombre tableau, que nous avons essayé d'ailleurs de ne pas noircir à dessein, — nous ne sommes ici qu'un Echo !—l'Exposition n'en reste pas moins un milieu de plaisirs variés et d'études de toutes sortes, plutôt qu'une cause d'accidents sérieux. Nous tenons à le dire, et nous prions nos chers confrères de le répéter bien haut, pour la plus grande gloire de la Patrie Française.

Influence de l'Exposition sur la Santé à Paris.

Quant à l'influence de l'Exposition sur la santé générale de la Ville de Paris, il est pour le moment impossible encore d'en parler avec fruit ; il faut attendre les statistiques municipales qui, certainement contiendront, relativement aux maladies contagieuses, des renseignements intéressants. Ce qu'on peut déjà dire aujourd'hui, cependant, c'est que l'Exposition n'a pas été une cause d'accidents bien sérieux. Ceci montre qu'en fait d'Hygiène, la Ville de Paris a fait depuis 1878 de réels progrès. Malgré une agglomération considérable pendant 6 mois, dont tous les mois d'été, il n'y a pas eu à proprement parler d'épidémies: il est probable, d'autre part, que les maladies n'augmenteront pas après l'Exposition, comme en 1878.

En revanche, beaucoup des individus venus des peuplades lointaines, où non seulement l'hygiène, mais encore la propreté la plus élémentaire sont choses inconnues, s'en retourneront avec quelques notions utiles en ce sens, notions qu'ils pourront propager pour le plus grand avantage de leurs semblables et la plus grande gloire de la France.

CHAPITRE II.

LES CONGRÈS SCIENTIFIQUES INTERNATIONAUX ET NATIONAUX DE PARIS EN 1889.

Congrès de l'Exposition universelle et autres.

Les six mois qui viennent de s'écouler ont été bons pour la France. Ils ont été meilleurs encore pour la Science et pour ses représentants de toutes les parties du monde. L'Exposition a réuni à Paris la plupart des industriels des nations civilisées ; les fêtes du Centenaire de 1789 y ont concentré toutes les forces vives de la République française. Les Congrès scientifiques internationaux des quatre derniers mois, dont le *Progrès médical* a tenu, par patriotisme, à relater presque *in extenso* les longs comptes rendus, ont eu le grand mérite d'y affirmer, *d'une façon véritablement pratique* et bien éclatante, l'Internationalité de la Science. De tous les points du globe, maîtres et étudiants sont venus assister à nos fêtes universitaires, travailler ou s'instruire dans ces réunions si pleines d'activité et d'humour, participer à ces fêtes de la Science qui, on doit le dire sans chauvinisme, ont eu le plus franc des succès. Que nous sommes loin du temps où le savant vivait seul, au fond de la Norvège, comme le bon Linné ! La facilité des relations internationales, la multiplicité et la variété des objets d'études, les progrès de toutes sortes ont changé tout cela.

Qu'on les critique ou qu'on les déteste, comme certains le font encore hautement, ces Congrès où tant d'hommes illustres peuvent échanger leurs opinions sans se convaincre, il n'en faut pas moins reconnaître qu'ils ont, dès aujourd'hui, et qu'ils auront plus tard une influence avec laquelle les nations, même ennemies sur un autre terrain, devront sérieusement compter. Les nombreux toasts portés aux multiples banquets du mois d'août par les savants étrangers qui nous ont fait l'honneur d'une visite, par ces hommes qui, dans leurs pays respectifs, jouissent d'une notoriété et d'une valeur incontestées, ne peuvent manquer de porter, tôt ou tard, nous en sommes convaincu, les meilleurs fruits. Peut-être nous sommes-nous exagéré la portée de tout cet excès de travail, de joie et de fêtes(1)! Mais qu'importe? Nous ne pouvons croire qu'il y ait eu ainsi du feu sans fumée, et la fumée qui a passé par-dessus nos frontières indiquera quand même à tous ceux qui ont des yeux pour voir, qu'on a brûlé quelque part un grand nombre de mesquins préjugés et d'idoles désormais inutiles.

C'est parce que nous croyons fermement à l'influence de ces réunions sur la direction générale imprimée aux recherches scientifiques dans tous les pays, que nous osons élever la voix pour montrer le rôle de ce que des calomniateurs patentés ont appelé les Foires de la Science! L'Exposition est-elle autre chose qu'une Foire, organisée sous la direction de l'Etat? Qui niera pourtant ses immenses bienfaits?

Certes, il y aurait bien, maintenant que la plupart des Congrès qui ressortissent des sciences médicales sont terminés ou peu s'en faut, quelque critique d'ensemble à faire sur leur organisation, sur certains points de détails; ne serait-ce que pour rendre plus profitables encore les nouveaux Congrès qui les suivront, à des distances plus ou moins éloignées. Mais ce n'est point le lieu de discuter de la sorte, et nous devons nous borner à citer brièvement ici les Congrès qui ont eu lieu de Juillet à Octobre 1889, et les principaux résultats qu'ils ont eu.

On trouvera dans les pages suivantes un tableau presque complet de tous les Congrès qui ont eu lieu à Paris, en 1889. Bien entendu, nous n'avons cité que ceux qui se rapportaient aux sciences proprement dites.

______

(1) Inauguration de la Sorbonne (5 août). Voir *Progrès médical*.

TABLEAU

DES

Principaux Congrès Scientifiques Internationaux de Paris en 1889.

(Congrès de l'Exposition Universelle et autres)

I. — MOIS DE JUILLET

JOURS	TITRES	PRÉSIDENTS	LIEUX
1-3 juill.	Congrès des Pisciculteurs français.	JOUSSET DE BELLESME	Aquarium du Trocadéro.
10-18 —	Congrès des sourds muets.	CHAMBELLAN.	Trocadéro.
12-19 —	Congrès des œuvres et instit. féminines	J. SIMON.	—
17-20 —	Œuvre d'assistance en temps de guerre.	DE VOGÜÉ.	École des sciences politiques.
29-1ᵉʳ août.	Etude des questions relatives à l'Alcoolisme.	Dʳ BERGERON.	84, rue de Grenelle.
28-4 —	Assistance publique.	Dʳ TH. ROUSSEL.	Institut. des jeunes Aveugles.
30-3 —	Chimie.	BERTHELOT.	Conservatoire des Arts-et-M.
31-3 —	Aréonautique.	—	—
31-3 —	Colombophile.	JANSSEN.	—

II. — MOIS D'AOUT

Dates	Sujet		Lieu
1-5 août.	Thérapeutique et Matière médicale.	Dr MOUTARD-MARTIN	Palais des Sociétés Savantes.
4-11 —	Hygiène et Démographie.	Pr BROUARDEL.	Faculté de Médecine.
4-11 —	Sténographie.	GROSSELIN.	—
5-8 —	*Amélioration du sort des aveugles.*	MARTIN (E.).	Instit. national des j. Aveugles.
5-10 —	*Zoologie.*	Pr A. MILNE-EDWARDS	Société zoologique de France, 7, rue des Grands-Augustins.
5-10 —	Dermatologie et Syphiligraphie.	Pr HARDY.	Hôpital Saint-Louis, rue Bichat. (grande salle du Musée).
5-10 —	*Enseignement secondaire et supérieur.*	GRÉARD.	—
5-10 —	Médecine mentale.	Dr FALRET.	Trocadéro.
5-10 —	Psychologie physiologique.	Pr CHARCOT.	—
5-11 —	*Sciences géographiques.*	DE BIZEMONT.	Société de Géographie, 184, boulevard St-Germain.
6-12 —	Hypnotisme expérimental et thérapeutique.	Dr DUMONTPALLIER.	Hôtel-Dieu.
6-17 —	*Photographie.*	JANSSEN.	Société de Photographie, 76, rue des Petits-Champs.
8-11 —	CONGRÈS DE LA SOCIÉTÉ FRANÇAISE D'OPHTALMOLOGIE.	Pr PANAS.	Palais des Sociétés savantes, 28, rue Serpente.
8-14 —	ASSOCIATION FRANÇAISE POUR L'AVANCEMENT DES SCIENCES.	Pr DE LACAZE-DUTHIERS.	Ecole des Ponts-et-Chaussées. rue des Saints-Pères.
10-17 —	Antropologie criminelle.	Dr TH. ROUSSEL.	—
16-21 —	Horticulture.	HARDY.	84, rue de Grenelle.
19-24 —	Médecine légale.	Pr BROUARDEL.	Faculté de Médecine.
19-26 —	Anthropologie et archéologie préhistoriques.	Pr de QUATREFAGES.	Collège de France.
20-23 —	*Botanique.*	F. de VALDHEIM.	—
21-23 —	Homéopathie.	SIMON.	Trocadéro.
24-31 —	*Electricité.*	MASCART.	—

III. — MOIS DE SEPTEMBRE

1-7	sept.	**Odontologie.**	Dr DAVID.	Trocadéro et 57, r. Rochechouart et 3, rue de l'Abbaye.
2-6	—	Statistique.	—	—
2-6	—	Institutions de Prévoyance.	—	Trocadéro.
2-8	—	**Médecine vétérinaire.**	Pr CHAUVEAU.	Soc. de Géog., 178, Bd St-Germ.
2-11	—	Mines et Métallurgie.	CASTEL.	Conservat. des Arts-et-Métiers.
7-9	—	Chronométrie.	F. DE JONQUIÈRES.	Trocadéro.
8-12	—	Sociétés coopératives de consommation.	CLAVEL.	Trocadéro.
9-14	—	Procédés de constructions.	E. EIFFEL.	Conservat. des Arts-et-Métiers.
9-14	—	*Accidents du travail.*	LINDER.	Ecole de Droit.
11-14	—	Monétaire.	MAGNIN.	Trocadéro.
16-21	—	**Otologie et Laryngologie** (1).	Pr DUPLAY.	Palais du Trocadéro.
16-22	—	Mécanique appliquée.	PHILIPS.	Conservat. des Arts-et-Métiers.
19-25	—	*Météorologie.*	RENOU.	—
22-27	—	Utilisation des eaux fluviales.	—	—
22-28	—	Commerce et Industrie.	POIRRIER.	Conservat. des Arts-et-Métiers.

IV. — MOIS D'OCTOBRE

3-10	oct.	**Hydrologie et Climatologie.**	E. RENOU.	Faculté de Médecine.
5-8	—	*Congrès des Sciences ethnographiques.*	OPPERT.	Collège de France.
7-13	—	CONGRÈS FRANÇAIS DE CHIRURGIE (3e) (2).	Baron LARREY.	Faculté de Médecine et Ecole pratique.

(1) Nous rappelons que le *Congrès international de Physiologie de 1889* a eu lieu à Bâle (Suisse), le 10 septembre 1889. C'est le seul Congrès international qui n'ait pas eu lieu à Paris cette année.

(2) Les Congrès, dont les titres sont en **égyptiennes**, ont été les plus importants pour les médecins ; ceux dont le titre est imprimé en *italiques* se rapportaient surtout aux sciences biologiques et aux sciences accessoires ; les autres intéressaient à peine les savants, à proprement parler. Les Congrès imprimés en CAPITALES ne ressortissaient pas de l'Exposition Universelle de 1889 et étaient par conséquent indépendants du Ministère du Commerce et de l'Industrie. Le *Progrès médical* a donné en entier les compte-rendus de tous les Congrès dont les noms sont imprimés en CAPITALES et en **Egyptiennes.**

Les Congrès et les Expositions n'ont jamais eu la prétention de faire avancer la Science ; mais, s'ils ont ceci de commun, leur devise est différente. Montrer aux hommes instruits et intelligents, mais incompétents dans une branche donnée, l'état actuel de la Science pour ce coin du domaine scientifique, en leur faisant toucher du doigt le point où l'on en est, ce que l'on a fait depuis 10 ans, voilà le but d'une Exposition, en ce qui concerne du moins son côté sérieux. Et de telles leçons de choses, faites avec méthode, ont toujours un colossal succès. Si l'on y joint des attraits spéciaux, comme en 1889, rien d'étonnant à ce que la réussite dépasse toutes les espérances.

Par contre, dans les Congrès scientifiques, il n'en est point ainsi. Il s'agit d'assembler, au contraire, tous ceux qu'une même science intéresse, pour qu'ils se connaissent mieux et qu'ils puissent plus tard mieux échanger leurs idées, par dessus les frontières souvent artificielles de la politique. Il ne s'agit donc plus ici de vulgariser la Science sans la rendre vulgaire. On demande en outre à ces réunions d'hommes si compétents d'émettre des vœux, d'indiquer brièvement ce qui a été fait et surtout ce qui reste encore à faire, etc. Tout ceci explique pourquoi les résultats des divers Congrès de 1889 ne sont pas aussi patents que ceux de l'Exposition ; mais ils n'en sont pas moins réels. Le résumé que nous donnons ci-dessous a la faible prétention d'en faire ressortir les principaux.

A. — Congrès dépendant de l'Exposition.

1° *Congrès de Dermatologie et de Syphiligraphie.*

Le Congrès international de Dermatologie et de Syphiligraphie de Paris a été le premier en son genre ; il a provoqué la création de la *Société de Dermatologie française,* relevé l'Ecole de Saint-Louis aux yeux du monde entier, amené l'organisation d'un second Congrès qui, dans trois ans, aura lieu à Vienne. Pouvait-il vraiment avoir de plus beaux résultats ? Par le nombre et l'importance des questions qui y ont été traitées, par la haute position scientifique de la plupart des orateurs, c'est certainement l'un des Congrès les plus intéressants parmi tous ceux qui ont été tenus à Paris, à l'occasion de l'Exposition. On peut même dire que son succès a dépassé les prévisions les plus optimistes. Nous nous empressons donc d'adresser toutes nos félicitations aux membres du comité d'organisation, car, grâce à lui, l'Ecole de Saint-Louis, la Dermato-Syphiligraphie française, a pu montrer à quel niveau désormais il fallait la placer. Ce Congrès a mis aussi en relief le fameux Musée de l'Hôpital Saint-Louis et l'artiste de talent qui a nom Baretta.

2° *Congrès d'Hygiène et de Démographie.*

Le *Congrès d'Hygiène et de Démographie*, pour n'avoir eu que des résultats modestes, a été cependant l'un des plus suivis de la saison des Congrès et a été bien plus brillant que celui de Thérapeutique. Les questions de l'assainissement des villes et de la crémation ont gagné beaucoup de terrain, et les vœux émis ne peuvent manquer de recevoir une application rapide. Tous les gouvernements n'ont qu'à y gagner. On a critiqué un peu l'organisation des sections de ce Congrès. On a dit : il aurait fallu diviser les sections par professions : médecins, chimistes, ingénieurs, architectes. Nous pensons que c'eût été là un tort grave. Au risque de réunir ensemble des gens qui ne parlent pas tout à fait la même langue, il importe, croyons-nous, de rassembler les personnes de professions diverses travaillant au même but. C'est le seul moyen pour que l'expérience des uns vienne compléter les études techniques des autres, pour que les connaissances spéciales des médecins puissent permettre aux ingénieurs et aux architectes de modifier leurs projets dans tel ou tel sens. Si les vœux émis ont du bon et même du très bon, il faut tout tenter, tout mettre en œuvre, pour qu'ils ne restent pas

enfouis dans les dossiers. C'est là que les administrateurs doivent intervenir, s'ils veulent contribuer à leur
tour aux progrès d'une science ou à l'amélioration des
conditions de l'existence humaine, par exemple.

Le Congrès d'Hygiène a été un des plus suivis, grâce
à l'activité et au patriotisme de son président, M. le
D' Brouardel, et de ses secrétaires. Nous devons insister sur le nombre des adhérents (plus de 600 membres étaient inscrits) et sur la notoriété des personnes
présentes à la séance d'ouverture.

3° *Congrès d'Assistance publique.*

Il nous paraît superflu d'insister sur le *Congrès
d'Assistance publique,* auquel le *Progrès médical*
devait s'intéresser tout particulièrement. On peut
vraiment dire qu'il a été le *Premier Congrès d'Assistance publique,* et par l'importance des questions soulevées et des vœux émis, et par l'intérêt que beaucoup
de gouvernants lui ont manifestement témoigné.

Près de 400 souscripteurs de tous les pays ont répondu à l'appel
du comité d'organisation. Ce succès est dû surtout à l'activité
du secrétaire général, M. le D' H. Thulié. Il aurait pu être
plus considérable si les personnes qui ont mission de surveiller
et d'organiser les hôpitaux, c'est-à-dire les commissions administratives, comprenant la nécessité de se renseigner sur des questions qu'elles devraient connaître à fond, et moins convaincus de
leur omniscience et de la perfection de leurs déplorables établissements, avaient délégué un de leurs membres au Congrès. Il aurait
dû en être de même des conseils municipaux des villes où existent
des établissements hospitaliers. Eh bien! le nombre de ces délégués était tout à fait minime par rapport aux autres membres du
Congrès. Ses travaux, qui seront publiés, mis à la disposition de
tous, nous permettent d'espérer un plus grand nombre d'adhérents
aux réunions ultérieures. Nous pensons, en effet, que le courant
qui semble se dessiner en faveur de l'étude des questions d'assistance et d'hygiène publiques, qui s'est traduit par des articles de
plus en plus nombreux dans la presse, par la création du Conseil
supérieur de l'Assistance publique, par des lois ou des projets de
lois importants, enfin par le Congrès, ira en s'accroissant. C'est pour
favoriser et activer ce courant que nous appelons l'attention sur
les deux propositions suivantes : 1° Organisation d'un Congrès
national d'Assistance publique tous les ans ou tous les deux ans,
dans l'une des principales villes de France; — 2° Organisation

d'un Congrès international d'Assistance publique tous les trois ou cinq ans.

La série des vœux émis par le Congrès concerne l'assistance rendue obligatoire en faveur des indigents qui seraient reconnus incapables temporairement ou définitivement de subvenir aux nécessités de l'existence. Les secours médicaux et les médicaments devront être donnés gratuitement et partout aux indigents malades, et c'est la plus petite unité administrative, commune, paroisse, etc., qui devra faire face à cette dépense dans tous les pays. Si elle ne peut y arriver, c'est le département ou, à défaut de lui, l'Etat qui s'en chargera. En ce qui concerne les enfants assistés et moralement abandonnés, ceux qui les gardent devront être soumis à une surveillance incessante ; des garderies seront établies pour permettre à l'ouvrier qui va à son travail d'y laisser l'enfant en dehors des heures de classe, et des maisons correctionnelles seront réservées pour ceux que ni les conseils ni les menaces n'auront pu amender.

A la fin de la dernière séance, tous les membres étrangers, à quelque nationalité qu'ils appartinssent, enthousiasmés de la façon dont ils avaient été reçus, ont demandé la réunion prochaine d'un nouveau Congrès international d'Assistance publique et ont signé une adresse à leurs collègues de France. Cette adresse se terminait par ces mots :

« Les Français nous ont montré que leur devise : Liberté, Egalité, Fraternité n'était pas seulement inscrite au frontispice de leurs monuments, mais encore gravée au plus profond de leur cœur ! »

4° *Congrès de Thérapeutique et de Matière médicale.*

Par contre, le *Congrès de Thérapeutique et de Matière médicale*, qui aurait dû, vu son utilité, acquérir une certaine notoriété, est resté un peu dans l'ombre. Il faut savoir avouer ses faiblesses. Cela tient, à n'en pas douter, aux pas de géants qu'ont voulu récemment faire, avec trop de précipitation, la Chimiatrie et la Matière médicale. *Trop de médicaments...* *Trop de thérapeutes*, pourrions-nous ajouter, paraphrasant le titre d'articles célèbres. Peut-être aurions-nous dû dire plutôt : trop de médecins qui se croient nés Thérapeutes ! Discussions un peu obscures, opinions par trop catégoriques, s'appuyant sur un nombre trop restreint d'observations sérieuses, pas assez de méthode, voilà pour la critique. Cependant, nous devons reconnaître que le Congrès a fait œuvre utile, en montrant les dangers de généralisations trop hâtives, en faisant toucher du doigt l'abus de certaines médications à l'aide d'agents d'ordre chimique pur (les alcaloïdes entre autres), encore incomplètement étudiés, en prouvant qu'il ne faut pas appliquer, avec trop de précipitation, à la clinique médicale, les résultats de la physiologie expérimentale. Tout ceci démontre que les Sciences Biologiques sont plus complexes qu'on ne le pense et qu'il faut savoir sur ce terrain, comme sur bien d'autres, ne pas mettre la charrue avant les bœufs. Quoiqu'il en soit, le *Progrès médical* a tenu à publier, avec le plus de détails possible, le compte rendu de ce Congrès qui intéresse, au plus haut chef, les médecins de tous pays.

5° *Congrès d'Hydrologie et de Climatologie.*

Au *Congrès d'Hydrologie et de Climatologie* rien de bien nouveau. A citer seulement les remarquables rapports de M. Renou sur diverses questions de *Météorologie* et de M. Simon sur *l'emploi des Eaux minérales chez les Enfants;* et les communications de MM. Caulet, de Ranse, etc., etc.

6° *Congrès de Médecine légale.*

Le *Congrès de Médecine légale* a abordé l'étude de questions de détails fort intéressantes, capitales même. Il a fait très utile besogne en s'inspirant, dans les vœux qu'il a formulés, des pratiques les plus libérales; il a abordé l'étude de problèmes très importants pour la Société comme pour l'individu; mais on comprendra que nous ne puissions insister davantage et même entrer dans l'analyse de certains rapports, pourtant très remarquables, qui y ont été lus.

7° Congrès d'Anthropologie criminelle.

Nous devons insister encore sur le *Congrès d'Anthropologie criminelle*. L'Ecole italienne a donné en nombre, mais les résultats n'ont pas tout à fait répondu à son attente. M. Brouardel, dans son discours de clôture, a fait remarquer justement que les documents apportés à l'appui de ses théories étaient insuffisants. Les Italiens ont une dialectique particulière, captivante et spirituelle, mais ils remplacent souvent l'argument par un mot, mot spirituel il est vrai, mais..... En résumé, comme l'hypnotisme, la nouvelle Ecole de criminologie anthropologique a livré là un assaut sérieux au code pénal et à la vieille école juridique et législative. Tout cela aboutira peut-être à quelque chose. Dans ce Congrès, nous avons remarqué qu'il n'était question que de caractères anatomiques se rapportant surtout à l'anthropomorphie ; on n'a pas assez parlé d'anatomie cérébrale, facteur important, mais fort difficile à mettre en relief. M. Brouardel nous a donné quelques faits curieux sur l'infantilisme et établi une théorie sur l'empoisonnement organique qu'il a reproduite récemment au *Congrès de Médecine légale*. Restera-t-elle ? La théorie du libre arbitre, du déterminisme, un peu de métaphysique ont trouvé leur place. On a fait pas mal de psychologie et un peu d'administration, mais sur la bonne piste. La doctrine positiviste a gagné du terrain. Le prochain Congrès nous réserve des études sérieuses.

8° Congrès d'Anthropologie préhistorique.

Au *Congrès d'Anthropologie préhistorique*, on a trop parlé de géologie et pas assez d'anthropologie proprement dite. Quoique la géologie soit la base de l'anthropologie, nous aurions voulu la voir appliquée à la chronométrie anthropologique. Mais nous n'insistons pas davantage, ne voulant pas sortir de notre domaine.

9° *Congrès contre l'Alcoolisme.*

Quant au *Congrès pour combattre l'Alcoolisme,* dont les vœux sont en butte à trop de difficultés pratiques pour arriver de sitôt à une solution rapide, on y a traité de la *Consommation des Alcools,* de la *Responsabilité des alcooliques,* etc., etc.

10° *Congrès de médecine mentale.*

Des rapports très bien étudiés ont été soumis au *Congrès de médecine mentale.* Mais nous renvoyons aux journaux spéciaux, car aucune question d'importance générale n'a été soulevée. Par contre, les communications qui y ont été faites intéresseront fort les médecins aliénistes.

Parmi les vœux adoptés figure celui d'un Congrès annuel, qui se tiendra dans une ville de notre pays. Rouen est désigné comme siège du Congrès de 1890.

11° *Congrès de l'Hypnotisme.*

Le *Congrès international de l'Hypnotisme* a eu aussi un mérite : celui d'arriver bon premier, à son heure, et d'amener la création d'une *Association internationale d'Hypnotisme.* Nous verrons ce que cela donnera ; mais il n'est plus permis aujourd'hui d'abandonner ce coin de la physiologie pathologique aux charlatans et aux sorciers.

12° *Congrès de Psychologie physiologique.*

Nous en rapprochons à dessein le *Congrès de Psychologie physiologique,* qui a soulevé plusieurs questions des plus curieuses et des moins connues, même des Neuropathologues. La fondation de ce Congrès réalise une entreprise nouvelle et sans précédents. Les progrès et l'orientation actuelle de la psychologie, qui maintenant s'appuie sur l'expérimentation physiologique et sur la clinique, rendent compte de l'utilité d'une telle réunion et des fruits de celles qui suivront.

13° Congrès d'Otologie et de Laryngologie.

Ce Congrès mérite à peine une mention, car peu de communications d'une importance réelle y ont été faites. Signalons seulement la présence d'un certain nombre de membres étrangers, et les relations de faits intéressants.

14° Congrès des œuvres d'Assistance en temps de guerre.

Le *Congrès international des œuvres d'Assistance en temps de guerre*, fort de l'adhésion des Sociétés de secours aux Blessés qui, à l'Esplanade des Invalides, ont organisé les belles expositions que nous avons décrites, a été très intéressant, grâce aux nombreux rapports que les médecins militaires ont pu y lire. Un grand nombre de gouvernements étrangers s'y étaient fait représenter.

Les Ministres de la guerre et de la marine ont autorisé les officiers et assimilés des corps de troupes des armées de terre et de mer à adhérer et à assister au Congrès, dont les travaux ont porté sur les questions suivantes : 1° extension des œuvres d'assistance en temps de guerre et développement de l'action des sociétés de secours ; 2° prisonniers de guerre ; 3° assistance aux femmes et enfants des soldats mobilisés ; 4° assurances destinées à fournir immédiatement un capital aux veuves et aux orphelins des militaires morts à la guerre ; 5° progrès médico-chirurgicaux accomplis depuis vingt ans dans les soins à donner aux blessés et malades des armées en campagne ; 6° assainissement des champs de bataille ; 7° conditions que doit remplir le matériel d'hospitalisation.

15° Congrès international de Médecine vétérinaire.

Ce Congrès, le cinquième de Médecine Vétérinaire, s'est réuni le lundi 2 septembre, dans l'hôtel de la

Société de Géographie. Il a eu une importance considérable, à cause des graves intérêts en jeu dans les questions posées devant lui, intérêts relatifs à l'industrie agricole et à l'hygiène publique. Il a brillamment réussi. 635 vétérinaires, dont 178 étrangers, ont répondu à l'appel du comité d'organisation, présidé par M. le Pr Chauveau, assisté de M. Nocard, de l'Ecole d'Alfort, secrétaire général et un des membres les plus actifs et les plus dévoués du Congrès.

« Les questions, inscrites longtemps à l'avance à l'ordre du jour, avaient pour but exclusif la conservation de la santé publique et de préservation du bétail. Elles avaient été confiées à l'étude préalable de vétérinaires compétents, français et étrangers, dont les rapports avaient été envoyés successivement et en temps utile à tous les membres du Congrès, de sorte que chacun, ayant pu en prendre connaissance, arrivait avec son contingent d'observations mûries et concentrées sur les points spéciaux de sa pratique. Il est permis de recommander cette manière de procéder, qui épargne bien des tâtonnements et des malentendus, et prépare des discussions rapides et fructueuses. »

Le Congrès s'est occupé, du 2 au 8 septembre, d'un certain nombre de questions, dont voici les principales : *La tuberculose, considérée aux points de vue spéciaux de la police sanitaire et de l'hygiène alimentaire*; du règlement des indemnités en cas d'abattage ; moyens pratiques d'en assurer le paiement ; fondations de caisses d'assurances spéciales ; service sanitaire international, son utilité, son organisation ; prophylaxie de la péripneumonie contagieuse des bêtes bovines, et enfin, régime de l'inspection des viandes de boucherie.

On a adopté les vœux suivants :

« Le service sanitaire vétérinaire doit comporter : 1º la présence d'un vétérinaire auprès du ministre qui a dans ses attributions la police sanitaire vétérinaire; ce fonctionnaire serait l'inspecteur général du service ; 2º la création d'inspecteurs régionaux auxquels la clientèle serait interdite. »

Le Congrès a confié à ses membres, de nationalité suisse, le soin d'organiser le 6e Congrès, qui se tiendra, dans cinq ans, dans une ville de Suisse, probablement à Berne.

Le programme du Congrès comportait une visite à Alfort, au cours de laquelle a été inaugurée la statue de Henri Bouley.

16º *Congrès international de Zoologie.*

La Zoologie a tenu cette année, à Paris, de brillantes assises ; le Congrès, réuni sous les auspices de la So-

ciété zoologique de France a, dit M. Aglave, été fort
suivi et nombre de savants étrangers des plus notables
sont venus y assister. Les communications ont été
aussi variées qu'intéressantes, et certaines questions,
telles que celle de la nomenclature, y ont été fort brillamment traitées; des règles générales ont été proposées et adoptées. Il a été décidé qu'un *Congrès de
Zoologie* se réunirait tous les *trois ans* dans les différentes villes du monde. C'est donc à la France que
revient le mérite d'avoir su grouper les Naturalistes
sans distinction de nationalité.

« Si l'on se reporte à une vingtaine d'années en arrière, nous ne
pouvons qu'être frappé du réveil des esprits en faveur de l'étude
des sciences naturelles. Il y a vingt-cinq ans, la réunion d'un
Congrès de Zoologie eût été une chimère ; dans une association,
telle que l'Association française, la section de zoologie aurait pu
à peine constituer son bureau. Le résumé des travaux qui ont été
présentés à ce Congrès peut seul fournir la preuve des progrès
accomplis ; les communications ont été si nombreuses, les discussions qu'elles ont soulevées si intéressantes, que l'ordre du jour
n'a pu être épuisé ; certaines questions d'une haute portée scientifique n'ont pu être traitées. »

M. Bogdanow, P^r à l'Université de Moscou, lors de la
clôture du Congrès, a prononcé, au nom des savants
étrangers, quelques paroles des plus chaleureuses et des
plus flatteuses pour les savants français, en ayant la délicatesse de faire ressortir que c'était à la France que reve-
nait le mérite d'avoir su grouper dans des assises frater-
nelles les Naturalistes, sans distinction de nationalité.

17° Congrès international de Botanique.

Le *Congrès international de Botanique,* ouvert le
20 août, a réuni un grand nombre de botanistes français et étrangers.

Le comité d'organisation avait proposé de discuter deux questions importantes, qui ont donné lieu à des communications assez
nombreuses : 1° *Confection de cartes de la distribution des
espèces végétales à la surface du globe.* Après avoir arrêté le
choix de ces cartes et les méthodes les plus propres à figurer la
répartition des espèces dans une contrée quelconque, le Congrès
a nommé une commission permanente chargée de recueillir et de

centraliser les documents ; — 2° *Application des caractères anatomiques à la classification des végétaux.* Cette question, depuis longtemps étudiée en France, surtout par M. Vesque, a été de la part de ce botaniste, l'objet d'un remarquable exposé. Il est résulté de la discussion ouverte à ce sujet que l'étude histologique est souvent nécessaire pour dissiper les incertitudes auxquelles conduit l'emploi exclusif des caractères extérieurs. La morphologie des organes, et en particulier de la fleur, a fourni aujourd'hui à peu près tout ce qu'elle pouvait donner; c'est au microscope à choisir maintenant les caractères anatomiques capables de dévoiler et de fixer la place de tel ou tel groupe, de telle ou telle espèce dans la classification.

18° *Congrès international de Chimie.*

Le *Congrès de Chimie* a aussi un beau triomphe à son actif, un *essai de régularisation de la nomenclature chimique.* Il importait à tout prix de la rendre absolument précise, pour en faire une véritable langue chimique internationale. Grâce à la nomination d'une commission internationale permanente, on peut espérer un succès définitif.

Parmi les vœux émis par le Congrès, nous signalerons les suivants, qui intéressent tout particulièrement les médecins : Les pouvoirs publics devraient prendre toutes les mesures nécessaires pour qu'il soit exercé une surveillance active et sévère : 1° sur les *saumures employées* dans l'industrie des viandes salées et dans lesquelles l'accumulation progressive du salpêtre pourrait à la longue faire courir des dangers à la santé publique; 2° sur la nature de l'étain employé pour la *fabrication des vases de mesure, la soudure des boîtes de conserve, l'étamage des vases culinaires,* etc.; 3° sur la *pureté des thés* introduits en France.

En ce qui concerne les *produits pharmaceutiques,* le Congrès a nommé plusieurs commissions chargées d'étudier et de perfectionner les méthodes d'analyse et de contrôle des principaux médicaments (quinine, morphine, chloroforme, antipyrine, etc.). — Tant qu'à la section de *nomenclature,* elle a émis une série de résolutions importantes : 1° désormais les aldéhydes prendront le nom des alcools correspondants et non plus celui des acides ; 2° on conservera au groupe CAz le nom de Cyanogène quand il sera substitué à un atome d'hydrogène ; 3° on désignera par les lettres *a* et *b* les deux atomes de carbone reliés par les liaisons multiples, etc.

19° *Congrès international d'Electricité.*

Dès son ouverture (le 24 août), le Congrès a réparti

le travail entre quatre sections. La première a compris
les unités et mesures et les recherches purement scientifiques. La deuxième s'est emparée de l'immense domaine des applications industrielles La troisième a étudié les télégraphes, les téléphones et les signaux de
toute sorte. La quatrième — la moins nombreuse, — ce
qui est regrettable, mais s'explique facilement — s'est
occupée de l'Electrophysiologie.

Dans cette section, présidée par M. Gariel, le rapport de
M. d'Arsonval, — qui crée de toutes pièces et les méthodes et les
instruments d'investigation, — a pris la place d'honneur. M. Gariel
a donné aussi la lecture d'une intéressante communication de
M. Maurice Mendelssohn sur *Quelques Phénomènes électriques
chez l'homme*. On a dit, — consolation aux âmes sensibles qui
préfèrent le gibet au courant électrique — que les exécutions par
l'électricité n'étaient pas encore commencées en Amérique; on est
en train de les discuter, en effet.

20° *Congrès international d'Ethnographie.*

L'assemblée a émis un certain nombre de vœux dont
voici les principaux :

1° Envoi d'une mission spéciale en Asie Mineure pour l'étude
de la question dite des Hittites ; 2° Création à Paris d'une Ecole
d'Ethnographie et d'une chaire de langue basque dans la Faculté
la plus rapprochée du pays basque ; 3° Réunion d'un Congrès à
Paris (1890-1891), pour l'étude des questions bouddhiques et publication des résultats des recherches relatives aux mystères d'E-
leusis ; 4° Nécessité de donner de nouvelles bases aux tentatives
de diffusion de la civilisation européenne dans l'Inde ; 5° *Appel
de l'attention du Gouvernement sur la question vitale de la
dépopulation de la France.*

21° *Congrès international des Sciences*
géographiques.

Ce Congrès, qui devait cette année se tenir en Italie,
a été, d'un commun accord, transporté à Paris à l'occasion du Centenaire et de l'Exposition universelle. La
Société de Géographie de Paris s'est chargée des con-
vocations, de la réception des délégués, de la confection des programmes.

C'est le contraire de ce qui a eu lieu pour le *Con-grès de Physiologie de Bâle*. La raison en est facile à saisir. Elle montre qu'on peut, en France, faire de la géographie sans recourir à l'Allemagne, tandis que pour la Physiologie, la chose eût été plus difficile. Ce qui n'en est pas moins regrettable.

22° *Congrès divers.*

Voici, pour terminer, quelques renseignements sur divers Congrès internationaux moins importants, mais où ont été traitées aussi quelques questions qui inté-ressent les médecins.

a). *Congrès international du droit des Femmes.*

Signalons, parmi les diverses communications faites à ce Congrès, celle de M. VERRIER : *Phases de l'évo-lution conjugale dans les temps préhistoriques,* etc., etc.

A sa dernière séance, certains vœux ont été émis. En voici quelques uns : *Interdiction de la recherche de la paternité abrogée ; — Démolition de la prison Saint-Lazare ;—Création de refuges pour les femmes ; — Création de bureaux de bienfaisance uniquement dirigés par des femmes ; — Que les emplois d'enquê-teurs, de visiteurs, etc., auprès des nourrices, soient occupés par des femmes sous la surveillance de doctoresses ; — Que toutes les femmes aient accès aux carrières libérales, et que ces femmes, médecins, etc., forment entre elles une vaste ligue ; — Egalité anatomique des deux sexes ; — Intempérance et alcoolisme ; —Inconvénient des machines à coudre.*

b). *Congrès international des stations Agronomiques.*

Au deuxième Congrès international des Directeurs des stations agronomiques, de nombreuses communications ont occupé les cinq séances tenues par le Congrès. Ce n'est point ici le lieu de les faire connaitre, même sommairement ; signalons seulement les sujets les plus importants qui ont occupé l'ordre du jour : *l'assimilation de l'azote par les légumineuses* (communication de MM. Hellriegel et Wilfarth, de la station de Bernburg) ; — *les résultats de l'emploi des engrais phosphatés, potassiques et azotés* (MM. Pagnoul, Le Chartier, Guinon, Jamiesson (d'Aberdeen), Petermann (de Gembloux), Vivier, Garola, Houzeau, etc. ; — *les recherches sur l'analyse et la composition des vins bordelais*, par M. V. Gayon, directeur de la station agronomique de Bordeaux ; — *la richesse en saccharine de la betterave* ; — *la repression de la fraude dans le commerce des engrais* ; — *l'exploitation des phosphates de chaux*, etc., etc.

c). *Congrès des Exercices Physiques.*

Le Congrès des Exercices Physiques a terminé ses travaux par une séance qui a eu lieu à la Sorbonne, sous la présidence de M. Jules Simon. Avant de procéder à la distribution des prix, M. Jules Simon a prononcé une allocution fort applaudie, dans laquelle il a protesté énergiquement contre le *surmenage intellectuel.*

B. — Congrès ne dépendant pas de l'Exposition.

1° *Congrès français de Chirurgie.*

Songeant aux nombreux Congrès internationaux qui devaient d'avoir lieu à Paris, à l'occasion de l'Exposition, quelques membres du comité d'organisation de ce Congrès se demandèrent un moment si cette année on ne ferait pas mieux, au lieu de réunir le Congrès français de Chirurgie, d'organiser un véritable Congrès international. Après examen de la question, le comité n'accepta pas cette combinaison. Toutefois, comme l'a fait remarquer M. Pozzi, secrétaire général, le Congrès français de Chirurgie est resté largement ouvert aux amis de la France qui exercent la Chirurgie à l'étranger et beaucoup ont répondu à son chaleureux appel.

Un grand nombre de communications intéressantes ont été lues devant les membres du Congrès. Nous signalerons particulièrement celles de M. le D⟨r⟩ Roux (de Lausanne) sur *l'ablation de l'os iliaque* ; de M. le D⟨r⟩ Ziembieski sur un *nouveau mode de traitement des fistules recto-uréthrales* ; de M. Nicaise sur la *physiologie de la trachée* ; de M. Bouilly sur le *traitement de la péritonite* ; de M. Terrier sur la *réunion immédiate dans les opérations sur le rectum* ; de MM. Segond et Mollière sur la *résection du nerf maxillaire supérieur et du ganglion de Meckel* ; de M. Pozzi sur l'accès *fourni par la voie sacrée pour arriver aux organes pelviens* ; de M. Poncet sur la *circumotomie thyroïdienne* ; de M. Segond sur le *traitement de l'exstrophie vésicale*, etc., etc. — L'étude d'une des questions mises à l'ordre du jour a été très instructive ; c'est celle de la *valeur des opérations dans les tuberculoses locales*. Elle a montré dans quelles proportions le domaine chirurgical devait désormais s'étendre sur ce terrain. N'oublions pas celle qui a eu trait au *traitement de la péritonite*.

Nous regrettons de ne pouvoir entrer dans plus de détails ; mais nous nous consolons en songeant que les Congrès, qui ont eu lieu en cette mémorable année de 1889, se sont clos dignement par le Congrès français de Chirurgie.

2° *Association française pour l'Avancement des Sciences.*

Ajoutons enfin qu'au mois d'août, la note patriotique la plus pure avait été donnée, au milieu de ce grand concert international, par l'*Association française pour l'avancement des Sciences*, avec sa devise : « Par la Science, pour la Patrie ! (1) »

---

(1) Il n'y a qu'un Congrès qui ne s'est pas beaucoup ressenti de l'Exposition : c'est celui des *Sociétés savantes*, qui a eu lieu en Juin (11-15). Nous avons dit ailleurs (*Progrès médical*, 15 juin 1889) ce qui s'y était passé.

« Si, dit la *Lancet* (1), par la publicité donnée à ce qui s'est passé à Paris depuis mai jusqu'en novembre 1889, nous avons pu aider à cimenter les liens et l'amitié internationale, à dissiper les préjugés nationaux, à propager les lumières de la Science parmi les ténèbres de l'ignorance, nous n'aurons pas participé en vain à l'Exposition universelle de 1889. »

La Rédaction du *Progrès médical* a travaillé, en France, dans un but analogue et avec le même esprit. A-t-elle pu mener à bien, malgré toutes sortes d'entraves, la tâche qu'elle a entreprise à propos de ces Congrès et de l'Exposition ? C'est ce que l'avenir montrera. En tous cas, nous devons songer à ceux qui nous ont aidé, à ceux qui ont contribué à notre triomphe.

Il nous reste donc à remercier tous les savants étrangers qui ont bien voulu venir rehausser par leur présence l'éclat de toutes les cérémonies d'inauguration des Congrès, l'importance des communications et l'intérêt des discussions. Nous leur devons reconnaissance pour les paroles si pleines de sympathie qu'ils ont prononcées à maintes occasions, pour l'enthousiasme qu'ils ont montré partout, pour l'honneur qu'ils ont fait à la France, en n'ajoutant point la moindre créance aux calomnies de voisins jaloux en même temps qu'étonnés du relèvement si manifeste de notre industrie et de nos progrès scientifiques. Nous avons le ferme espoir qu'ils rediront chez eux un peu de ce qu'ils ont vu, entendu et avoué eux-mêmes. Nous sommes encore sous le charme : c'est ce qui *devra*, aux yeux de nos lecteurs, qui n'ont pu voir ces beaux jours, faire pardonner l'enthousiasme qu'à Paris nous avons alors tous ressenti.

Marcel Baudouin.

---

(1) *The Lancet*, 2 novembre 1889 ; article publié en français et en anglais.

CHAPITRE III

RENSEIGNEMENTS SUR LA CONSTITUTION DES COMMISSIONS ET
DES JURYS DES CLASSES DE L'EXPOSITION SE RAPPORTANT
AUX SCIENCES BIOLOGIQUES EN GÉNÉRAL, ET SUR LES RÉ-
COMPENSES DÉCERNÉES AUX EXPOSANTS.

Il n'y a guère à l'Exposition que quelques sections qui
aient vraiment un intérêt majeur pour le médecin. Aussi,
pour ne pas sortir de notre cadre, déjà trop vaste, nous
bornerons-nous à donner, en ce qui concerne les renseignements relatifs aux commissions, aux jurys et aux récompenses de l'Exposition de 1889, que ceux qui se rapportent aux Classes VIII, XIV, XV, XLV, LXIV et
LXXIII *ter*, renvoyant pour les autres aux publications
générales, d'ordre officiel, surtout pour les sections des
pays étrangers.

A. — Comités et Jurys.

Pour chacune des Classes il nous faudrait indiquer :
1° Les *membres du Comité d'admission* ; — 2° Les *membres du Comité d'installation* ; — 3° Les *membres du Jury
des récompenses*. Nous ne pouvons, on le comprend,
parler du jury supérieur ; c'est à peine s'il y est entré un
ou deux savants s'occupant spécialement des sciences biologiques (entre autres MM. Pasteur et Berthelot).
Toutefois nous ne serons absolument complet, et cela à
dessein, que pour la Classe XIV.

I. — COMITÉS D'ORGANISATION.

Classe XIV.

Le Bureau des Comités d'organisation (admission et installation)
était ainsi composé pour la Classe XIV : M. le Pr Tarnier, prési-

dent ; M. Goubeaux, vice-président ; M. le Dr Berger, rapporteur ; M. le Dr de Pezzer, secrétaire-trésorier. Ce bureau a donc fonctionné pour les deux comités ci-dessous.

Les membres du *Comité d'admission* étaient MM. Bourneville, Charcot, Chauveau, Collin, Cornil, David, Fournier, Grancher, Grandjux, Guyon, Goujon, Kuhn, Landouzy, Lereboullet, Mathieu, Redard, Servoles, U. Trélat, Verneuil, Wickham. — Les membres du *Comité d'installation* étaient MM. Berguerand, Collin, Coulomb-Boissonneau, David, Graillot, Mathieu, Tramond, Wickham.

II. — MEMBRES DES JURYS DES RÉCOMPENSES A DÉCERNER AUX EXPOSANTS.

Voici, pour les différentes classes qui nous intéressent plus spécialement, les noms des membres des Jurys des récompenses, avec quelques renseignements complémentaires sur le choix de ces membres, pour quelques-unes des classes citées.

1° *Classe VIII.*

Pour la Classe VIII (Organisation, méthodes et matériel de l'enseignement supérieur), les membres du jury étaient les suivants :

Jurés titulaires : MM. Bréal, membre de l'Institut, professeur au Collège de France, membre du conseil supérieur de l'instruction publique. — Cauvet, directeur de l'Ecole centrale des arts et manufactures, membre du conseil supérieur de l'instruction publique. — Le Dr Gariel, ingénieur des ponts et chaussées, professeur à la Faculté de médecine de Paris, professeur à l'Ecole nationale des ponts et chaussées. — Maspéro, membre de l'Institut, professeur au Collège de France et à l'Ecole pratique des hautes Etudes. — Milne-Edwards (Alphonse), membre de l'Institut, professeur au Muséum d'histoire naturelle. — Sorel (A.), secrétaire général de la présidence du Sénat, professeur à l'Ecole des sciences politiques. — Wickham, pour les colonies françaises.

Jurés suppléants : MM. Arsonval (d'), directeur du laboratoire de physique biologique du Collège de France. — Jourdan (Ed.), ingénieur civil, directeur de l'école des hautes études commerciales.

Jurés étrangers : MM. Gilbert (L.-Fr.), pour la Belgique. — Fernando Ferrari Perez, pour le Mexique. — Le Dr Gobat, pour la Suisse. — Le marquis de Lauzières Thémine, pour l'Italie.

2° *Classe XII.*

Pour la Classe XII (Epreuves et appareils de Photographie), voici quelle était la liste du jury : MM. Davanne (A.) (France).

England (W.) (Grande-Bretagne). Vidal (Léon) (France). Pricam (E.) (Suisse). Billault (Colonies). Hasting (Chas. S.) (Etats-Unis). Darlot (France), Lévy (Georges) (France). Braam (J. A. B. van) (Pays-Bas). Audra (France). Braun (Gaston) (France). Chéri-Rousseau (France).

3ᵉ *Classe XIV.*

Le jury pour la Classe XIV (Médecine et chirurgie. Médecine vétérinaire et comparée) était cette année composé ainsi qu'il suit :
Jurés titulaires : MM. Badin, docteur-médecin, orthopédiste à Toulouse. — Berger (le docteur Paul), professeur agrégé de la Faculté de médecine, chirurgien des hôpitaux. — Collin (de la maison Charrière), fabricant d'instruments de chirurgie, médaille d'or à l'Exposition de Paris, 1878. — Nocard, directeur de l'Ecole vétérinaire d'Alfort, membre de l'Académie de médecine. — Trélat (le docteur Ulysse), membre de l'Académie de médecine, professeur à la Faculté de médecine, chirurgien des hôpitaux, membre du jury des récompenses à l'Exposition de Paris 1878. — Verneuil (le docteur), membre de l'Institut et de l'Académie de médecine, professeur à la Faculté de médecine, chirurgien des hôpitaux.
Le *Juré suppléant* était M. Magitot, médecin dentiste, membre de la Société de Chirurgie.
C'est notre maître, M. le Pr Verneuil, qui a été élu Président du jury. Nous avons cru devoir le remercier publiquement des bons conseils qu'il nous a donnés, pour l'appréciation des produits exposés dans cette Classe, en lui dédiant ce modeste Guide.

4º *Classe XV.*

Les *membres titulaires* du jury pour la Classe XV (Instruments de précision) étaient : MM. Cailletet, correspondant de l'Institut, diplôme d'honneur à l'Exposition de Paris 1878. — Faye, membre de l'Institut, président du bureau des longitudes. — Laussédat (le colonel), directeur du Conservatoire national des arts et métiers, membre du jury des récompenses à l'Exposition de Paris 1878. — Teisserenc de Bort (L.), chef de service au bureau central météorologique, membre du jury des récompenses à l'Exposition d'Anvers 1885. On y a ajouté ensuite M. le colonel Bahot.
Les Jurés suppléants étaient : MM. Baille-Lemaire, répétiteur à l'Ecole polytechnique. — Becquerel (Henri), ingénieur des ponts et chaussées, aide-naturaliste au Muséum d'histoire naturelle, répétiteur à l'Ecole polytechnique.
Les Jurés étrangers étaient : MM. Buinet (Belgique), Schnæbelé (Suisse), Amster-Laffon (Suisse), E. Ray-Lankester et Conrad Cooke (Grande-Bretagne), Rotch (Etats-Unis), et Jablokoff (Russie).
Il paraît aussi que le jury a cru devoir s'adjoindre M. Nachet,

s'apercevant que la Classe XV contenait des instruments où des mathématiciens n'entendaient pas grand'chose, en particulier des microscopes. Nous répétons ici ce que nous avons dit à propos de l'exposition des instruments de Physiologie (1). Il aurait fallu ajouter à ce jury un professeur français de sciences biologiques, à la fois physiologiste et micrographe. Cela aurait complété d'une façon très sérieuse ce jury de la Classe XV. C'est l'avis d'ailleurs de plusieurs de nos confrères compétents (*Journal de Micrographie*, etc.). Encore une fois, comment veut-on qu'un astronome puisse apprécier la valeur d'un microtome ou d'une canule à fistule biliaire !

5° *Classe XLV.*

Pour la Classe XLV (Produits chimiques et pharmaceutiques), voici quels étaient les membres du jury :

Jurés titulaires: MM. Boude (Frédéric). — Dehaynin (Félix). — Frémy, membre de l'Institut, directeur du Muséum d'histoire naturelle. — Friedel, membre de l'Institut, membre du jury des récompenses à l'Exposition de Paris 1878. — Jungfleich, membre de l'Institut, professeur à l'école supérieure de pharmacie, membre du jury des récompenses à l'Exposition de Paris 1878. — Knieder. — Kolb (Jules). — Lequin, directeur de la fabrication des produits chimiques de la société des glaces et produits chimiques de Saint-Gobain, Chauny et Cirey. — Levainville. — Lorilleux. — Michaud fils aîné. — Roux (Jules). — Scheurer-Kestner, sénateur. — Schlœsing, membre de l'Institut, directeur de l'école d'application des tabacs, membre du jury des récompenses à l'Exposition de Paris 1878. — Schutzenberger, professeur au Collège de France, membre du jury des récompenses à l'Exposition de Paris 1878. — Troost, membre de l'Institut, professeur à la Faculté des sciences, membre du jury des récompenses à l'Exposition de Paris 1878. — Tugot aîné, fabricant de vernis, médaille d'or à l'Exposition de Paris 1878.

Jurés suppléants : MM. Bonnard (de), ingénieur civil. — Hardy (Ernest), chef des travaux chimiques de l'Académie de médecine. — Suillot (H.). — Vée (Amédée), fabricant de produits pharmaceutiques.

Jurés étrangers: MM. Sir H. Roscol. — W. Donglas Hogg (Grande-Bretagne). — H. Bergé (Belgique). — P. Rousseau (Brésil). — Las Varria (Chili). — Newberry (Etats-Unis). — Candiani (Italie). — Docteur Penafiel (Mexique). — Kronts Monrad (Norwège). — J. Fougner (Norwège). — D. d'Oliveira (Portugal). — Dr Thyssen (Pays-Bas). — Dr Schneider (Russie). — E. Pector (San Salvador). — Dr Lunge (Suisse). — E. Dubois (Nicaragua).

Au dire du *Journal des Connaissances médicales* (12 septembre 1889, p. 295), « par une anomalie des plus singulières et des plus regrettables, il ne s'est trouvé personne dans les divers jurys

---

(1) Voir Chapitre III.

d'examen de l'Exposition (Classe XLIV, XLV ou autres), capable d'expertiser scientifiquement les produits de *Matière médicale* apportés par les pays étrangers, de sorte que ces produits n'ont pas été examinés, au moins officiellement, au grand regret des exposants. » Nous renvoyons, pour montrer comment on s'est occupé de l'Exposition de Matière médicale, à l'article de notre collaborateur, **M. Regnier.**

6° *Classe LXIV.*

Les *membres titulaires du jury* pour la Classe LXIV (Hygiène et Assistance publique) étaient : MM. Bechmann, ingénieur en chef des ponts et chaussées, chef du service des eaux de la ville de Paris. — Brouardel (le docteur), membre de l'Académie de médecine, doyen de la Faculté de médecine, président du comité consultatif d'hygiène de France, médecin des hôpitaux. — Jéramec, administrateur de sociétés d'eaux minérales. — Martin (le docteur), membre du comité consultatif d'hygiène de France, membre du jury des récompenses à l'Exposition d'Anvers 1885. — Monod, directeur de l'Assistance publique et des institutions de prévoyance au ministère de l'intérieur. — Nicolas, directeur du commerce intérieur au ministère du commerce, de l'industrie et des colonies. — Proust (le docteur), secrétaire de l'Académie de médecine, professeur à la Faculté de médecine, inspecteur général des services sanitaires, membre du comité consultatif d'hygiène de France, médecin des hôpitaux. — Roussel (le docteur), membre de l'Académie de médecine, sénateur, membre du jury des récompenses à l'Exposition de Paris 1878.

Jurés suppléants : MM. Napias (le docteur), inspecteur général des services administratifs (section des établissements de bienfaisance), au ministère de l'intérieur. — Le Mardeley (Alfred), médecin principal de 2° classe, sous-directeur à la direction du service de santé au ministère de la guerre.

7° *Classe LXXIII ter.*

Pour la Classe LXXIII *ter* (Organisation, méthodes et matériel de l'enseignement agricole), les membres du jury étaient les suivants :

Jurés titulaires : MM. Chauveau (le docteur), inspecteur général des écoles vétérinaires. — Duclaux, membre de l'Institut. — Prillieux (Edouard), inspecteur général de l'enseignement agricole, professeur à l'Institut national agronomique, membre du jury des récompenses à l'Exposition de Paris 1878. — Tisserand, conseiller d'État, directeur de l'agriculture au ministère de l'agriculture, membre du jury des récompenses à l'Exposition de Paris 1878. — Vassilière, inspecteur général de l'agriculture.

Juré suppléant : M. Grosjean, inspecteur de l'enseignement agricole.

8° *Classe LXXVI.*

Pour la Classe des Insectes utiles et Insectes nuisibles, voici la liste du jury :
MM. Balbiani, Ramé, Brocchi, Henneguy, Maillot, Raffard (France).

9° *Classe LXXVII.*

Pour la Classe des Poissons, Crustacés et Mollusques, la liste du jury se composait de :
MM. Gerville-Réache, Perier, Bouchon-Brandely, Lacaze-Duthiers, Chabot-Karlen, Raveret, Watel, pour la France.

B. — Récompenses accordées à l'occasion de l'Exposition.

La distribution solennelle des récompenses de l'Exposition universelle de 1899 a eu lieu le dimanche 29 septembre, au Palais de l'Industrie.

a). *Exposants.*

Voici la liste des récompenses accordées aux Exposants des Classes XIV, XV, LXIV, etc., qui intéressent plus spécialement les médecins.

CLASSE XVIII (*Enseignement supérieur*).

Nous ne citons pour cette classe que les Expositions ayant un rapport quelconque avec les Sciences Biologiques.
Grands prix : Albert de Monaco (le prince), Monaco. — Association française pour l'avancement des sciences (Ministère de l'instruction publique), France. — Bureau d'ethnographie de Washington. D. C., Etats-Unis. — Collège de France (Ministère de l'instruction publique), France. — Direction de l'enseignement supérieur (Facultés et établissement publics) (Ministère de l'instruction publique), France. — Ecole des hautes études (Section des sciences naturelles) (Ministère de l'instruction publique), France. — Expédition du *Travailleur* et du *Talisman* (Ministère de l'instruction publique), France. — Grandidier, France. — Grandidier, France. — Masson (G.), France. — Ministère de l'agriculture, France. — Ministère de la guerre, Etats-Unis. — Ministère de l'instruction publique, Japon. — Mission archéologique française du Caire (Ministère de l'instruction publique), France. — Mohn (Dr Henrik), Norvège. — Observatoire de Meudon (Ministère de l'instruction publique), France. — Observatoire de Paris (Ministère de l'instruction publique), France. — Obser-

vatoire de Rio de Janeiro, Brésil. — Rennelaer polytechnic insti-
tute Iroy (N.-Y.), Etats-Unis. — Secrétariat de Fomento, Mexique.
— Service météorologique. Etats-Unis. — Smithsonian Institution
Washington, D. C., Etats-Unis. — Société des touristes de Fin-
lande, Grand-duché de Finlande. — Universités suisses, Suisse.
— Université de John Hopkins, à Baltimore (Maryland), Etats-
Unis. — Université de l'Etat de New-York, Etats-Unis.

Médailles d'or : Académie de Lausanne, Suisse.—Alcan (Félix).
France. — Alvergniat (A.), France. — Archives hospitalières (Mi-
nistère de l'instruction publique), France. — Bonvalot et Capus (1)
(Ministère de l'instruction publique), France. — Société botanique
de Paris, France. — Société centrale des produits chimiques. —
Société d'enseignement supérieur (Seine), France. — Société en-
tomologique de France (Seine), France. — Société helvétique des
sciences naturelles. — Ecole nationale de médecine, Mexique. —
Ecole et société libre d'anthropologie, France. — Eloffe Boutée,
France. - Huber (Dr), France. — Hyades (Dr) et Cortes (A.) (Ministère de l'instruction publique), France. — Institut de fomento
du collège national, Espagne. — Institut médical de la République
du Mexique, Mexique. — Lutz (E.), France. — Mission tunisienne
(Ministère de l'instruction publique), France. — Musée américain
d'histoire naturelle de New-York, Etats-Unis. — Musée d'ethno-
graphie française, France. — Société météorologique de France
(Seine), France. — Société mexicaine d'histoire naturelle. Mexique.
— Société royale malacologique de Belgique. — Société zoologique de France (Seine), France. — Université de Buenos-Ayres
République Argentine. — Université de Christiana, Norvège —
University of Virginia, Etats-Unis. — Wiesnegg, France.

Médailles d'argent : Académie nationale de Reims, France. —
Académie de Neufchâtel, Suisse. — Académie de Nimes, France.
— Académie des sciences de Bordeaux, France. — Académie de
Stanislas de Nancy, France. — Cogit (Ernest), France. — Collège
de médecins et chirurgiens de Baltimore, Etats-Unis. — Collège
médical éclectic de Cincinnati (Ohio), Etats-Unis — Collège de
pharmacie de Massachussets, Etats-Unis. — Collège de pharmacie
de Philadelphie, Etats-Unis. — Collège policlinic de New-York,
Etats-Unis. — Département national d'hygiène, République Argentine. — Faculté de médecine, République Argentine. — Faculté
des sciences, République Argentine. — Guimet et de Milloué
(Ministère de l'instruction publique), France. — Institut agronomique vétérinaire de Buenos-Ayres, République Argentine. —
Labonne (Dr H.), Ministère de l'instruction publique, France. —
Rivière (E.), Ministère de l'instruction publique, France.— Société
linnéenne de Bordeaux, France. — Société scientifique argentine,
République Argentine. — Société nationale des sciences naturelles
de Cherbourg, France. — Société des sciences naturelles de
Saône-et-Loire, France. — Talrich, France. — Toussaint (P.),
France. — Verneau (Dr R.), France. — Viallane (Dr) et Dumège,

---

(1) Toutes nos félicitations à notre savant collaborateur.

France. — Washington Ice Universaty, Etats-Unis. — Académie des sciences de Toulouse, France. — Académie des sciences, lettres et arts d'Arras, France. —Acad. des sciences de Dijon, France.

Mentions honorables : Ecole de médecine de Puebla, Mexique. — Eloffe (A.), France. — Société de bienfaisance, République Argentine. — Société d'étude des sciences naturelles de Béziers, France. — Société d'histoire naturelle de Toulouse, France. — Société pour l'instruction de la femme, Etats-Unis. — Société médicale pharmaceutique de Guanajuato, Mexique. — Société des sciences historiques et naturelles de Semur, France. — Société des sciences physiques et naturelles de Toulouse, France. — Université du Chili, Chili. — University of Kentucky Lexington, Etats-Unis.

CLASSE XIV (*Instruments de Chirurgie ; Médecine, etc.*).

Grands prix : Baretta. — Mariaud. — Martin (Cl.). — Mathieu (R.). — Tramond, France. — *Médailles d'or :* Aubry. — Auzoux (Vve). — Challandes, France. — Chardin, France. — Crétès, France. — Gaiffe et fils, France. — Giroux (Ernest), France. — Institut vaccinal suisse, Suisse. — Laskowski, Suisse. — Préterre, France. — Simon (J.-B.), Belgique. — Walter-Lécuyer, France. — Wiesnegg, France. — Wulfing (Lüer), France. — *Médailles d'argent :* Bergstrom, France. — Burlot (Joseph), France. — Clausolles (José), Espagne. — Delogé, France. — Demaurex, Suisse. — Desnoix, France. — Desprez (Dr), France. — Eternod, Suisse. — Favre, France. — Feighine (Dr F.-J.), Russie. — Forstetter (Dr), Russie. — Frees (G.-A.), Etats-Unis. — Froger, France. — Gamichon (Auguste), France. — Graillot, France. — Gray (Joseph) and Son, Grande-Bretagne. — Hay, Autriche-Hongrie. — Heymen-Billard, France. — Karmanski, France. — Lacroix, France. — Office vaccinogène d'Athènes, Grèce. — Seabury and Johnson, Etats-Unis. — Surgical appliance Société. — Talrich, France. — Vergne (Henri), France. — Wirth, France. — Yvon et Berlioz, France. — *Médailles de bronze :* Achard-Millhet, France. — Berguerand fils, France. — Bing, France. — Boissonneau (A.-P.) fils, Coulomb successeur, France. — Bonnefoy (Dr), France. — Bourgogne, France. — Bordier, France. — Boussenot, France. — Bredeville et Paturel, France. — Cea (Leopoldo), Espagne. — Contenau et Godard fils, France. — Coulomb-Boissonneau et fils, France. — Delattre (Aug.), Belgique. — Doucet, France. — Dutheil, France. — Egli-Sinclair, Suisse. — Eynard et Richelieu, France. — Fabrique suisse de pansements, Suisse. — Fellendaels (G.-H.), Belgique. — Guimard, France. — Grodel, France. — Institut vaccinal du Chili, Chili. — Jourdain, France. — Khroustchoff (J.-J.), Russie. — Macaya (José), Espagne. — Mauchain, Suisse. — Mayet, France. — Méheux, France. — Nicoud, France. — Oliette é Hijos (S.), Espagne. — Paulier (Dr), France. — Pecsi, Autriche-Hongrie. — Pommery, Truss et Ce, Etats-Unis. — Potier, France. — Richard Vanschoor, France. — Redon (Dr), France. —

Bondeau (maison Delamotte), France. — Société des lunetiers de France. — Thillier, France. — Van den Broeck et Cᵉ, Belgique. — Webrer, France. — *Mentions honorables :* Abrioux, France. — Bacq-Prodhomme, France. — Buchi, Suisse. — Brenot, France. — Bruyge, France. — Carue, France. — Chane, France. — Choquart et Peuchot, France. — Claise, France. — Coutinho (A.), Portugal. — Delacroix-Froust, France. — Dorigny, France. — Frebault (V.-Félix), France. — Friederich, Pays-Bas. — Friese, France. — Froelich, Suisse. — Gauthey et Haussman, France. — Gengoux, Belgique. — Lacerda (Alberto de), Portugal. — Lelièvre, France. — Loret et Cᵉ, France. — Martin (Odile), France. — Paiva (J. Pedro-Godinho), Portugal. — Perdrizet, France. — Ramirez, Brésil. — Reinier, France, — Rein and Son, Grande-Bretagne. — Robert (Edouard), France. — Robillard, France. — Rougeot (Dʳ), France. — Schoen, Suisse. — Tollay fils et Leblanc, France. — Ulmann, Suisse.

Classe XV (*Instruments de Précision*).

Grands prix : Brunner fr., Fr. — Carpentier, Fr. — Collot, Fr. — Gautier, France. — Kern, Suisse. — Laurent, France. — Ministère de la guerre (Service géographique), France. — Ministère de l'instruction publique (Bureau des longitudes), France. — Ministère de la marine), France. — Ministère des travaux publics (service du nivellement général), France. — Naval Observatory Washington, Etats-Unis. — Richard frères, France. — Rossland Cᵒ, Grande-Bretagne. — Rowland, Etats-Unis. — *Médailles d'or :* Balbreck, France. — Bardou, France. — Baudin, France. — Bookers'sons, Pays-Bas. — Bellioni, France. — Bézu-Hausseb, France. — Bollée (Léon), France. — Bourdon, France. — Brosset frères, France. — Château, France. — Dallmeyer (J.-H.), Grande-Bretagne. — Dasling, Brown and Scharps, Etats-Unis. — Deleuil, France. — Dumoulin-Froment, France. — Gérard et Cᵉ, Belgique. — Golaz, France. — Hollerith, Etats-Unis. — Hurlimann, France. — Lancelot, France. — Lutz, France. — Moreau-Teigne, France. — Naudet, France. — Payen, France. — Pellin, France. — Perreaux, France. — Pillischer (J.), Grande-Bretagne. — Rabinowitch (L.), Russie. — Reichert, Autriche-Hongrie. — Sanguet, France. — Simon, France. — Société des lunetiers, France. — Tavernier-Gravet, France. — Tichkoff (P.-P.), Russie. — Tonnelot, France. — Usteri-Reinacher, Suisse. — Verdin, France. — Verick et Stiassnié, France, etc.

Classe LXIV. (*Hygiène et Assistance publique*).

Grands prix : Association des Dames françaises. — Etablissem. thermal d'Aix-les-Bains, France. — Geneste, Herscher et Cie, France Belgique. — Janssens (le Dʳ), Belgique. — Ministère de l'Intérieur (Direction de l'Assistance publique et de l'Hygiène publique) : Etablissements généraux de bienfaisance, asiles du Vésinet, de Vin-

cennes, de Charenton; institution nationale des Jeunes aveugles ;
institutions nationales des sourds-muets de Paris, des sourdes-
muettes de Bordeaux; des sourds-muets de Chambéry; services de la protection de l'enfance et des enfants assistés; service des hôpitaux et hospices ; service des aliénés; service
de l'hygiène publique; Mont-de-Piété de Paris, France. —
Préfecture de la Seine (Ville de Paris : service des eaux d'égout,
service de l'assainissement, service des logements insalubres, service de la statistique municipale, direction des affaires municipales,
direction générale de l'administration de l'assistance publique,
observatoire de Montsouris), France. — Préfecture de police
(Ville de Paris : service de l'hygiène et des secours publics,
laboratoire municipal de chimie, service de l'inspection des halles
et marchés), France. — Société française de secours aux blessés
des armées de terre et de mer, France. — Société de protection
des Alsaciens-Lorrains, France. — Union des femmes de France,
France. — *Médailles d'or* : Assistance par le travail, France. —
Bagnères-de-Bigorre, France. — Bagnères-de-Luchon, France.—
Barnardo (le D^r), Grande-Bretagne.— Bradford, Grande-Bretagne.
— Caldas da Rainha, Portugal. — Caldas de Bisaya, Espagne. —
Chasles, France.— Commission de surveillance de l'asile d'aliénés
de Bordeaux, France. — Commission de surveillance de l'asile
d'aliénés de Bailleul, France. — Commission administrative des
hôpitaux et hospices de Montpellier, France. — Commission sani-
taire de Christiania, Norwège. — Compagnie des eaux pour
l'étranger, France-Italie. — Compagnie fermière des eaux de
Vichy, France. — Compagnie des grès de Pouilly-sur-Saône,
France. — Doulton et Cie, Grande-Bretagne. — Dispensaire du
1er arrondissement de Paris, France. — Dispensaire de Mme Furtado-Heine, France. — Dispensaire de Mme Pereire, France. —
Dispensaire de M. Ruel, France. — Gilbert (le D^r), France. —
May-Moritz, Autriche.— Jennings, Grande-Bretagne.— La Bourboule, France. — Ministère de la marine et des colonies (Direction
des colonies), Portugal. — Œuvre de l'hospitalité de nuit, France.
— Œuvre nationale des hôpitaux marins, France. — Orphelinat
des arts, France. — Réunion protestante de charité, France. —
Saint-Yves, Ménard (D^r) et Chambon, France. — Salies-de-
Béarn, France. — Schœffer, Belgique. — Société pour l'allaitement maternel, France. — Société anonyme des produits céra-
miques de Janmenil et Rambervilliers, France. — Société de
constructions du système Tollet, France. — Société du filtre
Chamberland (Boulet, constructeur), France. — Société d'hydrologie médicale, France. — Société des thermes de Dax, France.—
Société protectrice de l'enfance de Lyon, France.— Société royale
de médecine publique de Belgique, Belgique. — Soldiers homes
de Hempton (Virginie), Etats-Unis. — Vidago, Portugal. — Ville
de Reims (bureau d'hygiène, service de l'assainissement). France.
— Ville de Naples, Italie. — *Médailles d'argent:* Barèges,
France.— Bureau d'hygiène d'Amiens, France. — Carré, France.
— Cartier, France. —Chambre syndicale des ouvriers couvreurs,
plombiers et zingueurs, France. — Chatel-Guyon (société des

eaux minérales de), France. — Chervin (le D^r), France. — Commission de surveillance de l'asile d'aliénés de Bassens, France. — Commission de surveillance de l'asile d'aliénés de Dury, France. — Commission administrative des hôpitaux et hospices de Bordeaux, France. — Commission administrative des hôpitaux de Marseille (pour l'hôpital Sainte-Marguerite), France. — Compagnie des ateliers de Neuilly-sur-Seine (O. André, directeur), France. — Compagnie des eaux de Constantinople, France-Turquie. — Compagnie des eaux de Porto, France-Portugal. — Commission de surveillance de l'asile d'aliénés d'Armentières, France. — Commission de surveillance de l'asile d'aliénés de Prémontré, France. — Commission de surveillance de l'asile d'aliénés de Saint-Robert, France. — Compagnie de vulgarisation du vaccin charbonneux Pasteur, France. — Congrégation des sœurs de charité de Paris, France. — Contrexéville, France. — Coquet (pour l'hôpital de Vichy), France. — David (pour l'hôpital du Havre), France. — Demenjeon frères, France. — Dupont, France. — Eaux-Bonnes, France. — Flicoteaux, France. — Floquet (Mme), France. — Franken-Villemaers, Belgique. — Gogeard, France. — Hamman-Meskoustine, Algérie. — Haussonville (Mlle d'), Algérie. — Herbet, France. — Lestchevitch. Russie. — Mondorff, Grand-duché de Luxembourg. — Monduit, France. — Monseu, Belgique. — Montbrun, France. — Montmirail, France. — Pedras Salgadas, Portugal. — Pedro Garcia, Espagne. — Petrescu et Urbeanu (D^{rs}), Roumanie. — Pillyvuyt, France. — Plombières, France. — Poupard, France. — Protectorat de l'Annam-Tonkin, Annam-Tonkin. — Rogier-Mothes, Belgique. — Saint-Amand, France. — Saint-Gobain, Chauny et Cirey, France. — Sarasua, Espagne. — Société d'assainissement des Bouches-du-Rhône, France. — Société des ateliers d'aveugles de Marseille, France. — Société de charité maternelle, France. — Société des crèches de Paris, France. — Société française d'hygiène, France. — Société protectrice de l'enfance de Paris, France. — Spa, Belgique. — Supérieure des sœurs de l'hôpital français d'Athènes, France. — Trélat (G.), France. — Ville de Dax, France. Vincent, France.

Médailles de bronze : Alamada, Espagne. — Aguascalientes, Mexique. — Avisse, France. — Banner Sanitation and C^o, Grande-Bretagne. — Bex, Suisse. — Bonnefoy (le D^r), France. — Bourbon-l'Archambault, France. — Brides et Salins-Moutiers, France. — Bureau d'hygiène de Nice, France. — Bussang, France. — Capvern, France. — Gantrelle and Cochrane, Grande-Bretagne.— Carabañas, Espagne. — Chadapaux, France. — Châteauneuf, France.— Commission administrative de l'hôpital d'Agen, France. — Commission de surveillance de l'asile de Bonneval, France. — Commission administrative de l'hôpital de Cette, France. — Commission administrative de l'hôpital de Cognac, France.— Commission administrative des hospices de Dunkerque (pour l'hôpital de Rosendael-lez-Dunkerque), France. — Commission administrative des hôpitaux de Grenoble, France. — Commission de surveillance de Saint-Jemine-sur-Sarthe, France. — Commission ad-

ministrative de l'hôpital de Pen-Bron, France. — Commission de
surveillance de l'asile de Quimper, France. — Commission administrative de l'hôpital de Rambouillet, France. — Commission ad-
ministrative de l'hôpital de Roubaix. France. — Commission ad-
ministrative de l'hôpital de Tours, France. — Compagnie du gaz
du Mans, France. — Compagnie The Wenham, France.—Cusset-
Vichy, France. — Delafolie-Bastide, Castoul et Cᵉ. France. —
Dohis, France. — Egli Singlar, Suisse. — Evian (sources Cachat,
Guillot et Mont-Masson, France. — Félix (le Dʳ), Belgique. —
Fischer et Cᵉ, France. — Forestier, France. — Gillot, France. —
Godin, France. — Grillot-Bainville, France. — Hammam R'hira,
Algérie. — Herbet (L.-V.-H.), France. — Hubert, Belgique. —
Lambari, Brésil. — Loppens, Belgique. — Liceaga (Eduardo) et
Gobier, Mexique. — Nadcine (de), Russie. — Obezza, France. —
Poret, France. — Rainal, France. — Rubinat (Dʳ Liorach), Es-
pagne. — San-Spiridon, Roumanie.—Saint-Alban, France.—Saint-
Christau, France.—Sail-sous-Couzan (source G. Brault), France.—
Saint-Galmier (source Badoit), France. — Saint-Honoré,
France. — Saint-Nectaire-le-Bas, France. — Scellier, France. —
Smirnoff, Russie. — Société protectrice de l'enfance de Marseille,
France. — Société protectrice de l'enfance de Tours, France. —
Sutils (le Dʳ), France. — Vallin, France. — Vittel, France. —
Vuillot, France. — Waral et Brisse, France. — Wohl, France.
   Mentions honorables : Amiéra, Portugal. — Appollinaris,
Grande-Bretagne. — Bagnoles-de-l'Orne, France. — Balzer, Au-
triche-Hongrie. — Bollemont (de), France. — Bertrand (le Dʳ),
France. — Bourry, France. — Challes, France. — Cambo, France.
— Carbaja, Espagne. — Cascar, Espagne. — Cazaubon, France.
— Colonie de la Réunion, La Réunion. — Croix-Rouge de Cour-
tray, Belgique. — David, France. — Earthenware et Cᵉ, Grande-
Bretagne. — Eaux-Bonnes d'Espagne, Espagne. — Fernandez,
Espagne. — Furst, Espagne. — Fril, France. — Grilloi, France.
— Guichard, France. — Haro, France. — Hammam-bou-Hadjar,
Algérie. — Herpe, France. — House Sanitation and Cᵒ, Grande-
Bretagne. — Insalus, Espagne. — Jacquemin, France. — La-
caume, France. — Lalis, France. — Lebreton, France. — Ledé
(le Dʳ), France. — Luxeuil, France. — Maia, Portugal. — Mail-
lochon, France. — Meyer et Promsy, France. — Montegut Segla,
France. — Moraes Campillo, Portugal. — Motte (Vᵉ), France. —
Nori, France. — O'Brien, Grande-Bretagne. -- Olive (le Dʳ),
France. — Oxygen Continental Cᵒ, Grande-Bretagne. — Padron
(le Dʳ), Venezuela. — Pardina, France. — Pecsi, Autriche-Hon-
grie. — Roussel, France. — Sail-les-Bains, France. — Saint-
Fortunat, France. — Salmeron, Espagne. — Santenay, France.
— Schmoll, France. — Société Franklin, France. — Tavar
(Mᵐᵉ de), Venezuela. — Villacabras, Espagne. — Ville de Tho-
non (source la Versoie), France.

SECTION XIII (*Economie sociale, groupe de l'hygiène sociale*).

Grands prix : Association pour prévenir les accidents de fabrique (président : M. F. Engel Gros), France. — Corporation of the city London, Grande-Bretagne. — Société de protection des engagés volontaires élevés dans les maisons d'éducation correctionnelle (président : M. Voisin), France.

Médailles d'or : Administration sanitaire des Indes, Indes anglaises. — Appert frères, France. — Association rouennaise pour prévenir les accidents de fabrique, France. — Chauffoirs publics et asiles de nuit de Namur, Belgique. — Fédération internationale pour l'observation du dimanche à Genève, Suisse. — Honourable commissionners of sewers of the city of London (The), Grande-Bretagne. — Janssens (D^r), à Bruxelles, Belgique — Ligue patriotique contre l'alcoolisme à Bruxelles, Belgique. — Métropolitan public Garden association (Londres), Grande-Bretagne. — Métropolitan Asylum's Board (président : Sir E. G. Galsworthy), Grande-Bretagne. — Rochard (D^r). France. — Saint John's ambulance association (John Furley) à Londres, Grande-Bretagne. — Société des Crèches (Paris), France. — Société protectrice de l'enfance (Paris), France. — Société philanthropique, France. — Wold's Women tempérance Union, États-Unis.

Médailles d'argent : Coffee Taverne C^o limited (The) à Londres, Grande-Bretagne. — Hospitalité de nuit et Bouchée de pain de Bruxelles, Belgique. — Œuvre du refuge de nuit et des dispensaires de Rouen, France. — Œuvre de l'hospitalité de nuit et de la bouchée de pain d'Anvers, Belgique. — Œuvre des chauffoirs publics et de la bouchée du pain de Liège, Belgique. — Société pour la propagation de l'allaitement maternel, France. — Society of the Training school for nurse attached to Bellevue hospital, Grande-Bretagne. — Société française de tempérance, France. — Société la Charité maternelle (Lille), France. — Société des bains et lavoirs publics du Havre, France. — Société de tempérance la Croix-Bleue, France. — Société protectrice de l'enfance de Reims, France. — Ville d'Amiens, France.

Médailles de bronze : Associazione agraria prioulana, Italie. — Elkington and son à Londres, Angleterre.— Ledé (D^r), France. — Monzini Federatione delle (Giuseppe) Udine, Italie. — Thiébault (Charles), inspecteur des enfants assistés à Bar-le-Duc, France. — Prêt du linge aux indigents malades à Lille, France. — Society for the Prevention of Blindness and the Improvement of the physique of the Blind, Grande-Bretagne.

Mentions honorables : Clowss (W,) and Sons, limited, à Londres, Grande-Bretagne. — Delaundis (Dr G.), à Bruxelles, Belgique.

Collaborateurs. — *Médailles d'or* : Poan de Sapincourt (Association rouennaise pour prévenir les accidents de fabrique), France. — Teissier (D^r), Comité départemental du Rhône, France. — Mouckler (Sir M.). Corporation of the City of London, Grande-Bretagne. — Haywood (W.), Commissionners of swers of London, Grande-Bretagne. — Furley (John), Saint John's ambulance association, Grande-Bretagne. — Galsworthy (Sir E.-H.), Metropolitan asylum's board, Grande-Bretagne. — Loch (O.-S.), Charity organisation Society, Grande-Bretagne.

Médaille de bronze : Ludwig (David), secrétaire de la Croix-Bleue, France.

CLASSE XLV. (*Chimie et Pharmarcie*).

Grands prix : Arnavon, France. — Billault, France. — Chance Brothers, Grande-Bretagne. — Genevoix et Ce, France. — Compagnie de Saint-Gobain, Chauny et Cirey, France. — Hardy-Milori, France. — Laire (de) et Ce, France. — Lefranc et Ce, France. — Ménier, Brésil. — Milly (de), France. — Nobel, Russie. — Pechiney et Ce, France. — Poulenc frères, France. — Price's Patent Candle C^o, Grande-Bretagne. — Société pour l'industrie chimique, Suisse. — Solvay et Ce, France et Belgique. — Tanret, France.

Médailles d'or : Administration pénitentiaire, Nouvelle-Calédonie. — Adrian et Co, France. — Arguello hijo (José), San Salvator. — Arlot (V^e) et Ce, France. — Artus, France. — Asselin, France. — Bapst et Hamet, France. — Béchamp, France. — Berguerand, France. — Bolloré-Sœhnée, France. — Borax Company, Grande-Bretagne. — Boston, Rubber, Schoe, Etats-Unis. — Botelberge et Co, Belgique. — Boulfroy, Russie. — Brigonnet et Naville, France. — Brito (E.) Cunha, Portugal. — Brunner, Mond et Co, Grande-Bretagne. — Camus et Ce, France. — Clayton, Aniline et Co, Grande-Bretagne. — Chassaing et Co, France. — Chassevant, France. — Cheseborough C^o, Etats-Unis. — Chesnay et Co, Nicaragua. — Coez et Ce, France. — Comité colonial, Pays-Bas. — Commission norvégienne, Norvège. — Compagnie des colonies, Pays-Bas. — Compagnie Luz Stearica, Brésil. — Compagnie de Pachuca, Mexique. — Compagnie des Salins, France. — Cook et Ce, Grande-Bretagne. — Cusinberche (V^o) et fils, France. — Darrasse et Landrin, France. — David et Debouche, Belgique. — Dècle (V^e) et Ce, France. — Deschamps frères, France et Russie. — Desmarais frères, France. — Desnoix (Julien), France. — Devoe et Ce, Etats-Unis. — Doix, Mulaton et Wolff, France. — Dubosc, France. — Dubosc frères et Subert, France. — Durand fils et Ce, France. — Durand, Huguenin et Ce, France. — Eglingtong C^o, Grande-Bretagne. — Expert Bezançon et Ce, France. — Fabrique chimique, Pays-Bas. — Fabrique lombarde de produits chimiques, Italie. — Faure, France. — Figuero (Aurélia), San Salvador. — Fournier et Ce, France. — Foyn, Norvège. — Franco et Filhos, Portugal. — Gigodot et Laprévote, France. — Gilliard-Monnet et Cartier, France. — Glaizot, France. — Gouvernement de San Salvador, San Salvador. — Gouvernement du Paraguay, Paraguay. — Gouvernement néerlandais, Pays-Bas. — Guibal, France. — Guimet, France. — Guinon, Picard et Jay, France. — Huileries et savonneries, Italie. — Hutchinson et Ce, France. — India, Rubber et Ce, France. — Istrati, Roumanie. — Jacotin, Binoche et Ce, France. — Jacquand et Co, France. — Joudrain et Ce, France. — Kaulek, France. — Konya frères, Rou-

manie. — **Krestovnikoff frères**, Russie. — Kuenemann et Cᵉ,
Russie. — Lambotte, Belgique. — Lefebvre et Cᵉ, France. — Le-
page, Brésil. — Leroy (Vᵉ), France. — Levasseur, France. —
Lever, Grande-Bretagne. — Lizariturgui y Rezola, Espagne. —
Manufacture de gélatine, Suisse. — Margaritti, Grèce.— Margue-
rite-Delacharbonny, France. — Marques de Hollanda, Brésil. —
Meissonier, France. — Mines de Bouxwiller, France. — Ministère
de l'agriculture, Japon — Ministère des finances, Grèce. — Mo-
reau et Cᵉ, France.— North british Rubber Cᵒ, Grande-Bretagne.
— Pease, Etats-Unis.— Perré et fils, France. — Pommier et Cᵉ,
France.— Pontier (André), France. — Quiroga, Bolivie. — Raey-
markers et Cᵒ, Belgique. — Ragosine, Russie.— Revere, Rubber
et Cᵒ, Etats-Unis.— Richter, France.— Rommel (Mᵐᵉ Vᵉ), France.
— Roques, France. — Roulet et Cᵉ, France. — Salines de Salso-
maggiore, Italie. — Samora Correa, Portugal. — Saraidaris et
Athanasiades, Grèce. — Schibaef, Russie. — Schlagdenhaufen et
Heckel, Sénégal. — Schmidt, Russie. — Scott, République Ar-
gentine. —Serpette, Lorois, Langlois et Cᵉ, France. — Société
centrale de produits chimiques, France. — Société des cirages
français, France et Russie. — Société du sulfure de carbone,
France. — Société des huiles minérales, France. — Société des
quinquinas, France.— Société des téléphones, France. — Société
d'Haumont, France. — Société du naphte de Bakou, Russie. —
Solvay process Cᵒ. Etats-Unis. — Sordes, Huillard et Cᵉ, France.
Stéarinerie de l'Est, France. — Stéarinerie française, France. —
Stevenson, Carlile et Cᵒ, Grande-Bretagne. — Taillandier, France.
— Tancrède (Aimé), France. — Thomas, France. — Torrilhon
et Cᵉ, France. — Valentine et Cᵉ, Etats-Unis. — Voussakis, Grèce

Médailles d'argent : Angulo (N.), San Salvador. — Aspinall,
Grande-Bretagne. — Arnoul, France. —Baron, France. — Bar-
tholomen et Cᵉ, Brésil. — Beau, Grande-Bretagne. — Bertrand,
France. — Beslier, France. — Biard, France. — Bishop et fils,
Grande-Bretagne. — Bocquillon-Limousin, France. — Borghes de
Castro, Brésil. — Borne-Scrimser et Cᵉ, Etats-Unis. — Borrel,
France. — Bourgeois, France. — Bourgeois et Cᵉ, France. —
Brown et Cᵒ, Etats-Unis. — Burroughs, Wellcome et Cᵒ, Grande-
Bretagne. — Carof et Cᵉ, France. — Carrière frères, France. — Ca-
sassa et Cᵉ, France. — Catillon, France. — Cezeraria Reali, Italie.
— Césarine (Sœur), Miquelon. — Chalmel, France. — Chamorro
y Javala, Nicaragua. — Chatanay, France. — Claudon, France. —
Col, France.— Compagnie de calcination des os, Russie.— Compa-
gnie des asphaltes, France. —Compagnie des produits antisepti-
ques, France.— Compagnie de Rio-Tinto, France. — Compagnie
parisienne de couleurs d'aniline, France. — Compagnie principale
du gaz, République Argentine. — Cook y Hijos, Venezuela. —
Costa (Ribeira da), Portugal. — Cotton oil prod, Etats-Unis. —
Currie et Cᵒ, Grande-Bretagne. — Daguin et Cᵉ, France. — Dah
et Cᵉ, Norvège. — Daniel et Cᵉ, France. — Decourdemanche
France. — Dee oil Cᵒ, Grande-Bretagne. — Deiss de Salon
France. — Dela Madriz, Venezuela. — Département de Garcia
San Salvador. — Derrien, France, — Dida, France. — Dornemann,

France. — Duboé-Dausse et Boulanger, France. — Duperron, France. — Duquesnel et Millot, France. — Ecole Ouro Preto, Brésil. — Elisseef, Russie. — Exposition des stéariniers de la région lyonnaise, France. — Fairchild Brothers, Etats-Unis. — François, Grellou et Cᵉ, France. — Froger-Bourdon, France. — Fumouze, France. — Gartenberg, Autriche-Hongrie. — Gavian (Ignacio), Mexique. — Giguet-Leroy, France. — Gobierno, Mexique. — Grandval, France. — Hanez y Lamarque, Mexique. — Hartog et Cᵉ, France. — Hatton, France. — Hausmann, Suisse. — Hérubel, France. — Himmelbauer, Autriche-Hongrie. — Higguet, Lefèvre et Cᵉ, Belgique. — Hogg, Grande-Bretagne. — Homolle et Cᵉ, France. — Houzeau et Cᵉ, France. — Imperial (la) et la Iberia « Garcia », Espagne. — Isdahl et Cᵉ, Norvège. — Ivanoff et Savinkoff, Russie. — Jeffrey et Cᵉ, Grande-Bretagne. — Jijon, Equateur. — Lacour, France. — Lancelot et Cᵉ, France. — Landolt et Cᵉ, Suisse. — Laso de la Vega, Mexique. — Léca et Cᵉ, France. — Lécluse Trewœdal (de frères), France. — Lecouppey, France. — Lefebvre, France. — Legloahec, France. — Leirinka, Portugal. — Lemoine et Couturier, France. — Lepechkine, Russie. — Lerenard, France. — Malleval père et Routtand, France. — Mante-Legré et Cᵃ, France. — Monclova Hermanos, Porto-Rico. — Morel, France. — Neujan et Delaite, Belgique. — Nikita Ponizovkine, Russie. — Noël, France. — Nogueira, Portugal. — Noirot, Sénégal. — Nubian Manufactory, Grande-Bretagne. — Olive, France. — Oppenheimer, Grande-Bretagne. — Parquin et Cᵉ, France. — Perez y Parraga, San Salvador. — Pestalozzi, Suisse. — Petit, France. — Pickering et fils, Grande-Bretagne. — Pilon frères et Buffet, France. — Pluche et Cᵉ, France. — Polakiewicz, Russie. — Porlier, France. — Puyo, Chili. — Raffinerie de soufre, France. — Rigaud et Chapoteaut, France. — Rigollot et Cᵉ, France. — Ringaud, Meyer et Cᵉ, France. — Robelin, France. — Roguier, France. — Ruch et fils, France. — Sampaïo, Brésil. — Schamphelære (de), Belgique. — Seaburg et Johnston, Etats-Unis. — Serra, Portugal. — Sessa, Cautie et Cᵉ, Italie. — Sevoz et Boasson, France. — Serzinsky, Autriche-Hongrie. — Société de fabrication de suif fondu, France. — Société de produits chimiques, Belgique. — Société de Vedrin, Belgique. — Société des glaces et verres, Belgique. — Soetenacy, France. — Szizepanouski, Autriche-Hongrie. — Tchiknaverof, Russie. — Tessier, Huyard et Cᵉ, France. — Theurier, France. — Thévenot, France. — Totin, France. — Trinidad Garcia, Mexique. — Tsolakis, Grèce. — Upton, Etats-Unis. — Valdez, Guatémala. — Vassilieff, Russie. — Veneque et fils, France. — Warner et Cᵉ, Etats-Unis. — Weeger, France. — Zavoianni et Cᵉ, Grèce.

CLASSE LXXIII *ter* (*Ecoles Vétérinaires*, etc.). — *Grands prix :* Ecole nationale d'agriculture de Montpellier, France. — Ecoles nationales vétérinaires de France, France. — Institut national agronomique, France. — Institut agronomique de Rio, Brésil, etc., etc. — *Mentions honorables :* Henri (L.), jardinier-chef au muséum de Paris, France. — Jolly (L.), préparateur à l'Ecole de médecine de Paris, France, etc., etc.

Classe XII (*Photographie*). — *Grands prix :* Application de la Photographie aux sciences : exposition collective de MM. Girard (A.), Henry (P. et P.) frères, Janssen, Marey (Dr), Moessard, Moussette, Thouroude, Tissandier et Service de la Salpêtrière, France.

b). Collaborateurs.

Récompenses décernées aux Collaborateurs des sections d'Hygiène et d'Assistance publique (Classe 64).—Médailles d'or: MM. Bertillon, chef des travaux statistiques de la Ville de Paris (Préfecture de la Seine). — Bourneville, médecin aliéniste des hôpitaux de Paris (Ville de Paris, préfecture de la Seine). — Carette, de la Maison Geneste et Herscher. — Jourdan, chef du bureau des logements insalubres. — Landrin (Mme), inspectrice générale des services de l'enfance, au Ministère de l'Intérieur. — Masson, inspecteur de l'assainissement de la Ville de Paris. — Miquel, chef du service micrographique à l'Observatoire de Montsouris (Ville de Paris, Préfecture de la Seine).

Médailles d'argent : MM. Alessandrowicz, de la maison Schaeffer, Belgique. — Belot, architecte du Mont-de-Piété de Paris, France. — Birard, chef de division à la préfecture du Finistère, France. — Berner, de la commission sanitaire de Christiania, Norwège. — Berqua (R.-M.), collaborateur de l'hôpital Royal de Caldas de Reinha, Portugal. — Boutillier, conducteur des ponts et chaussées, à la Préfecture de la Seine. — Grandjacquet, architecte de l'Assistance publique de Paris (Ville de Paris, préfecture de la Seine). — Hoel, directeur du bureau d'hygiène la ville de Reims, France. — Junta, administrateur des Caldas Reinha, Portugal. — Laboratoire (le) du Dr Dujardin-Beaumetz à l'hôpital Cochin (Ville de Paris, préfecture de la Seine). — Laboratoire (le) du Dr Quinquaud, à l'hôpital Saint-Louis (Ville de Paris; préfecture de la Seine). — Langlet, directeur de la voirie de la ville de Reims, France. — Lamorle, de l'établissement des eaux minérales de la Bourboule, France. — Lirch, directeur de l'établissement d'Aix-les-Bains, France. — Maillard, conducteur des ponts et chaussées, à la Préfecture de la Seine, Ville de Paris. — Martin (E.), directeur de l'Institution nationale des jeunes aveugles, (Ministère de l'Intérieur). — Pépin, de la Commission des ardoisières d'Angers, France. — Vié, de la maison Geneste et Herscher, France.

Médailles de bronze : MM. Arnaud, chargé de mission au ministère de l'intérieur, France.— Barth de Sanford, médecin aux eaux de Dax, France. —'Basset, de la maison Geneste et Herscher, France. — Borne, de la maison Flicoteaux, France. — Borel, médecin aux eaux de Pougues, France. — Brebion, employé au ministère de l'intérieur.—Brousse, directeur des Enfants assistés à Châlons-sur-Marne, France. — Camut, architecte de l'Institution nationale des sourds et muets de Paris (ministère de l'intérieur), France.— Perret, conducteur des ponts et chaussées à la Préfecture de la Seine (Ville de Paris).— Fiévet, conducteur des ponts et chaussées à la Préfecture de la Seine (Ville de Paris). — Gleumeau, de la Commission des ardoisières d'Angers, France. — Guignard, de la maison Geneste et Herscher, France. — Hotelle, de la maison Dupont, France. — Lartigau, de la Société des Thermes de Dax, France. — Minet, de la Compagnie de Saint-Gobain, France. — Moons, de la maison Schaeffer, Belgique. — Roux, sous-chef de bureau au ministère de l'intérieur, France. — Schuller, de la maison Appert frères, France.— Thirion, employé au ministère de l'intérieur, France.—Turquan, sous-chef de bureau au ministère de l'intérieur, France.— Vérité, de la maison Dupont, France. — Wurtz, de la Société des ateliers de Neuilly-sur-Seine, France. — MENTION HONORABLE : Cheral, employé au ministère de l'intérieur, France.

CHAPITRE IV

CONFÉRENCES ET VISITES SCIENTIFIQUES A L'EXPOSITION. —
BIBLIOGRAPHIE MÉDICALE DE L'EXPOSITION.

A. — Conférences et Visites scientifiques à l'Exposition.

a) *Conférences organisées par le Ministère du Commerce.*

Pendant toute la durée de l'Exposition, l'Administration
de l'Exposition a fait faire, par les personnes les plus compétentes, une série de conférences très intéressantes sur
différents points de la science. Un certain nombre d'entre
elles ont déjà été publiées par les journaux spéciaux (1.
Nous devons dire toutefois que bien peu se rapportaient
à des sujets touchant par un côté quelconque aux Sciences
Biologiques. Aussi la liste que nous en donnons ci-dessous
n'est-elle point longue. Voici les principales :

Juin 7. M. DUCLAUX (de l'Institut Pasteur) : *Chimie et industrie
du lait.*
— 8. M. ROCHARD (Acad. de Méd.): *Intoxications volontaires.*
Juillet 19. M. E. TRÉLAT. *Salubrité dans la maison et dans
la ville.*
Août 17. M. HIRSCH : *La mécanique générale à l'Exposition.*
Septembre 5. M. Martel : *La région des Causses (Lozère et
Aveyron).*
— 17. M. COTTANCIN : *Hygiène et matériaux de construction.*
— 18. M. le Dr A.-J. MARTIN : *L'Hygiène et les Hygiénistes autrefois et aujourd'hui.*
— 19. M. G. TISSANDIER : *Présent et avenir de la navigation aérienne.*
— 22. M. VILMORIN : *L'Hérédité dans les végétaux.*
— 24. M. DECAUX : *Hygiène et utilisation des vidanges
à Paris.*
Octobre 8. M. DÉHÉRAIN : *Culture rémunératrice du blé.*
— 15. M. CADIOT : *Eclairage électrique.*

---

(1) Conférences de l'Exposition publiées par la *Revue scientifique : Hirsch.* Mécanique générale. — *Fleury.* Navigation
intérieure en 1889. — *Rabot.* Expéd'tions polaires. — *Tcheng-
ki-Tong.* Utilisation des eaux en Chine. — *De Vilmorin.* Hérédité chez les végétaux.— *Déhérain.* Culture du blé.

*b) Visites-Promenades de la Société de Médecine pratique
de Paris, à l'Exposition.*

La *Société de Médecine pratique de Paris* a eu l'excellente idée de faire, au Champ-de-Mars et aux Invalides, de fort intéressantes visites-promenades aux différentes parties de l'Exposition, sous la direction de personnes spécialement compétentes et au concours desquelles le sympathique secrétaire général, M. le Dr Gillet de Grandmont, a bien voulu recourir. C'est là, nous le répétons, une très intelligente innovation, que la plupart des Sociétés parisiennes, du moins celles qui sont composées de personnes exerçant la même profession, auraient dû faire en grand nombre. Voici la liste complète de ces visites-promenades :

Juillet 31. *Anthropologie* (1re Promenade), **M.** le Dr Topinard (Ecole d'Anthropologie de Paris).

Août 7. *Anthropologie* (2e Promenade) (Rites funéraires. Age du renne), M. Carthailhac (de Toulouse).

— 14. *Ethnographie* (Populations primitives), M. Hamy, conservateur du musée du Trocadéro.

— 21. *Produits chimiques et Pharmacie*, M. Bougarel, chimiste.

— 28. *Campements indigènes de l'Esplanade des Invalides*: Village nègre, M. le Dr Ballay, gouverneur général du Gabon; Village annamite, M. Dumoutier, inspecteur en Indo-Chine ; Villages canaque et javanais, M. Raoul (de Tahitz).

Septembre 4. *Aissaouas.*

— 11. *Assistance en temps de guerre*, M. le Dr Duchaussoy.

— 13. *Anthropologie* (3e promenade), M. E. Rivière, chroniqueur scientifique, explorateur.

— 20. *Produits alimentaires*, M. Poirier, industriel.

Octobre 9. Classe XIV : *Instruments de Chirurgie*, M. Marcel Baudouin, interne en chirurgie des hôpitaux.

— 25. *Pavillon de l'Hygiène*, M. le Dr A.-J. Martin.

c) *Congrès.*

Nous en rapprochons à dessein les *différentes visites de groupe faites par les membres des Congrès internationaux de 1889* et celles que M. le Pr Verneuil a dirigées pour les élèves de sa clinique. Nous terminerons en citant seulement quelques-unes de celles qui ont été organisées par la *Société centrale du Travail professionnel.*

d) Société centrale du Travail professionnel.

Cette Société a été officiellement chargée de faire pendant l'Exposition des *conférences-visites* qui ont commencé le 18 juin et des *promenades-visites* qui ont eu lieu deux fois par semaine.

Juin   9. M. Leprou : *Combustibles.*
— 13. M. Boursault : *Photographie.*
— 16. M. Hubon : *Industries chimiques.*
— 20. M. Padé : *Matières alimentaires.*
— 23. M. Roques : *Industrie des alcools et boissons fermentées.*
— 27. M. Roux : *Fabrication des stimulants* (thé, chocolats).
Octobre 3. M. Padé : *Épices, conserves alimentaires.*

B. — Bibliographie médicale de l'Exposition.

Parmi les ouvrages et les articles de journaux qui doivent le jour à l'Exposition et à ses merveilles, — nous ne parlons ici que de ceux qui se rattachent vraiment aux Sciences Biologiques, — nous citerons les suivants :

I. — OUVRAGES.

Les Sciences médicales en 1889; publication de la *Société de Médecine pratique* (rapports publiés à l'occasion de l'Exposition). Rongier et Cie. — *Les Sciences biologiques en* 1889 (Médecine, Hygiène, Anthropologie, Sciences Naturelles); revue publiée en 30 livraisons par MM. Labonne et Egasse. — Le livre publié par la Société et le Laboratoire d'Anthropologie (catalogue raisonné de 1889). — *Revue de l'Exposition*, publiée à part par la *Revue illustrée de polytechnique chirurgicale et orthopédique*. — *L'Histoire populaire des 72 savants dont les noms sont inscrits sur la grande frise de la Tour Eiffel*, par G. Barral et J. Barral, ouvrage qui renferme leurs portraits et un grand nombre de détails sur la construction de la Tour, etc., etc.

II. — ARTICLES DE JOURNAUX.

La *Nature* et la *Revue scientifique* (1) ont inséré des articles intéressants sur l'Exposition, mais dont aucun ne rentre dans

---

(1) La *Revue scientifique* a publié sur l'Exposition universelle les articles suivants 1er semestre 1889 : *Petit.* Panoramas, 558 ; Globe terrestre, 623 ; Pavillons des expositions particulières, 657 ; Fontaines lumineuses, 718 ; Éclairage électrique, 786 ; Tour Eiffel, 79. — de *Nansouty.* Tour Eiffel, 587. — *Rivière.* Missions scientifiques, 753. — de *Varigny.* Histoire de l'habitation, 688 ; Service géographique de l'armée, 808. — 2e semestre : *Banderali.* Matériel des chemins de fer : les Wagons, 268 ; les Locomotives. 303. — *Bellet.* Pavillons des tabacs, 467.— *Hément.* Le matériel de l'enseignement géographique, 52 ; la Photographie, 403. —

notre cadre. Il en est de même des grands journaux politiques (Le *Temps* surtout, Les *Débats*, Le *Rappel*, Le *Soleil*, etc., etc.).

La plupart des journaux médicaux parisiens et les grands journaux de l'étranger (*Lancet*, *British medical Journal*, etc., etc.: correspondances très longues, très nombreuses et très bien rédigées), sauf ceux de langue allemande, ont publié des articles sur l'Exposition.

Nous avons remarqué surtout, parmi les Français, les revues de l'*Union médicale* (instruments de chirurgie), de la *Gazette hebdomadaire des sciences médicales* (hygiène et surtout microbiologie), de la *France médicale* (machines d'électricité statique), de la *Revue générale de clinique et de thérapeutique* (hygiène et surtout Assistance publique), de la *Gazette médicale de l'Algérie* (expositions de l'Algérie), de la *Gazette des Eaux* (eaux minérales), de la *Revue d'Hygiène* et des *Annales d'Hygiène* (Hygiène), des *Annales des maladies génito-urinaires* (instruments de chirurgie pour cette spécialité), du *Journal de Micrographie* (instruments d'histologie), des *Annales de Micrographie* (id.), des *Arch. de méd. milit.* (Assistance en temps de guerre), etc., etc.

En appendice, nous devons mentionner les publications qui ne doivent le jour qu'à l'Exposition et parmi celles-ci :

Exposé de titres des médecins, chirurgiens, accoucheurs des hôpitaux de Paris, publié par l'Administration générale de l'Assistance publique de Paris.

La *Revue médico-chirurgicale* (1ᵉʳ août 1889) a apprécié ainsi ces diverses publications.

« L'Exposition universelle est pour certains confrères l'occasion de revues-feuilletons... Ceci est de la bonne critique, bien faite pour plaire et profiter au lecteur. Elle est dans nos journaux tout à fait à sa place, a sa raison d'être et son utilité. La preuve, c'est que ceux qui l'entreprennent s'accordent généralement assez sur le sens, la valeur, la qualité, l'utilité des découvertes ou des perfectionnements... et sur le mérite des fabricants qui les ont mis en éveil. »

Nous souhaitons de grand cœur que l'auteur ait dit vrai et que les critiques que nous avons dû formuler puissent ouvrir les yeux des Administrateurs de la future Exposition.

Nous disions, dans la Préface de cet ouvrage, que les Anglais, plus favorisés que nous, avaient pu, dès les premiers jours, pénétrer dans l'Exposition, alors qu'à nous autres, Français, on nous en refusait systématiquement l'entrée ! La *Lancet* (de Londres) s'est chargée, dans un magnifique article, que tous les Français sans exception — et non point seulement les médecins — devraient lire, de fournir elle-même la preuve de ce que nous avancions. On y lit en effet (1) :

« En avril et plus d'un mois avant l'ouverture de l'Exposition, notre correspondant et rédacteur spécial était sur les chantiers, examinant les travaux et obtenant de l'Administration et de quelques-uns des exposants des renseignements sur ce qu'on allait faire. Ainsi, nous avons réussi à publier des descriptions des objets exposés, avant que les portes ne fussent ouvertes au public ! (2) »

Nous n'inventions donc rien en affirmant au début les préférences administratives. Qu'on nous pardonne d'y revenir ici, mais nous tenions à montrer que Dame Routine est encore une de celles que les Administrations courtisent avec prédilection dans ce beau pays de France. Leur seule excuse est qu'elles ont permis à nos amis d'Outre-Manche et d'ailleurs de crier les premières : Victoire ! Au fait, c'est peut-être pour cela qu'un si colossal succès est venu couronner leurs efforts. C'est ce qui nous consolera toujours d'être arrivé comme les Carabiniers !   M. B.

---

(1) 2 novembre 1889, p. 925.
(2) Comme on sent bien là toute la joie du Reporter anglais qui arrive bon premier ! D'ailleurs, nous ne pouvons que le féliciter d'un succès qui fait grand honneur aux vieilles traditions d'urbanité française.

APPENDICE

—

I. — Instruments d'Optique.

Une erreur de correction ayant fait supprimer du texte de la page 250 la description de l'*Ophtalmomètre* de *MM. Leroy et R. Dubois*, nous nous croyons obligé de combler cette lacune après coup. Nous y disions que la détermination des courbures de la cornée avait une grande importance, au point de vue de l'ophtalmologie, et que l'instrument dont nous allons parler, léger, élégant, exact, d'un emploi illimité et d'un prix accessible, était commode à manier.

Il se compose d'un système de deux plaques de verre épaisses, à faces planes et parallèles, montées dans une boite cubique A (*Fig.* 295), placé au-devant de l'objectif d'une lunette. Ces plaques, couvrant chacune une moitié de l'objectif, sont mobiles autour d'un axe de rotation commun, de manière qu'en les inclinant l'une sur l'autre, elles dédoublent l'image d'un point en deux images distantes de telle quantité que l'on veut. Une vis de pression arrête dans la position choisie chacune des aiguilles dont le mouvement entraîne la plaque correspondante. La lunette se compose d'un objectif achromatique de 12 centimètres environ et d'un oculaire puissant ; à son corps est fixée une règle transversale graduée, et la longueur du tube est déterminée de telle sorte que la distance entre l'image cornéenne et le plan de l'objet soit de 340 millimètres. Cette règle porte deux mires B et B' (*Fig.* 295), dont les images réfléchies par la cornée doivent être regardées à travers la lunette. Ces mires se composent, l'une d'un rectangle blanc encadré de noir et l'autre d'un rectangle semblable portant des traits alternativement blancs et noirs d'une épaisseur de 5 millimètres. Ces mires, en émail, sont montées chacune sur un curseur dont la face postérieure porte un repère de lecture. Ces mires ne sont utilisables que si l'on dispose d'une pièce claire et que si l'éclairage diurne est assez beau ; si l'éclairage diurne est insuffisant, on opère en chambre obscure en remplaçant les mires par deux petites lampes à essence fixées au curseur par l'intermédiaire d'un pivot horizontal autour duquel elles tournent librement, de manière à rester verticales pendant la rotation de la règle. La boite cubique est adaptée à la lunette par une bague glissant à frottement doux dont le bord postérieur porte une encoche. Une goupille pénétrant dans cette encoche assure à la boite une orientation telle que l'axe de rotation des plaques soit normal à la règle.

D'autre part, la lunette peut tourner librement autour de son axe entrainant la règle et la boite ; elle porte une aiguille pa·

rallèle à la règle qui, en se déplaçant devant un demi-cercle gradué de 5 en 5 degrés, indique l'inclinaison sur l'horizon du méridien dans lequel on opère (astigmatisme).

L'une ou l'autre des encoches pratiquées dans les bords antérieurs de la boîte cubique et le bord supérieur de la règle *mise au zéro* constituent un plan de visée qui passe par l'objet quand il est au point ; l'encoche pratiquée vis-à-vis la division 90 dans le bord supérieur du demi-cercle gradué et la pointe du guidon fixé à l'extrémité antérieure de la boîte cubique déterminent une ligne de visée qui passe également par l'objet quand il est au point. Ce plan et cette ligne de visée permettent de mettre appro-

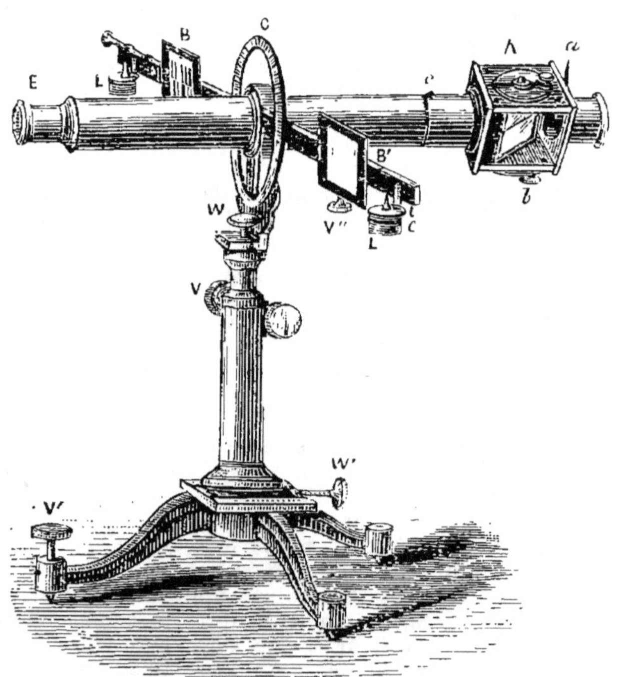

Fig. 295. — Ophtalmomètre de MM. Leroy et Dubois.

ximativement au point sans avoir besoin de regarder à travers la lunette, ainsi que nous l'expliquerons plus loin avec des détails suffisants. A cet effet, la lunette peut-être déplacée en hauteur, attendu qu'elle est portée par un tube creux glissant dans la colonne verticale du pied. La vis V permet d'arrêter la lunette à la hauteur voulue. D'autre part, une branche du trépied supportant l'instrument est munie à son extrémité d'une vis V' ; si la lunette est orientée dans le sens de cette branche, en agissant sur cette dernière vis, on peut imprimer à l'axe optique de faibles inclinaisons sur l'horizon. Dans les instruments grand modèle, la colonne verticale est reliée au trépied par un plan glissant mobile à l'aide d'une vis W. De même la mire ou la lampe de droite se déplacent par le moyen d'une vis sans fin. Sur la figure les mires sont placées sens devant derrière ; on voit à gauche le bouton de la vis que commande le mouvement de la mire B ou de la lampe L. En V est une crémaillère pour l'élévation ; cette crémaillère ne se fait que sur demande spéciale. Ces dispositions rendent les mêmes services que la vis micrométrique dans la mise au point du microscope. Enfin, un disque de Placido a été adjoint à l'appareil pour l'examen des cornées irrégulières ; on le met alors à la place de la boîte cubique A ; un trou percé le long du méridien vertical et deux encoches latérales servent à la mise au point approximative au même titre que le guidon et les encoches de la boîte cubique.

Nous faisons grâce au lecteur de la théorie de l'instrument et de sa graduation. Qu'il nous suffise de dire qu'elles s'appuient sur l'optique géométrique qui permet de calculer la courbure d'un miroir (la cornée examinée est le miroir en question), quand on connaît la grandeur (O et I) d'un objet et de son image et la distance (D) qui *sépare l'objet de son image.* Deux de ces quantités (d et i), étant connues et constantes, on n'a qu'à mesurer la troisième o, pour pouvoir calculer le rayon r. La constante d est déterminée par le réglage de la lunette ; la constante i est obtenue à l'aide des lames de verre épaisses, à faces planes et parallèles (méthode de Helmholtz). On conçoit le reste : réglage, numérotation, lecture.   P. K.

II. — Renseignements complémentaires sur le fonctionnement du Service Médical pendant l'Exposition.

Le 16 novembre, M. le Dr Moizard, chef du service médical de l'Exposition, a remis à l'Administration son rapport sur le fonctionnement du service médical pendant l'Exposition. N'ayant pu nous procurer en temps voulu ce rapport, nous nous contentons d'en donner ici, d'après le *Temps*, un résumé succinct.

Pour les accidents graves n'ayant pas entraîné la mort, il y a eu : 29 plaies, 18 fractures, 12 hémorrhagies cérébrales. La mortalité porte sur les ouvriers et sur les visiteurs. Pour les premiers, il y a eu seulement deux décès, ceux de Sc..., tour Eiffel, fracture du crâne, 24 mai 1889, et de Sch..., galerie des machines, écrasement, 15 octobre 1889.

Pour les visiteurs, il y en a eu onze. Ce sont : 9 cas d'apoplexie ; 1 rupture d'anévrysme ; 1 écrasement (13 juin-29 octobre).

Il faut, en terminant, reconnaître que pendant toute la durée de l'Exposition le service médical n'a donné lieu à aucune plainte. Les précautions prises, unies au zèle et à la bonne volonté de tout le personnel médical, ont permis d'empêcher qu'aucune affection contagieuse ou épidémique ne se déclarât parmi les contingents étrangers. Ce fait est remarquable, étant donné surtout les conditions particulières dans lesquelles se trouvaient à l'Exposition les Indigènes.

Pendant toute la durée de l'Exposition, les différents postes médicaux ont fonctionné en permanence. Il n'y a pas eu lieu de formuler une plainte : tout visiteur blessé ou malade a trouvé immédiatement, au poste médical où il s'est présenté, les secours dont il avait besoin.

La présence de nombreux contingents étrangers : algériens, tunisiens, annamites, égyptiens, javanais, etc., campés à l'Esplanade des Invalides et au Champ-de-Mars, a nécessité des précautions et des dispositions spéciales pour assurer leur bon état sanitaire et prévenir l'éclosion d'affections épidémiques ou contagieuses. Les mesures prises pour obtenir ce résultat ont eu, comme on le voit, le meilleur effet. Dès leur arrivée, tous les contingents étrangers ont été soumis à un examen rigoureux. Déjà vaccinés ou non, tous furent vaccinés. Bien que l'alimentation fût assurée par l'eau de la Vanne, par surcroît de précaution, des filtres Pasteur furent installés dans les différentes colonies. Les cabinets d'aisance furent canalisés, les chambres aérées, désinfectées et tenues avec la plus rigoureuse propreté possible. De plus, pendant toute la durée de leur séjour à Paris, les indigènes furent soumis à de fréquentes visites sanitaires et rien ne fut laissé au hasard. Aussi, malgré les bruits qui, à un certain moment, ont circulé sur l'état sanitaire de l'Esplanade, le service médical n'a eu à constater aucune affection contagieuse ou épidémique telle que variole, typhoïde, etc., à part quelques cas d'oreillons (1) qui ont vite disparu. C'est là un fait important à signaler, surtout si l'on tient compte du nombre des étrangers accumulés sur un espace relativement restreint, de leur absence d'hygiène et des conditions toutes nouvelles de la vie qui leur était faite.

Dans la statistique que M. Moizard a pu établir entrent trois éléments : 1° Les ouvriers, 2.174 ; 2° les contingents étrangers, 1.812 ; 3° les visiteurs, 4.542 ; soit, pour consultations et pansements, un total général de 8.528, dont les chiffres se décomposent comme suit : Accidents gastro-intestinaux, 903 ; attaques d'hystérie, 732 ; syncopes et faiblesses, 197 ; contusions, 504 ; plaies, 1.401 ; affections diverses, 4.791.

Les vaccinations des étrangers se sont décomposées ainsi : Annamites, 280 ; Tunisiens, 190 ; Egyptiens, 65 ; Algériens, 54 ; Javanais, 60.

---

(1) Nous les avons signalés plus haut.

ERRATA

Page 7, ligne 10 : *après* on (1er mot) *ajoutez* pas.
Page 32, ligne 22 : *au lieu de* a), *mettez* 1. —
Page 55. — Une transposition dans la mise en pages des clichés
est la cause d'une erreur de légende pour la figure 57. En effet,
cette figure 57 représente, non pas des dépresseurs des parois
vésicales, mais des *curettes de différents modèles* (Le Dentu)
pour l'extraction des calculs des reins. (Voir Le Dentu :
Affections chirurg. des Reins, p. 638).
Page 114, ligne 15 : *au lieu de* soumettre *lisez* connaître.
Page 162, ligne 20 : *au lieu de* Ch. *lisez* Cl.
Page 215, ligne 12 : *au lieu de* histologique *lisez* histologiste.
Page 216, ligne 3 : *supprimez* ou.
Page 217, ligne 11 : *après* cylindre *ajoutez* et.
Page 235, avant-dernière ligne : *au lieu de* de la forme *lisez* ayant
la forme.
Page 238, ligne 4 : *au lieu de* à la face *lisez* à sa face.
Page 240, ligne 2 : *au lieu de* ambliopie *lisez* amblyopie.
Page 240, ligne 28 : *au lieu de* près d'un bec *lisez* par exemple d'un
bec.
Page 241, ligne 5 : *au lieu de* en ses mains *lisez* entre ses mains.
Page 241, ligne 11 : *au lieu de* yeux artificiels *lisez* yeux prothé-
tiques artificiels.
Page 241, ligne 37 : *au lieu de* à 20° *lisez* à 20 Dioptries.
Page 242, ligne 12 : *au lieu de* de haut et de bas *lisez* de haut en
bas.
Page 242, ligne 17 : *au lieu de* plaque modèle *lisez* plaque mobile.
Page 242, ligne 28 : *au lieu de* de la polarisation *lisez* par la
polarisation.
Page 242, ligne 33 : *au lieu de* des deux nuances *lisez* de deux
nuances.
Page 244, ligne 6 : *au lieu de* voit dans le blanc *lisez* voit : dans
le blanc.
Page 244, ligne 27 : *au lieu de* et en résulte *lisez* il en résulte.
Page 244, ligne 43 et 44 : *au lieu de* conformés ment *lisez* confor-
mément.
Page 244, ligne 49 : *au lieu de* et de *lisez* et des.
Page 245, ligne 1 : *au lieu de* chromaptométrie *lisez* chroma-
toptométrie.

Page 245, § : lunette d'Unger, *transportez* dont la figure est ci-contre *après les mots* Le second.

Page 245, avant-dernière ligne : *au lieu de* ce verres *lisez* de verres.

Page 246, ligne 8 : *au lieu de* En projetant *lisez* En en projetant.

Page 247, ligne 9 : *après* instrument *ajoutez* 600 grammes.

Page 247, ligne 12 : *au lieu de* + 25° et — 25° *lisez* + 25 D. et — 25 D.

Page 247, ligne 34 : *au lieu de* Peuchet *lisez* Peuchot.

Page 247, avant-dernière ligne : *au lieu de* tandis que *lisez* puisque.

Page 248, ligne 2 : *après* Fig. *ajoutez* 260. .

Page 248, page 16 : *au lieu de* forte lentille contre l'ophthalmoscope et l'œil obscurci *lisez* forte lentille de + 20 D. entre l'ophthalmoscope et l'œil observé.

Page 248, ligne 17 : *au lieu de* subjective *lisez* objective.

Page 248, ligne 25 : *au lieu de* ces taches *lisez* les taches.

Page 248, ligne 47 : *au lieu de* fois des *lisez* de nos.

Page 249, Cl. VIII, ligne 5 : *au lieu de* Rulf *lisez* Bull.

Page 250, ligne 5 : *au lieu de* incombrant *lisez* encombrant.

Page 251, Cl. XV, ligne 15 : *au lieu de* Ohm Legul *lisez* Ohm Legal.

Page 252, ligne 11 : *au lieu de* ornements *lisez* organes.

Page 252, § 3 : *après* Prazmowski *ajoutez* Hartnack.

Page 253, ligne 2 : *au lieu de* tabes *lisez* tables.

Page 253, ligne 16 : *au lieu de* d'immension *lisez* d'immersion.

Page 254, Cl. XV, ligne 2 : *au lieu de* dessinées *lisez* à dessin.

Page 255, § 3, ligne 3 : *au lieu de* niveau *lisez* niveaux.

Page 256, ligne 11 : *au lieu de* bangyroscope *lisez* barogyroscope.

Page 256, ligne 19 : *au lieu de* des densités *lisez* les densités.

Page 256, ligne 19 : *au lieu de* des coefficients *lisez* les coefficients.

Page 258, ligne 3 : *au lieu de* mât *lisez* miroir.

Page 258, ligne 3 : *au lieu de* au-dessus *lisez* au-dessous.

Page 263, Cl. VIII, ligne 6 : *au lieu de* parcourerons *lisez* parcourrons.

Page 263, Cl. VIII, ligne 13 : *au lieu de* à Londres *lisez* de Londres.

Page 264, ligne 2 : *après* réfraction *ajoutez* de Gariel.

Page 264, ligne 8 : *au lieu de* Condé *lisez* Coudé.

Page 266, Autriche-Hongrie, 5e avant-dernière ligne : *au lieu de* de la paraffine *lisez* dans la paraffine.

Page 314, ligne 17 : *lisez* exposées *au lieu de* exposée.

Page 345, 3e ligne de la note : *lisez* nous nous bornons ici à citer.

Page 346, ligne 17 : *après* Hygiène de la Maison *ajoutez* 3° Hygiène Sociale.

Page 417, ligne 15 : *lisez* bains *au lieu de* mains.

Page 422, ligne 2 : *lisez* critiqués *au lieu de* décrits.

Page 442, ligne 1 : *lisez* et *au lieu de* à.

Page 545, ligne 1 : *lisez* Alglave *au lieu de* Aglave.

Page 552, ligne 11 : *supprimez* que.

TABLE MÉTHODIQUE DES MATIÈRES

LIVRE PREMIER

LES SCIENCES MÉDICALES PROPREMENT DITES

PREMIÈRE PARTIE

Les Instruments de Chirurgie et de Précision.

Exposition française (Classes XIV et XV) *et Étrangère* (Classes diverses).

CHAPITRE Ier. — *Instruments de Chirurgie proprement dits :*

Article I. — Exposition française (Classe XIV) :

CHAPITRE III. — *Instruments de Précision* :

Article I. — Exposition française (classes XIV, XV, VIII) :

TABLES

TABLE DES MAISONS CITÉES

I. — Instruments de Chirurgie.

1° INSTRUMENTS DE CHIRURGIE PROPREMENT DITS (Chirurgie générale et Spécialités diverses) (1).

2° BANDAGES ET ORTHOPÉDIE (Voir Instruments de Chirurgie).

3° ART DENTAIRE :

4° INSTRUMENTS EN CAOUTCHOUC :

(1) La fabrication des Maisons citées en *italiques* a été étudiée d'une façon très détaillée.

5° INSTRUMENTS DIVERS (*matériaux de pansement, yeux artificiels, irrigateurs, biberons, brosserie, etc., etc.*).

II. – Instruments de Précision.

1° ÉLECTRICITÉ MÉDICALE.

2° PHYSIOLOGIE ET PATHOLOGIE EXPÉRIMENTALE.

3° OPHTALMALOGIE (*Optique proprement dite*).

4° HISTOLOGIE.

5° INSTRUMENTS DE PRÉCISION DIVERS.

TABLE ANALYTIQUE DES FIGURES

—

(1) Nous donnons cette table des figures sous cette forme afin de permettre au lecteur de comparer les instruments de même sorte fabriqués par les diverses maisons. Il aurait été très intéressant de dresser un tableau analogue pour tous les instruments cités dans ce *Guide*, mais cela nous aurait entraîné trop loin.

2° *Instruments pour opérations spéciales :*

a). Opérations sur les os :

b). Opérations sur les articulations :

c). Opération sur le crâne : Davier-Trépan de Farabœuf (Collin).   12

d). Opérations sur la bouche, les dents, l'œsophage, etc.

2° Gynécologie.

3o *Obstétrique.*

4o *Ophtalmologie.*

5o *Rhinologie.*

b). Arrière-cavité des fosses-nasales :

6° *Laryngologie.*

7° *Otologie.*

8° *Orthopédie.*

9° *Prothèse.*

10° *Instruments en Caoutchouc.*

II. — INSTRUMENTS DE PRÉCISION.

1° Electricité médicale.

A. — *Machines électro-statiques.*

B. — *Générateurs hidro-électriques.*

C. — *Appareils d'induction ou faradiques.*

2° Physiologie et Pathologie expérimentale.

A. — *Instruments pour les Laboratoires, etc.*

a). Instrument de précision proprement dits :

b). Accessoires et Instruments divers :

B. — *Instruments pour la Clinique médicale.*

3° Ophtalmologie physique.

4° Histologie.

PARIS.— IMP. Y, GOUPY ET JOURDAN, RUE DE RENNES, 71.

TABLE MÉTHODIQUE DES MATIÈRES

—

DEUXIÈME PARTIE

Anatomie et Sciences qui s'y rattachent.

CHAPITRE Ier. — *Pièces, Dessins et Photographies anatomiques.*
(Anatomie humaine).

Article I. — Exposition Française (Classes XIV et VIII).

TROISIÈME PARTIE

Thérapeutique et Pharmacologie.

CHAPITRE II. — *Matière médicale.*

Article I. — Exposition Européenne.

Article II. — Expositions extra-européennes (colonies françaises et sections transocéaniques).

QUATRIÈME PARTIE

Les Microbes à l'Exposition.

CINQUIÈME PARTIE

Hygiène et Assistance publique.

TABLE DES MATIÈRES.

TABLE DES MAISONS CITÉES

—

III. — Microbiologie, Balnéothérapie, Hygiène et Assistance publique.

TABLE ANALYTIQUE DES FIGURES

—

I. — Instruments de Chirurgie; Anatomie, etc.

II. — Hygiène et Assistance publique.

389 ; — Gillot, 398 ; — Gogeard, 348 ; — Grill, 407 ; — Grosjean, 391 ; — *Guichard*, 36 ; — *Herscher*, 384, 388, 389 ; — *Howatson*, 400 ; — Isambert, 391 ; — Jacob, 382 ; — Jacobsen, 343 ; — Jennings, 401 ; — Kirkeldy, 401 ; — Kossicoff-Almosoff, 401 ; — Lafontaine, 403 ; — Larivière, 382 ; — Leblanc, 387 ; — Le-Breton, 383 ; — Leschewitsch, 401 ; — *Limousin*, 429 ; — Litowsky, 401 ; — Madeine (de), 401 ; — Magnen, 383 ; — Maillé, 384 ; — Mathieu, 391 ; — *Ménard*, 395 ; — Mignot-Mahon, 432 ; — Millot, 382 ; — Montricher (de), 347 ; — *Mothes*, 376 ; — Muller, 361, 382 ; — *Piet*, 391 ; — *Pillicuylt*, 382 ; — Prodeau, 391 ; — Quirk, 401 ; — Rétif, 384 ; — Ringnes, 343 ; — *Rogier*, 376 ; — Rougeot, 391 ; — Sanders, 401 ; — Sinclair, 403 ; — *Stoffel*, 358 ; — Stroebel, 432 ; — Swiecianowski, 401 ; — Tollet, 432 ; — Valabrègue, 382 ; — Vallès, 384 ; — Varall-Brisse, 383 ; — Walter-Lécuyer, 390 ; — Wiesnegg, 343.

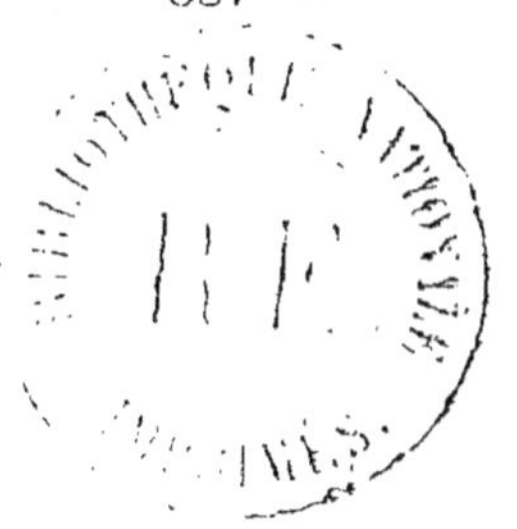

TABLE MÉTHODIQUE DES MATIÈRES

LIVRE DEUXIÈME

LES SCIENCES ET LES ARTS LIBÉRAUX QUI SE RATTACHENT
A LA MÉDECINE

PREMIÈRE PARTIE

Les Sciences qui se rattachent à la Médecine.

DEUXIÈME PARTIE

Les Arts libéraux qui se rattachent à la Médecine.